中毒症のすべて
―いざという時に役立つ、的確な治療のために―

日本医科大学武蔵小杉病院 院長
編集 黒川 顕

永井書店

執筆者一覧

● 編集
黒川　　顕（日本医科大学武蔵小杉病院 院長）

● 執筆者（執筆順）
相馬　一亥（北里大学医学部救命救急医学 教授）
大川　元久（川崎医科大学救急医学 講師）
鈴木幸一郎（川崎医科大学救急医学 教授）
石丸　　剛（川崎医科大学救急医学 講師）
木村　文彦（川崎医科大学救急医学）
堀　　　寧（新潟市民病院薬剤部 主査）
黒川　　顕（日本医科大学武蔵小杉病院 院長）
山本五十年（東海大学医学部専門診療学系救命救急医学 助教授）
猪口　貞樹（東海大学医学部専門診療学系救命救急医学 教授）
大橋　教良（筑波メディカルセンター病院 救命救急センター長）
奈良　　大（昭和大学医学部救急医学）
有賀　　徹（昭和大学医学部救急医学 教授）
谷口　淳朗（金沢医科大学救急医学 講師）
瀧野　昌也（長野医療衛生専門学校内長野救命医療専門学校準備室）
小山　和弘（国立がんセンター東病院薬剤部 主任薬剤師）
岩崎　泰昌（広島大学病院救急部・集中治療部 講師）
福本真理子（北里大学薬学部臨床薬学研究センター中毒部門 講師）
智田　文徳（岩手医科大学医学部神経精神科学）
遠藤　重厚（岩手医科大学医学部救急医学 教授）
佐藤　陽二（獨協医科大学越谷病院救急医療科 講師）
坂本　哲也（帝京大学医学部救命救急センター 教授）
森村　尚登（帝京大学医学部救命救急センター 講師）
寺田　尚弘（東京女子医科大学救急医学）
大谷　典生（聖路加国際病院救急部）
椎野　泰和（聖路加国際病院救急部）
上條　吉人（北里大学医学部救命救急医学 講師）
副島　由行（山口県厚生農業協同組合連合会小郡第一総合病院麻酔科 部長）
位田　　剣（東北大学大学院医学系研究科内科病態学講座感染制御・検査診断学分野）
賀来　満夫（東北大学大学院医学系研究科内科病態学講座感染制御・検査診断学分野 教授）
大吉　達樹（鹿児島大学大学院医歯学総合研究科脳神経病態制御外科学）
岡田　芳明（防衛医科大学校救急部 教授）
坂部　　貢（北里大学薬学部公衆衛生学 教授・北里研究所病院臨床環境医学センター センター長）
奥村　　徹（順天堂大学救急災害医学研究室 助教授）
市原　　学（名古屋大学大学院医学系研究科健康社会医学専攻社会生命科学講座環境労働衛生学分野 助教授）
田中　淳介（タナカ整形外科クリニック 院長）（東京都足立区）
平田　清貴（日本医科大学付属病院薬剤部 主幹）
浅利　　靖（弘前大学医学部救急災害医学 教授）
山下　雅知（帝京大学市原病院救急センター センター長）

広瀬　保夫（新潟市民病院救命救急センター　副センター長）
小山　完二（筑波大学臨床医学系救急医学　助教授）
木庭　雄至（昭和大学横浜市北部病院救急センター　専任講師）
田勢長一郎（福島県立医科大学医学部救急科　助教授）
岡林　清司（山口大学医学部救急医学　助教授）
佐々木　晃（島根県立中央病院手術科　部長）
河野　正樹（自治医科大学医学部救急医学　講師）
和田　啓爾（北海道医療大学薬学部　教授）
堺　　淳（財団法人日本蛇族学術研究所　主任研究員）
井上　義博（岩手医科大学救急医学　助教授）
高岡　諒（沖縄県立那覇病院救急室）
田伏　久之（大阪府立中河内救命救急センター　所長）
堀江　義一（千葉県立中央博物館分館　分館長）
千代　孝夫（日本赤十字社和歌山医療センター救急集中治療部　部長）
飯塚富士子（財団法人日本中毒情報センターつくば中毒110番　情報整備・提供課長）
黒木由美子（財団法人日本中毒情報センターつくば中毒110番　施設長）
福島　英賢（奈良県立医科大学高度救命救急センター）
清田　和也（さいたま赤十字病院救命救急センター　センター長、救急部長）
寺田　浩明（大阪府立千里救命救急センター　副所長）
藤井　千穂（旭川荘南愛媛病院　院長）（愛媛県北宇和郡）
遠藤　容子（財団法人日本中毒情報センター大阪中毒110番　施設長）
須崎紳一郎（武蔵野赤十字病院救命救急センター　センター長、救急部長）
坂井　公（元独立行政法人労働者健康福祉機構東京労災病院産業中毒センター　センター長）
森田　陽子（独立行政法人労働者健康福祉機構東京労災病院産業中毒センター）
今泉　均（札幌医科大学救急集中治療部　助教授）
河野　公一（大阪医科大学衛生学・公衆衛生学　教授）
笹嶋　勝（日本メディカルシステム株式会社　学術情報部長）
田中　博之（市立岸和田市民病院救急診療科　部長）
篠﨑　正博（和歌山県立医科大学救急集中治療部　教授）
芋縄　啓史（近畿大学医学部救急医学　講師）
高橋　均（近畿大学医学部救急医学　助教授）
杉野　達也（兵庫県立西宮病院救急医療センター　センター長）
堀内　郁雄（川崎医科大学救急医学　講師）
清水　敬樹（さいたま赤十字病院救命救急センター救急医学科　副部長）
松森　昭（京都大学大学院医学研究科循環器内科学　助教授）
田邊　清男（東京電力病院産婦人科　科長）
阿部　眞弓（東京農工大学保健管理センター　助教授）
土肥　修司（岐阜大学大学院医学研究科麻酔・疼痛制御分野　教授）
藤井　眞行（財団法人脳神経疾患研究所附属南東北福島病院　名誉院長）
和田　貴子（杏林大学保健学部救急医学研究室　教授）
森尻　宏（東京消防庁消防科学研究所第二研究室　研究主任）
村田　厚夫（医療法人財団池友会福岡和白病院　副院長、高度集中治療センター長）

序　文

　現代社会の多様化に伴い、急性中毒を起こす可能性をもつ中毒起因物質も、時代とともに増加し変化をみせている。中毒に関する書物は多いが、その内容構成は同じようなものが多く、また数限りない中毒のすべてを1冊の書籍に網羅することはまず不可能である。

　そこで本書は、いざという時に役立ち、わかりやすくまとめた実践書を目指した。『中毒症のすべて』という書籍名に恥じぬよう、従来の成書とは少し異なる観点から工夫を凝らし、ユニークでかつわかりやすい内容構成となるよう心がけたつもりである。

　多くの中毒患者の場合には、来院直後に中毒であることが一目瞭然でありその起因物質が何であるかすぐに判明することが多いが、中には何だかよくわからなくて、もしかしたら中毒かも知れないという患者が搬送されて来ることがある。

　本書ではまず、そうした「何だかわからない、中毒かも知れない」という場面において「こんなときどうする？」という視点、すなわち中毒を疑うきっかけになる所見にはどのようなものがあり、どのような検査をして、どのように鑑別診断をしていくのか、という視点からスタートさせた。

　次いで、中毒起因物質を確定するにはどうしたらよいかについて、何が検体となり、それをどう保存していくか、自分の施設でどこまで検査できるようにすべきか、自分の施設で行えない検査はどうしたらよいのか、という実際の診療の流れに即した順番で記述した。

　そして、治療であるが、日本中毒学会の学術委員会が中毒標準治療についてまとめ、これを学会で発表し、準機関誌（現在は機関誌）「中毒治療」に掲載したので、主としてこれを参考にさせて頂き、消化管除染、血液浄化法、強制利尿、拮抗薬、CO 中毒と高気圧酸素治療法の概要につき解説を加えた。

　さらに、中毒各論では、医薬品、有毒ガス、消毒薬、農業用品、自然毒、家庭用品、工業用品、生活改善薬、麻薬などを中心に、なるべく多くの物質を取りあげたが、読者の利便を考慮し、

　1）中毒作用機序

2）症状

3）診断

4）治療

5）合併症

6）予後

といった一定のフォーマットに従い、必要に応じて適宜図解や表、メモなどを駆使しながら、簡潔でわかりやすい記述に努めた。

また、本書の冒頭には読者の一目参照が可能となるよう、中毒症状の重症度分類一覧を掲げた。

なお、本書の刊行に際して、本書の主旨に快くご賛同を頂き、日常のご多忙な業務の合間を縫ってご執筆を頂いた、すべての先生方に心から厚く御礼を申し上げたい。

本書が臨床の現場で大いに役立ち、中毒症治療の実践書として幅広く活用されることを心より願うものである。

平成18年1月吉日

黒川　顕

CONTENTS

I・こんなときどうする? ―― 1

❶ 何だかわからない、中毒かも知れない ……… 3

1 心肺危機をきたす中毒(直ちに致死的となる中毒) ―――(相馬一亥) 3
1．中毒による死亡症例の原因物質 ……………………………………3
2．心肺機能停止 ………………………………………………………4
3．意識障害 ……………………………………………………………4
4．血圧低下 ……………………………………………………………5

2 重症不整脈と中毒 ―――(相馬一亥) 6
1．循環器系疾患と中毒 ………………………………………………6

3 肝・腎障害と中毒 ―――(相馬一亥) 8
1．肝障害と中毒 ………………………………………………………8
2．腎障害と中毒 ………………………………………………………9

4 意識障害をきたす中毒 ―――(大川元久、鈴木幸一郎) 12
1．意識障害について …………………………………………………12
2．臨床症状 ……………………………………………………………12
3．診断 …………………………………………………………………13
4．治療 …………………………………………………………………14
5．合併症 ………………………………………………………………15
6．予後 …………………………………………………………………15

5 横紋筋融解症と中毒 ―――(石丸 剛、鈴木幸一郎) 17
1．横紋筋融解症について ……………………………………………17
2．診断 …………………………………………………………………17
3．原因 …………………………………………………………………18
4．治療 …………………………………………………………………21

6 偶発性低体温症と中毒 ―――(木村文彦、鈴木幸一郎) 23
1．偶発性低体温症について …………………………………………23
2．臨床症状 ……………………………………………………………23
3．診断と鑑別診断 ……………………………………………………24
4．救急処置 ……………………………………………………………25

II・中毒起因物質の確認 ―――(堀 寧) 29
1．どんなときに分析を行うか、何を分析するか ……………………31
2．検体の取り扱い方 …………………………………………………34

3．自施設でどこまで検査すべきか ……………………………………………36
　　　4．分析結果の解釈 ……………………………………………………………44
　　　5．他施設に分析を依頼するには？ …………………………………………44

Ⅲ・中毒の標準治療　　47

❶ 消化管除染 …………………………………………………（黒川　顕）49
　　　1．催吐薬 ………………………………………………………………………49
　　　2．胃洗浄 ………………………………………………………………………49
　　　3．活性炭 ………………………………………………………………………52
　　　4．緩下薬 ………………………………………………………………………53
　　　5．腸洗浄 ………………………………………………………………………54

❷ 血液浄化法 …………………………………………………（黒川　顕）56

❸ 強制利尿 ……………………………………………………（黒川　顕）59

❹ 拮抗薬 ………………………………………………………（黒川　顕）61

❺ CO中毒と高気圧酸素治療法 ……………………（山本五十年、猪口貞樹）62
　　　1．CO中毒の原因と病態 ……………………………………………………62
　　　2．急性CO中毒の治療指針 …………………………………………………63
　　　3．急性CO中毒に対する高気圧酸素治療 …………………………………67
　　　4．間欠型CO中毒に対する治療 ……………………………………………69

Ⅳ・中毒各論　　73

❶ 医薬品 …………………………………………………………………………75
■ベンゾジアゼピン ――――――――――――――――――（大橋教良）75
■抗うつ薬 ―――――――――――――――――――（奈良　大、有賀　徹）79
　　　1．環系抗うつ薬 ………………………………………………………………80
　　　2．非環系抗うつ薬 ……………………………………………………………83
　　　3．モノアミン酸化酵素阻害薬 ………………………………………………87
■メジャートランキライザー ――――――――――（谷口淳朗、瀧野昌也）89
■マイナートランキライザー ――――――――――（谷口淳朗、瀧野昌也）92
■バルビタール酸系 ―――――――――――――――――――（小山和弘）95
■ブロムワレリル尿素 ――――――――――――――――――（岩崎泰昌）101
■アセトアミノフェン ――――――――――――――――――（福本真理子）104
■サリチル酸（アスピリンおよび他のサリチル酸）――――（智田文徳、遠藤重厚）110
■降圧薬 ―――――――――――――――――――――――――（佐藤陽二）113
　　　1．β受容体遮断薬 ……………………………………………………………114
　　　2．カルシウムチャネル拮抗薬 ………………………………………………117

- 抗てんかん薬 ——————————————————（坂本哲也、森村尚登）122
  - 1．フェノバルビタール ……………………………………………… 122
  - 2．フェニトイン ……………………………………………………… 124
  - 3．カルバマゼピン …………………………………………………… 125
  - 4．バルプロ酸 ………………………………………………………… 126
  - 5．ゾニサミド ………………………………………………………… 127
- リチウム ——————————————————————（寺田尚弘）128
- 硫酸アトロピン ———————————————————（大谷典生）132
- イソニアジド ————————————————————（椎野泰和）138
- ジギタリス —————————————————————（上條吉人）142
- カリウム ——————————————————————（副島由行）145
- 抗菌薬 ——————————————————（位田　剣、賀来満夫）150
  - 1．ペニシリン薬 ……………………………………………………… 150
  - 2．セフェム薬 ………………………………………………………… 151
  - 3．アミノグリコシド薬 ……………………………………………… 152
  - 4．キノロン薬 ………………………………………………………… 153
  - 5．マクロライド薬 …………………………………………………… 154
- 消化器官作用薬 ———————————————————（大吉達樹）156
  - 1．H_2受容体拮抗薬 ………………………………………………… 156
  - 2．ベンズアミド誘導体 ……………………………………………… 157
  - 3．止瀉剤 ……………………………………………………………… 159
  - 4．その他の消化器官作用薬 ………………………………………… 160

❷ 有毒ガス ……………………………………………………… 162

- 一酸化炭素 —————————————————————（岡田芳明）162
- 塩素（ガス）—————————————————————（黒川　顕）165
- 硫化水素 ——————————————————————（大橋教良）167
- イソシアネート ———————————————————（坂部　貢）172
- マスタード —————————————————————（奥村　徹）174
- 有機溶剤 ——————————————————————（市原　学）177
  - 1．有機溶剤中毒の診断 ……………………………………………… 178
  - 2．中枢神経系への影響 ……………………………………………… 179
  - 3．皮膚障害 …………………………………………………………… 180
  - 4．呼吸器系への影響 ………………………………………………… 181
  - 5．心臓に対する影響 ………………………………………………… 182
  - 6．肝臓障害 …………………………………………………………… 182
  - 7．腎臓障害 …………………………………………………………… 183
  - 8．血液に対する影響 ………………………………………………… 184
- サリン ———————————————————————（奥村　徹）185

❸ 消毒薬 ………………………………………………………… 189

- クレゾール —————————————————————（田中淳介）189
- ヒビテン® —————————————————————（平田清貴）193
- イソジン® —————————————————————（平田清貴）196
- マキロン® —————————————————————（平田清貴）199

❹ 農業用品 …………………………………………………………… 204

- 有機リン ──────────────────────────（浅利　靖）204
- パラコート・ジクワット ──────────────────（山下雅知）208
- グリホサート ──────────────────────（広瀬保夫）211
- グルホシネート ─────────────────────（小山完二）215
- 殺鼠剤 ───────────────────────（木庭雄至）219
  1．タリウム ………………………………………………………………219
  2．クマリン ………………………………………………………………220
  3．黄リン ………………………………………………………………221
  4．リン化亜鉛 ……………………………………………………………223
  5．有機フッ素剤 …………………………………………………………224
- カーバメイト剤 ─────────────────────（田勢長一郎）225
- ヨック® 粒剤 ──────────────────────（田勢長一郎）230
- クサノンA® ───────────────────────（岡林清司）232

❺ 自然毒 …………………………………………………………… 238

- バイケイソウ ──────────────────────（佐々木　晃）238
- キノコ ───────────────────────（河野正樹）241
  1．アマニタトキシン群 ……………………………………………………243
  2．スギヒラタケ …………………………………………………………246
  3．シャグマアミガサタケ …………………………………………………247
- 銀杏 ──────────────────────────（和田啓爾）249
- ヘビ ──────────────────────────（堺　淳）252
- ハチ ──────────────────────────（井上義博）257
- クモ ─────────────────────────（高岡　諒、田伏久之）262
  1．カバキコマチグモ ………………………………………………………262
  2．セアカゴケグモ、ハイイロゴケグモ …………………………………264
  3．タランチュラ …………………………………………………………268
- カビ毒 ─────────────────────────（堀江義一）272
  1．アフラトキシン …………………………………………………………272
  2．オクラトキシンA ………………………………………………………273
  3．パツリン ………………………………………………………………274
  4．フモニシン ……………………………………………………………275
  5．トリコテセン類 …………………………………………………………276

❻ 家庭用品 …………………………………………………………… 278

- タバコ ─────────────────────────（千代孝夫）278
- インククリーナー ────────────────────（飯塚富士子、黒木由美子）282
- 乾燥剤など ───────────────────────（岡林清司）286
- 催涙スプレー ──────────────────────（福島英賢）290
- ナメクジ駆除ベイト剤 ──────────────────（清田和也）293
- 洗剤 ──────────────────────────（寺田浩明、藤井千穂）295
- 化粧品 ────────────────────────（黒木由美子）300

1．マニキュア除光液 …………………………………300
　　　2．染毛剤 ……………………………………………302
　　　3．パーマネント・ウェーブ剤 ………………………303
　■乾電池 ──────────────────────（遠藤容子）305

❼ 工業用品 …………………………………………………… 309

■エタノール ──────────────────────（須崎紳一郎）309
■メタノール ────────────────────（坂井　公、森田陽子）314
■シアンとシアン化合物 ──────────────────（黒川　顕）318
■重金属類 ──────────────────────（今泉　均）321
　　　1．水銀とその化合物 …………………………………321
　　　2．カドミウム化合物 …………………………………323
　　　3．銅化合物 ……………………………………………324
　　　4．亜鉛化合物 …………………………………………324
　　　5．アンチモン化合物 …………………………………325
　　　6．ビスマス化合物 ……………………………………325
　　　7．クロム化合物 ………………………………………325
　　　8．マンガン化合物 ……………………………………326
　　　9．ベリリウム化合物 …………………………………326
　　　10．バリウム化合物 ……………………………………327
　　　11．ニッケル化合物 ……………………………………327
　　　12．コバルト化合物 ……………………………………328
　　　13．セレン化合物 ………………………………………328
　　　14．バナジウム化合物 …………………………………329
　　　15．有機スズ化合物 ……………………………………329
　　　16．鉛化合物 ……………………………………………330
　　　17．鉄化合物 ……………………………………………330
　　　18．アルミニウム化合物 ………………………………330
　　　19．マグネシウム化合物 ………………………………331
　　　20．タリウム化合物 ……………………………………331
■フッ化水素 ──────────────────────（河野公一）332
■エチレングリコール ──────────────────（笹嶋　勝）337
■シンナー ──────────────────────（田中博之）341
■ヒ素 ────────────────────────（篠崎正博）345
■酸 ────────────────────────（芋縄啓史、高橋　均）350
■アルカリ ──────────────────────（芋縄啓史、高橋　均）353
■重クロム酸カリウム ──────────────────（杉野達也）357
■アニリン ──────────────────────（堀内郁雄）361
■ホルマリン ──────────────────────（清水敬樹）364

❽ 生活改善薬 ………………………………………………… 369

■ED治療薬（バイアグラ®） ───────────────（松森　昭）369
■経口避妊薬 ──────────────────────（田邊清男）374
■ニコチンガム・ニコチンパッチ ──────────────（阿部眞弓）378

⑨ 麻薬/覚醒剤/脱法ドラッグ …………………………………………… 385
- メタンフェタミン ――――――――――――――――――（土肥修司）385
- モルヒネ ―――――――――――――――――――――（藤井眞行）387
- コカイン ―――――――――――――――――――――（藤井眞行）390
- マジックマッシュルーム ―――――――――――――――（和田貴子）392
- MDMA（エクスタシー）―――――――――――――――（清田和也）398

⑩ その他 ………………………………………………………………… 403
- 火災 ――――――――――――――――――――――――（森尻　宏）403
- バイオテロ ――――――――――――――――――――（村田厚夫）407

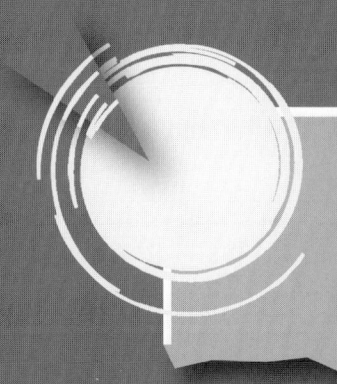

中毒症状の重症度分類一覧

※本重症度分類一覧は、あくまで執筆者の経験による主観に基づき作成されたものであり、一定の明確な作成基準を有するものではない。
※経験による主観に、服用量、薬剤性質、個人差、バイタルサイン、文献などの要素を加味して、分類されたものである。
※したがって、読者はあくまで参照として、本重症度分類をご利用頂きたい。

■軽症

症状 \ 医薬品	ベンゾジアゼピン	環系抗うつ薬	非環系抗うつ薬	セロトニン再取込み阻害薬	モノアミン酸化酵素阻害薬	メジャートランキライザー	マイナートランキライザー	バルビタール酸系	ブロムワレリル尿素	アセトアミノフェン	サリチル酸	降圧薬	フェノバルビタール	フェニトイン	カルバマゼピン	バルプロ酸	ゾニサミド	リチウム	硫酸アトロピン	イソニアジド	ジギタリス	カリウム	ペニシリン薬	セフェム薬	アミノグリコシド薬	キノロン薬	マクロライド薬	H₂受容体拮抗薬	ベンズアミド誘導体	次硝酸ビスマス	ロペラミド	重質酸化マグネシウム
めまい				●		●	●				●	●	●	●		●	●			●			●	●								
吐き気										●	●	●		●		●		●		●	●		●	●	●	●	●					
嘔吐																																
下痢														●																		
腹痛														●		●																
頭痛										●	●												●	●	●	●						
耳鳴り											●																					
一過性の眼のかすみ																																
流涙																																
腫脹																																
発疹																							●	●	●	●						
蕁麻疹											●												●	●	●	●						
アナフィラキシー																							●	●	●							
疼痛																																
しびれ																																
痙攣																																
筋力低下																																
頻脈																			●													
不整脈																																
特有の臭気を感じる																																
咽頭痛																																
気道刺激																																
頻呼吸													●			●																
呼吸困難																																
チアノーゼ																																
寒気																																
体温低下																																
顔面蒼白																																
発熱																							●	●								
発汗											●																					
皮膚紅潮																																
皮膚の刺激症状																																
肝障害											●																					
メトヘモグロビン血症																																
溶血																																
白血球増加																																
全身倦怠感										●																						
脱力感	●																															
無気力	●		●																													
不穏		●			●																											
多幸感			●	●																												
陶酔感																																
酩酊状態																																
興奮状態																																
流涎																																
言語不明瞭													●																			
認知障害・判断障害													●																			
幻覚																																
縮瞳																																
散瞳																			●														
傾眠		●		●		●	●						●		●													●				
嗜眠			●	●																												
昏睡																																
意識障害						●	●	●																								
炎症																																
化学熱傷																																
出血症状																																

症状	プロトンポンプ阻害薬	抗型制吐薬	5-HT₃受容体拮抗	一酸化炭素	塩素(ガス)	硫化水素	イソシアネート	マスタード	有機溶剤	サリン	クレゾール	ヒビテン®	イソジン®	マキロン®	有機リン	パラコート・ジクワット	グリホサート	グルホシネート	タリウム	クマリン	黄リン	リン化亜鉛	有機フッ素剤	カーバメイト剤	ヨック®粒剤	クサノンA®	バイケイソウ	アマニタトキシン群	スギヒラタケ	シャグマアミガサタケ	銀杏	ヘビ(注1)
めまい				●				●		●		●				●	●		●						●		●					●
吐き気							●	●	●	●	●	●	●		●	●		●	●	●		●	●	●	●	●	●			●	●	
嘔吐											●	●	●	●		●	●		●			●	●	●						●	●	
下痢												●			●															●	●	
腹痛												●	●									●								●	●	
頭痛	●	●	●						●	●	●																					
耳鳴り																																
一過性の眼のかすみ						●																										
流涙							●																									
腫脹																																●
発疹																																
蕁麻疹																																
アナフィラキシー																																
疼痛																●		●														●
しびれ																																
痙攣																															●	
筋力低下																		●														
頻脈																		●														
不整脈																																
特有の臭気を感じる					●	●																										
咽頭痛							●										●			●												
気道刺激					●	●																										
頻呼吸																																
呼吸困難								●														●	●									
チアノーゼ																									●							
寒気																																
体温低下														●																		
顔面蒼白														●																		
発熱																																
発汗														●																		
皮膚紅潮																																
皮膚の刺激症状							●	●																								
肝障害																●				●								●				
メトヘモグロビン血症																									●							
溶血																									●							
白血球増加																																
全身倦怠感																●													●			
脱力感																●			●	●	●											
無気力																																
不穏																																
多幸感																																
陶酔感																																
酩酊状態																																
興奮状態																																
流涎																			●													
言語不明瞭																																
認知障害・判断障害																																
幻覚																																
縮瞳								●																			●					
散瞳																																
傾眠												●																				
嗜眠																																
昏睡																																
意識障害																																
炎症																																●
化学熱傷																																
出血症状																	●															

注1:ヘビの種類により症状はまったく異なる。

■軽症

症状	ハチ	カバキコマチグモ	セアカゴケグモ、ハイイロゴケグモ	タランチュラ	アフラトキシン	オクラトキシンA	パツリン	フモニシン	トリコテセン類	タバコ	インククリーナー	乾燥剤	催涙スプレー	ナメクジ駆除ベイト剤	洗剤	マニキュア除光液	染毛剤	パーマネント・ウェーブ剤	乾電池	エタノール	メタノール（注2）	シアンとシアン化合物	水銀とその化合物（金属水銀）	水銀とその化合物（無機水銀）	水銀とその化合物（有機水銀）	カドミウム化合物	銅化合物	亜鉛化合物	アンチモン化合物	ビスマス化合物	クロム化合物
めまい																				●	●	●			●						
吐き気	●			●						●	●			●	●	●	●	●	●	●	●			●		●	●	●	●	●	●
嘔吐													●	●		●			●	●											
下痢											●				●					●						●	●		●		
腹痛											●				●											●	●				
頭痛				●																●	●	●		●							
耳鳴り																															
一過性の眼のかすみ																					●										
流涙													●																		
腫脹													●																		
発疹																															
蕁麻疹																															
アナフィラキシー																															
疼痛	●	●	●	●									●																		
しびれ																															
痙攣																															
筋力低下																															
頻脈																				●	●										
不整脈																															
特有の臭気を感じる																				●											
咽頭痛																															
気道刺激																															
頻呼吸																				●											
呼吸困難																						●									
チアノーゼ																															
寒気																															
体温低下																															
顔面蒼白											●																				
発熱				●										●										●					●		
発汗																															
皮膚紅潮													●							●											
皮膚の刺激症状													●		●																
肝障害																															
メトヘモグロビン血症																															
溶血																															
白血球増加																															
全身倦怠感																															
脱力感																															
無気力																															
不穏																															
多幸感																															
陶酔感																															
酩酊状態																															
興奮状態																															
流涎																															
言語不明瞭																															
認知障害・判断障害																															
幻覚																															
縮瞳																															
散瞳																															
傾眠														●																	
嗜眠																															
昏睡																															
意識障害																															
炎症		●	●	●									●																		
化学熱傷																															

注2：メタノール中毒の症状の発現には個人差が大きい。

症状	マンガン化合物	ベリリウム化合物	バリウム化合物	ニッケル化合物	コバルト化合物	セレン化合物	バナジウム化合物	有機スズ化合物	鉛化合物	鉄化合物	アルミニウム化合物	マグネシウム化合物	タリウム化合物	フッ化水素	エチレングリコール	シンナー(注3)	ヒ素	酸	アルカリ	重クロム酸カリウム	アニリン	ホルマリン	ED治療薬(バイアグラ®)	経口避妊薬	メタンフェタミン	モルヒネ	コカイン	マジックマッシュルーム	MDMA(エクスタシー)	火災	バイオテロ
めまい			●		●									●		●※							●	●				●			
吐き気	●		●	●	●	●	●					●	●	●	●	●※	●			●			●	●	●	●	●	●	●		●
嘔吐																		●													
下痢																															
腹痛	●			●	●	●	●						●			●※				●											●
頭痛	●		●		●									●		●※					●	●	●					●		●	●
耳鳴り																															
一過性の眼のかすみ																							●								
流涙														●																	
腫脹																															
発疹																															
蕁麻疹																															
アナフィラキシー																															
疼痛														●																	
しびれ																											●				
痙攣														●																	
筋力低下																															
頻脈																											●				
不整脈														●																	
特有の臭気を感じる																															
咽頭痛														●																	
気道刺激																															
頻呼吸															●																
呼吸困難																															
チアノーゼ																															
寒気																												●			
体温低下																															
顔面蒼白														●																	
発熱																															●
発汗																													●		
皮膚紅潮																															
皮膚の刺激症状														●				●	●												
肝障害																															
メトヘモグロビン血症																															
溶血																															
白血球増加																															
全身倦怠感					●	●							●																		
脱力感																											●				
無気力																															
不穏																															
多幸感																●												●	●		
陶酔感															●													●	●		
酩酊状態															●																
興奮状態															●																
流涎													●				●	●													
言語不明瞭																															
認知障害・判断障害								●	●							●※													●		
幻覚																												●			
縮瞳																										●					
散瞳																															
傾眠																●													●		
嗜眠																															
昏睡														●																	
意識障害														●																	
炎症																		●	●												
化学熱傷																															

注3：※は慢性中毒の症状。

■中等症

症状	ベンゾジアゼピン	環系抗うつ薬	非環系抗うつ薬	セロトニン再取込み阻害薬	モノアミン酸化酵素阻害薬	メジャートランキライザー	マイナートランキライザー	バルビタール酸系	ブロムワレリル尿素	アセトアミノフェン	サリチル酸	降圧薬	フェノバルビタール	フェニトイン	カルバマゼピン	バルプロ酸	ゾニサミド	リチウム	硫酸アトロピン	イソニアジド	ジギタリス	カリウム	ペニシリン薬	セフェム薬	アミノグリコシド薬	キノロン薬	マクロライド薬	H₂受容体拮抗薬	ベンズアミド誘導体	次硝酸ビスマス	ロペラミド
めまい						●	●				●			●	●		●	●		●			●	●	●	●	●				
吐き気										●					●					●		●	●	●	●	●	●				
嘔吐																															
下痢																															
腹痛				●												●				●		●									
頭痛																		●					●	●	●	●					
耳鳴り																															
視力低下																															
流涙																															
腫脹																															
発疹																							●	●	●	●					
蕁麻疹																							●	●	●	●					
アナフィラキシー																							●	●	●	●					
疼痛																															
しびれ																															
筋緊張																															
筋力低下																			●												
振戦																												●			
痙攣		●	●															●	●										●		●
ショック																															
テタニーショック																															
不随意運動						●																									
運動失調			●											●	●																
反応の低下	●																														
ミオクローヌス															●																
難治性てんかん																															
頻脈			●												●																
不整脈															●					●											
徐脈												●			●																
洞性徐脈																					●										
洞停止																					●										
Ⅰ度房室ブロック																					●										
高血圧(血圧上昇)																															
低血圧(血圧低下)														●		●															
心停止																															
鼻咽頭痛																															
咽頭浮腫																															
胸部不快																															
胸痛																															
喘鳴																															
気管支炎																															
過呼吸											●																				
過換気呼吸																															
呼吸抑制						●	●																								
呼吸困難																			●												
チアノーゼ																															
悪寒																															
発熱														●									●	●							
発汗																															
皮膚紅潮																															
皮膚の刺激症状																															
脱毛																															
肝障害								●							●																
腎障害																															
メトヘモグロビン血症																															
溶血・貧血																															
低血糖																															
無月経																												●			
脱力感																															
無気力															●															●	
注意力低下																															
性欲減退																												●			
不穏											●																				
酩酊状態																															
興奮状態															●	●															
錯乱														●				●													
激高				●																											
妄想																															
せん妄														●																	
幻覚														●																	
幻視				●																											
流涎																															
縮瞳								●					●																		
散瞳														●			●														
傾眠			●			●	●	●																							
昏睡		●											●																		
意識障害		●			●	●	●						●	●	●																
化学熱傷																															
食道壊死																															
胃出血																															
出血症状																															

重質酸化マグネシウム	プロトンポンプ阻害薬	5-HT₃受容体拮抗型制吐薬	一酸化炭素	塩素（ガス）	硫化水素	イソシアネート	マスタード	有機溶剤	サリン	クレゾール	ヒビテン®	イソジン®	マキロン®	有機リン	パラコート・ジクワット	グリホサート	グルホシネート	タリウム	クマリン	黄リン	リン化亜鉛	有機フッ素剤	カーバメイト剤	ヨック®粒剤	クサノンA®	バイケイソウ	アマニタトキシン群	スギヒラタケ	シャグマアミガサタケ	銀杏	ヘビ（注1）	症状
			●			●		●	●	●	●		●					●	●	●	●	●	●				●			●		めまい
●			●			●		●	●	●	●	●	●	●	●	●	●	●	●	●	●	●	●	●	●		●			●		吐き気
									●	●	●	●	●	●					●	●	●		●		●							嘔吐
●										●	●	●		●				●	●	●		●				●	●					下痢
										●	●	●	●	●				●	●	●		●				●	●					腹痛
			●					●	●	●						●																頭痛
																																耳鳴り
																																視力低下
							●							●																		流涙
																															●	腫脹
																																発疹
																																蕁麻疹
																																アナフィラキシー
															●		●														●	疼痛
																																しびれ
														●																		筋緊張
																																筋力低下
																																振戦
																		●		●	●						●	●	●			痙攣
																																ショック
							●																●									テタニーショック
																																不随意運動
																											●	●				運動失調
																																反応の低下
																												●				ミオクローヌス
																												●				難治性てんかん
										●	●		●										●	●								頻脈
																																不整脈
											●						●							●		●						徐脈
																																洞性徐脈
																																洞停止
																																I度房室ブロック
											●						●															高血圧（血圧上昇）
											●				●								●									低血圧（血圧低下）
																																心停止
			●																													鼻咽頭痛
									●																							咽頭浮腫
			●															●														胸部不快
			●																													胸痛
																																喘鳴
					●																											気管支炎
																																過呼吸
																																過換気呼吸
																																呼吸抑制
					●			●						●									●									呼吸困難
																										●						チアノーゼ
																																悪寒
													●																			発熱
									●	●																						発汗
●																																皮膚紅潮
						●	●			●																						皮膚の刺激症状
																		●														脱毛
															●		●			●					●							肝障害
																																腎障害
																						●										メトヘモグロビン血症
																						●										溶血・貧血
																				●												低血糖
																																無月経
															●				●	●												脱力感
																																無気力
							●																									注意力低下
															●																	性欲減退
																																酩酊状態
																●																興奮状態
																																錯乱
																																激高
																																妄想
															●																	せん妄
																																幻覚
																																幻視
										●			●										●									流涎
								●						●												●						縮瞳
																																散瞳
								●																								傾眠
																				●												昏睡
																				●	●											意識障害
								●																								化学熱傷
																																食道壊死
																				●												胃出血
																				●												出血症状

注1：ヘビの種類により症状はまったく異なる。

■中等症

症状	自然毒							家庭用品					化粧品				工業用品							重金属類				
	ハチ	カバキコマチグモ	セアカゴケグモ、ハイイロゴケグモ	タランチュラ	アフラトキシン	オクラトキシンA	パツリン	フモニシン	トリコテセン類	タバコ	インククリーナー	乾燥剤	催涙スプレー	ナメクジ駆除ベイト剤	洗剤	マニキュア除光液	染毛剤	パーマネント・ウェーブ剤	乾電池	エタノール	メタノール(注2)	シアンとシアン化合物	水銀とその化合物(金属水銀)	水銀とその化合物(無機水銀)	水銀とその化合物(有機水銀)	カドミウム化合物	銅化合物	亜鉛化合物	アンチモン化合物	ビスマス化合物
めまい	●										●									●	●		●							
吐き気	●	●	●							●				●						●	●		●	●	●	●	●	●	●	●
嘔吐																					●									
下痢													●	●	●	●	●			●						●	●		●	●
腹痛		●			●					●										●			●	●	●	●				
頭痛	●	●	●																	●	●	●	●							
耳鳴り																			●											
視力低下																					●									
流涙													●																	
腫脹													●																	
発疹																														
蕁麻疹																														
アナフィラキシー																														
疼痛													●																	
しびれ																														
筋緊張														●																
筋力低下										●																				
振戦																														
痙攣																										●				
ショック																														
テタニーショック																														
不随意運動																														
運動失調														●						●										
反応の低下																														
ミオクローヌス																														
難治性てんかん																														
頻脈		●																			●									
不整脈														●																
徐脈																														
洞性徐脈																														
洞停止																														
I度房室ブロック																														
高血圧(血圧上昇)			●																											
低血圧(血圧低下)																														
心停止																														
鼻咽頭痛														●																
咽頭浮腫																	●													
胸部不快	●																			●										
胸痛																				●										
喘鳴																														
気管支炎																														
過呼吸														●						●										
過換気呼吸												●																		
呼吸抑制																														
呼吸困難																	●									●				
チアノーゼ																														●
悪寒																														
発熱		●																		●									●	
発汗																														
皮膚紅潮											●																			
皮膚の刺激症状											●		●																	
脱毛																														
肝障害																										●	●	●	●	●
腎障害																										●	●	●	●	●
メトヘモグロビン血症																														
溶血・貧血																											●		●	
低血糖																														
無月経																														
脱力感																														
無気力																														
注意力低下																														
性欲減退																														
不穏																														
酩酊状態																														
興奮状態										●			●							●				●						
錯乱																							●		●					
激高																														
妄想																														
せん妄																														
幻覚																														
幻視																														
流涎																														
縮瞳																														
散瞳																														
傾眠											●									●										
昏睡																														
意識障害																					●									
化学熱傷																														
食道壊死																														
胃出血																			●											
出血症状																														

注2:メタノール中毒の症状の発現には個人差が大きい。

工業用品																								生活改善薬		麻薬・覚醒剤・脱法ドラッグ					その他		症状
重金属類																																	
クロム化合物	マンガン化合物	ベリリウム化合物	バリウム化合物	ニッケル化合物	コバルト化合物	セレン化合物	バナジウム化合物	有機スズ化合物	鉛化合物	鉄化合物	アルミニウム化合物	マグネシウム化合物	タリウム化合物	フッ化水素	エチレングリコール	シンナー（注3）	ヒ素	酸	アルカリ	重クロム酸カリウム	アニリン	ホルマリン	ED治療薬（バイアグラ®）	経口避妊薬	メタンフェタミン	モルヒネ	コカイン	マジックマッシュルーム	MDMA（エクスタシー）	火災	バイオテロ	
			●	●	●		●						●	●						●		●		●			●			●	●	めまい
●	●		●	●	●	●			●				●	●			●			●		●		●			●				●	吐き気
																	●					●										嘔吐
																																下痢
●	●			●	●	●							●	●			●	●	●	●		●									●	腹痛
	●			●									●	●			●			●		●								●	●	頭痛
																																耳鳴り
														●			●	●														視力低下
														●																		流涙
																																腫脹
																																発疹
																																蕁麻疹
																																アナフィラキシー
																																疼痛
																											●					しびれ
																●																筋緊張
																																筋力低下
													●			●																振戦
	●															●									●							痙攣
																																ショック
																●																テタニーショック
																																不随意運動
																●*												●				運動失調
																																反応の低下
																												●				ミオクローヌス
																																難治性てんかん
													●			●	●	●														頻脈
			●																								●					不整脈
																																徐脈
																																洞性徐脈
																																洞停止
																																I度房室ブロック
																									●				●			高血圧（血圧上昇）
			●																													低血圧（血圧低下）
																																心停止
																●																鼻咽頭痛
																																咽頭浮腫
																																胸部不快
				●	●													●	●		●											胸痛
																		●														喘鳴
																																気管支炎
								●																								過呼吸
																●																過換気呼吸
																																呼吸抑制
				●	●													●	●		●											呼吸困難
●																●												●				チアノーゼ
																																悪寒
														●											●				●		●	発熱
																												●				発汗
																																皮膚紅潮
														●																		皮膚の刺激症状
																																脱毛
●	●						●																									肝障害
●					●																											腎障害
																																メトヘモグロビン血症
				●																												溶血・貧血
																●																低血糖
																								●					●			無月経
																																脱力感
						●	●																									無気力
							●																									注意力低下
																																性欲減退
																																不穏
														●		●																酩酊状態
																												●	●			興奮状態
	●																											●	●			錯乱
																																激高
																●*													●			妄想
																											●					せん妄
																											●	●				幻覚
																●*																幻視
															●																	流涎
																										●						縮瞳
																																散瞳
																						●										傾眠
																																昏睡
								●							●										●							意識障害
														●	●																	化学熱傷
																																食道壊死
																																胃出血
																																出血症状

注3：※は慢性中毒の症状。

■重症

症状	ベンゾジアゼピン	環系抗うつ薬	非環系抗うつ薬	酵素阻害薬モノアミン酸化	セロトニン再取込み阻害薬	メジャートランキライザー	マイナートランキライザー	バルビタール酸系	ブロムワレリル尿素	アセトアミノフェン	サリチル酸	降圧薬	フェノバルビタール	フェニトイン	カルバマゼピン	バルプロ酸	ゾニサミド	リチウム	硫酸アトロピン	イソニアジド	ジギタリス	カリウム	ペニシリン薬	セフェム薬	アミノグリコシド薬	キノロン薬	マクロライド薬	H₂受容体拮抗薬	ベンズアミド誘導体	次硝酸ビスマス	ロペラミド
めまい						●	●													●			●	●	●						
吐き気				●						●										●		●	●	●	●	●	●				
嘔吐																															
腹痛			●																	●		●									
頭痛						●																	●	●	●	●					
聴力障害																															
視力低下																															
複視																															
失明																															
腫脹																															
浮腫																															
発疹																							●	●	●	●	●				
蕁麻疹																							●	●	●	●	●				
アナフィラキシー																							●	●	●	●	●				
疼痛																															
痙攣	●	●	●	●		●					●	●						●								●					
麻痺																															
ショック						●					●												●	●			●	●			
筋肉痛																															
筋力低下																						●									
運動失調																															
ミオクローヌス																	●														
難治性てんかん																															
頻脈													●	●																	
不整脈				●		●	●						●								●										
徐脈		●			●								●	●	●						●										
循環抑制													●	●	●	●															
Ⅱ度またはⅢ度房室ブロック													●								●										
心室頻拍					●																●										
心室細動	●																				●										
低血圧（血圧低下）			●			●	●											●													
循環不全			●							●	●																				
うっ血性心不全																															
心停止			●								●									●	●										
喘鳴																															
呼吸抑制	●				●	●	●	●					●		●		●									●			●		
呼吸困難						●															●										
頻呼吸																															
著明な過呼吸											●																				
チアノーゼ																															
肺水腫											●																				
呼吸不全		●				●	●			●			●	●	●		●														
呼吸停止						●					●			●						●											
発熱						●				●													●	●		●	●				
低体温											●																				
皮膚の刺激症状																															
脱毛																															
びらん																															
鼻中隔穿孔																															
鼓膜穿孔																															
食道穿孔																															
消化管穿孔																															
血便																							●	●		●					
肝障害										●					●																
肝不全																															
黄疸										●													●	●		●					
腎障害																															
腎不全																															
乏尿																															
多臓器不全																															
嚥下困難																															
ARDS																															
酸素欠乏																															
メトヘモグロビン血症																															
溶血・貧血																															
低血糖								●			●															●					
代謝性アシドーシス								●			●					●															
凝固機能障害																															
白血球増多																															
低K血症																															
高K血症																				●												
骨髄抑制																															
不穏					●																										
抑うつ																										●					
錯乱																															
幻覚	●																														
縮瞳			●									●																			
散瞳																			●												
昏睡	●		●			●	●		●			●	●			●		●													
意識障害						●		●		●			●	●	●																
意識消失																															
出血																															
DIC																															
死亡						●					●	●					●														

重質酸化マグネシウム	プロトンポンプ阻害薬	抗型制吐薬	5-HT₃受容体拮抗	一酸化炭素	塩素（ガス）	硫化水素	イソシアネート	マスタード	有機溶剤	サリン	クレゾール	ヒビテン®	イソジン®	マキロン®	有機リン	パラコート・ジクワット	グリホサート	グルホシネート	タリウム	クマリン	黄リン	リン化亜鉛	有機フッ素剤	カーバメイト剤	ヨック®粒剤	クサノンA®	バイケイソウ	アマニタトキシン群	スギヒラタケ	シャグマアミガサタケ	銀杏	ヘビ(注1)	症状
									●		●	●	●	●					●	●	●	●	●		●						●	●	めまい
						●	●				●	●	●	●	●	●			●	●	●	●	●		●						●	●	吐き気
							●				●	●	●	●	●				●	●	●	●	●		●						●	●	嘔吐
									●						●					●	●	●		●									腹痛
										●																							頭痛
																																	聴力障害
																●							●										視力低下
																															●		複視
																																	失明
																															●		腫脹
																																	浮腫
																																	発疹
																																	蕁麻疹
																																	アナフィラキシー
																●																●	疼痛
				●					●	●					●		●	●		●	●	●	●	●	●			●	●	●	●	●	痙攣
																●																●	麻痺
																●	●	●				●			●							●	ショック
																																	筋肉痛
																		●															筋力低下
																		●											●	●			運動失調
																													●				ミオクローヌス
																													●				難治性てんかん
																		●							●								頻脈
																			●			●	●		●		●						不整脈
												●	●	●																			徐脈
																●	●								●								循環抑制
																																	II度またはIII度房室ブロック
																			●														心室頻拍
																			●														心室細動
																●	●								●		●					●	低血圧(血圧低下)
																																●	循環不全
																																	うっ血性心不全
																																	心停止
							●																										喘鳴
				●	●	●		●							●					●				●								●	呼吸抑制
				●				●							●								●				●				●	●	呼吸困難
																																	頻呼吸
				●																													著明な過呼吸
				●																							●					●	チアノーゼ
				●												●					●		●		●								肺水腫
				●											●								●									●	呼吸不全
														●	●																		呼吸停止
																																	発熱
							●	●																									低体温
								●			●																						皮膚の刺激症状
																			●														脱毛
											●																						びらん
																																	鼻中隔穿孔
																																	鼓膜穿孔
											●																						食道穿孔
																																	消化管穿孔
																																●	血便
																			●	●	●	●			●			●					肝障害
																												●					肝不全
																																	黄疸
																●	●					●											腎障害
											●					●	●					●	●		●			●			●	●	腎不全
																															●		乏尿
																●			●			●											多臓器不全
																																	嚥下困難
						●					●																						ARDS
																●																	酸素欠乏
																										●			●				メトヘモグロビン血症
																										●				●	●	●	溶血・貧血
																					●												低血糖
																●	●		●													●	代謝性アシドーシス
																		●															凝固機能障害
																		●															白血球増多
																																	低K血症
																															●		高K血症
																																	骨髄抑制
												●					●			●				●	●								不穏
																				●													抑うつ
																			●	●													錯乱
									●																								幻覚
																●															●		縮瞳
																																	散瞳
				●	●										●	●			●			●	●		●								昏睡
				●	●									●	●	●							●		●		●						意識障害
								●																									意識消失
																					●											●	出血
																																	DIC
						●													●	●	●										●	●	死亡

注1：ヘビの種類により症状はまったく異なる。

■重症

症状	ハチ	セアカゴケグモ・ハイイロゴケグモ	カバキコマチグモ	タランチュラ	アフラトキシン	オクラトキシンA	パツリン	フモニシン	トリコテセン類	タバコ	インククリーナー	乾燥剤など	催涙スプレー	ナメクジ駆除ベイト剤	洗剤	マニキュア除光液	染毛剤	パーマネント・ウェーブ剤	乾電池	エタノール	メタノール(注2)	シアン化合物	水銀とその化合物(金属水銀)	水銀とその化合物(無機水銀)	水銀とその化合物(有機水銀)	カドミウム化合物	銅化合物	亜鉛化合物	アンチモン化合物	ビスマス化合物
めまい				●																	●		●							
吐き気				●				●							●						●			●	●		●	●	●	
腹痛				●				●													●			●	●	●	●	●	●	
頭痛								●													●		●							
聴力障害																	●				●									
視力低下																					●									
複視																														
失明																														
腫脹																														
浮腫												●					●													
発疹																														
蕁麻疹																														
アナフィラキシー																														
疼痛													●																	
痙攣	●		●								●	●	●	●	●					●	●				●					
麻痺			●																											
ショック	●	●												●									●	●						
筋肉痛																														
筋力低下			●																											
運動失調																														
ミオクローヌス																														
難治性てんかん																														
頻脈												●			●	●	●							●						
不整脈											●																			
徐脈																														
循環抑制															●						●		●	●						
II度またはIII度房室ブロック																														
心室頻拍																														
心室細動																														
低血圧(血圧低下)											●					●	●	●		●										
循環不全															●								●	●	●					
うっ血性心不全																														
心停止																				●										
喘鳴																														
呼吸抑制														●	●	●				●										
呼吸困難	●												●										●				●			
頻呼吸																	●													
著明な過呼吸													●								●									
チアノーゼ																														
肺水腫																														
呼吸不全			●										●																	
呼吸停止																				●										
発熱					●				●							●													●	●
低体温																				●										
皮膚の刺激症状															●															
脱毛																														
びらん												●	●																	
鼻中隔穿孔																	●													
鼓膜穿孔																	●													
食道穿孔																	●													
消化管穿孔																														
血便																	●													
肝障害																●														
肝不全																										●	●	●	●	●
黄疸																														
腎障害																●	●						●	●	●					
腎不全																							●	●	●	●	●	●		●
乏尿																														
多臓器不全																														
嚥下困難													●																	
ARDS																														
酸素欠乏																														
メトヘモグロビン血症																	●													●
溶血・貧血																●	●										●	●		
低血糖															●															
代謝性アシドーシス																					●									
凝固機能障害																														
白血球増多																														
低K血症																														
高K血症																														
骨髄抑制																														
不穏																														
抑うつ																														
錯乱																					●				●		●			
幻覚																														
縮瞳																														
散瞳																														
昏睡												●		●							●									
意識障害											●				●				●		●									
意識消失	●																													
出血																														
DIC																														
死亡																					●									

注2:メタノール中毒の症状の発現には個人差が大きい。

	工業用品																							生活改善薬		麻薬・覚醒剤・脱法ドラッグ					その他		
	重金属類																																
症状	クロム化合物	マンガン化合物	ベリリウム化合物	バリウム化合物	ニッケル化合物	コバルト化合物	セレン化合物	バナジウム化合物	有機スズ化合物	鉛化合物	鉄化合物	アルミニウム化合物	マグネシウム化合物	タリウム化合物	フッ化水素	エチレングリコール	シンナー	ヒ素	酸	アルカリ	重クロム酸カリウム	アニリン	ホルマリン	ED治療薬(バイアグラ®)	経口避妊薬	メタンフェタミン	モルヒネ	コカイン	マジックマッシュルーム	MDMA(エクスタシー)	火災	バイオテロ
めまい																															●	●
吐き気	●				●	●	●											●				●	●		●						●	●
嘔吐														●	●			●				●	●									
腹痛	●	●			●	●	●							●				●				●	●					●			●	●
頭痛					●	●	●	●						●	●			●					●								●	●
聴力障害																																
視力低下																●							●									
複視														●																		
失明																																
腫脹																							●									
浮腫														●																		
発疹																																
蕁麻疹																																
アナフィラキシー															●																	
疼痛		●												●			●		●	●								●	●	●		●
痙攣														●		●																
麻痺		●												●																●		
ショック																																
筋肉痛																																
筋力低下																																
運動失調																																
ミオクローヌス																																
難治性てんかん																							●									
頻脈																																
不整脈				●										●		●			●	●		●						●				
徐脈																																
循環抑制																●																
II度またはIII度房室ブロック																																
心室頻拍																●																
心室細動																																
低血圧(血圧低下)															●							●										
循環不全													●																			
うっ血性心不全															●	●			●	●												
心停止																								●								
喘鳴																																
呼吸抑制														●					●			●					●					
呼吸困難			●		●	●	●	●										●	●	●			●									
頻呼吸																																
著明な過呼吸																																
チアノーゼ																																
肺水腫															●																	
呼吸不全			●		●	●	●															●					●	●				
呼吸停止																											●					
発熱																												●			●	●
低体温																																
皮膚の刺激症状															●																	
脱毛														●																		
びらん																			●	●			●									
鼻中隔穿孔																			●	●												
鼓膜穿孔																																
食道穿孔																			●	●			●									
消化管穿孔																			●	●												
血便																																
肝障害																●							●									
肝不全	●					●																										
黄疸																																
腎障害	●														●	●																
腎不全	●					●																										
乏尿																																
多臓器不全																●							●									
嚥下困難																																
ARDS															●	●																
酸素欠乏																					●											
メトヘモグロビン血症																																
溶血・貧血									●																							
低血糖																																
代謝性アシドーシス													●			●							●					●				
凝固機能障害																																
白血球増多			●																													
低K血症															●																	
高K血症															●																	
骨髄抑制										●		●																				
不穏																																
抑うつ		●																														
錯乱																							●						●			
幻覚																																
縮瞳																											●					
散瞳																	●															
昏睡		●														●		●	●				●					●		●		
意識障害					●	●		●		●				●				●	●	●		●	●						●			
意識消失																							●									
出血																																
DIC																														●		
死亡																●																

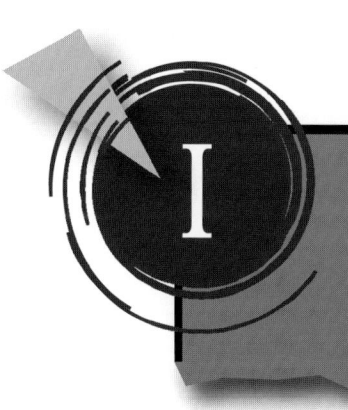

I こんなときどうする？

1 何だかわからない、中毒かも知れない
■1 心肺危機をきたす中毒（直ちに致死的となる中毒）

●●●●はじめに

救急医療では一般外来での解剖学的診断とは異なり、生理学的診断が最優先され、重症度、緊急度が評価される。外傷と同様にまず pimary survey、次に secondary survey を行うが、一般的に中毒での重症度評価は困難な場合があり、急激に重症化して、死に至る症例も存在する（表1）。さらに臓器障害が単一でなく、単一科、単一疾患としての対応が困難な場合が多い。また、急性中毒の診断と治療の問題点を表2に挙げたが、直ちに致死的となる中毒ではその診断は正確な情報がなければほぼ困難といってよい。したがって、診断根拠はすべての症例で常に急性中毒を念頭におくことが重要となる。そして治療は中毒物質を治療するのではなく、中毒患者を治療することである。

表1. 中毒の重症度評価
- 評価は極めて困難
- 重症化しやすいもの
  - 農薬（パラコート・ジクワット、グリホサート、グリホシネート、有機リン系）
  - 工業用薬品（塩酸、硫酸、苛性ソーダなど強酸、強アルカリ）
  - 家庭内では化学物質として
    トイレ用洗剤（強酸）
    液体の漂白剤（アルカリ）
    灯油

表2. 急性中毒の診断と治療の問題点
1. 中毒の原因物質が極めて多い
2. 多くの原因物質に特異的な中毒症状がない
3. 中毒に陥った背景の時間的関係が不明確
4. 情報提供、伝達の不正確さ
5. 既往歴が不明、あるいは聴取不能
6. 緊急で扱われることが多く、検査が不十分
7. 主因が決定できず、診断が混乱
8. 情報過多

1 中毒による死亡症例の原因物質

三次救急医療施設での急性中毒による死亡例の検討では、農薬が圧倒的に多く、特にパラコートと有機リン、次いで一酸化炭素、向精神薬、覚醒剤であったという（表3）[1]。一方、警察が扱った主として死亡例の報告では一酸化炭素が最も多く、次いでパラコート・ジクワット、有機リンの順序であった[1]。さらに最近ではテロによる致死的中毒も無視し得ない状況となっている。

表3. 中毒による死亡症例の起因物質

パラコート	多剤降圧薬
有機リン	アルコール
一酸化炭素	硫化水素
多剤向精神薬	シンナー
覚醒剤	塩化メチレン
ブロバリン	クロルベンジルエステル
抗てんかん薬	メッキ液
バルビツレート	亜ヒ酸

（文献1）による）

▶テロ
▶致死的中毒

2　心肺機能停止

▶スタンダードプレコーション

　直ちに心肺蘇生術を行うが、急性中毒による可能性も考えてスタンダードプレコーションによる防御を行う。発見者、救急隊員、家族、知人から既往症含めて吐物があればその性状、また環境などについて情報を得る。急性中毒が極めて示唆される状況の場合には、曝露経路や容量あるいは濃度についての情報提供が処置のうえで有用となる。気道確保時には口腔内の観察を行う。心肺蘇生術を行いつつ、全身診察を行い、中毒が示唆される所見の検索を行う。体温、瞳孔、皮膚、皮膚や衣類への異常な着色、臭気、水疱、注射痕などに注意を払う。さらに一般血液検査を併せて行う。心拍再開が得られれば、胸部X線ならびに腹部X線写真、心電図を確認する。

▶心毒性薬物

　心停止は、心毒性薬物による直接的作用による場合と、中枢神経系の抑制、低酸素症、電解質異常、代謝障害による場合がある。鑑別診断での重要なポイントは、瞳孔散大では中毒物質の直接作用と低体温を考慮する（表4）。なお、急性中毒による瞳孔散大は必ずしも予後不良とはいえない。

表 4．瞳孔散大をきたす中毒と病態

低O₂血症	アミノフィリン
低体温	抗コリン薬
アトロピン	ボツリヌス毒素
三環系抗うつ薬	一酸化炭素
抗ヒスタミン薬	シアン
交感神経作動薬	デキストロメトルファン
アンフェタミン	その他
コカイン	

3　意識障害

▶縮瞳
▶痙攣

　気道確保のうえで、呼吸・循環動態の把握を行い、その改善・維持を行う。瞳孔の観察は鑑別診断のうえで極めて重要であり、縮瞳を呈する物質を表5に示した。また、痙攣が認められた、あるいは出現した場合には原因として低酸素症や代謝性因子以外に中毒物質の直接作用による場合も鑑別しなければならない（表6）。

表 5．縮瞳をきたす中毒

オピオイド
有機リン
バルビツール
ベンゾジアゼピン
コリンエステラーゼ阻害薬
コリン作動性薬
エタノール
その他

表 6．痙攣を起こす中毒

三環系抗うつ薬
フェノチアジン
抗ヒスタミン薬
テオフィリン
イソニアジド
メフェナム酸

4　血圧低下

　血圧低下によって最も問題となるのは組織還流障害である。組織還流障害は循環血液量の減少、末梢血管抵抗の減少、心収縮力の低下によって生じる。血圧低下に対する対応のピットフォールは、直ちに昇圧薬などの血管作動性薬物の投与を避け、病態把握のために観血的モニターによる検討が最も重要である。

　中毒による血圧低下の多くの原因は低容量性であり、さらに循環血液量の減少は消化管、尿、発汗による水分の絶対的損失、および血流分布の変化による再分配性あるいは相対的な減少である。低血圧をきたす典型的な中毒物質を表7に示した[2]。

▶血圧低下

表 7. 低血圧をきたす中毒物質
- β 遮断薬
- 抗不整脈薬
- 三環系抗うつ薬
- Ca チャネル遮断薬
- コリン作動性薬
- 金属塩(Mg、Fe、As)
- バルビツール酸誘導体
- ベンゾジアゼピン誘導体
- 末梢血管拡張薬

(文献2)による)

（相馬一支）

【文献】
1) 黒川　顕：中毒死に関する統計．綜合臨牀 48：2488-2492, 1999.
2) 相馬一支：症状からみた中毒；3 循環器．中毒研究 11：399-403, 1998.

1 何だかわからない、中毒かも知れない

■2 重症不整脈と中毒

●●● はじめに

▶不整脈

重症不整脈では必然的に循環動態は不安定となり、致死的といえる。急性中毒による循環動態の変動あるいは不整脈の出現を示唆する手がかりを以下に述べる。

1 循環器系疾患と中毒

現病歴では突然の痙攣、腹痛、嘔気、嘔吐、下痢などの消化器症状、薬物の服用後、精神症状、虚血性心疾患の危険因子がない35歳以下での心筋虚血の存在は重要である。

既往歴では循環器系薬物による治療歴、精神症状、気管支喘息、高血圧、あるいは薬物依存について確認する。

現症でのポイントは明らかな原因がない頻脈、呼吸抑制あるいは頻呼吸、体温の異常（高体温、低体温）、血圧低下にもかかわらず徐脈、体温上昇にもかかわらず皮膚乾燥、意識障害にもかかわらず頻呼吸など、侵襲に対する生体反応の不一致性である。また、バイタルサインが急速に変化することが認められることがある。

以上のようなポイントとともに循環系疾患あるいは病態とは直接関係しない意識障害、不穏、失調、口腔粘膜の乾燥、縮瞳あるいは散瞳、眼振、耳鳴り、流涙、流涎、異常臭気、視力障害、振戦などの存在は中毒を示唆する所見として重要となる。

不整脈は、①交感神経系、副交感神経系を介して、②伝導系あるいは心筋細胞膜への直接作用、③低O_2血症、高CO_2血症、電解質異常、代謝障害などにより生じる。さらに③で述べた要因は薬物中毒を助長する可能性をもっている。したがって、治療上重要な点は不整脈に対する早急な抗不整脈薬の投与は極めて危険であり、低酸素症など二次的な要因の是正が優先される必要がある。抗不整脈薬は心筋収縮力の低下、伝導障害の惹起、それ自体が不整脈を誘発する可能性があるからである。

中毒により循環動態が不安定な症例はほぼ完全に可逆的過程をとるので、中毒物質が除去あるいは代謝されるまで循環の補助療法を積極的に行う必要がある。徐脈が著しい症例ではペースメーカー挿入の適応であり、心原性ショックあるいは心停止に至れば体外循環の導入も考慮されるべきである。同時に中毒物質の除去療法を行う。

▶体外循環

また、中毒による心不全は一般的に重症不整脈による効果よりも、中毒物質の心筋

表1. 心筋収縮に直接作用する中毒物質

- Caチャネル阻害薬
- β受容体阻害薬
- 抗ヒスタミン薬
- フェノチアジン
- 抗不整脈薬
- 抗コリン薬
- 麻酔薬

(文献1)による)

表2. 伝導障害あるいは心ブロックを起こす薬毒物

α₁遮断薬	コリン作動性薬
α₂刺激薬	コカイン
アマタジン	三環系抗うつ薬
抗不整脈薬	塩酸シクロベンザプリン
アステミゾール	高K血症
β遮断薬	重金属塩(ヒ素)
塩酸ブピバカイン	ペンタミジン
Caチャネル拮抗薬	フェノチアジン
カルバマゼピン	プロポキシフェン
ジギタリス	交感神経興奮剤
クロロキン/キニン	テルフェナジン
	リチウム

(文献2)による)

表3. QRS間隔に影響する物質

- β遮断薬
- 三環系抗うつ薬
- 抗不整脈薬
- フェノチアジン誘導体
- 高K血症
- ジギタリス
- 抗ヒスタミン薬
- 抗高脂血症薬

(文献1)による)

表4. torsades de pointesを起こす物質

- 抗不整脈
- 三環系抗うつ薬
- フェノチアジン誘導体
- コリン作動性薬
- クロロキン/キニン
- ヒ素
- クエン酸塩
- 抗アレルギー薬(テルフェナジン)
- 抗高脂血症薬

(文献1)による)

表5. 心毒性をきたす環境毒物

- トリカブト類(強心配糖体作用)
- コリン作動性毒
- ガラガラヘビ科
- メガネヘビ科
- サソリ毒
- ハチ毒(主体はアナフィラキシー)
- ハロゲン化炭化水素

(文献1)による)

収縮に直接作用して生じる(表1)[1]。治療は疾病による心不全と同様に心拍出量の増加、前あるいは後負荷の軽減を行う。

1 伝導障害をきたす中毒物質

▶心筋細胞膜チャネル抑制薬

典型例は心筋細胞膜チャネル抑制薬であるが、自律神経系の障害として交感神経系の抑制や副交感神経系の刺激によっても生じる(表2)[2]。

2 心室性不整脈をきたす中毒物質

多くは交感神経系の著しい刺激によって生じる。QRS間隔、QT時間に影響を与える薬物が重要である(表3)[1]。特にQT時間延長(QTc＞0.42秒)をきたす薬物では

▶torsades de pointes

torsades de pointesのリスクが高い(表4)[1]。

3 心毒性をきたす環境物質

表5に主なものを示した[1]。

(相馬一亥)

【文献】 1) 相馬一亥:症状からみた中毒;3循環器. 中毒研究 11:399-403, 1998.
2) Hessler RA: Cardiovascular principles. Goldfrank's Toxicologic Emergencies, 7 th ed, pp 315-331, McGraw Hill, New York, 2002.

1 何だかわからない、中毒かも知れない

■3 肝・腎障害と中毒

1 肝障害と中毒

　中毒による肝障害の臨床的徴候は大きく2つに分類される。慢性的に徐々に進行する障害では、診断は極めて困難である。一方、急性、さらには劇症型では中毒あるいは毒物による直接作用が疑われ、鑑別診断しなければならない。

　慢性的経過による場合には初期には無症状あるいは極めて軽微な症状から始まり、血液検査上での異常のみで、進行すれば臨床的に明らかな肝障害による症状、所見を呈する。黄疸、血液凝固障害、脳症、肝腫大、肝硬変に伴う特徴的所見である。慢性の曝露により肝硬変に至る中毒物質にはビタミンA、メトトレキセート、エタノール、αメチルドーパなどが知られている。

▶急性肝障害

　急性肝障害の徴候は発熱、食思不振、嘔気、嘔吐、全身倦怠感であり、所見は黄疸、血液凝固障害、右季肋部痛、脳症である。また、急激な門脈圧亢進が出現すれば腹水の出現とともに死に至る。特に肝静脈閉塞病変による症例での死亡率は15〜20%であり、骨髄移植後の細胞毒性薬物や大量のシクロフォスファミド投与による障害が報告されている。さらに本病態

表1．急激な肝・腎不全をきたす中毒物質

四塩化炭素
黄リン
アセトアミノフェン
シクロペプシドを含むキノコ類

（文献1）による）

表2．障害部位からみた肝障害物質

肝細胞壊死	胆汁うっ滞	新生物
アセトアミノフェン	クロールプロマジン	アンドロゲン
ヒ素	クロールプロパマイド	避妊ステロイド
四塩化炭素	エタノール	塩化ビニル
ジスルフィラム	エリスロマイシン	ミトコンドリア障害
エタノール	ニトロフラントイン	アフラトキシン
ハロセン	リファンピン	ヒポグリシン
鉄	脂肪変性(steatosis)	インドセンダン油
イソニアジド	アミオダロン	ヌクレオシド・アナログ
メトトレキセート	コルチコステロイド	テトラサイクリン
αメチルドーパ	エタノール	バルプロ酸
フェニトイン	テトラサイクリン	
黄リン	バルプロ酸	
プロカナマイド		
プロピルチオウラシル		
テトラサイクリン		

（文献1）による）

はある種の植物に含まれる pyrrozolidine alkaloids による中毒が知られている。また、数日の消化器症状出現後から急激に肝・腎不全に陥る症例では表1に示した中毒を鑑別する。劇症型肝不全は急性ならびに亜急性に分類されるが、原因の多くはウイルスあるいは中毒である。病理的には広範な肝細胞壊死が特徴であるが、ミトコンドリアの障害では壊死を認めない場合もある。病態あるいは形態別肝障害を引き起こす中毒物質を表2に示した[1]。

▶劇症型肝不全

肝障害が認められる患者では、現病歴での薬物服用歴、特にアセトアミノフェンやハーブ治療についての情報が有用である。また、職業歴からの慢性曝露も考慮されなければならない。検査では肝・胆道系酵素、ビリルビン、アルブミン、凝固線溶系、アンモニア、乳酸、動脈血ケトン体比などが障害部位、重症度評価に役立つ。

中毒性の肝障害は対症療法であるが、劇症型肝不全では肝移植が適応となる。

2 腎障害と中毒

腎臓は多くの物質によって障害をきたす頻度が極めて高い臓器の1つである。腎臓は心拍出量の20～25％の血流を受け、代謝臓器としても重要であり、水分の再吸収により薬毒物の濃縮が結果的に生じやすい。さらに糸球体や腎間質は免疫系の影響を受けやすい性質がある。これらの要素が腎障害を増悪させる要因となる。

▶腎障害

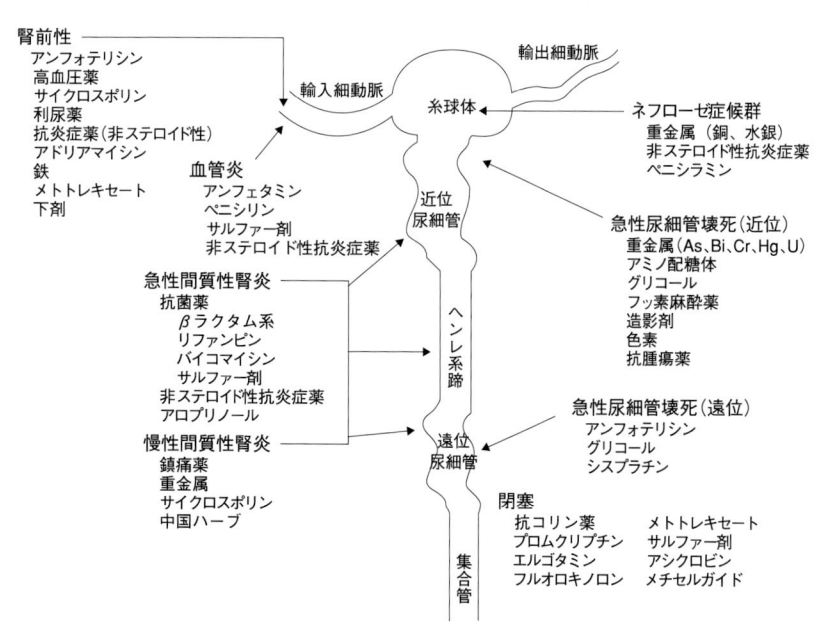

図1．腎臓の解剖学的障害部位からみた中毒物質
(Feinfeld DA：Renal principles. Goldfrank's Toxicologic Emergencies, 7th ed, pp 346-359, McGraw Hill, New York, 2002 による)

▶慢性腎不全
▶ネフローゼ症候群
▶急性腎不全

　腎臓の解剖学的障害部位からみた中毒物質を図1[2])に示したが、腎障害の病態からは慢性腎不全、ネフローゼ症候群、急性腎不全に分類される[2])。ネフローゼ症候群をきたす中毒物質を表3に、急性腎不全の典型例である急性尿細管壊死の原因物質を表4にそれぞれ示した[2])。また、急性間質性腎炎は臨床的には急性尿細管壊死に類似するが、尿中好酸球の存在が診断学的に有用である。急性間質性腎炎を生じる頻度が高い物質と頻度が低い物質を表5に示した[2])。

　診療上のポイントは種々の物質が腎臓に与える影響が他の臓器に比較して顕著であることから、現病歴、既往歴、現症そして検査での腎臓の評価をすることが大切となる。腎毒性薬物による急性腎不全では多くの場合非乏尿性腎不全をきたすので、乏尿が認められないにもかかわらず高窒素血症が進行する場合には常に考慮しなければならない。急性腎不全では原因として腎後性腎不全も鑑別しなければならないが、そのために超音波検査での水腎症の証明は有用である。さらに残尿の評価も中毒物質によっては重要である。

▶腎補助療法

　治療は腎補助療法が中心となる。

(相馬一亥)

表3. ネフローゼ症候群をきたす物質

カプトプリル
乱用薬物(ヘロイン、コカイン)
重金属(金、水銀)
非ステロイド性抗炎症薬
ペニシラミン

(文献2)による)

表4. 急性尿細管壊死をきたす物質

アセトアミノフェン	フッ素麻酔薬	キノコ類
抗菌薬	グリコール	コルチナリウス
アミノ配糖体	エチレングリコール	テングタケ属
アンフォテリシン	ジエチレングリコール	色素
ペンタミジン	ハロゲン化炭化水素	ミオグロビン
ポリミキシン	重金属	ヘモグロビン
抗腫瘍薬	ヒ素	造影剤
シスプラチン	ビスマス	
イホスファミド	クロミウム	
メトトレキセート	水銀	
ミトラマイシン		
抗腫瘍性抗生剤		

(文献2)による)

表5. 急性間質性腎炎をきたす物質

頻度	高	低
	アロプリノール	抗痙攣薬
	抗菌薬	カルバマゼピン
	β-ラクタム系	フェノバルビタール
	リファンピン	フェニトイン
	サルファー剤	カプトプリル
	バンコマイシン	利尿薬
	アザチオプリン	フロセミド
	非ステロイド性抗炎症薬	サイアザイド

(文献2)による)

【文献】
1) Delaney KA：Hepatic principles. Goldfrank's Toxicologic Emergencies, 7 th ed, pp 216-227, McGraw Hill, New York, 2002.
2) Feinfeld DA：Renal principles. Goldfrank's Toxicologic Emergencies, 7 th ed, pp 346-359, McGraw Hill, New York, 2002.

1　何だかわからない、中毒かも知れない
■4 意識障害をきたす中毒

1　意識障害について

▶中毒による意識障害

　中毒による意識障害は最もよくみられる症状の1つである。
　一般に意識障害は覚醒の障害と意識内容の変化として現れる。脳幹部からの上行性網様体賦活系[注]がそのシステムである。この上行性網様体賦活系がいずれかの場所で障害されれば意識障害となる。意識内容の変化は興奮や抑制をはじめ精神変化としての症状とも考えられる。

▶中枢神経系の抑制あるいは興奮

　中毒物質による意識障害は中枢神経系の抑制あるいは興奮をきたす一次的中枢神経障害と、咽頭反射などの反応性の低下などによる気道狭窄や閉塞、誤嚥からの呼吸障害、また心・血管反応の低下に伴う血圧低下などの循環抑制による循環障害に続発する二次的中枢神経障害によって起こる。また、患者背景に精神疾患を伴い精神症状が前面に出ていることもよくある。重要なことは何か変だという印象であり、意識障害の鑑別診断として中毒を必ず念頭において診療にあたることである。

2　臨床症状

　意識障害の程度としては反応がまったくないような昏睡を呈する重症意識障害から傾眠、失見当識を呈する軽症意識障害などさまざまで、さらにせん妄状態、興奮状態などの精神症状を含め多彩である。特に意識が比較的保たれている状態、あるいは意識混濁した状態であることが多い。また重症例はバイタルサインの変化を伴っている場合が多く呼吸、循環、体温の変化は重要である。

注）上行性網様体賦活系（ascending reticular activating system；ARAS）：覚醒の中枢は橋中部の脳幹網様体にあり、上行性網様体賦活系と呼ばれる網状の線維連絡を介して意識の主座である大脳半球に持続的な活動電位を広範囲に発射している。このシステムで意識を保つことができる。

3 診断

▶「頭蓋内の急性変化」との鑑別

　初療時にはまずバイタルサインを確認し、その安定を図ることが最優先される。意識障害は**表1**[1)2)]に示すように各々の原因を念頭において検査を進めるが、まず緊急性を考慮し頭蓋内の急性変化を画像検査で確認することが重要である。頭部CTやMRIが外来で行える検査として挙げられるが、同時に血液検査、尿検査も進めていく。意識障害の程度が変動したり精神症状を合併するような非典型的な意識障害では脳症と中毒を疑い、血糖値を確認し、尿中の薬物定性試験を行い、髄液検査もルーチンに行う。尿中薬物定性試験は複数の薬物を簡易に定性できる乱用薬物簡易検査キットのトライエージ®で、10分程度でベンゾジアゼピン類、コカイン系麻薬、覚醒剤、大麻、バルビツール酸類、モルヒネ系麻薬、フェンシクリジン類、三環系抗うつ薬の定性反応を確認できる。外来検査においては非常に有用と思われる[3)]。詳細は別稿に譲る。

　鑑別診断は頭蓋内の病変が否定され、血糖値の異常、尿毒症、高アンモニア血症などの代謝異常がないという段階で髄膜炎、脳炎を考える。ここで腰椎穿刺で髄液検査を行う。中毒は発症、発見時の患者の状況を詳細に聞くことが重要で、意識障害患者からの状況聴取は困難であるのでつき添い者や救急隊員からの情報が必要となる。特に、既往歴、常用薬の確認、薬物などの空き殻、あるいは空き瓶や容器、場合によっては遺書などが重要である。それぞれの中毒物質の特徴的な症状、身体所見は別稿に譲るが、諸検査の前に問診と身体所見で十分に診断がつくことが多い。

　意識障害をきたす中毒物質の一覧を**表2、3**に示す[1)3)4)]。急性アルコール中毒としてエタノールはその血中濃度が脳内の濃度と相関し[3)]、エタノール血中濃度は有用であ

表 1．意識障害の鑑別診断

Category	原因疾患例
Alcoholism	急性アルコール中毒、ビタミン B_1 欠乏症（ウェルニッケ脳症）
Insulin insufficiency	低血糖、糖尿病性昏睡（糖尿病性ケトアシドーシス、高浸透圧性非ケトン性昏睡）
Uremia	尿毒症、肝性昏睡
	内分泌異常（下垂体・甲状腺・副甲状腺・副腎）、低ナトリウム血症、高ナトリウム血症
Encephalopathy	高血圧性脳症、脳脊髄炎、脳腫瘍、低酸素症、高炭酸ガス血症、CO_2ナルコーシス
Opiate	麻薬、覚醒剤、鎮静薬（ベンゾジアゼピンなど）
Trauma	外傷性頭蓋内病変（硬膜下血腫、急性硬膜外血腫、脳挫傷、外傷性SAH、DAIなど）、脳震盪
Infection	髄膜炎・脳炎、脳膿瘍、敗血症
Psychiatric disorder	ヒステリー、うつ状態、統合失調症、薬剤（中枢神経抑制薬）
Stroke, Seizure, Syncope	脳血管障害（脳出血・脳梗塞・くも膜下出血）、てんかん、ショック
	房室ブロック、洞不全症候群、急性心筋梗塞、心筋炎、血管迷走神経性失神

（文献2）より一部改変）

表 2. 意識障害をきたす薬物および毒物

中枢神経抑制薬	交感神経抑制薬	組織低酸素	その他または未知の機序
抗コリン薬 抗ヒスタミン薬 バルビツレート 環系抗うつ薬 アルコール(エタノールなど) ファノチアジン 鎮静催眠薬	クロニジン(カタプレス®) メチルドパ(アルドメド®) 麻薬 テトラヒドロゾリン(ナーベル® 点鼻薬)	一酸化炭素 シアン化物 硫化水素 メトヘモグロビン血症	臭化物 ジクワット ジスルフィラム(ノックビン®) 血糖降下作用のある薬物 リチウム(リーマス®) phencyclidine(PCP) phenylbutazobe とエノリック酸派生物 サリチル酸

(文献1)による)

表 3. 中枢神経系抑制中毒物質による特徴的所見

中毒物質	意識障害および精神症状	瞳孔	神経学的所見、その他	呼吸	循環	体温
アルコール 麻薬 覚醒剤	酩酊～泥酔、昏睡 昏迷 不安、興奮、昏迷	時に散瞳 縮瞳 散瞳	眼振、roving eye movement 痙攣、発汗、刺激で覚醒後すぐ昏迷、頭蓋内出血	軽度抑制 呼吸抑制	軽度低下 反射低下 高血圧、頻脈	低体温 高体温
ベンゾジアゼピン 抗コリン作動薬	軽度抑制～昏睡 錯乱、興奮、幻覚	縮瞳傾向 散瞳	 ミオクローヌス、皮膚の乾燥、紅潮、消化管運動機能低下、尿閉	軽度抑制	正常血圧 頻脈	 高体温
環系抗うつ薬 バルビツレート 抗痙攣薬 交感神経作動薬 有機リン	軽度抑制～抑制 不安、興奮、昏迷 昏迷～昏睡	散瞳 縮瞳傾向 散瞳 縮瞳	痙攣、抗コリン性中毒作用 眼振、運動失調、痙攣 痙攣、発汗 コリンエステラーゼ阻害作用。脱力感、頭痛	低換気	低血圧、不整脈 低血圧 高血圧、頻脈	高体温 高体温
一酸化炭素 ボツリヌス毒素	失見当識、錯乱～昏睡 軽度	散瞳	頭痛、めまい、視力、聴力障害 反応性(自発運動)低下、消化器症状と神経症状	促進～抑制 呼吸筋麻痺	動悸～抑制	

各種症状、所見は中毒物質の血中濃度や患者背景で大きく違うことに注意。例外が多いことも特徴である。
(文献3)4)より改変)

▶違法薬物

るが、アルコール依存症の場合、アルコール離脱症候群を呈している場合があるので注意する。ベンゾジアゼピンや他の向精神薬、降圧薬などを高齢者が服用している場合が多く、本人や小児・乳児の誤服用も注意しておく。最近では若い世代に違法薬物の使用が増加しており、アンフェタミンによる脳出血に代表されるように若年成人で血管異常のない脳内出血を診た場合これらの薬物の使用を考慮する必要がある[5]。すなわち、画像検査や血液検査に異常を認めない意識障害に中毒を考慮するだけではなく、諸検査で他疾患を疑わせる異常を伴う中毒があることも知っておく必要がある。

4 治療

▶気道、呼吸、循環の管理

救急外来初療時に意識障害をきたしている場合、気道、呼吸、循環の管理を最優先することは当然である。次いで神経症状の確認、体温の管理と診療を進めていく。こ

表 4. 昏睡カクテル

治療	適応症	投与量	合併症
高張ブドウ糖	低血糖の証拠または疑い	成人：$D_{50}W$ アンプル（25 g）1〜2本、必要により繰り返し 小児：ボーラス、1回 0.5〜1 g/kg の $D_{25}W$、必要により繰り返し	虚血性脳障害の急性増悪
ナロキソン	呼吸抑制	成人：麻薬依存症：0.1 mg IV、1回 0.4〜2.0 mg 小児：新生児：1回 0.01〜0.03 mg/kg、子ども：1回 0.4〜2.0 mg/kg	急性麻薬禁断症状、誤嚥
チアミン	ウェルニッケ脳症の疑い 低栄養 アルコール依存症	成人：100 mg IV 小児：1日 10〜15 mg IV/IM	なし
フルマゼニル	ベンゾジアゼピンによる呼吸抑制	成人：0.2 mg を1分ごとに30秒かけて合計 5 mg 小児：0.01 mg/kg を1分ごとに合計 1 mg	ベンゾジアゼピン離脱による痙攣または同時接種薬物の影響

$D_{25}W$：25%ブドウ糖　$D_{50}W$：50%ブドウ糖　IV：静注　IM：筋注
（文献4）による）

の段階で意識障害の鑑別診断として急性中毒を念頭において治療を行う必要がある。重症の意識障害や安静を保てない場合は躊躇することなく鎮静し気管挿管を行い診療を進めていくべきである。胃洗浄を行う場合は必ず初回の採取内容物を検体として保存しておく。痙攣を伴う場合は、まずジアゼパムの静脈投与で脳の過剰興奮を抑え、十分な酸素投与を行う。難治性痙攣はミダゾラム、プロポフォール鎮静下に管理しジアゼパム投与に次いでバルビツレート、あるいはフェニトインの投与を行う。中毒の可能性が高いと考えられる昏睡症例では昏睡カクテル（表4）を用いる場合もある[4]。

▶昏睡カクテル

5　合併症

誤嚥が最も多い合併症と考えられる。したがって初療後は合併症としての肺炎の予防、治療が重要である。また、痙攣の重積や呼吸不全、血圧低下などで低酸素症による脳の不可逆的変化をきたさないことが重要である。

6　予後

▶脳保護

原因物質や重症度によって予後は異なるが呼吸、循環の管理の下、原因物質の除去あるいは拮抗薬投与で脳を十分保護できれば回復は期待される。

（大川元久、鈴木幸一郎）

【参考文献】
1) 坂本哲也(監訳)：中毒ハンドブック．メディカル・サイエンス・インターナショナル，東京，1999．
2) 河野寛幸：意識障害．診断と治療 93(4)：529-536，2005．
3) 内藤裕史：中毒百科．改訂第2版，pp 37-43，南江堂，東京，2002．
4) 吉岡敏治，郡山一明，近藤留美子，ほか：薬物スクリーニング検査キット「トライエージ」の有用性についての検討．中毒研究 16：63-71，2003．
5) Inamasu J, Nakamura Y, Saito R：subcortical hemorrhage caused by methamphetamine abuse；efficacy of the triage system in the differential diagnosis. Neurol Med Chir 43(2)：82-84，2003.
6) The Toxikon Consortium and MCC Consulting：Toxidrome Review(http://www.uic.edu/com/er/toxikon/toxidro.htm).
7) 内藤裕史，横手規子：化学物質毒性ハンドブック．pp 158-166，丸善，東京，2002．

1 何だかわからない、中毒かも知れない

■5 横紋筋融解症と中毒

1 横紋筋融解症について

　横紋筋融解症は多彩な原因により骨格筋の壊死が起こり、筋肉組織の細胞内成分が循環系へ流出することによって引き起こされる症候群である。外傷、感染症などから、アルコール中毒、悪性高熱、一酸化炭素中毒、ヘロイン、バルビツール、アンフェタミンなどの多くの薬剤によって発症する。さらに、薬物中毒による横紋筋融解症の多くは、その発症に複数の原因や素因が関与しており、1つの原因を特定することは困難なことが多い。痙攣、低体温、外傷、代謝性アシドーシス、低酸素、そして昏睡による無動とそれに伴う局所の血流障害などにより、筋崩壊は増悪する[1]。また、意識障害を合併することにより、尿および血液検査で偶然発見されることも少なくない。その病因や素因にかかわらず、最後は筋壊死に陥り循環系に筋内容が放出されるという最終的な経路は共通である。中毒が原因となる横紋筋融解症について説明する。

2 診断[2]

1 症状と身体所見

　赤褐色尿、筋肉痛、四肢脱力感、筋腫脹、しびれなどの自覚症状がみられ、身体所見では、筋の腫脹や圧痛、患部や全身の筋力低下、圧迫部の皮膚壊死などを認める。
　しかし、このような所見が得られるのは例外的である。横紋筋融解症自体が薬物中毒に伴う多くの合併症の1つであることが多く、たとえ意識が清明であってもほかの所見や症状が優勢であり、筋障害は見過ごされがちである。痙攣発作、意識障害、不穏に対する拘束、興奮状態や過剰な労作、低血圧、低酸素血症、著明な脱水や電解質異常などを呈する患者の治療に際しては、横紋筋融解症に対し十分注意を払う必要がある。

表 1. 赤褐色尿の鑑別

	血尿	ヘモグロビン尿	ミオグロビン尿	ポルフィリン症
尿色調	赤色	赤褐色	赤褐色	ワイン色
尿潜血反応	(+)	(+)	(+)	(−)
血清色調	正常	ピンク	正常	正常
ポルフィリノーゲン	(−)	(−)	(−)	(+)
筋肉痛	(−)	(−)	(+)	(±)
末梢神経障害	(−)	(−)	(−)	(+)
血清筋酵素上昇	(−)	(−)	(+)	(−)

2 血液検査

横紋筋融解症の場合には、色素円柱による尿細管閉塞が原因で急性腎不全を併発することがあり、診断には血清筋酵素のみならず、血中および尿中のミオグロビンの上昇を証明する必要がある。血液検査ではほかに、CK、GOT、GPT、LDH、アルドラーゼなどが上昇する。筋細胞の崩壊に伴い、硫酸塩、尿酸、そして乳酸が放出され、代謝性アシドーシスを呈する。また、高カリウム血症、高リン血症、低カルシウム血症などの電解質異常がみられる。

3 尿検査

ミオグロビンが尿中に排泄されると酸化されメトミオグロビンとなり、尿が赤または赤褐色調に変色する。ミオグロビンがヘムを有するため試験紙法による尿潜血反応は陽性となるが、尿検鏡では赤血球を認めない。

▶赤褐色尿の鑑別

赤褐色尿の鑑別を表1に示す。尿検鏡にて赤血球が多数認められれば、血尿である。尿検鏡で赤血球が陰性であり、尿潜血反応が陽性の場合には、血清の色がミオグロビン尿とヘモグロビン尿の鑑別に有用である。血清ミオグロビンはヘモグロビンに比べると、蛋白に結合せずに早期に腎臓から排泄される。このため、血清がピンク色でなく尿潜血反応が陽性の場合は、ミオグロビン尿である。

尿がワイン色で尿潜血反応が陰性である場合は、ポルフィリン症などの稀な病態でみられる。

3 原因

多くの種類の薬物や毒素が横紋筋融解症を発症する。これらの筋肉障害の過程はさまざまである[2]。

表 2. 横紋筋融解症の原因となる薬物や毒素

○酸素供給不足
- 中枢神経抑制や長時間の無動：麻薬、全身麻酔薬、ベンゾジアゼピン、抗うつ薬、抗ヒスタミン薬、アルコール、グルテチミド、バルビツレート、一酸化炭素
- 血管攣縮：バゾプレッシン
- 機能的な貧血：メトヘモグロビン、一酸化炭素（ヘモグロビンとミオグロビンの両方に結合）

○筋収縮亢進による筋細胞のエネルギー枯渇
- せん妄や興奮：交感神経刺激薬やアンフェタミン、LSD、フェンシクリジン（PCP）
- 不随意運動：フェノチアジン系、ブチロフェノン系の抗精神病薬で悪性症候群なしに発症する
- 痙攣発作：イソニアジド、テオフィリン、ストリキニーネ、アモキサピン、リチウムなどの中毒
- 離脱（禁断）症状：鎮静薬、睡眠薬やエタノールの中断による不随意運動
- 高体温：サリチル酸、コカイン

○代謝性中毒
- 電子運搬障害：シアン、硫化水素、一酸化炭素、リン化水素
- 酸化的リン酸化反応の阻害：サリチル酸、クロロフェノキシ系除草剤（2,4-D、MCPP）、一酸化炭素
- 解凍系やクエン酸回路を阻害：iodoacetate、sodium fluoroacetate
- 金属中毒：無機水銀、セレン、銅、四エチル鉛

○低カリウム血症
- 全身のカリウム欠乏：利尿薬、甘草（鉱質コルチコイド作用）
- 尿細管性アシドーシス：アンホテリシン B 中毒、トルエン吸入

○その他の筋毒性
- ミオパチー：抗マラリア薬（キニーネ誘導体）、キニジン
- 筋細胞への直接障害：ε-アミノカプロン酸、アルコール、副腎皮質ホルモン
- 高脂血症治療薬：フィブレート系、スタチン系、desmosterol
- 毒をもつ動物の咬傷：ヘビ、クモ、ハチ、ムカデ
- 無動や圧迫による虚血：ヘロイン、アルコール中毒
- カルシウムの筋細胞内への流入：モルヒネ
- 筋肉壊死：ピーナッツオイル

○過敏性反応：ST 合剤、ペンタミジン、フェニトイン、アンチピリン

1 遺伝的要素

　全身麻酔中にハロタンやスキサメトニウムなどの投与をきっかけに悪性高熱症を発症する。原因不明であり、遺伝的要素をもち家族性に発生することが多い。
　悪性高熱症に類似した疾患に悪性症候群がある。原因薬物にはフェノチアジン系、ブチロフェノン系、その他の抗精神病薬や抗うつ薬がある。

2 薬物および毒素(表2)

　薬物起因性の運動亢進状態（振戦せん妄、アルコールによる痙攣）、低カリウム血症（利尿薬など）、フェノチアジン系抗精神病薬による筋緊張状態、コカインに合併する高体温など、さまざまなメカニズムで発生する。

1 ■ アルコール依存症

　横紋筋融解症の主要な原因の１つであり、大量のアルコール摂取、急なアルコール摂取の中断、アルコールに関連した外傷や痙攣を契機に発症し、低カリウム血症、低リン酸血症を伴う。エタノール自体に骨格筋への直接的な毒性が存在する。これらに

より慢性的なミオパチーや急性の横紋筋融解症に陥る。

2 ■ 薬物副作用

直接の筋毒性を生じる薬物としては、コルヒチン、スタチン、ヘロイン、アミオダロン、ε-アミノカプロン酸、高脂血症治療薬、イソニアジド、ニコチン酸、ペンタミジン、プロポホール、ジドブジン、ビンクリスチンなどがある。

その他の横紋筋融解症を起こす薬物の機構としては、過度の神経筋刺激がある。これらの薬物にはフェンシクリジン、アセチルコリンエステラーゼ阻害薬がある。

▶HMG・CoA還元酵素阻害薬

HMG・CoA還元酵素阻害薬（スタチン）はその使用頻度に伴って、横紋筋融解症の原因として報告が相次いでいる。すべてのスタチンはミオパチーを発症し得るが、スタチンのみで筋障害の発症は稀である。より高用量のスタチンでミオパチーの危険は増加し、肝臓での代謝を阻害する薬物（Gemfibrozil、ニコチン酸、シクロスポリン、アズール系抗真菌薬、ジルチアゼム、フィブラート系高脂血症薬、ワーファリン、ジゴキシン、エリスロマイシンなどのマクロライド系抗生剤）の併用で増加する。また、肝機能障害、腎不全などの臓器不全でも増加するため、高齢者には注意が必要である。血清CKのルーチンのモニタリングは推奨されない[3)-5)]が、スタチンを投与中の患者には、原因不明の筋肉痛や脱力の出現を報告するように指導するべきである（表3）。ミオパチーが疑われたり、血清CKが正常上限の10倍以上に上昇した場合は使用を中止する。

D-ペニシラミンやその他、稀にプロカインアミド、シメチジン、フェニトイン、レボドパなどの薬物で治療された患者にみられる筋炎は免疫学的に引き起こされる炎症性のミオパチーによるものである。

アンホテリシンB、甘草、緩下薬や利尿薬の過剰投与により重度の低カリウム血症から低カリウム性ミオパチーを生じ、重症化すると横紋筋融解症に至ることがある。

一酸化炭素中毒においては、筋肉への酸素供給不足によるエネルギー産生障害が原因となる。

3 ■ 食中毒、自然毒

食中毒、自然毒によっても横紋筋融解症を生じることがある。多くの種類のヘビ[6)]、

表3．現在日本国内で販売されているスタチン
- プラバスタチンナトリウム（pravastatin）（メバロチン®）
- フルバスタチンナトリウム（fluvastatin）（ローコール®）
- シンバスタチン（simvastatin）（リポバス®）
- アトルバスタチンカルシウム水和物（atorvastatin）（リピトール®）

セリバスタチン（cerivastatin）（バイコール®、セルタ®）は、gemfibrozil（フィブラート系高脂血症治療薬）との併用で横紋筋融解症を発症することから販売中止となった。

クモ、ハチの毒もその原因となる。野生キノコを食べることが次第に流行ってきたため、キノコ中毒の発生率も増加している。野生の食用キノコであるキシメジの摂取を繰り返し、横紋筋融解症を生じた報告がある[7]。

4 治療

　主な治療法としては、壊死筋肉に水分が流入することにより生じる循環血液量の不足に対する十分な生理食塩水の投与、利尿薬を用いた乏尿の防止、尿のアルカリ化、高カリウム血症の補正などである。

　ミオグロビンが腎から排泄される際、色素円柱を形成し遠位尿細管を閉塞することにより、急性尿管壊死に至る。早期の積極的な輸液は、ミオグロビンの腎臓からの早急な排泄により急性腎不全を防ぐことができる。筋肉壊死では、重症熱傷の患者のように血管内脱水を呈するため、大量の水分を投与する。循環動態が安定するまで、数 l の生理食塩水を経静脈的に投与する必要がある。フルセミドやマンニトールなどの利尿薬は、利尿を維持しミオグロビンの分解を促進することにより、腎臓から色素の排泄を助ける。尿量を 200 ml/hr に維持し、尿量が十分となれば尿をアルカリの状態で維持するために重炭酸を投与する。ヘム鉄は pH 5.6 以下でグロブリンから解離する性質があり、尿細管内でヘム鉄は有害な酸素フリーラジカルの形成を触媒することから、重炭酸ナトリウムの投与による尿のアルカリ化が提唱されている。サリチル酸や長時間作用型のバルビツレート、フェノバルビタールなどの中毒による横紋筋融解症の場合では、これらの物質もアルカリ尿で排泄が促進されるため[8]、尿アルカリ化は中毒と横紋筋融解症の治療において有効であると考えられる。しかし、アルカリ化によって低カルシウム血症や低カリウム血症を悪化させることがあるため、注意が必要である。

　高カリウム血症は致死的不整脈や心停止を誘発する。壊死筋肉内へのカルシウムの沈着により生じた低カルシウム血症により、さらにその危険性が増強される。グルコン酸カルシウムの投与、利尿促進、イオン交換樹脂の使用により治療する。

　横紋筋融解症に伴う低カルシウム血症に対するルーチンのカルシウム補給は、テタニー症状や所見がみられるか、重症の高カリウム血症がなければ推奨されない。

　以上の治療によっても高カリウム血症や尿毒症の悪化があれば血液浄化法を開始する。

　悪性高熱症や悪性症候群などの病態では、原因薬物の即時中止はもちろんのこと、循環虚脱に対する適切な輸液療法、アシドーシスの補正、高体温に対する全身冷却、末梢性筋弛緩薬のダントロレンの投与を行う。

その他の合併症としてはコンパートメント症候群がある。筋肉壊死による下腿コンパートメントの圧上昇により血管や神経の圧迫を生じる。神経障害や筋肉壊死が末梢循環を障害し、さらに虚血が浮腫を生じることにより、この悪循環を遷延させる。コンパートメント症候群が疑われた場合は筋膜切開による緊急除圧が必要となる。

　また、筋肉成分の放出により凝固経路が活性化され、播種性血管内凝固症候群（DIC）を発症する。幸い多くの症例で、臨床的に明白な出血や血栓症よりもむしろ、単純な検査異常によって診断される。

（石丸　剛、鈴木幸一郎）

【文献】
1) Prendergast BD, George CF：Drug-induced rhabdomyolysis-mechanisms and management. Postgrad Med J 69(811)：333-336, 1993.
2) Curry SG, Chang D, Connor D：Drug-and toxin-induced rhabdomyolysis. Ann Emerg Med 18：1068-1084, 1989.
3) Smith CC, Bernstein LI, Davis RB, et al：Screening for statin-related toxicity；the yield of transaminase and creatine kinase measurements in a primary care setting. Arch Intern Med 163：688-692, 2003.
4) Weismantel D：What laboratory monitoring is appropriate to detect adverse drug reactions in patients on cholesterol-lowering agents? J Fam Pract 50(11)：927-928, 2001.
5) Gotto AM Jr：Safety and statin therapy；reconsidering the risks and benefits. Arch Intern Med 163(6)：657-659, 2003.
6) Sitprija V, Gopalakrishnakone P：Snake bite, rhabdomyolysis, and renal failure. Am J Kidney Dis 31(6)：1-1 ii, 1998.
7) Bedry R, Baudrimont I, Deffieux G, et al：Wild-mushroom intoxication as a cause of rhabdomyolysis. N Engl J Med 345：798-802, 2001.
8) 島津岳士：利尿．救急医学 29：535-541, 2005.

1 何だかわからない、中毒かも知れない

6 偶発性低体温症と中毒

1 偶発性低体温症について

偶発性低体温症とは生体が寒冷環境に曝露されて深部体温が35℃以下に低下した状態である。そもそも生体は体温が低下すると熱産生が促進され、反対に熱放散を抑制するため、血圧上昇、頻脈、呼吸促迫、シバリングが発生し末梢の血管は収縮する[1)2)]。この体温調節の限界を逸脱した場合やなんらかの原因で体温調節能が低下すると、寒冷環境においては低体温に陥ることになる。中毒患者はしばしば低体温を併発していることがあり鑑別を要する。

▶熱産生
▶熱放散

2 臨床症状

深部体温の低下の程度により軽度低体温(35〜32.2℃)、中等度低体温(32.2〜28℃)、高度低体温(28℃未満)に分類され臨床症状が変化する[3)4)](表1)。

軽度低体温では、シバリングによる熱代謝が増加して熱産生が最大となる。脳代謝は低下し、健忘、構音障害、運動失調などがみられる。心血管系では頻脈、血圧上昇がみられ、心拍出量も増加する。呼吸は頻呼吸となるが酸素消費量は低下する。尿細

表 1. 低体温の生理学的変化

低体温の程度	体温	中枢神経	心血管	呼吸器	腎・代謝	神経・筋
軽度低体温	35〜32.2℃	脳代謝の低下 健忘 構音障害	血圧上昇 心拍出量増加 頻脈 血管収縮	頻呼吸 分時換気量減少 酸素消費量低下 気管支収縮	寒冷利尿 シバリングによる熱代謝が増加	運動失調
中等度低体温	32.2〜28℃	脳波異常 意識レベル低下 瞳孔散大 幻覚	心拍出量低下 心拍数減少 J波の出現 心房性不整脈 心室性不整脈	低換気 酸素消費量が50%減少	腎血流量増加 インスリン無効	筋硬直 反射の低下
高度低体温	<28℃	昏睡 脳血流量の低下 脳波の平坦化	血圧低下 心拍出量、心拍数が極度に低下 致死性不整脈 心停止	肺うっ血 肺水腫 酸素消費量が75%減少 無呼吸	腎血流量減少 基礎代謝が80%低下	無動 反射の消失

(文献3)より一部改変)

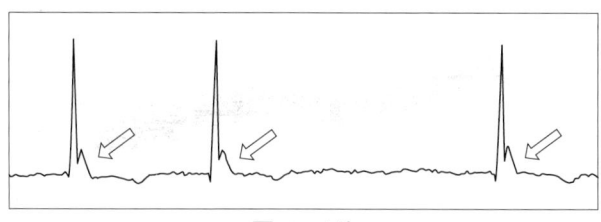

図 1. J波

管での再吸収障害やADH分泌抑制のため寒冷利尿と呼ばれる尿量の増加がみられる。

中等度低体温では、意識レベルが混濁し幻覚などの精神症状がみられ、瞳孔は散大、筋硬直、反射の低下、脳波異常が出現する。心血管系は、心拍数が減少し心拍出量は低下に転ずる。心電図では洞房結節の機能異常と刺激伝導系の障害からOsborn's J波(図1)、ST延長がみられ、また心房性不整脈や心室性不整脈の出現の危険性が増す。呼吸は呼吸中枢の抑制により呼吸数、1回換気量が低下し、酸素消費量は正常時の50％まで減少する。また、インスリンに対する反応が無効となる。

▶Osborn's J波

高度低体温においては、混迷から昏睡状態となり、反射は消失し無動となる。脳血流量は低下し脳酸素消費量が正常時の25％まで減少する。心血管系では、透過性の亢進により循環血液量は減少し心拍出量は低下する。徐脈もみられ血圧は低下する。心室細動や心静止も高率に起こる。呼吸器系は気道分泌物の増加と咳嗽反射の低下から肺うっ血、肺水腫、無気肺、肺炎が起こりやすくなる。腎血流量や糸球体濾過量は低下して尿量も減少する。

▶心室細動
▶心静止

3 診断と鑑別診断

1 どんなとき中毒を疑うか？

低体温の患者をみたら原因[5]はなんなのか、どのような経緯で低体温に陥ったのかを十分に把握することが重要である。寒冷環境の曝露の有無、年齢や既往歴、基礎疾患などの情報は重要である(表2)。しかし寒冷環境に曝露されていなかったり原因がはっきりしないようなときは中毒の可能性も考慮する。また、意識障害を呈しているときは患者本人からの病歴聴取が不可能であるため、家族や周囲にいた人からの情報

表 2. 偶発性低体温症の原因

・寒冷環境の曝露	・脳血管障害
・高齢者	・頭部外傷
・新生児	・中毒
・アルコール摂取	・糖尿病
・敗血症	・飢餓状態
・甲状腺機能低下症	・悪液質
・下垂体機能低下	

が中毒を鑑別する際の大きなヒントになることが多い。精神疾患や薬物依存の既往、飲酒中であったかどうか、意識障害になる前の様子などを聴取する。さらに発見された場所の状況把握も重要である。薬剤のシートや空の容器が存在しなかったか、注射器や薬物を吸引・吸入した痕跡などの有無、遺書の存在などの情報も中毒の可能性を示唆する要素となる。

2 低体温を引き起こす薬物

低体温を呈する中毒性物質を表3に示す。薬物による低体温は、血管拡張、寒冷環境への対応能力の低下、視床下部-中枢神経系の機能低下、基質の枯渇、代謝による熱産生の低下によって引き起こされる[6]。エタノールは中毒性低体温の最も一般的な原因であるが、血管拡張により熱放散を促進し、シバリングを妨げ、さらに中枢神経を抑制することにより低体温を引き起こす。フェノチアジン系薬物や環系抗うつ薬もまた血管拡張作用により低体温の原因となる。麻薬、鎮静薬、フェノチアジン系薬物、一酸化炭素などは視床下部に作用して体温調節機能を障害し低体温に至らせる。経口血糖降下薬とインスリン製剤は熱産生の基質を枯渇させて低体温となる。

▶エタノール

表 3. 低体温を呈する中毒性物質

血管拡張
　環系抗うつ薬
　エタノール
　フェノチアジン系薬物
寒冷環境への対応能力の低下
　一酸化炭素
　エタノール
　麻薬
　鎮静薬
視床下部-中枢神経系の機能低下
　バルビツール酸系薬物
　エタノール
　麻薬
　鎮静薬
　フェノチアジン系薬物
基質の枯渇
　エタノール
　インスリン
　経口血糖降下薬
熱産生、代謝活性低下
　β拮抗薬
　有機リン剤
　シアン化物
　硫化水素

(文献6)より一部改変)

3 検査法

低体温の際の体温の測定は深部体温を測定することが重要である。直腸温、膀胱温、血液温をデジタル体温計で測定して、復温の際もこれを指標にする。また低体温症では循環系へ与える影響が大きいため、必要ならば中心静脈圧や肺動脈カテーテルによる循環パラメータの値も病態把握の参考にする。また中毒を疑えば体内残存薬物の分析を行う。血液、尿、胃液、唾液などを採取し毒劇物分析を施行する。尿トライエージ検査、クロマトグラフィー、血中アルコール濃度などを施行する。

4 救急処置(図2)

▶心筋の易刺激性亢進

低体温患者は仰臥位で安静とし、心筋の易刺激性が亢進しており不整脈を誘発しや

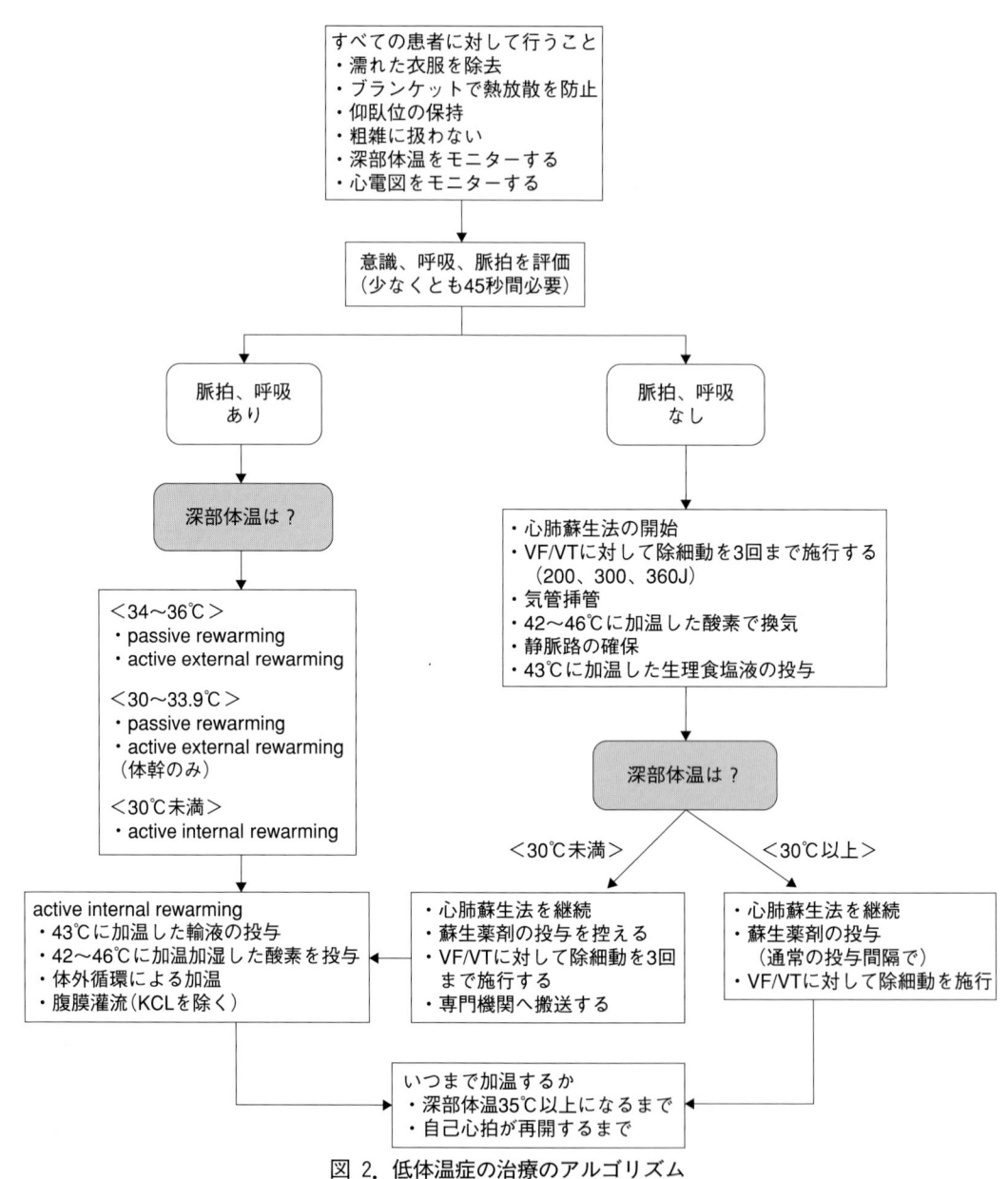

図 2. 低体温症の治療のアルゴリズム
(Andrew D Weinberg：Hypothermia. Ann emer med 22：370-377, 1993 より一部改変)

すいため粗雑に扱わないことが重要である。濡れた衣服は速やかに除去し、ブランケットなどで熱放散を防止する。また、深部体温や心電図を測定する。治療の基本はバイタルサインの安定化である。必要ならば酸素投与、気管挿管、人工呼吸器を装着し呼吸管理を行う。循環が不安定であれば輸液路を確保して加温輸液を行う。ドパミンやドブタミンなどの昇圧薬も必要に応じて併用する。心肺停止症例は蘇生術を行うが深部体温が30℃に復するまでは蘇生術を継続する。

▶加温輸液

復温の方法としては暖かい環境で毛布などを用いて身体を覆う passive rewarming、体幹を電気毛布やウォームマットなどで温める active external rewarming、身体内部から温める active internal rewarming がある。active internal rewarming は、43℃に加温した輸液の投与、42～46℃に加温加湿した酸素の吸入、胃・結腸・膀胱内への温水の注入、持続血液透析（CHD）や持続血液濾過（CHF）、経皮的心肺補助（PCPS）など体外循環による加温、腹膜灌流などの方法がある。

▶active internal rewarming

　また、中毒があれば中毒の治療を併せて行うが、詳細については標準治療の章に委ねる。

（木村文彦、鈴木幸一郎）

【文献】
1) 入來正躬：体温調節のメカニズム．救急医学 21：995-1001, 1997.
2) 今泉　均：偶発性低体温症．救急医学 27：994-996, 2003.
3) Danzl DK, Pozos PS：Accidental hypothermia. N Engl J Med 331：1756-1760, 1994.
4) Matthew J Ellenhorn：Principles of poison management, Hypothermia. Medcal Toxicology diagnosis and tratment of human poisoning, second edition, pp 116-118, Williams & Wilkins, Baltimore, 1997.
5) Andrew D Weinberg：Hypothermia. Ann emer med 22：370-377, 1993.
6) Colleen O'neil Davis, Paul M Wax, 飯沼佑子(訳)：身体所見と中毒症状．化学物質毒性ハンドブック 臨床編(Ⅰ), 内藤裕史(監訳), pp 24-26, 丸善, 東京, 2002.

II 中毒起因物質の確認

1 どんなときに分析を行うか、何を分析するか

　薬毒物による急性中毒が起こる背景には食中毒、誤飲、自殺企図、事故による曝露、毒物混入事件や化学テロによる被害などが考えられるが、われわれの身近に存在する薬毒物は大変種類が多く、そのすべてについて定性、定量分析を試みることは現実的に難しい。したがって、分析によるアプローチを考慮する前に患者、発見者、救急隊など複数の関係者から可能な限り詳しく、患者の背景や発症現場の状況を聴取することが重要である。この聴取から薬毒物を推定することができ、症状や臨床検査値が推定薬毒物による中毒と矛盾しなければ、その推定薬毒物を念頭においた治療を開始することが現実的であろう。
　では、どのようなときに分析によるアプローチを行うべきか、以下にまとめた。

▶定性分析
(1) 定性分析を行う場合
　①摂取した薬毒物の情報が希薄な場合
　②摂取した薬毒物の情報と臨床症状に矛盾を感じる場合

▶定量分析
(2) 定量分析を行う場合
　①薬毒物の生体試料中濃度から解毒拮抗薬の投与判断ができる中毒
　②薬毒物の生体試料中濃度から治療法選択の判断ができる中毒
　③薬毒物の生体試料中濃度から患者の予後が推定できる中毒

　そしてこのような場合に分析が有用な薬毒物が日本中毒学会によって表1のように提唱されている[1]。

表 1. 分析が有用な薬毒物 15 品目

薬毒物名	中毒死	分析頻度	解毒・拮抗薬の有無(品目)	特異的治療	定量分析が有用
メタノール		○	○(エタノール)	血液透析	○
バルビタール類	○	○	×	強制利尿、血液浄化	○
ベンゾジアゼピン系	○	○	○(フルマゼニル)		
ブロムワレリル尿素	○	○	○(塩化ナトリウム)		
三、四環系抗うつ薬	○	○	×		
アセトアミノフェン		○	○(N-アセチル L-システイン)		○
サリチル酸		○	×	強制利尿	○
テオフィリン		○	×	血液灌流	○
有機リン系農薬	○	○	○(アトロピン、PAM)		
カーバメート系農薬	○	○	○(アトロピン)		
グルホシネート	○		×	人口呼吸管理	○
パラコート製剤	○		×		○
ヒ素			○(キレート剤)		○
青酸化合物			○(亜硝酸アミル、チオ硫酸)		
メタンフェタミン		○	×		

この 15 品目は①中毒死亡例が多い、②分析の依頼頻度が高い、③分析が治療に直結する(a. 解毒・拮抗薬が存在する、b. 定量分析により治療法が選択される、c. 定量分析により予後が推定可能)を根拠に選択された。(文献1)を許可を得て改変)

1 ■ メタノール

　血中濃度が 20 mg/dl 以上ならば有毒性、40 mg/dl 以上ならば非常に重篤と判断できる。このような血中濃度と重症度との関係から、解毒・拮抗薬であるエタノールの投与や、血液透析の施行判断が可能である。したがって摂取が明らかでない場合の定性分析と、診断がつけば定量分析を行う有用性がある。

2 ■ バルビタール類

　血中濃度が 60～80 mg/l 以上の高濃度では昏睡の原因となり、150～200 mg/l 以上では著明な低血圧の原因となる。このような血中濃度と重症度との関係から、アルカリ強制利尿、血液透析、血液灌流による治療の判断が可能となる。したがって摂取が明らかでない場合の定性分析と、診断がつけば定量分析を行う有用性がある。

3 ■ ベンゾジアゼピン系化合物

　単剤では重篤な中毒にはなりにくいが、酒やバルビタール類と混合摂取した場合に重篤な症状をきたす例がある。ベンゾジアゼピン系化合物は未変化体の半減期が短く、代謝物も活性をもつ種類があり、救急医療の現場で未変化体の血中濃度を定量する治療上の有用性は明らかでない。拮抗薬のフルマゼニルが存在するが、現在のところ臨床上の役割は明らかではない。したがって摂取が明らかでない場合に定性分析を行うとよい。

4 ■ ブロムワレリル尿素

　摂取が確認されれば遊離した臭素の排泄を促進させるために塩化ナトリウムの投与が選択される。現時点では救急医療の現場で血中濃度を定量する治療上の有用性は明らかでない。したがって摂取が明らかでない場合に定性分析を行うとよい。

5 ■ 三・四環系抗うつ薬

　現時点では救急医療の現場で血中濃度を定量する治療上の有用性は明らかでない。したがって摂取が明らかでない場合に定性分析を行うとよい。

6 ■ アセトアミノフェン

　血中濃度と服用後経過時間から肝機能障害の発症を推定できるノモグラムが存在する[2)3)]。このノモグラムをもとに解毒薬である N-アセチル L-システインの投与を判断することができる。したがって摂取が明らかでない場合の定性分析と、診断がつけば定量分析を行う有用性がある。

7 ■ サリチル酸

血中濃度と服用後経過時間から急性中毒の重症化を推定できるノモグラムが存在する[4]。このノモグラムからアルカリ強制利尿などによる治療の判断が可能となる。したがって摂取が明らかでない場合の定性分析と、診断がつけば定量分析を行う有用性がある。

8 ■ テオフィリン

血中濃度 15〜20 mg/l が治療域であるが、急性の過剰摂取後の濃度が 100 mg/l 以上になると強い毒性を示し、低血圧、心室性不整脈、痙攣を引き起こす。このような血中濃度と重症度との関係から、血液灌流などによる治療の判断が可能となる。したがって摂取が明らかでない場合の定性分析と、診断がつけば定量分析を行う有用性がある。

9 ■ 有機リン系農薬とカーバメイト系農薬

コリンエステラーゼを阻害することから、亢進した副交感神経症状と血清コリンエステラーゼ値によって摂取を推定できる。しかし有機リン系農薬中毒の解毒薬であるプラリドキシム（PAM）はカーバメイト系農薬中毒に対しては有用性が明らかでないことから、この両者の定性分析はPAMを使用するかどうか判断するうえで意義がある。現時点では救急医療の現場で血中濃度を定量する治療上の有用性は明らかでない。したがって摂取が明らかでない場合に定性分析を行うとよい。

10 ■ グルホシネート（グリホサートと間違わないように）

グルホシネート（主力商品名：バスタ®）は大量に摂取すると、症状に乏しい 4〜60 時間の潜伏期を経て、突然、呼吸抑制、痙攣、意識障害が出現することに特徴づけられ、その血中濃度と服用後経過時間から中毒の重症化を推定できるノモグラムが存在する[5]。そしてこのノモグラムから人口呼吸管理による治療の判断が可能となる。したがって摂取が明らかでない場合の定性分析と、診断がつけば定量分析を行う有用性がある。また、グルホシネートと類似化学構造をもつグリホサート（主力商品名：ラウンドアップ®）は、この遅発性中枢神経症状を引き起こさないので間違えないよう注意してほしい。

11 ■ パラコート

致死率が高い中毒で、その血中濃度と服用後経過時間から生存の確率を推定するノモグラムが存在する[6,7]。現在のところ有効な救命法がないが、このノモグラムから治

療計画の判断が可能となる。したがって摂取が明らかでない場合の定性分析と、診断がつけば定量分析を行う有用性がある。

12 ■ ヒ素化合物

血中あるいは尿中ヒ素濃度が診断の参考となり得る。血中総ヒ素濃度の正常値は個人差があるが $7\,\mu g/dl$ 程度である。尿中総ヒ素濃度は $50\sim100\,\mu g/dl$ を超えることは稀であり、24時間排泄量が $100\,\mu g$ を超える場合は異常と見做し得る。尿中総ヒ素濃度が $200\,\mu g/dl$ を超える場合はジメルカプロール(BAL)を用いたキレート療法の判断ができる。したがって摂取が明らかでない場合の定性分析と、診断がつけば総ヒ素の定量分析を行う有用性がある。

13 ■ 青酸化合物

亜硝酸アミル、亜硝酸ナトリウム、チオ硫酸といった解毒・拮抗薬が存在し、診断がつけばこれら薬剤の投与判断ができる。現時点では救急医療の現場で血中濃度を定量する治療上の有用性は明らかでない。したがって摂取が明らかでない場合に定性分析を行うとよい。

14 ■ メタンフェタミン

法的規制物である。現時点では救急医療の現場で血中濃度を定量する治療上の有用性は明らかでない。したがって摂取が明らかでない場合に定性分析を行うとよい。

これら薬毒物以外でも、例えばエチレングリコールやタリウム、鉛、カドミウムは定性、定量分析によって解毒・拮抗薬や治療法の選択が可能であり、急性中毒を専門とする施設では幅広い分析体制を構築しておくとよいだろう。

2 検体の取り扱い方

薬毒物分析の対象となる生体試料は多岐にわたるが、本書は臨床現場において利用されるものであり、現実的に採取が可能な血液、尿、胃内容物について述べる。一般的に薬毒物は体内に吸収されると、さまざまな分布をし、時間とともに、あるものは未変化のまま、またあるものは代謝された形で体外へ排泄される。体内分布容積の大きな薬毒物は血中濃度が低くとも大量に服用したかも知れないし、また、代謝されることで毒性を示す薬毒物もある。したがって分析者はこのような薬毒物のヒト体内動態についても熟知し、最適な試料と採取時間を選択する必要がある。

分析試料は採取後、直ちに小分けして別に凍結保存しておくと後で再検証することができる。またヒ素化合物やアジ化合物の中毒では、患者の治療に携わった医療従事者に二次被害が発生した事例がある。薬毒物中毒患者に対応する場合はいかなるときも換気に注意し、検体採取の際に顔や手に検体が付着しないよう細心の注意を払う必要がある。

1 血液

血液は、①抗凝固薬の入ったガス分析用スピッツと、②血清分離用スピッツ（抗凝固薬は入れない）に、静脈血をそれぞれ採取する。採取量はガス分析用には最低 2 ml、血清分離用には最低 5 ml はほしい。保存が必要な場合には、この倍量採取して小分けする。ガス用スピッツに採取した血液はアルコール類と青酸の分析に、血清分離用スピッツに採取した血液は血清に分離した後 Triage® や機器分析に供する。Triage® だけを行う場合は血清分離用に 1 ml も採取すれば十分である。また必ず採取時間を記録すること。これはノモグラムを利用するアセトアミノフェン、サリチル酸、グルホシネート、パラコートでは特に留意せねばならない。

防腐剤や保存剤の添加はしない。これは防腐剤や保存剤が薬毒物の検証を困難にする可能性があることと、臨床薬毒物分析では分析が直ちに行われるからである。後で再検証する場合や他施設に分析を依頼するために検体を保存するには、シラン処理されたガラス容器に入れ、密栓して－20℃で凍結する。一度凍結したら分析するまでは解凍しない。この場合も試験目的が明確な場合を除いて保存剤や防腐剤は添加しない方がよい。

2 尿

尿には多くの薬毒物が排泄され、血液中濃度の数百倍も存在する場合がある。また血液と異なり血球や蛋白を含有しないため取り扱いやすい面もある。しかし多くの薬毒物は尿中では最終代謝物として存在することや、生理的・非生理的な多くの物質を溶かし込んでいることから分析が複雑になる場合もある。加えて薬毒物が尿中へ移行していない摂取直後～数時間の尿では検出されない可能性も考慮せねばならない。尿はシラン処理されたガラス容器に採取し、採取時間、蓄尿なのか時間尿なのか、尿量、色調を記録し、pH も測定しておくとよい。Triage® だけを行う場合は 1 ml も採取すれば十分である。後で再検証する場合や他施設に分析を依頼するために検体を保存するには、シラン処理されたガラス容器に密栓して－20℃で凍結し、一度凍結したら分析するまでは解凍しない。また、この場合も試験目的が明確な場合を除いて保存剤や防腐剤は添加しない方がよい。

3 胃内容物

　胃内容物は薬毒物が経口摂取され、摂取から時間が経っていない場合に最適な定性分析の試料となり得る。また錠剤などを大量に摂取した場合、かなり時間が経っていても薬毒物が高濃度に存在する場合もある。食物が半固形状態で混在している胃内容物はフィルターで濾過する。いきなり細かいフィルターを用いると目詰まりを起こすので、遠心分離した上澄みを段階的に濾過し、最終的に 0.45 μm 程度のフィルターで濾過する。

　胃内容物の色と性状は農薬を摂取した場合など、分析対象物を推定するヒントを与えてくれる。青〜緑色であればパラコート製剤やグルホシネート製剤を摂取した可能性がある。白濁していれば有機リン系殺虫剤の製剤によくみられる乳剤を摂取した可能性がある。①異臭があるか、②pH と色調、③結晶性物質の有無、可能ならば、④消化管壁の炎症、腐食、といった情報に留意して、分析対象物の手がかりを得るように心がける。保存する場合はシラン処理されたガラス容器で密栓して−20℃で凍結し、一度凍結したら分析するまでは解凍しない。また、この場合も試験目的が明確な場合を除いて保存剤や防腐剤は添加しない方がよい。

3 自施設でどこまで検査すべきか

　表1で挙げた薬毒物15品目を自施設で迅速に定性、定量分析するには高速液体クロマトグラフ(HPLC)、ガスクロマトグラフ(GC)、ガスクロマトグラフ/質量分析計(GC/MS)、液体クロマトグラフ/質量分析計(LC/MS)、エネルギー分散型蛍光分析計(EDX)といった分析機器を配備した化学実験施設が必要である。1998年度に厚生省(当時)は各都道府県1ヵ所以上の救命救急センターに分析機器配備のための補助を施行した。これら補助対象施設や研究機関が併設する大学病院などでは、前述した15品目を自施設で機器分析できる医療環境が整備される必要がある。一方で、分析機器が配備されていない施設でも、多くの急性中毒患者を診療している施設はある。このような施設では Triage® DOA に代表される簡易分析を導入し、臨床像との総合的判断のもと治療を行うとよいだろう。

1 簡易分析

　救急医療現場での定性試験は簡易で迅速なことが重要である。そして分析機器を配備した施設においても、中毒起因物質がまったくわからない場合には大まかなスクリーニングとして簡易分析は役に立つ。但し、簡易分析は単独で中毒を確証するには

危険があることを忘れてはいけない。確定診断を得るには、機器分析によって確認試験を行う必要がある。

表2に前述した15薬毒物の代表的な簡易分析とキット製品をまとめた。これら簡易分析は特別な備品を必要としないため、病院では薬剤部の試験室などで十分行うことが可能である。厚生労働省が(財)日本中毒情報センターに依託して毎年開催される化学災害研修「毒劇物テロ対策セミナー」や日本中毒学会主催の分析講習会でもこれら簡易分析の講習会が行われ、最近は地域の化学災害訓練においても取り入れられつつある。簡易分析は現状では保険の適用がないが、特に災害拠点病院においては必要時のオプション業務として取り入れておくとよいだろう。

1 ■ Triage® DOA

複数の薬毒物を同時に定性できる理由からTriage® DOAは非常に有用である。Triage® DOAは尿中に存在する一定濃度以上の乱用薬物やその代謝物を定性する競合的免疫学的測定キットであり、ベンゾジアゼピン類、バルビタール系化合物、三環系抗うつ薬、覚醒剤(メタンフェタミン)以外にもコカイン代謝物、大麻代謝物、オピオイド(ヘロイン、モルヒネ)、フェンシクリジンを僅か十数分で定性することが可能である。検体は尿、胃内容物、限外濾過処理をした血清を用いることができる。血清中に存在する蛋白質はTriage® DOAの反応を妨害する。有機溶媒で処理した除

表 2. 薬毒物15品目の簡易試験の例

薬毒物名	簡易試験、キット名	検出下限	注意点
メタノール	重クロム酸反応など	400 μg/m*l*(尿)	アルコール、アルデヒドと反応
バルビタール類	Triage® DOA[1]	300 ng/m*l*(尿)	—
ベンゾジアゼピン系	Triage® DOA[1]	300 ng/m*l*(尿)	—
ブロムワレリル尿素	有機リン農薬検出キット®[2]	10 μg/m*l*(尿)	有機リン系農薬とも反応
三、四環系抗うつ薬	Triage® DOA[1]	1,000 ng/m*l*(尿)	—
アセトアミノフェン	アセトアミノフェン検出キット®[3]	10 μg/m*l*(水、血液)、20 μg/m*l*(尿)	—
サリチル酸	塩化第二鉄反応など	—	フェノール化合物が反応する
テオフィリン	アキュメーターテオフィリン®[4]	5 μg/m*l*(血液)	カフェインとも反応
有機リン系農薬	有機リン農薬検出キット®[2]	10 μg/m*l*(尿)	ブロムワレリル尿素とも反応
カーバメート系農薬	—	—	—
グルホシネート	ペーパークロマトグラフ法[5]	100 μg/m*l*(血液、尿)	—
パラコート・ジクワット	ハイドロサルファイト反応	2 μg/m*l*(尿)	—
ヒ素	パックテストヒ素[6]、メルクコワントヒ素テスト[7]	0.2 μg/m*l*、0.1 μg/m*l*(水、土壌抽出物、処理した生体試料)	—
青酸化合物	北川式血中シアン化水素検知管[8]	2 μg/m*l*(血液)	—
メタンフェタミン	Triage® DOA[1]	1,000 ng/m*l*(尿)	—

1) Triage® DOA：シスメックス株式会社
2) 有機リン農薬検出キット®：関東化学株式会社
3) アセトアミノフェン検出キット®：関東化学株式会社
4) アキュメーターテオフィリン®：日研化学株式会社
5) ペーパークロマトグラフィーキット：アベンティス・クロップ・サイエンス・ジャパン
6) パックテスト® ヒ素：株式会社共立理化学研究所
7) メルクコワントヒ素テスト(Merckoquant® Arsenic TEST)：Merck KGaA, Germany
8) 北川式血中シアン化水素検知管：光明理化学工業株式会社

蛋白血清もまた Triage® DOA の反応を妨害する。そこで血清から分子量の大きい蛋白質を除去する限外濾過が有効である。限外濾過カートリッジは Millipore、東ソーなどから販売されており、遠心分離機を用いて濾過した濾液をそのまま用いる。

Triage® DOA は抗原抗体反応を利用しているため、簡易分析の中では化合物に特異性が高い試験法といえる。但し来院時に採取した尿が陰性であった症例でも、その2～3時間後に採取した尿で陽性を示す場合があり、これは来院時の尿に薬物(あるいは代謝物)が十分に移行していないことが原因である。薬毒物の推定摂取時間や、薬毒物の体内動態を考慮して検体を採取することが重要である。

2 ■ アキュメーターテオフィリン®

テオフィリンは酵素免疫クロマトグラフ法を利用したアキュメーターテオフィリン®で迅速な定量分析が可能であるが、化合構造が類似し同様の薬理学的活性をもつカフェインにも反応する。また、テオフィリンはカフェインの中間代謝物であることも忘れてはならない。カフェインはコーヒーなどの嗜好品にも含有するため、試験結果の解釈には注意が必要である。陰性の場合や異常高値を示した場合に利用価値がある。

3 ■ 呈色試験と環境分析用キット製品

呈色試験や環境分析用キット製品は、さまざまな生体内成分が高濃度に存在する血清や尿試料を対象に確立された試験法ではない。したがって試料は服毒物そのものか、来院時の胃内容物が血清や尿よりは適している。また、呈色試験は偽陽性を示す生体内成分についての検討も十分に行われていないものが多いことも留意せねばならない。

メタノールは重クロム酸反応により緑色に呈色するが、この反応はエタノールやアルデヒドの存在でも反応する。また、市販の北川式検知管(光明理化学工業株式会社)もアルコール全般と反応し、メタノールに特異的な検査ではない。そしてどちらの方法も生体試料への適用については十分な検討はされてはいない。

ニトロベンジルピリジン法はブロムワレリル尿素、あるいは有機リン系農薬の存在で紫色に呈色させる試験であり、本法を応用したキットが関東化学株式会社から販売されており、このキットは尿試料を用いることが可能となっている。有機リン系農薬と同様の中毒症状を示すカーバメート系農薬には現在のところ化学的な定性試験は見当たらない。血清コリンエステラーゼ値が低下しているが、ニトロベンジルピリジン法が陰性の場合、カーバメート系農薬を疑うことができるかも知れない。しかし有機リン系農薬が検出下限以下である場合もあり得る。

アセトアミノフェンはインドフェノール反応を利用したキットが関東化学株式会社

から販売されている。このキットは血清試料を用いることが可能であり、市販風邪薬に混入し得るカフェイン、アスピリン、マレイン酸クロルフェニラミン、塩酸ジフェンヒドラミン、エテンザミド、塩酸メチルエフェドリンは $500\,\mu\mathrm{g/m}l$ の濃度以下では反応しないことが確認されている。

　アスピリンは塩化第二鉄反応、トリンダー反応が適用でき、どちらも試薬を混ぜて色を確認するだけの簡易な試験法であるが、類似化学構造をもつサリチル酸やサリチルアミドにも反応する。また、生体試料への適用について十分な検討はされていない。

　グルホシネートはアベンティス・クロップ・サイエンス・ジャパンがペーパークロマトグラフ法のキットを開発している。イオン交換セルロース濾紙を用い、分離したグルホシネートのスポットをニンヒドリン反応で発色させるもので、グリホサートやビアラホスなど他の含リンアミノ酸系除草剤も同時に確認できる。展開に要する時間は血清試料であれば1時間、尿試料は30分〜1時間である。

　パラコート中毒の定性試験は尿を用いたハイドロサルファイト試験が迅速であり、多くの医療施設で行われている。試薬のハイドロサルファイトが失活すると呈色しなくなること、血清試料では呈色の判断が困難なことが注意点として挙げられる。

　ヒ素化合物の定性試験はラインシュ法、ジエチルジチオカルバミン酸銀法など各種あるが、パックテスト(㈱共立理化学研究所)やメルコクワント(Merck KGaA, Germany)などのキット製品が使いやすい。しかし生体試料への適用について十分な検討はされてはいない。

　青酸化合物の定性試験もシェーンバイン・パーゲンシュテッヘル試験やピリジン・ピラゾロン法など各種あり、キット化されたシアンテスト・ワコー(和光純薬㈱)、メルコクワント(Merck KGaA, Germany)のほかパックテスト(㈱共立理化学研究所)などが入手も簡単で使いやすいが、生体試料への適用について十分な検討はされてはいない。北川式検知管(光明理化学工業㈱)は血中のシアンを検出できる。

2 機器分析

　1998年度に厚生省は各都道府県1ヵ所以上の救命救急センターに分析機器配備の補助を行ったが、業務上の問題として医療保険が適用されないことが挙げられた。しかし2003年4月から高度救命救急センターにおいて、急性中毒患者に対して分析などを併用した専門的管理を行うことで入院料加算が認められ、今後はすべての救命救急センターに適用されることが期待されている。

　もう1つの問題として機器分析の技術的な難しさが挙げられる。現在のところ検体を導入すれば薬毒物15品目を一斉に定性、定量できる分析方法はない。機器分析では薬毒物の化学的性質に応じて、適した分析機器と方法がある。そこで分析担当者は薬毒物と分析機器の特性を熟知し、症例に応じて分析機器と分析方法を選択する能力が

求められる。表3に薬毒物分析に用いられる主な分析機器の性質を一覧にした。

臨床薬毒物分析では摂取した薬毒物を同定することが何より重要である。現在のところスクリーニングしながら薬毒物を同定するには、GC/MS(EI法)が主に用いられる。高極性化合物、あるいは熱不安定化合物は誘導体化するなどの工夫が必要となるが、化合物に特異的なフラグメントイオンから確実に同定ができる GC/MS(EI法)は価値がある。さらに GC は分離能が高く、分析所要時間も HPLC と比べて短い利点がある。

表3. 分析機器とその特徴

分析機器	特徴
GC	気相-液相クロマトグラフィーであり、高温度下で揮発した化合物がキャリアガスとともにカラム中を流れ、液相との分配比によって分離される。理論段数が高く、分離能に優れる方法であるが、不揮発性物質や熱分解する物質には不適切で、このような物質を分析するには誘導体化が必要となる。水素炎イオン化検出器、炎光光度検出器、電子捕獲検出器、水素炎熱イオン化検出器などの検出器が目的に応じて用いられる。
GC/MS	GCの検出器にMSを接続したもので、現在の薬毒物分析の主流といえる。正イオン電子衝撃イオン化(EI)法、正イオン化学イオン化(PICI)法、負イオン化学イオン化(NICI)法の3つのイオン化法がある。EI法が最も標準化された方法で、化合物に特異的な多数のフラグメントイオンが生成することから、化合物を同定するのに最適な分析法といえる。
HPLC	薬毒物の中には高極性、難揮発性もしくは熱不安定性のため、そのまま GC で分析することができないものが多い。このような化合物は移動相に液体を用い、カラムに充填した固定相との相互作用で分離する HPLC が適している。分離能は GC に劣る。順相クロマトグラフィー、逆相クロマトグラフィー、イオン交換クロマトグラフィーといった方法が、化合物の特性によって選択される。検出器には紫外・可視吸光光度計、蛍光光度計、電気化学検出器、電気伝導度検出器などが用いられる。
LC/MS	HPLCに質量分析計を接続したもので、GC/MS に比べて結合部(インターフェース)の開発が困難を極め、近年になってようやく一般化してきた。このインターフェースにはサーモスプレー方式、フリット高速原子衝撃方式、大気圧化学イオン化(APCI)方式、エレクトロスプレー(ESI)方式があるが、感度や定量性からAPCI法、ESI法がよく用いられる。LC/MSは多くの薬毒物を誘導体化せずに MS によって検出同定でき、今後 GC/MSとともに薬毒物分析の主流となるであろう。
EDX	原子にX線、γ線、電子線を照射すると、原子固有の蛍光X線が放出される。この原理を利用して元素を定性、定量できるのが蛍光X線分析装置である。通常は Na 以上の原子番号の元素が分析可能で、試料を破壊することなく無機毒物のスクリーニングが簡易に、迅速に行える。試料は固体、粉体、液体が用いられ、検出下限は $\mu g/ml$ レベルである。EDXのほかに、波長分散型蛍光X線分析計(WDX)がある。
ICP/MS	裁判化学では EDX でスクリーニングした後 ICP/MS で同定する。ネブライザーで霧状にした試料溶液をアルゴンのキャリアガスで誘導電場を発生させたトーチに導入すると、試料中の原子は励起され、元素固有のスペクトル線を発光して、その一部はイオン化する。この光を測定するのが ICP 分光分析、イオンを計測するのが ICP/MS である。ICP/MS のマススペクトルは無機イオンの構造を表すものではなく、あくまで元素を同定するのに適している。
原子吸光	無機物質や金属の分析に適しており、特に陽イオン金属に有用性が高い。あらかじめターゲットが決まった定量分析に用いられることが多い。分析対象元素に特有な波長光を発する専用ランプが必要であり、薬毒物分析のスクリーニング用としては EDX が優れているだろう。
ELISA、FIA	抗原抗体反応に基づき酵素で抗体を標識したものが ELISA、蛍光標識したものが FIA である。抗てんかん薬、抗不整脈薬、強心配糖体、抗生剤、気管支拡張薬、解熱鎮痛薬などの測定用キットが存在し、簡易に分析が可能なことから TDM の定量分析によく用いられる。

GC:ガスクロマトグラフ　GC/MS:ガスクロマトグラフ/質量分析計　HPLC:高速液体クロマトグラフ　LC/MS:液体クロマトグラフ/質量分析計　EDX:エネルギー分散型蛍光X線分析計　ICP/MS:誘導結合プラズマ/質量分析計　ELISA:酵素免疫測定法　FIA:蛍光免疫測定法

近年、急速に開発が進み卓上型も登場してきたLC/MSは、高極性化合物あるいは熱不安定化合物を誘導体化なしで分析することが可能であることから、今後の薬毒物分析分野においてますます発展するであろう。

ヒ素化合物の定性分析に代表される元素分析では、EDXが簡易・迅速な点から臨床向きといえる。ICP/MSに比べれば感度が低いのが難点であり、感度の向上や試料の前処理の工夫が今後の課題といえる。

質量分析計が付かないGCやHPLC、原子吸光、化合物の形態別分析ができないELISAやFIAは、どちらかといえば分析対象物がはっきりしている場合に用いる定量分析法といえる。

次に分析機器を使った方法論であるが、一般論では参考にならない面もあることから、表4に筆者が実際に臨床現場で用いている機器分析法の具体例を示した。この場合、使用機器は蛍光検出器とPDA検出器が付いた逆相HPLCシステム、水素炎イオン化検出器が付いたGC、GC/MS、LC/MS、EDX、TDX（ダイナボット社）が1台ずつ必要である。

1 ■ メタノールと青酸化合物

メタノール中毒では早期には酩酊状態をきたし、飲酒と区別しにくい。また代謝産物のギ酸が引き起こす代謝性アシドーシスは青酸中毒と共通する所見であり、メタノールと青酸化合物は確実に定性できる方法が望ましい。現在のところ、これらの分析には気化平衡GC法が迅速性、確実性、定量性から適している。メタノールはそのまま、青酸化合物は酸を加えてシアン化水素を発生させて、極性キャピラリーカラムで分離し水素炎イオン化検出器で検出する。検出器はMSでも可能である。

表4. 薬毒物15品目の機器分析法の例

薬毒物名	定性分析法	迅速定量分析法
メタノール	気化平衡GC法[8]	気化平衡GC法[8]
バルビタール類	—	UV検出HPLC法[9]
ベンゾジアゼピン系	—	—
ブロムワレリル尿素	LC/MS法[10]	—
三、四環系抗うつ薬	LC/MS法[10]	—
アセトアミノフェン	LC/MS法[10]	UV検出HPLC法[11]
サリチル酸	LC/MS法[10]	UV検出HPLC法[12]
テオフィリン	GC/MS法、LC/MS法[10]	FIA法（TDX：ダイナボット）
有機リン系農薬	GC/MS法[13]	—
カーバメート系農薬	GC/MS法[14]	—
グルホシネート	GC/MS法[15]	UV検出-HPLC法[16]、蛍光検出-HPLC法[17]
パラコート・ジクワット	—	UV-HPLC法[18]
ヒ素	EDX法	EDX法
青酸化合物	気化平衡GC法[19]	気化平衡GC法[19]
メタンフェタミン	—	GC/MS法[20]

（文献8)-20)による）

2 ▪ バルビタール類、ベンゾジアゼピン系化合物、抗うつ薬、そしてメタンフェタミン

これら化合物はTriage® DOAによって特異的な一斉定性試験が可能である。Triage® DOAに反応しない四環系抗うつ薬や、近年用いられるSSRI、SNRIについてはGC/MS法で同定ができる。バルビタール類は定量分析が必要であるが、TDMの目的に汎用されるFIAはバルビタール類の化合物選択的分析ができない（例：フェノバルビタールかアモバルビタールか区別できない）。一方、バルビタール類はUV検出HPLC法、LC/MS法、GC法、GC/MS法で化合物別に定量分析ができるが、この中ではUV検出HPLC法が装置に汎用性があり、Triage® DOAとの併用で質量分析を行わずとも済むケースが多いと思われる。

3 ▪ ブロムワレリル尿素

特異的な簡易試験がないブロムワレリル尿素を同定するには質量分析法が有用である。ブロムワレリル尿素は熱で分解しやすいことからGC/MS法よりはLC/MS法が適切かも知れない。そしてLC/MS法は分離条件によってはアセトアミノフェン、サリチル酸、テオフィリンを一斉分析することができる。もし服毒物の事前情報がある場合はUV検出HPLC法によってピークの保持時間から定性分析してもよい。ブロムワレリル尿素のHPLC法はバルビタール類のHPLC法と条件が似ており、自施設で一斉定量分析できるよう条件設定することで機器のシステム上、合理的な方法を構築できる。

4 ▪ アセトアミノフェンとサリチル酸

アセトアミノフェンとサリチル酸は比較的特徴のあるUVスペクトルをもつことから「風邪薬を服用したらしい」との情報がある場合、UV検出HPLC法で定性と定量を同時に行うとよい。抽出操作も簡易で分析時間は約30分前後で済む。服用の情報が明らかな場合はFIAによる定量分析が最も簡易でよい。しかし、事前情報が希薄な場合には質量分析法が必要である。アセトアミノフェンやサリチル酸をGC/MSで分析する場合、抽出操作の後にブチル化やペンタフルオロベンジル化の誘導体化が必要である。しかし誘導体化GC/MS法はスクリーニングとして行うには現実的に複雑であり、LC/MS法が迅速な定性、定量分析には有利であろう。

5 ▪ テオフィリン

テオフィリンはGC/MS法、LC/MS法で定性分析が可能である。またテオフィリンを服用したことが明らかであれば、FIAによる定量分析法が簡易でよい。

6 ■ 有機リン系農薬とカーバメイト系農薬

　有機リン系とカーバメイト系農薬はどちらもコリンエステラーゼを阻害することから、類似した臨床症状を示すが、解毒・拮抗薬 PAM の適用が異なるため、迅速な定性分析が必要である。幸いこれら化合物の多くは GC/MS 法によって迅速な一斉スクリーニングが可能である。カーバメイト系農薬の中には熱で分解するものがあり、最近報告される LC/MS 法の有用性も無視できない。

7 ■ グルホシネート

　グルホシネートは高極性化合物で特異的な検出特性もないことから、その機器分析は複雑な前処理操作が必要である。グルホシネートの服用情報がまったくない場合の定性分析には GC/MS 法と LC/MS 法があり定量性も兼ね備えているが、どちらの方法も抽出と誘導体化の操作が必要である。グルホシネートの服用情報があり、定量分析が必要な場合は HPLC 法を用いるとよい。抽出操作は不要であるが、検出のための UV 吸収誘導体化あるいは蛍光誘導体化が必要である。

8 ■ パラコート

　パラコートは尿を用いたハイドロサルファイト反応で迅速な定性が可能なため、定量分析を機器分析で行う。パラコートの定量分析法には分光光度法、HPLC 法、GC 法、GC/MS 法、LC/MS 法が報告される。極性の高い化学的特性をもつパラコートに適した分析法は HPLC 法であるが、従来報告されるほとんどの方法では、平衡化に時間がかかるイオンペア試薬を移動相に用いており、アセトアミノフェンやブロムワレリル尿素など他の分析対象物とは分析条件が著しく異なる難点がある。

9 ■ ヒ素化合物

　ヒ素化合物には三価と五価のヒ素があり、五価のヒ素は天然物（海産物など）にも含有することから、厳密にいえば化合物形態別に定性分析する必要がある。しかしこれにはイオン交換クロマトグラフィーと高周波誘導結合プラズマ質量分析を組み合わせた専用分析装置が必要となる。したがってヒ素化合物のスクリーニングには服用物か胃内容物を用いて EDX で分析を行い、陽性であればヒ素化合物を想定した治療を行うことが現実的なアプローチといえる。

10 ■ メタンフェタミン

　メタンフェタミンは Triage® DOA によって定性分析が可能である。法的規制物であるため確認分析は GC/MS 法で行うべきだが抽出と誘導体化に時間がかかる。

Triage® DOA の結果と臨床症状から覚醒剤を念頭においた治療を行い、確認試験は確実な方法で行うのが現実的かも知れない。

4 分析結果の解釈

簡易分析や機器分析の結果、検出された薬毒物が中毒症状や摂取現場の状況、患者の薬歴と矛盾しない場合はその薬毒物を念頭においた治療を行うことが、治療の正当性となり得る。一方で何も検出されなかった場合、以下の点を考慮する必要がある。
　①分析法選択の誤り
　②分析対象物選択の誤り(例：アスピリン中毒の血中分析対象物はサリチル酸)
　③分析の手技(抽出や誘導体化の操作)による回収率の低下やばらつき
　④試料中濃度が検出下限未満である
　⑤試料中の対象物が分解してしまった(例：熱分解しやすい化合物のGC分析)
　⑥対象物が機器へ吸着してしまう(例：高極性化合物のGC分析では起こりやすい)
　⑦他の疾患ではないか？
分析担当者は分析対象物質ごとに日頃から分析の精度管理と試薬の品質管理を行い、回収率と検出下限を確認する必要がある。

5 他施設に分析を依頼するには？

事件性が強く、警察が関与する場合は科学捜査研究所が高度な分析機器と技術によって中毒起因物質をスクリーニングし、確認試験が行われる。但し、捜査上の問題から病院への情報提供がどの段階で行われるかはわからない。また化学災害の場合では保健所や地方衛生研究所が中毒起因物質の同定にかかわってくる。したがって、地域による警察、保健所と医療機関との横の連携体制を日頃の災害訓練などの機会を利用して構築しておくことが重要であり、これには是非とも自治体の協力・支援体制を仰ぎたいものである。

次に急性中毒の場合であるが、民間の臨床検査業者の多くは薬毒物スクリーニング分析を行っている。しかし医療保険が利かず、結果が出るのに比較的時間もかかる。㈶日本中毒情報センターの賛助会員向けホームページには分析施設情報がリンクされており連絡先がわかる。また広島大学医学部法医学教室の運営する中毒情報ネットワークを利用すれば全国の薬物・毒物分析専門家へ分析依頼をすることが可能である。

(堀　寧)

【文献】

1) 吉岡敏治,郡山一明,植木真琴,ほか:薬毒物分析の指針に関する提言.中毒研究 12:437-441,1999.
2) BH Rumack, H Matthew:Acetaminophen Poisoning and Toxicity. Pediatrics 55:871-876, 1975.
3) MJ Smilksten, AC Bronstein, et al:A 48-hour Intravenous *N*-acetylcysteine treatment protocol. Ann Emerg Med 20:1058-1063, 1991.
4) Done AK:Salicylate intoxication;Significance of mesurement of salicylate in blood in cases of acute ingestion. Pediatrics 26:800, 1960.
5) 小山完二:グルホシネート(バスタ® 液剤).救急医学 25:141-143, 2001.
6) AT Proudfoot, MS Stewart, T Levitt, et al:Paraquat poisoning;sigunificiance of plasma-paraquat concentrations. Lancet 2:330-332, 1979.
7) TB Hart, A Nevitt, A Whitehead:A new statistical approach to the prognostic significance of plasma paraquat concentrations. Lancet 2:1222-1223, 1984.
8) 鈴木 修,屋敷幹雄(編):薬毒物分析実践ハンドブック.pp 109-117,じほう,東京,2002.
9) Tanaka E, Terada M, Tanno K, et al:Forensic analysis of 10 barbiturates in human biological samples using a new reversed-phase chromatographic column packed with 2-micrometre porous microspherical silica-gel. Forensic Sci Int 85:73-82, 1997.
10) 大前義仁,金森達之,岩田祐子,ほか:ミックスモード固相抽出による血清中医薬品のスクリーニング法の検討.日本鑑識科学技術学会誌 6:47, 2001.
11) 堀 寧,岩崎泰昌,黒木由美子,ほか:分析が有用な中毒起因物質の実用的分析法;その 4-アセトアミノフェン.中毒研究 15:385-390, 2002.
12) 堀 寧,岩崎泰昌,小宮山豊,ほか:分析が有用な中毒起因物質の実用的分析法;その 5-サリチル酸.中毒研究 16:93-98, 2003.
13) 奈女良昭,工藤恵子,堀 寧,ほか:分析が有用な中毒起因物質の実用的分析法;その 6-有機リン系農薬.中毒研究 16:205-209, 2003.
14) 堀 寧,奈女良昭,工藤恵子,ほか:分析が有用な中毒起因物質の実用的分析法;その 7-カーバメート系農薬.中毒研究 16:345-349, 2003.
15) Hori Y, Fujisawa M, Shimada K, et al:Determination of Glufosinate and its Metabolite (3-Methylphosphinicopropionic Acid) in Human Serum by Gas Chromatography-Mass Spectrometry following Mixed-Mode Solid-Phase Extraction and t-BDMS Derivatization. J Anal Toxicol 25:680-684, 2001.
16) Hori Y, Fujisawa M, Shimada K, et al:Quantitative Determination of Glufosinate in Biological Samples by High-Performance Liquid Chromatography with Ultraviolet Absorbance Detection after P-nitrobenzoyl Derivatization. J Chromatogr B 767:255-262, 2002.
17) Hori Y, Fujisawa M, Shimada K, et al:Enantioselective analysis of glufosinate using precolumn derivatization with (+)-1-(9-fluorenyl) ethyl chloroformate and reversed-phase liquid chromatography. J Chromatogr B 776:191-198, 2002.
18) 工藤恵子,奈女良昭,堀 寧,ほか:分析が有用な中毒起因物質の実用的分析法;その 8-パラコート.中毒研究 16:465-469, 2003.
19) 鈴木 修,屋敷幹雄(編):薬毒物分析実践ハンドブック.pp 100-108,じほう,東京,2002.
20) 鈴木 修,屋敷幹雄(編):薬毒物分析実践ハンドブック.pp 151-164,じほう,東京,2002.

III 中毒の標準治療

1 消化管除染

1 催吐薬

▶催吐薬

　服用した中毒起因物質がいまだ上部消化管内にあると考えられる場合、嘔吐により毒物を体外に排泄させる目的で用いる薬剤をいう。一般的には、催吐薬を投与すると、その後に用いなければならない薬剤、例えば活性炭、下剤、拮抗薬などを投与しても嘔吐してしまうし、それではと嘔気が治まるまでこれらの薬剤の投与を待つのも得策ではない。また、医療機関において、どうしても胃内の物を除去したければ、胃洗浄の方が確実な効果を期待できるため、実際には催吐薬の投与はしないことがほとんどである。

1 適応

　かなり毒性が高いと考えられる毒物を摂取し、摂取後1時間以内で、しかも意識が清明で誤嚥の危険性がなく、屋外などで医療機関まで行くのに時間がかかる場合には本剤の投与や、舌根を圧迫して嘔吐を促す方法がとられる。

2 胃洗浄

1 原理

　胃内に挿入した管を通して洗浄液を注入しては回収するという操作を繰り返し、胃内に残留する薬毒物を排除することで、薬毒物のさらなる吸収を防ぐものである。服用してから1時間が過ぎると回収率は低下する。

2 催吐との比較

▶胃洗浄
▶催吐

　多くの場合、催吐より胃洗浄が有効であるが、胃管を通過できないような大きな塊がある場合や、太い胃管を挿入できない小児では催吐がなされることがある。

3 適応

 薬毒物を経口的に摂取して、いまだ胃内に大量に残留していると考えられ(服用1時間以内、消化管運動抑制薬の服用、麻痺性イレウスの存在、塊になりやすいものの服用など)、大量かつ毒性が高いものの場合に適応がある。

4 禁忌

 適応以外は禁忌といえるが、殊に以下の場合は禁忌である。①強酸や強アルカリなどの腐食性物質の服用、②薬毒物とともに鋭利な物体を飲んでいる、③激しい嘔吐が先行している、④胃の生検や手術の後で時間が経っていない、などの場合は穿孔の危険があるので禁忌である。また、⑤石油製品や有機溶剤など揮発性物質を服用した場合は、嘔吐に伴い誤嚥して肺炎の危険があるので禁忌で、⑥出血性素因、食道静脈瘤、血小板減少症がある場合は出血の危険があるので禁忌である。

5 準備するもの

 ①胃管：十分な太さ(成人では 34〜36 Fr、乳幼児では 16〜28 Fr)があり、先端が鈍で腰があり、側孔が多数空いている洗浄用胃管を用いる。
 ②洗浄液：成人では電解質や浸透圧の異常を起こしにくいので水道水でもよい。5歳未満の小児では、水道水だと低ナトリウム(Na)血症を起こす危険があるので生理食塩水を用いることが望ましい。液温は 38℃程度にすることで低体温症になることを防止する。
 ③漏斗または注入・吸引用のディスポーザブルシリンジ：洗浄液を漏斗に注いで落差を利用して注入と排泄をする方法と、シリンジで注入と吸引を繰り返す方法がある。胃洗浄用の閉鎖回路式のキットも市販されている。
 ④分析用の検体を入れる容器。
 ⑤排液用のバケツ。
 ⑥キシロカインゼリー®
 ⑦施行者の二次汚染防止用の手袋、マスク、ゴーグル、前かけなど。

6 実施前にすること

 ①患者の意志に反して行うと、暴れて消化管の損傷や誤嚥などの合併症の危険もあるので、インフォームド・コンセントをとったうえで実施することが望ましい。しかし、自殺企図者に対しては、承諾が得られなくても緊急避難として実施してかまわない。
 ②吸引機を使える状態にしておく。
 ③意識障害で咽頭反射がない場合にはあらかじめ気管挿管をしておく。

④心電図とパルスオキシメーターのモニターをする。
⑤体位：胃内容の十二指腸への流出を防ぐために、左を下にした側臥位にして実施する。
⑥胃管を体表に当て、口から胃までの深さをチェックし、どこまで挿入するか確認してから実施する。
⑦処置室の換気を行い、場合によっては防毒マスクを着用する。アジ化ナトリウム、青酸化合物、亜ヒ酸、硫化物は、服用すると胃酸と反応して、それぞれアジ化水素、シアン化水素、ヒ化水素、硫化水素という毒性の高いガスを発生するので、これらによる二次汚染に注意する。

7 実施方法

①胃管の挿入：経口的に胃管をチェックした深さまで愛護的に挿入する。吸引して胃内容が引けたり、送気して送気音を胃部で聴取できれば胃管の先端は胃にあることが確認できる。胃内容をできるだけ吸引し、一部を毒物の分析用に保存しておく。
②洗浄液の注入と排液：1回の注入量は、成人で200〜300 ml、乳幼児では10〜20 ml/kgとし、急速に注入しない。漏斗の場合には落差が大き過ぎると急速に入り過ぎて嘔吐を誘発する。排液は弱い陰圧をかけるか、漏斗の場合には胃部より低くして排出させる。出が悪いときは、胃部をさすったり、深呼吸させたり、チューブ先端の位置を少し動かしたりするとよい。排液がほぼ透明になれば洗浄を中止する。

8 胃洗浄後に注入するもの

▶活性炭
▶緩下薬

毒物に対する特異的な吸着剤や拮抗薬があれば注入するが、あるものは稀であり、ほとんどの場合は、活性炭(成人で50〜100 g)と緩下薬(35%に希釈したソルビトール溶液を、成人で1〜2 g/kg、小児で0.5〜1 g/kg、または13.6%クエン酸マグネシウム剤2〜4 ml/kg)を注入したうえで胃管を抜去する。

9 胃洗浄の合併症

①誤嚥性肺炎：石油などの揮発性物質の服毒例に胃洗浄をしたり、意識レベルが低下して咽頭反射がないのに気管挿管せずに胃洗浄をしたりすると起こり得る。
②喉頭痙攣
③低酸素血症
④頻脈
⑤食道や胃からの出血や穿孔
⑥水中毒や電解質異常：胃洗浄を生理食塩水でした場合に高ナトリウム血症、水でした場合に低ナトリウム血症などを起こすことがある。

⑦自律神経反射による徐脈、不整脈、血圧低下など。
⑧体温の低下：冷たい水で大量の胃洗浄を行うと低体温となる。

3 活性炭

1 適応

1．禁忌例と活性炭に吸着しない物質以外のすべての中毒に用いる．既に血中に吸収されていたり、静脈内に投与されたものであっても、腸粘膜血管から腸管の管腔内へ濃度勾配により拡散し血中濃度が低下することがあり、これを腸管透析という。

▶腸管透析

2．服用1時間以内の大量服毒ないしは毒性の高い物質の服用の場合は胃洗浄と活性炭投与が適応となるが、それ以外では活性炭投与を行う。

2 投与法

①意識が清明であれば溶解した活性炭（成人では50〜100 gを微温湯300〜500 mlに、小児では25〜50 gを生理食塩水10〜20 ml/kgに溶解）をコップに入れ、座位で服用させる。

②服用困難だったり意識障害があれば、胃管を通して胃内に注入するが、注入する前に胃内容物をできるだけ吸引除去しておく。

③意識障害などで咽頭反射が消失している例では、誤嚥防止のため活性炭注入前に気管挿管をしておく。

▶緩下薬

④活性炭への毒物の吸着はすぐ起こるが、これは可逆性で、ゆっくり離脱が起こる。よって緩下薬（35％に希釈したソルビトール液を成人では1〜2 g/kg、小児では0.5〜1.0 g/kgや、クエン酸マグネシウムなど）を投与して活性炭・毒物複合体の腸管内滞留時間を短くさせる。

⑤緩下薬の投与後6〜8時間しても排便がなければ初回量の半量を再投与する。

3 繰り返し投与が有効なもの

①脂溶性、②血液中でイオン化していない、③蛋白結合率が低い、④腸肝循環する、⑤体内分布容量が小さい、⑥活性炭に吸着が良好、⑦腸溶剤、徐放剤、⑧薬物塊をつくる、などの特徴をもつ薬毒物である。例えば、テオフィリン、三環系抗うつ薬、フェノバルビタール、フェノチアジン系薬、オピオイド、カルシウム拮抗薬、抗コリン薬、カルバマゼピン、フェニトイン、サリチル酸、バルプロ酸、ジギトキシン、サイクロスポリン、フェニルブタゾン、ナドロールなどである。初回は単回投与法と同量を投

与し、2回目以降は半量を2～6時間ごとに24～48時間まで繰り返し投与する。

4 緩下薬

1 原理

単独で用いるのでなく、活性炭とともに用いる。塩類下剤は非吸収性の陽イオンと陰イオンから成り、このイオンがつくる浸透圧勾配により腸管内に水分が移行し、腸内容が軟化かつ増大し腸管内圧が上昇することで排便が促される。糖類下剤はソルビトールが用いられるが、これがフルクトースに代謝され、やはり浸透圧勾配により腸管内に水分が移行し、排便が促される。ソルビトールの方が効果が早く持続も長い。

緩下薬は排便がなければ活性炭と併用するが、下痢がみられるときに敢えて投与すると、体液・電解質の異常を惹起するので投与しない。

2 禁忌

麻痺性イレウス、腸管閉塞、腹部外傷、腐食性物質の服用、重症の電解質異常。

3 用法・用量

- ソルビトール：D-ソルビトール液を2倍希釈し、約35%溶液（約35 g/100 ml）として使用する。成人には1～2 g/kg、小児には0.5～1 g/kgを用いる。
- クエン酸マグネシウム：成人には13.6%マグコロール® 液（34 g/250 ml）またはマグコロールP®（1包50 gに34 g含有）を投与する。
- 硫酸マグネシウム：成人には15～20 g、小児には250 mg/kgを用いる。

4 投与法

いずれの場合も胃洗浄し、活性炭の投与後に服用させるか、胃管から注入する。

5 合併症

悪心、嘔吐、腹痛のほか、体液・電解質異常として、脱水、血圧低下、アシドーシス、高ナトリウム血症などがみられる。

5　腸洗浄[4]

1 原理

大量の洗浄液を上部消化管から投与して、腸管内の未吸収物質を機械的に洗い流すもので、単に緩下薬を投与するよりも強力な腸管内容物の排出効果を期待している。洗浄液としては、体液異常を起こしにくいとされるポリエチレングリコール電解質液（ニフレック®）が用いられるが、現在は急性中毒への保険適応はない。

2 適応

活性炭などの吸着剤の効果が少なく、吸収が比較的遅い物質による中毒。例えば、金属類（鉄、ヒ素、鉛など）や、医薬品の徐放剤・腸溶剤の大量服用などが適応となる。但し、この要件を満たさないが、有効な治療法が確立されていない致死的中毒のパラコート中毒では、できるだけ早期に腸洗浄を施行することで救命の可能性が生まれると考えられる。

▶腸洗浄

3 禁忌

腸閉塞、消化管出血、消化管穿孔、繰り返す嘔吐、ショックなど。

4 準備するもの

①経鼻胃管またはバルーン付き十二指腸チューブ
②経管栄養法の注入セット
③ニフレック®

5 実施前にすること

①本人ないし家族にインフォームド・コンセントをとる。
②意識障害が3-3-9度の3桁であれば気管挿管をしておくことが望ましい。
③静脈路を確保する。
④胃洗浄をしておく。

6 実施方法

①胃管または十二指腸チューブを挿入する。
②注入時は座位または半座位、もしくは頭を高くした右側臥位とする。

③38℃に温めたニフレック®を、6歳以下は500 ml/hr、学童は1,000 ml/hr、12歳以上は1,500～2,000 ml/hrで、透明な洗浄液が排泄されるまで注入を続ける。通常は数時間を要する。

7 合併症

①大量注入するので、嘔吐とこれに伴う自律神経反射による一過性の徐脈や頻脈、血圧低下。
②腸蠕動亢進による腹痛。
③体液・電解質の失調。
④冷えた液を大量注入すると低体温になる。
⑤ショックやアナフィラキシーなど。

（黒川　顕）

【参考文献】
1）奥村　徹, 吉岡敏治, 白川洋一, ほか：胃洗浄. 中毒研究 16：471-474, 2003.
2）浅利　靖, 吉岡敏治, 奥村　徹, ほか：活性炭. 中毒研究 16：475-478, 2003.
3）浅利　靖, 吉岡敏治, 奥村　徹, ほか：緩下剤. 中毒研究 16：479-480, 2003.
4）白川洋一, 吉岡敏治, 奥村　徹, ほか：腸洗浄. 中毒研究 16：481-483, 2003.

2 血液浄化法

1 原理・有効性

▶血液浄化法

　体内の中毒物質を、体液を浄化することで体外に排泄させる方法を血液浄化法という。急性中毒に対する血液浄化法は、中毒の原因物質の毒性が高く、分布容積が小さく、血液浄化法によるクリアランスが内因性クリアランスより大きい場合に有効と考えられる。

2 血液浄化法の種類

▶血液透析
▶血液濾過
▶血液濾過透析
▶腹膜透析
▶直接血液灌流(血液吸着)

　人工膜を用いるものには血液透析、血液濾過、血液濾過透析があり、生体膜を利用するものには腹膜透析、吸着剤を用いるものに直接血液灌流(血液吸着)がある。

1 ■ 血液透析(HD)

　半透膜(透析膜)を介して濃度が異なる溶質がある場合、溶質は濃度の高い側から低い側に移動(拡散)するという原理を利用し、血液中の中毒物質をカートリッジ内の透析膜を介して透析液側に移動させ、体外に排泄させる方法である。さらにHDでは透析膜内外の圧格差によって水分を移動させることもできる。

　除去できるのは比較的低分子で、水溶性が高く、脂溶性が低く、蛋白結合率が低い物質である。

　また、HDでは体液量の調節、電解質の補正、酸塩基平衡の調節、体温の補正も可能なため、腎不全や低体温や高体温などの合併例に適している。

2 ■ 直接血液灌流(DHP)、血液吸着(HA)

　血液を活性炭からなるフィルターに灌流し、中毒起因物質を吸着させる方法である。中毒起因物質の分子量、水溶性の程度や蛋白結合率などにほとんど左右されずに除去できるが、イオン化した物質やアルコール類の除去効率は悪い。

3 ■ 血液濾過(HF)・持続的血液濾過(CHF)・持続的血液濾過透析(CHDF)

　HFでは膜の径の大きさに基づき種々の分子量のものを除去できるが、主に分子量8000以下のものを除去できる。CHDFではHDで除去される低分子量物質から、HF

で除去される中・高分子量物質まで除去可能である。
　CHFやCHDFは、間欠的なHFやHDに比し、体外循環する血流量も透析液の流量も少ないため、中毒起因物質の時間あたりの除去効率は劣るが、心血管系に与える影響が小さいので循環動態が不安定な例には適している。

4 ■ 血漿交換（PE）、交換輸血（ET）

▶血漿交換
▶交換輸血

　PEでは他の血液浄化法では除去できない高分子物質や蛋白結合率が高い物質も除去可能である。
　ETは、溶血を起こす物質、メチレンブルーが無効の重症メトヘモグロビン血症、乳児の重金属中毒などに試みられる。

3 適応

　原理・有効性のところで述べた有効性を期待し得る中毒起因物質は必ずしも多くない。中毒学会学術委員会が挙げている適応を示す。

1 ■ 血液透析を推奨する中毒起因物質

- アルコール類：イソプロパノール、エタノール、メタノール、エチレングリコール
- 臭化物
- 精神神経用剤：リチウム

2 ■ 血液透析を考慮する中毒起因物質

- アニリン
- シュウ酸
- モノクロル酢酸
- 催眠鎮静薬：ブロムワレリル尿素、抱水クロラール、トリクロロエタノール
- 解熱鎮痛消炎薬：アスピリン、アセトアミノフェン
- 抗不整脈薬：アテノロール、ソタロール、プロカインアミド
- 抗生剤：アミノグリコシド系薬
- 眼科用殺菌薬：ほう酸

3 ■ 血液灌流・血液吸着を推奨する中毒起因物質

- 気管支拡張薬：テオフィリン

4 ■ 血液灌流・血液吸着を考慮する中毒起因物質

- 催眠鎮静薬：フェノバルビタール、セコバルビタール、エトクロルビノール、グル

テチミド、メプロバメート、メタカロン
- 抗てんかん薬：カルバマゼピン、フェニトイン
- 強心薬：ジギトキシン
- 抗不整脈薬：ジソピラミド
- 代謝拮抗薬：メソトレキサート
- 除草剤：パラコート
- キノコ毒：アマニタトキシン

4 血液浄化法の選択

HDよりDHPの方が、分子量や蛋白結合率などを考慮せずに除去できるため、対象となる中毒起因物質の幅が広く、服用物質が不明な例などにも用いられることが多い。また、循環動態が不安定な例にはCHDFが適している。

5 禁忌

以下は相対的な禁忌であり、注意深く行えば、絶対的な禁忌とはいえない。

●a．循環動態が不安定な症例

ショック状態など循環動態が不安定だが、どうしても血液浄化法を行う必要がある場合には、回路のプライミングに血漿製剤を用いるとか、カテコラミンを併用したり、間欠的でなく持続的血液浄化法を行うなどすればよい。

●b．出血性の病態を有する症例

抗凝固薬を用いるので、出血性の病態を合併する場合には注意が必要である。例えば、消化管出血、外傷の合併、手術後間もないなどの場合で、どうしても実施する場合には、抗凝固薬にはヘパリンでなく、メシル酸ナファモスタットを用いるなどの配慮が必要である。

▶メシル酸ナファモスタット

6 合併症

- ブラッドアクセスに関するもの：出血、穿刺部の感染
- 抗凝固薬に関するもの：脳出血、消化管出血などの出血性合併症
- 循環動態に関するもの：血圧低下など
- その他：低体温、空気塞栓など

(黒川　顕)

【参考文献】　1）冨岡譲治，吉岡敏治，奥村　徹，ほか：血液浄化法．中毒研究 17：159-162，2004．

3 強制利尿

　大量の輸液と利尿薬を投与し、尿量を増やすことで中毒起因物質の排泄を促進させようというものである。急性中毒の治療法の1つとして、慣習的に行われてきたが、通常の尿排泄と強制利尿とで、排泄される中毒起因物質の量からみて有効性に差はなく、臨床的に有効性が確立されているのは、バルビツレートとサリチル酸中毒だけである。よって、脱水の補正と適切な腎血流量が維持されるだけの輸液がなされれば十分と考えられている。

1 適応

▶バルビツレート中毒
▶サリチル酸中毒
▶強制利尿

　バルビツレート中毒とサリチル酸中毒を除いては、強制利尿の有効性は確立されていない。

2 禁忌

　腎不全による乏尿や無尿では輸液をしても利尿は期待できず、心不全を引き起こすだけである。また既に心不全を起こしている症例に大量の輸液をすると、心不全を増悪させるので禁忌である。

3 方法

①実施する前に、腎機能障害や心不全がないかをチェックしておく。
②実施中は心電図、酸素飽和度、血圧、中心静脈圧、時間尿量、尿比重などを持続的にモニターし、また適宜、動脈血ガス分析、胸部X線、電解質などを検査する。
③脱水があれば、乳酸リンゲルで開始し、脱水状態を脱したら生理食塩水と5%ブドウ糖の等量配合液を用いる。500〜1,000 ml/hr の負荷をした後、250〜500 ml/hr で輸液を継続しつつ、250〜500 ml/hr の尿量が得られるように、適宜、フロセミド（ラシックス®）やドパミンを投与する。
④数時間ごとに病態を評価していつまで急速大量輸液を継続するか判断する。
⑤尿をアルカリ化すると排泄効果が上がるので、尿のpH 7.5以上を目標に重炭酸ナトリウム液20〜40 ml を反復静注するか点滴静注する。この際、アルカローシスや高ナトリウム血症にならないように注意が必要である。

4 合併症

　肺水腫、脳浮腫、高ナトリウム血症、低カリウム血症、(アルカリ化による)代謝性アルカローシス、(糖液による)血糖上昇、(冷たい液の大量投与による)低体温などに注意する。

（黒川　顕）

4 拮抗薬

▶中毒起因物質
▶拮抗薬

　中毒起因物質は極めて多数あるが、拮抗薬が存在する中毒起因物質はごく一部に限られる。必ずしも中毒とはいえないものも含めて表1に示すが、拮抗薬などの投与法については、本書内の個々の中毒の治療法の各項目や薬剤の成書を参考にして頂きたい。また、製剤としてないため自家製造しておかねばならないもの(亜硝酸ナトリウム、メチレンブルー)や、保険適応がないものもあるので、使用に際しては個々の施設で十分に検討して頂きたい。

表 1. 中毒起因物質または中毒名とその拮抗薬

中毒起因物質または中毒名	拮抗薬または解毒に用いられるもの
一酸化炭素中毒	酸素(高圧酸素療法)
有機リン	硫酸アトロピン、Pam(パム®注)
麻薬	ナロキソン
アセトアミノフェン	アセチルシステイン
シアン	亜硝酸アミル、亜硝酸ナトリウム、チオ硫酸ナトリウム
メトヘモグロビン血症	メチレンブルー
メタノール	エタノール
ヒ素	BAL(バル®注)
フッ化水素	カルシウム
マムシ咬傷	乾燥マムシウマ抗毒素、セファランチン
ベンゾジアゼピン	フルマゼニル
ワルファリン	ビタミンK
ヘパリン	硫酸プロタミン

(黒川　顕)

5 CO中毒と高気圧酸素治療法

1 CO中毒の原因と病態

▶CO中毒

1 CO中毒の原因

　一酸化炭素(CO)は炭素系質材の不完全燃焼により発生する無臭のガスであり、中毒死の主要な原因の1つである。火災、ストーブ・ポータブルガスヒーター・火鉢などの燃料を使用する暖房機、自動車などの内燃機関を有する車輌や船舶からの排気ガスが主要なCOの発生源であるが、触媒コンバーター装備の自動車では排気ガスにCOをほとんど含まない。近年ではインターネットの普及により練炭が自殺の手段に用いられるようになって以降、練炭による中毒が多発し間欠型症例や後遺症状を残す重症のCO中毒症例が増加傾向にある。

2 毒性と中毒病態

▶hypoxic stress

1 ■ hypoxic stress

　COはヘム蛋白(hemoglobin、myoglobin、cytochrome-C-oxydase、cytochrom-P-450など)との親和性が酸素よりも高く、容易にCO-ヘム蛋白を形成する。ヘム蛋白のCO親和性(対酸素)は、ヘモグロビン(Hb)が220〜250倍、ミオグロビンが30〜50倍、cytochrome系酵素が数倍である。特に、ヘモグロビンはCO-Hbを容易に形成し酸素飽和度が低下するため、動脈血の結合型酸素含量が減少し酸素運搬量が著しく減少する。CO-Hb濃度が増大すると酸素解離曲線が左方移動するため組織での酸素の放出が悪化する。これらの結果、組織に供給できる酸素量が減少し、さまざまな臓器に組織低酸素症を引き起こす。また、COがミオグロビンと結合すると横紋筋や心筋の組織低酸素症を引き起こす。COがcytochrome系酵素と結合すると酸素の利用障害を惹起すると考えられている。

　これらの酸素代謝の障害により、中枢神経障害、心筋障害、肝機能障害、腎機能障害、横紋筋融解などの臓器障害が発生する。急性CO中毒の症状は組織低酸素症の程度に応じてさまざまであり、皮膚紅潮、頭痛、頭重感、倦怠感、悪心・嘔吐、めまい、

視力障害、意識障害、混迷、抑うつ、健忘、頻呼吸、頻脈、痙攣、不整脈、心筋虚血、ショックなどを呈する。

▶oxydative stress

2 ■ oxydative stress

慢性頭痛、神経学的脱落症状、高次機能障害、人格障害やパーキンソン病などの神経学的後遺症状が遷延性または遅発性に進行する症例が散見される。これらの原因は組織低酸素症だけでは説明できず、近年、oxydative stress[1]と呼ばれる細胞毒性機序が注目されている。

COは脳の脂質過酸化(lipid peroxidation)により脱髄変化を引き起こすこと[2]、好中球による炎症反応を引き起こし、血小板凝集や血管内皮障害を惹起し、血管周囲および神経の損傷が起こること[3,4]が報告されている。最近の報告では、COによる脳障害は、免疫細胞が過剰に賦活される結果、神経の絶縁物質であるミエリン塩基性蛋白(MBP)が攻撃されるために生じることがラットの実験で立証されている[5]。これらの機序が、急性期以後の神経障害の進展、特に間欠型発症に関与している可能性が指摘されている。

2 急性CO中毒の治療指針

▶CO中毒の治療指針

表1に急性CO中毒の治療指針を示す。

1 病院前救急医療

「救急搬送における重症度緊急度判断基準作成委員会」報告書(救急振興財団)[6]に病院前における中毒プロトコールが示されている(図1)。このプロトコールを参考にし、CO曝露の可能性がある患者には、意識障害の有無にかかわらず、現場から高濃度酸素(リザーバー付きフェイスマスクで酸素10 l 以上/分)を投与しながら速やかに適切な医療機関に搬送することが原則である。広域の救急医療施設に高気圧酸素治療施設が存在する地域では速やかに高気圧酸素治療施設に搬送することが推奨されている。

2 初期評価と全身状態の安定化

来院後は、初期評価と全身状態の安定化を図ることが重要である。
①まずバイタルサインを測定し、気道確保、輸液などの蘇生処置を実施する。高体温は酸素消費量を増大させ酸素代謝障害を助長するので、速やかに冷却処置を行う。
②症状を聴取し、身体所見、特に神経学的所見をとる。
③CO曝露の機転、発生現場から来院までの時間経過、症状・身体所見の変化と酸素

表 1. 急性 CO 中毒の治療指針

A. prehospital care
　①CO による曝露、CO 中毒症状により急性 CO 中毒を疑う
　②心肺停止症例に対する蘇生処置
　　＊on-line MC により気管挿管の必要性を判断
　③高濃度酸素投与(リザーバー付きマスク下で純酸素 10 l/分以上)
　④高気圧酸素治療可能な救命救急医療施設への搬送が望ましい
B. In-hospital care
　1. 初期評価
　　①バイタルサインの把握と蘇生処置
　　②心電図モニター、SpO₂ モニター
　　③症状、身体所見、特に神経学的所見
　　　頭重感、嘔気嘔吐、頭痛、頻呼吸、頻脈、ショック、呼吸抑制、痙攣、意識障害(見当識障害〜深昏睡)
　　④問診
　　　CO 曝露の機転、発生現場から来院までの時間経過、来院までの酸素投与を含む治療内容、症状の変化、喫煙歴
　　⑤胸部単純 X 線撮影
　　⑥12 誘導心電図
　　⑦血液検査
　　　CO-Hb 濃度、動脈血液ガス分析、動脈血乳酸値、末梢血液検査、生化学検査(CK、CK-MB または心筋トロポニン、肝機能、腎機能)
　　⑧頭部 CT
　2. 全身状態の安定化
　　①意識障害・呼吸不全に対する気管挿管・人工呼吸
　　②ショック・脱水に対する輸液・循環管理
　　　＊代謝性アシドーシスは原則として補正しない。
　3. 酸素治療(NBO)
　　①実施方法
　　　・気管挿管下での純酸素投与
　　　・リザーバー付きマスク下で純酸素 10 l/分以上投与
　　②実施時間：6 時間以上
　4. 高気圧酸素治療(HBO)
　　①CO 曝露後 24 時間以内に実施
　　②治療条件
　　　初回：2.8 ATA、60 分(高気圧時間)
　　　2 回目以降：2.0 ATA、60 分(高気圧時間)
　　③実施期間
　　　・症状・所見が改善または固定するまで 1 日 1 回実施

投与を含む治療内容、喫煙歴(CO-Hb 濃度が 10〜15％まで上昇することがある[7])などを十分に聴取する。

　④CO 曝露のエピソードが確認できれば、病院前からの酸素療法(Normobaric Oxygenation；NBO)を継続する。高度の意識障害がある場合は気管挿管下で純酸素を投与し、意識障害が中等度以下であれば高濃度酸素を投与する。

　⑤次に胸部単純 X 線写真により肺水腫や誤嚥の有無をチェックする。

　⑥12 誘導心電図により虚血性変化をチェックし、虚血性心疾患を鑑別する。

　⑦血液検査では、動脈血 CO-Hb 値を測定し、10％以上であれば CO 中毒と確診する。動脈血ガス分析の測定値から代謝性アシドーシスの程度を判定する。動脈血の乳酸値または Base Excess 値は組織低酸素症の程度を反映するので、組織低酸素症の重症度指標として優れている。急性 CO 中毒では酸素解離曲線が左方移動するため、

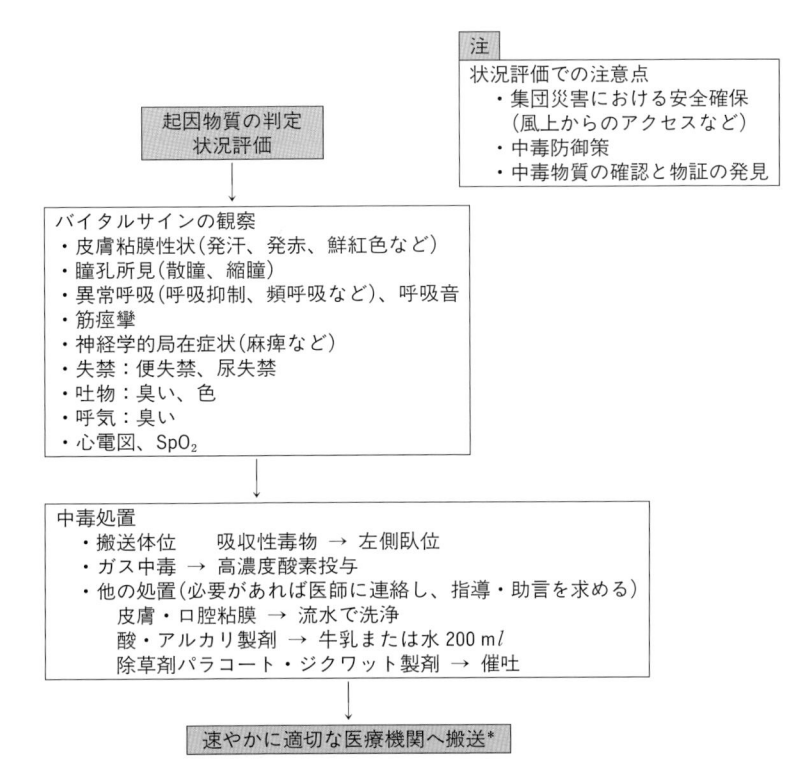

III. 中毒の標準治療 ⑤CO中毒と高気圧酸素治療法

```
                          ┌─────────────────┐    ┌──────────────────────┐
                          │ 起因物質の判定  │    │ 注                   │
                          │   状況評価      │    │ 状況評価での注意点   │
                          └────────┬────────┘    │ ・集団災害における安全確保 │
                                   │             │   （風上からのアクセスなど）│
                                   │             │ ・中毒防御策         │
                                   │             │ ・中毒物質の確認と物証の発見│
                                   ▼             └──────────────────────┘
  ┌──────────────────────────────────────────┐
  │ バイタルサインの観察                     │
  │ ・皮膚粘膜性状（発汗、発赤、鮮紅色など） │
  │ ・瞳孔所見（散瞳、縮瞳）                 │
  │ ・異常呼吸（呼吸抑制、頻呼吸など）、呼吸音│
  │ ・筋痙攣                                 │
  │ ・神経学的局在症状（麻痺など）           │
  │ ・失禁：便失禁、尿失禁                   │
  │ ・吐物：臭い、色                         │
  │ ・呼気：臭い                             │
  │ ・心電図、SpO₂                           │
  └─────────────────┬────────────────────────┘
                    ▼
  ┌──────────────────────────────────────────────────────┐
  │ 中毒処置                                             │
  │ ・搬送体位    吸収性毒物 → 左側臥位                  │
  │ ・ガス中毒 → 高濃度酸素投与                          │
  │ ・他の処置（必要があれば医師に連絡し、指導・助言を求める）│
  │    皮膚・口腔粘膜 → 流水で洗浄                       │
  │    酸・アルカリ製剤 → 牛乳または水200 ml             │
  │    除草剤パラコート・ジクワット製剤 → 催吐           │
  └─────────────────┬────────────────────────────────────┘
                    ▼
         ┌─────────────────────────────┐
         │ 速やかに適切な医療機関へ搬送* │
         └─────────────────────────────┘
```

図1. 病院前の中毒処置に関するプロトコール
*急性一酸化炭素中毒は、高気圧酸素治療施設に搬送することが望ましい。
（財団法人救急振興財団：中毒．救急搬送における重症度緊急度判断基準作成委員会報告書，p 37，東京，2004 より一部改変）

原則として代謝性アシドーシスを補正しない。CO曝露が強く疑われる症例で乳酸アシドーシスを呈している場合はCO-Hb値が10%未満であっても、CO中毒として治療を開始する。火災などによるシアン中毒の可能性があれば、定性分析を行い鑑別する。

⑧末梢血検査では、ヘマトクリット値を評価し血管壁透過性亢進に起因する血液濃縮の程度をチェックする。

⑨生化学検査では、横紋筋融解の指標となるCKを測定するとともに、CK-MBまたは心筋トロポニンを測定し心筋障害の有無をチェックする。腎機能検査および肝機能検査は必ず実施する。

⑩早期に頭部CTを撮影し、頭痛や昏睡を呈し局在症状がない場合はくも膜下出血の鑑別を行う。頭部MRIは病変の部位と質的診断に有用であるので急性期に実施し、脳波検査は急性期離脱後までに実施する。

> **メモ** CO-Hb濃度の評価
>
> 　近年、動脈血CO-Hb濃度と臨床症状の関係はパラレルではないことが指摘されている。病院前の高濃度酸素投与により動脈血CO-Hb濃度が低下しても組織中のCOが残存しているために動脈血CO-Hb濃度と臨床症状に乖離が生じると考えられている[8]。逆に、高濃度COの短時間曝露の場合は、動脈血CO-Hb濃度が高いにもかかわらず、臨床症状が軽度の場合もある。
>
> 　したがって、CO-Hb濃度を過信することなく、組織低酸素症に起因する臨床症状および身体所見、検査所見を評価することが大切である。頭痛、頭重感、悪心などの軽度の症状であっても高次機能が障害されていることがあるので、過小評価は禁物である[9][10]。

3 酸素療法(Normobaric Oxygenation；NBO)

▶酸素療法

　急性CO中毒治療の基本は全身状態の安定化と酸素療法であり、酸素療法は高分圧酸素によるCOの洗い出しと低酸素組織における酸素代謝の改善を目的としている。酸素のCO洗い出し作用は次のHaldaneの法則により示される。

$$CO\text{-}Hb/O_2\text{-}Hb = M \times PCO/PO_2$$

　M：Hbの酸素に対するCO親和性

　すなわち、PO_2値を上昇させることによりCO-Hbの減少とO_2-Hbの増加をもたらすことが初期治療の基本になる。動脈血CO-Hb濃度を50％とした場合の半減期は、大気圧下室内空気で320分、大気圧下純酸素で80分、2.5気圧下純酸素で23分である。したがって、来院後直ちに高濃度酸素投与を開始してCOを洗い出し、可及的速やかに組織低酸素症を改善することが重要である。高濃度酸素の投与期間は組織内のCOの洗い出しが動脈血より遅延するため通常6時間以上とする[8]。

　酸素療法の指標はCO-Hb濃度ではなく、組織低酸素症に起因する臨床症状、身体所見および諸検査所見であり、酸素療法の目的は酸素代謝の改善にあることに留意する。動脈血CO-Hb濃度が正常域に復し、意識が改善し全身状態に問題がなければ治療が終了したと判断する旧来の方法は見直されるべきである。

▶高気圧酸素治療

4 高気圧酸素治療(Hyperbaric Oxygenation；HBO)

　HBOはCOを迅速に洗い出し、酸素代謝を急速に改善する効果があるため、CO曝露後早期(24時間以内)に実施することが望ましい。HBOは酸素中毒の回避が絶対条件であり、日本高気圧環境医学会が策定した「高気圧酸素治療の安全基準(2004年11月4日改正)」[11]を遵守し、治療圧力は第1種装置では2.8 ATA、第2種装置では3.0 ATAを超えてはならず、治療時間(治療圧力を適用する時間)は第1種装置では60

分、第2種装置では60〜90分とする。したがって、初回は2.8 ATA、60分、2回目以降は2.0 ATA、60分とするのが妥当である。実施期間は、来院24時間以降は臨床症状・身体所見、生体機能や脳病変が改善または固定するまで1日1回実施する。但し、脳波所見は basic activity が長期間にわたり徐波化傾向を示すため、HBO終了の判断指標としては異論がある。

3 急性CO中毒に対する高気圧酸素治療

1 高気圧酸素治療の効果と標準化

急性CO中毒に対する高気圧酸素治療（HBO）の効果はCOの洗い出しおよび低酸素組織における酸素代謝の改善にあることに異論はない。近年、HBOの効果としてCOによる低酸素症モデルで、ミトコンドリアの酸化的リン酸化反応の改善[12]、脂質過酸化の抑制[13]、微小血管に対する好中球接着の低減[14]が報告されている。

HBOの臨床的有効性についてはさまざまなEBMが報告され、国際的な論争が繰り広げられてきた。1989年、Raphael ら[15]は、急性CO中毒に対するHBOの効果に関する randomized controlled trial（RCT）を行い、HBOは意識障害を伴わない急性CO中毒患者に有用性はなかったことを報告した。この研究は国際的な波紋を起こし、Ducasse（1995年）[16]、Thom（1995年）[17]、Mathieu（1996年）[18]、Scheinkestel（1999年）[19]をはじめ、次々とRCTの成績が報告されたが、コンセンサスが得られない状況が続き、救急現場に混乱がもたらされた。

こうしたエビデンスの相違は、①対象範囲、②HBOの管理法、③発症後HBO開始までの時間、④HBOの圧力、⑤転帰の評価方法と時期、⑥フォローアップの実施率、⑦統計手法、などにより複層的に生じたものである。しかしながら、国際的な論争を通して、結果的にRCTのデザインや手法が発展してきた。

2002年、Weaver らは、従来にない研究デザインを考案し、高次機能による転帰評価およびOdds比による統計学的な検定などを導入したRCTを行い、発症後24時間以内に実施した3回のHBOはCO中毒の6週間後・12ヵ月後の認知機能後遺症のリスクを低減したことを報告した[20]。この結果は国際的には一部で異論があるものの、概ね好意的な評価を受けている。6編のRCTを厳選した Cochrane Review（2005年）[21]では方法論上のいくつかの問題点を指摘し、RCTの手法の進歩を認めつつも、これまでのRCTではHBOによる転帰の改善を確定できず、さらなる多施設研究が必要であると結論している。

今後の検討課題は、①予後判別指標、②HBOの至適回数、③HBOの至適圧力、④

曝露後のHBO実施の有効期間、⑤軽症CO中毒の治療方法、などであることが指摘されている[22)23)]。軽症CO中毒の治療には6時間の大気圧下酸素療法（NBO）を推奨する臨床医が多いが、その有効性は立証されていない[8)]。

2 高気圧酸素治療プロトコール（試案）

▶治療プロトコール

著者らは、急性CO中毒に対するHBOの有効性に関するRCTの諸結果、Weaverらの結論（2002年）および当施設の治療成績を踏まえて、表2に示す治療プロトコールを導入した[9)]。

ポイントは、①意識障害やCO-Hb濃度に依存しないHBOの適応基準を試験的に定めたこと、②発症後24時間以内に2.8ATAのHBO、その2〜3時間後に2.0ATAのHBOをルーチン化したこと、③3回目以降は、症状・所見が残存しているか判定不能の場合に、症状が改善または固定するまで2.0ATAのHBOを1日1回継続して実施すること、④急性期（または急性期後）、入院後2週間（または退院時）、退院後2週間・6週間・3ヵ月に実施すべき検査項目を定め、頭部MRI、脳波検査、高次機能検査による評価を必須化したこと、である。

高次機能検査は、成人にはWAIS（Wechsler Adult Intelligence Scale）、小児にはWAIS-Rを用いている。MRIはCTよりも診断精度が高く、CTで捕捉できない病変を早期から把握できるため、質的診断、治療経過や病態の判断や治療方法の評価に有用である。CO中毒では画像診断に異常所見がない場合でも脳波に徐波化などの異常所見を呈することが多く、治療経過の評価に有用である。

こうしたプロトコールの導入により、CO中毒患者の転帰を改善できるかについては今後の検討を俟たなければならないが、プロトコールの策定により急性CO中毒に対する診療の質が向上し、事後の評価および治療法の見直しが可能になることは間違

表2．急性CO中毒に対する治療プロトコール

A．HBOプロトコール
  1．適応基準
    ①CO曝露
    ②来院時の動脈血CO-Hb濃度10％以上
    ③発見から来院時の低酸素症の症状
    これらの1項目があれば、発症後24時間以内にHBOを実施する。
  2．治療条件
    ・1回目（発症24時間以内）　　　：2.8ATA、60分（必須）
    ・2回目（1回目の2〜3時間後）：2.0ATA、60分（必須）
    ・3回目以降（1日1回）　　　　　：2.0ATA、60分
  3．治療期間
    ・3回目以降は、症状・所見が残存しているか判定不能の場合に実施する。
    ・症状・所見が改善または固定するまで、1日1回継続して実施する。

B．検査プロトコール
  ・急性期（または急性期後）　　　　　　：頭部CT、頭部MRI、脳波検査
  ・入院後2週間（または退院時）：頭部CT、頭部MRI、脳波検査、高次機能検査*
  ・退院後2週間、6週間、3ヵ月：頭部MRI、脳波検査、高次機能検査*

*高次機能検査：成人；WAIS、小児；WAIS-R　　　（東海大学病院高度救命救急センター）

いない。

3 高気圧酸素治療実施の留意点

　急性の重症 CO 中毒には発症後 24 時間以内に HBO を実施することが推奨されるが、気道熱傷や広範囲熱傷などにより呼吸障害が高度で循環動態が安定しない患者は HBO 中の安全が担保されないため、HBO を実施するべきではなく、酸素療法（NBO）と全身管理が優先されることはいうまでもない[6]。

　急性 CO 中毒に HBO を実施する場合、1 人用の第 1 種装置では合併症発生時の危機回避が困難であるため、日本高気圧環境医学会は人工呼吸器による呼吸管理を必要とする場合は第 1 種装置の使用を禁じている[11]。したがって、器械的人工呼吸が必要な患者は、装置内での医療者による管理が可能な第 2 種装置（図 2）で治療することが原則である。

　HBO 施設は全国に 724 施設（1 種装置 887 機、2 種装置 51 機；2005 年 6 月）あるものの、高次救急医療施設で人工呼吸が可能な大型 2 種装置設置施設は限られている。また、HBO 装置設置施設は、救命救急センター175 施設のうち 57 施設（32.6％）、救急科専門医認定施設 364 施設のうち 107 施設（29.4％）に設置されているが、緊急に HBO をいつでもどこででも安全に実施できる救急医療体制は確立されていない。したがって、HBO が実施できる高次救急医療施設が三次救急医療圏にない地域では、救急ヘリコプターによる圏外への速やかな転送が不可能であれば長時間搬送を避け、救急医療施設で酸素療法と全身管理を実施することを優先し、初期治療後に転送を考慮することが望ましい。

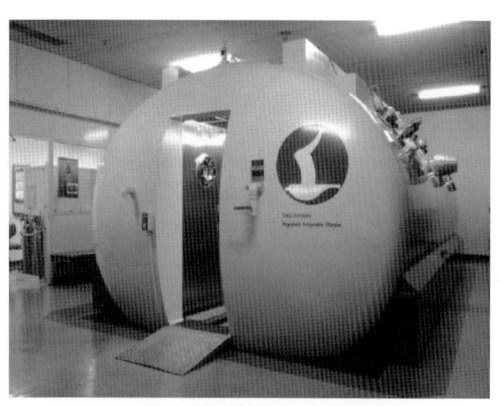

図 2．高気圧酸素治療第 2 種装置
（東海大学病院高圧酸素治療室全景）

4　間欠型 CO 中毒に対する治療

▶間欠型 CO 中毒

　間欠型は、急性症状の回復後に症状が再燃または増悪する特異な病型である。失見当識、健忘、能動性の欠如、失書、失算、無感情、失禁、錐体外路症状、意識障害などの多彩な精神神経症状を呈し、重症では植物状態に移行し死亡する症例がある。間欠型は、CO の曝露量と発症の間に dose-response の関係が成立しておらず、CO 曝

露後に生じる免疫反応が脳障害を媒介している可能性があることが報告されている[5]。間欠型の症例において MRI 所見で脱髄によると考えられる深部白質病変の報告が相次いでおり[24]、MRI 診断が間欠型発症の早期診断と治療経過の評価に有用である。

　間欠型の治療法は確立されていないが、間欠型発症の症例の中には HBO が有効である症例が散見されており、HBO を試みる価値がある。

　間欠型発症の病態はいまだ解明されておらず、HBO の予防・治療効果についても不明である。今後、実験的研究や臨床データの収集と分析が必要である。

（山本五十年、猪口貞樹）

【文献】

1) Thom SR, Ischiropoulos H : Mechanism of oxidative stress from low levels of carbon monoxide. Health Effect Institute Research Report 80 : 1-19, 1997.
2) Thom SR : Carbon monoxide-mediated brain lipid peroxidation in the rat. J Appl Physiol 68 : 997-1003, 1990.
3) Thom SR : Leukocytes in Carbon Monoxide-Mediated Brain Oxidative Injury. Toxicol Appl Pharmacol 123 : 234-247, 1993.
4) Thom SR, Xu YA, Ischiropoulos H : Vascular endothelial cells generate peroxynitrate in response to carbon monoxide exposure. Chem Res Toxicol 10 : 1023-1031, 1997.
5) Thom SR, Bhopale VM, Fisher D, et al : Delayed neuropathology after carbon monoxide poisoning is immune-mediated. PNAS 101 : 13660-13665, 2004.
6) 財団法人救急振興財団（編）：中毒．救急搬送における重症度緊急度判断基準作成委員会報告書，p 37，東京，2004．
7) Hee J, Calais F, Momas I, et al : Smokers' behaviour and exposure according to cigarette yield and smoking experience. Pharmacol Biochem Behav 52 : 195-203, 1995.
8) Piantadosi CA : Carbon monoxide poisoning. N Engl J Med 347(14) : 1054-1055, 2002.
9) 山本五十年，守田誠司，井上茂亮，ほか：一酸化炭素中毒．救急・集中治療 17(6) : 591-595, 2005．
10) 山本五十年，中川儀英，関　知子，ほか：一酸化炭素中毒の診断基準・病型分類・重症度．内科 95(6) : 1603-1607, 2005．
11) 日本高気圧環境医学会：高気圧酸素治療の安全基準．日本高気圧環境医学会ホームページ (http://www.jshm.net/)，2005．
12) Brown SD, Piantadosi CA : Recovery of energy matabolism in rat brain after carbon monoxide hypoxia. J Clin Invest 89 : 666-672, 1992.
13) Thom SR : Antagonism of carbon monoxide-mediated brain lipid peroxidation by hyperbaric oxygen. Toxicol Appl Pharmacol 105 : 340-344, 1990.
14) Thom SR : Functional inhibition of leukocyte B$_2$ integrins by hyperbaric oxygen in carbon monoxide-mediated brain injury in rats. Toxicol Appl Pharmacol 123 : 248-256, 1993.
15) Raphael JC, Elkharrat D, Jars-Guincestre M-C, et al : Trial of normobaric and hyperbaric oxygen for acute carbon monoxide intoxication. Lancet 2 : 414-419, 1989.
16) Ducasse JL, Celsis P, Marc-Vergnes JP : Non-comatose patients with acute carbon monoxide poisoning ; hyperbaric or normobaric oxygenation? Undersea Hyperb Med 22 : 9-15, 1995.
17) Thom SR, Taber RL, Mendiguren II, et al : Delayed neuropsychologic sequelae after carbon monoxide poisoning ; Prevention by treatment with hyperbaric oxygen. Ann Emerg Med 25 : 474-480, 1995.
18) Mathieu D, Wattel F, Mathieu-Nolf M, et al : Randomized prospective study comparing the effect of

HBO versus 12 hours NBO in Non-comatose CO poisoned patients ; results of the interim analysis. Undersea Hyperb Med 23 (supplement) : 7-8, 1996.
19) Scheinkestel CD, Bailey M, Myles PS, et al : Hyperbaric or normobaric oxygen for acute carbon monoxide poisoning ; a randomised controlled clinical trial. Med J Aust 170 : 203-210, 1999.
20) Weaver LK, Hopkins RO, Chan KJ, et al : Hyperbaric oxygen for acute carbon monoxide poisoning. N Engl J Med 347 : 1057-1067, 2002.
21) Juurlink DN, Buckley NA, Stanbrook MB, et al : Hyperbaric oxygen for carbon monoxide poisoning (Review). The Cochrane Database of Systematic Reviews, Issue 3, The Cochrane Collaboration, John Wiley & Sons Ltd, Bognor Regis, West Sussex, UK, 2005.
22) Thom SR : Hyperbaric-oxygen therapy for acute carbon monoxide poisoning. N Engl J Med 347 (14) : 1105-1106, 2002.
23) Thom SR, Weaver LK : Carbon monoxide poisoning. Hyperbaric Oxigen 2003 ; Indication and Results, The hyperbaric Oxygen Therapy Committee Report, Undersea Hyperb Med Society, Inc (ed), pp 11-17, Kensington, Maryland, USA, 2003.
24) Kim JH, Chang KH, Song IC, et al : Delayed encephalopathy of acute carbon monoxide intoxication ; diffusivity of cerebral white matter lesions. Am J Neuroradiol 24 : 1592-1597, 2003.

IV

中毒各論

１ 医薬品

ベンゾジアゼピン

●●●● はじめに

ベンゾジアゼピンは抗不安、鎮静、催眠および抗痙攣作用などがあり表1に示すように30種類程度の製品が出回っている。

1 中毒作用機序

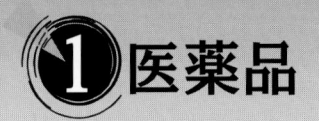

▶ベンゾジアゼピン

ベンゾジアゼピンの主たる作用は中枢神経系の抑制である。ベンゾジアゼピンが直接に中枢神経系に作用して抑制作用を現すのではなくGABA（γ amino butyric acid；γアミノ酪酸）を介して中枢神経系の抑制作用を発揮する。すなわちベンゾジアゼピンがその受容体（ベンゾジアゼピン受容体）に結合するとGABAの作用が増強し神経細胞のClチャンネルが開いてClイオンの透過性が亢進する結果神経伝達が抑制される。フルマゼニル（後述）はこのベンゾジアゼピン受容体に競合的に拮抗しベンゾジアゼピンによる鎮静、呼吸抑制を改善させる。

脳内のベンゾジアゼピン受容体は主として海馬に分布する。海馬は情動と記憶に関する中枢と考えられているので、ベンゾジアゼピンが情動に関する中枢を抑制すると本剤の本来の使用目的である抗不安や鎮静、睡眠といった薬効を発揮する。しかし、それとともに本剤は海馬のもう1つの機能である記憶中枢に作用すると健忘を起こすことがある。ベンゾジアゼピン使用時の健忘症は薬剤服用開始後の記憶が障害されるのが特色で、頭部外傷のように事故以前の記憶が失われる逆行性健忘と異なり前向

表 1. ベンゾジアゼピンの経口急性毒性

物質名	マウス経口 LD_{50} (mg/kg)	物質名	マウス経口 LD_{50} (mg/kg)
アルプラゾラム	1,410	プラゼパム	4,000 以上
エスタゾラム	740	フルジアゼパム	910
エチゾラム	4,258	フルタゾラム	2,620
オキサゼパム	5,000 以上	フルトプラゼパム	2,430
オキサゾラム	5,200	フルニトラゼパム	1,200
クロキサゾラム	3,300	フルラゼパム	1,300
クロチアゼパム	957	塩酸フルラゼパム	715
クロナゼパム	15,000 以上	ブロチゾラム	10,000 以上
クロラゼブ酸二カリウム	960	ブロマゼパム	3,200
クロルジアゼポキサイド	720	ミダゾラム	500
ジアゼパム	720	メキサゾラム	4,687
トフィソパム	3,800	メタゼパム	1,020
トリアゾラム	7,500	塩酸リルマザホン	890
ニトラゼパム	1,800	ロルラゼブ酸エチル	5,506
ニメタゼパム	750	ロラゼパム	4,500
ハロキサゾラム	1,413	ロルメタゼパム	1,790

性健忘といわれる。

　ベンゾジアゼピンは消化管から速やかに吸収され、脱メチル化、加水分解、グルクロン酸抱合などにより代謝される。蛋白結合率はほとんどのベンゾジアゼピンで80〜90％以上の高値である。

　ベンゾジアゼピン単独の毒性は一般的にはそれほど高くないと考えられている。例えばマウスの経口 LD_{50} で比較すると比較的毒性が高いと思われるもの（LD_{50} が低値のもの）は、ミタゾラム（ドルミカム® 注）500 mg/kg、塩酸フルラゼパム（ダルメート® カプセルほか）715 mg/kg、ジアゼパム（セルシン® ほか）、クロルジアゼポキサイド（コントール® ほか）720 mg/kg、エスタゾラム（ユーロジン® ）740 mg/kg、ニメタゼパム（エリミン® ほか）750 mg/kg、などである（表1）。これ以外の多くのベンゾジアゼピン製剤のマウス LD_{50} は 1,000 mg/kg 以上で、経口による1回常用量（数 mg 〜10 mg 程度）とマウスの経口 LD_{50} から判断する限りはベンゾジアゼピン自体は比較的低毒性であるといえる。実際ベンゾジアゼピン単独の経口の過量摂取による死亡例の報告は非常に少ない。但し、①高齢者、②他の中枢神経系薬剤と併用した場合、③アルコールと併用した場合、④静注、⑤短時間作用性のもの（トリアゾラム、ミタゾラムなど）、ではこの限りではなく死亡例が報告されている。

2 症状

●a．中枢神経系症状

　ベンゾジアゼピンの主な中毒症状は本剤の中枢神経系に対する作用に起因するものである。傾眠から昏睡まで種々の程度の意識障害、混迷、運動失調、反射低下、構語障害がみられる。また前向性記憶喪失、幻視、幻聴や、小児では興奮、痙攣などの報告もある。

●b．循環器系症状

血圧低下、徐脈、心抑制、頻脈（本剤の抗コリン作用によると思われる）。

●c．呼吸器系症状

中枢神経系の抑制や筋力低下も関連すると思われる呼吸抑制がみられる。

●d．消化器系症状

嘔気、嘔吐などの一般的な消化器症状のほか、口渇や腸雑音の低下など本剤の抗コリン作用に起因すると思われる症状もみられる。

●e．その他の症状

体温低下、筋力の低下、横紋筋融解などがある。

▶アルコール　　アルコールは、それ自体のもつ中枢神経系抑制作用および肝臓における代謝排泄の遅延などからベンゾジアゼピンの作用を増強すると考えられている。

▶H_2ブロッカー　　H_2ブロッカーであるシメチジンは、肝臓における薬物代謝酵素であるチトクローム

P-450系酵素の活性を低下させるためにベンゾジアゼピン系薬剤のクリアランスを低下させ、その結果血中濃度を上昇させる可能性が指摘されている。

ベンゾジアゼピンは一般に胎盤を通過するために胎児にも影響を及ぼす可能性がある。また母乳中に分泌されるので注意が必要である。

3 診断

患者自身が服用した薬剤を申告したり、薬の飲み残しがあったり、処方箋のコピーなどから本剤が投与されていることが判明すれば診断は比較的容易である。しかし、
①症状のみからベンゾジアゼピン中毒の診断をするのは困難である、
②患者自身が正しく服用した薬剤を言ってくれるとは限らない(特に自殺企図)、
③ベンゾジアゼピンを服用したことが推定できる場合も、多剤服用を念頭におきベンゾジアゼピン以外の薬物の服用の有無をかならず確認する。他剤とは中枢神経系に作用する薬剤のみならず中枢神経系作用のない他の薬剤やアルコールなどすべての中毒起因物質が含まれる。

確定診断は血液や尿を検体としてガスクロマトグラフによるベンゾジアゼピンの同定、定量を行うが、設備や時間的な点ですべての医療機関で分析結果を迅速に利用することは困難である。救急外来で本剤の服用の有無を大まかに判定するには尿中薬物簡易定性キットトライエージDOA®(シスメックス株式会社)を利用する。

なお前述の如く、ベンゾジアゼピンはそれ自体が神経細胞を直接に抑制するのではなくGABAを介しての中枢神経抑制作用であること、蛋白結合率が高いこと、活性代謝産物による作用も考慮する必要があることなどから、服用したベンゾジアゼピン自体の血中濃度と重症度、症状との関連、意味づけは現時点では十分に確立しているとはいえず今後の課題となっている。

4 治療

ベンゾジアゼピン単剤服用、多剤服用を問わず経口摂取の場合には標準的な治療手順により治療を開始する[1]。

●a. 催吐、胃洗浄

胃洗浄は一般に生命に危機を及ぼす可能性がある場合に摂取後1時間以内が最も効果があると考えられている。ボランティアにテマゼパム10 mg服用させ30分後に洗浄を行った試験では、活性炭の投与は血中濃度の最高値を抑えたが胃洗浄では血中濃度の最高値を抑えることができなかったとの報告がある[2]。

前述の如く本剤の経口摂取ではヒトに対する毒性はそれほど高くないので、少なくとも治療量の数倍以上あるいは常用量数日分以上で服用後1〜2時間以内が催吐、胃洗浄の適応と考えられる。胃洗浄を行う際はなるべく太い洗浄チューブを使用する。

胃洗浄（催吐）に際して、①痙攣がみられるときはまず痙攣に対する処置を行う。②意識障害、そのため嚥下反射の低下が予想される場合は事前に気管挿管を行う、など誤嚥に細心の注意を払う。

●b．活性炭、塩類下剤

成人の場合は活性炭 50～100 g（小児の場合 1 g/kg）を 300～500 ml の微温湯（小児の場合、生理食塩水 10～20 ml/kg）に溶いて 1 回投与する。ベンゾジアゼピンに対する活性炭の反復投与の有効性は不明である。腸管の閉塞、麻痺性イレウス、消化管穿孔が予想される場合は禁忌である。また服用時反射的に嘔吐などがみられるので胃洗浄チューブより投与、あるいは経口投与の場合にはシロップなどと合わせて飲みやすくする工夫が必要である。

活性炭と併せて塩類下剤を投与する。成人の場合クエン酸マグネシウム（マグコロール®；クエン酸マグネシウム 13.6%溶液）250 ml（4 ml/kg）投与。D ソルビトール液を 2 倍希釈し、ソルビトール換算で成人 1～2 g/kg、小児 0.5～1 g/kg を投与する。

活性炭同様腸管の閉塞、麻痺性イレウス、消化管穿孔が予想される場合は禁忌である。

下剤投与時には水分電解質異常に注意を払う。

●c．血液浄化

ベンゾジアゼピンは主として肝臓で代謝されること、蛋白結合率が高いこと、などから本剤中毒に対して強制利尿、血液浄化法の適応はないと考えられている。

●d．フルマゼニル投与

フルマゼニルはベンゾジアゼピン受容体に競合的に拮抗してベンゾジアゼピンによる傾眠、昏睡、呼吸抑制などの諸症状を改善する。但し本剤は作用の持続時間が短いためにいったん意識が回復しても再び意識障害に陥ることがある。

①フルマゼニルの投与方法

初回 0.2 mg をゆっくり静注する。

静注後 4 分以内に覚醒しない場合には 0.1 mg を追加し、以後 1 分ごとに 0.1 mg ずつ総量 1 mg まで投与する。

②ベンゾジアゼピン中毒患者にフルマゼニルを投与する際の注意事項

・フルマゼニル自体の副作用に血圧上昇、嘔気、嘔吐、頭痛、興奮などがある。
・ベンゾジアゼピン系薬剤の作用持続時間よりはフルマゼニルの効果持続時間の方が短いので、ベンゾジアゼピン中毒患者に本剤を投与していったん意識の改善がみられたとしても、再び意識障害、呼吸抑制などに陥る可能性がある。

したがってベンゾジアゼピン中毒患者に本剤を使用していったん意識が回復したからといって、そのまま帰宅させるなど観察のレベルを緩めるのは危険である。

・ベンゾジアゼピンと同時に三環系抗うつ薬を服用している症例ではフルマゼニルによりベンゾジアゼピンの作用を軽快させると、痙攣や不整脈の発生など三環系抗うつ薬の副作用の諸症状が顕著になることがある。
・長期間ベンゾジアゼピンを投与されている患者の場合、フルマゼニルの使用により痙攣が起こることがある(特にてんかんの患者では注意が必要である)。

●e. その他の治療

心肺停止に対する気道確保や静脈路確保その他救命処置、痙攣に対する処置、意識障害に対する気道の確保、その他集中治療室もしくはそれに準ずる重症病棟での徹底した支持療法(対症療法)と厳重な観察が不可欠である。

5 合併症

意識障害に対する誤嚥、呼吸管理に伴う気道感染など、意識障害、重症患者治療に際しての一般的な合併症のほかフルマゼニル使用時の合併症に注意する。

6 予後

本剤を単独で摂取した場合、前述の治療方針に則って対応する限りは死亡例は少ないと思われる。しかし高齢者、他の中枢神経系に作用する薬剤(アルコール含む)と併用した多剤服用例、静注、短時間作用性のもの(トリアゾラム、ミタゾラムなど)の場合は死亡例も報告されているので注意が必要である。

(大橋教良)

【文献】
1) 日本中毒学会学術委員会：急性中毒の標準治療．中毒研究 16：185-197, 2003.
2) Lapatto-Reiniluoto O, Kivisto KT, Neuvonen PJ：Efficacy of activated charcoal versus gastric lavage half an hour after ingestion of moclobemide, temazepam, and verapamil. Eur J Clin Pharmacol 56(4)：285-288, 2000.

抗うつ薬

●●●はじめに

抗うつ薬は環系抗うつ薬(三環系、四環系、複素環系)、非環系抗うつ薬[選択的セロトニン再取込み阻害薬(SSRI)など]、モノアミン酸化酵素阻害薬(monoamin oxidase in-hibitor；MAOI)に大別される(表2)。

▶三環系抗うつ薬　　臨床的に大量服用による中毒で致死的な副反応が問題となる多くは、環系、主に三環系抗うつ薬である。近年、わが国ではうつ病に対しては欧米での治療の潮流になら

表 2. 抗うつ薬の分類と主な薬品(商品名)

環系抗うつ薬	
三環系抗うつ薬	イミプラミン(トフラニール、クリテミン)
	クロミプラミン(アナフラニール)
	トリミプラミン(スモンチール)
	アミトリプチリン(トリプタノール)
	ノルトリプチリン(ノリトレン)
	アモキサピン(アモキサン)
	ロフェプラミン(アンプリット)
	デシプラミン(パートフラン)
	ドスレピン(プロチアデン)
四環系抗うつ薬	マプロチリン(ルジオミール)
	ミアンセリン(テトラミド)
	セチプチリン(テシプール)
非環系抗うつ薬	
選択的セロトニン再取込み阻害薬(SSRI)	トラゾドン(レスリン、デジレル)
	フルボキサミン(デプロメール、ルボックス)
セロトニン・ノルアドレナリン再取込み阻害薬 (SNRI)	ミルナシプラン(トレドミン)
モノアミン酸化酵素阻害薬(MAOI)	サフラジン(サフラ)(製造中止)
	セレギリン(エフピー)

い SSRI の使用率が増加する傾向にある(SSRI の特徴の 1 つとして大量服用により致死的になりにくいことが挙げられる)。一方で他の精神疾患も含め環系抗うつ薬の使用頻度は高く、大量服用による中毒発生のリスクも高い。また、MAOI は肝機能障害(投与期間や量と相関せずに出現する過敏反応)などの副作用が問題となるため、一部の難治性うつ病とパーキンソン病治療を除いてほとんど使用されていない。

1 環系抗うつ薬

1 中毒作用機序

心血管系、中枢神経系を中心に毒性を現す。

過剰な薬理作用が毒性作用の中心である。持続的なモノアミンの増量がシナプス・レセプターの感受性に変調をきたす。心血管系に対しては抗コリン作用とカテコラミンのニューロンでの再取込みの阻害により頻脈と高血圧を生じ、膜興奮抑制(キニジン様)効果によるナトリウム・チャネルの阻害により心筋収縮力抑制や心筋伝導障害をもたらす。末梢では α アドレナリン作用の阻害により血管拡張を呈する。

・神経伝達物質再取込みを過剰に阻害されることによる伝達物質の増量
・シナプス・レセプター感受性の変調
・心筋に対するキニジン様の障害作用

表 3. 抗うつ薬中毒の3大症状と発症機序

心毒性(Cardiotoxicity)	キニジン様作用：心筋のナトリウム・チャンネルの抑止による脱分極と刺激伝導系の障害による。
昏睡(Coma)	コリン受容体の抑制による抗コリン作用による。
痙攣(Convulsion)	脳・中枢神経のノルアドレナリンやセロトニンの再取込み阻害により誘発される。

2 症状

3 C's(Cardiotoxicity：心毒性、Coma：昏睡、Convulsion：痙攣)が三大症状である(表3)。

急性中毒の発症は摂取後30～40分から始まり、ほとんどが6時間以内である[1,2]。しかし、消化管機能の抑制により発症が遅延することもある。これにより無症状から突然発症することが多い。症状がなくても入院での経過観察を要する。

痙攣の出現や突然の呼吸循環動態の悪化など無症状からの急変が多いので注意を要する(必要に応じて蘇生処置が優先される)。

3 診断

●a．患者の背景に関する情報

年齢・性別、既往・重症度、服用薬物の種類・量(薬剤の空包などより推定)、薬物の摂取時刻、アルコールや他の薬物の併用・摂取状況などを詳しく聴取する。

●b．胸部X線

誤嚥性肺炎の有無などを評価する。

●c．心電図検査(QRS間隔増大の有無)

▶QRS間隔増大

意識障害、昏睡、痙攣を主訴とする薬物中毒が疑われる患者で心電図上QRS間隔増大を伴う場合、三環系抗うつ薬(TCA)中毒を鑑別すべきである。

具体的にはQRS間隔0.12秒以上では重症中毒を疑う。

> **メモ**
> アモキサピン(アモキサン®)ではQRS間隔の増大を伴わないことがある[2]。

●d．血液ガス分析

呼吸状態の評価や全身アルカリ化を行う指標とする。

●e．胃内容物の確認

気道確保のうえ、胃管を挿入し残留した胃内容物(錠剤など)の有無を確認する。その際、胃内容液を採取し成分分析検査を行う。

> **メモ**
> 　確定診断は血中濃度（定性・定量）の測定により得られる。治療域濃度は通常 0.3 μg/mℓ 以下である。代謝物と合わせた全濃度が 1 μg/mℓ 以上となると重篤な中毒症状が出現する[3]。しかし、多くの施設では迅速な測定は困難であり、いずれにしても診断よりも対症的な治療が優先される。

4　治療

　①静脈路を確保し輸液を開始：末梢血管の拡張により循環血液量が減少傾向にあるため十分な補液を要する。
　②モニタリング：突然の症状出現に備えて心電図モニターを用いての厳重な経過観察と頻回のバイタルサインのチェックを行う。
　③心血管系症状により循環動態に異常をきたしている場合は、中心静脈カテーテル、膀胱カテーテル、観血的動脈圧モニターを挿入しモニターする。
　④意識障害、QRS 間隔増大を認める場合は呼吸停止となる場合を想定し気道確保を行う。
　⑤胃管を挿入し、洗浄、胃内容物吸引：服用後 12 時間までは有効とされている。
　⑥活性炭や塩類下剤の投与：腸肝循環を遮断する効果がある。

▶全身アルカリ化　　⑦全身アルカリ化：QRS 時間に延長（0.1 秒以上）があれば不整脈の有無にかかわらず重炭酸ナトリウム（メイロン®）1～2 mEq/kg を静注し pH を 7.45～7.55 に保つ、または QRS 時間が正常化するまで繰り返し投与する[3]。
　⑧精神科医へのコンサルテーション：退院以後の再発予防のため緊密な連携が望まれる。

> **メモ**
> 　抗コリン作用に対しての抗コリンエステラーゼ阻害薬の使用については、ファゾスチグミンは用いるべきではないとされている[1]-[3]。これは刺激伝導系障害や痙攣の原因となり得るからである。また、ネオスチグミン、リドスチグミンの使用に関しても同様の理由から投薬は慎重になるべきであろう。

> **メモ**
> 　組織移行性が高く、分布容量が大きいため、強制利尿や血液透析・吸着は無効である。

5 合併症

主な重症合併症の対処方法を示す。

● a. 不整脈

全身アルカリ化を行い発生予防する。各不整脈に対してはペーシングなどの治療を要する場合がある。循環器科医にコンサルトすることが肝要である。

● b. 血圧低下

全身アルカリ化や輸液負荷に反応しない場合はドパミン、ノルエピネフリン、アドレナリンを併用する。

● c. 中枢神経系合併症

痙攣の出現に対してはジアゼパム、フェニトインの使用により対症的治療を行う。重積発作ではバルビツレートやプロポフォールなどの全身麻酔薬とともに筋弛緩薬を用いる。

6 予後

三環系抗うつ薬中毒全体の死亡率は 2.2% である[4]。

摂取量 35 mg/kg での死亡率は 50%、50 mg/kg 以上の摂取では死亡することが多い[5]。

心不全が死因となることが多く、心筋のナトリウム・チャンネル阻害作用が強いもの(デシプラミン、アミトリプチリン、イミプラミン、ノルトリプチリン)や GABA-A アンタゴニスト作用のあるアモキサピンが中毒死の危険が高い[1,2]。

2 非環系抗うつ薬

● トラゾドン

1 中毒作用機序

- セロトニン受容体の直接的な抑制と弱い選択的セロトニン再取込み阻害
- 末梢 α_1 アドレナリン受容体の抑制

> **メモ**
> 抗コリン作用はほとんどない。

2 症状

・嗜眠、運動失調、起立性低血圧

> **メモ** 昏睡、痙攣、心筋障害、呼吸抑制などの重篤な症状の出現は少ない。

> **メモ** 持続勃起症（priapism）の出現は少ないが早期の治療を要する。

3 診断

うつ病の既往のある患者で無気力、昏睡、痙攣を認めた場合は中毒を疑う。
心伝導系には影響を与えないのでQRS間隔の増大は認めない。

4 治療

・活性炭（40〜60 g）を迅速に投与
・補液
・持続勃起症についてはインポテンツの予防のため早期（4〜6時間以内）の処置を要する。

●フルボキサミン、その他のSSRI

1 中毒作用機序

▶セロトニン中毒

シナプスに放出される伝達物質（ノルアドレナリン、ドパミン、セロトニン）のうちセロトニンの再取込みのみを排他的に阻害しシナプス間隙のセロトニンを増加させる[6]。セロトニンの増加に特異的なセロトニン中毒の原因となることがある。

2 症状

中枢神経系の症状は嗜眠、めまい、運動失調、不安、静座不能（アカシジア）、振戦などであり痙攣は稀である。心血管系の症状は頻脈など軽度のことが多い。

> **メモ** 単独服用では軽症が多い[6]。他剤との併用の有無を確認する。

3 診断

患者の既往、症状より中毒を疑う。血中および尿中の特異的濃度測定は急性期の診断において実効性のある手段ではない。

4 治療

- 活性炭投与（服用後4時間以内）
- 経過観察
- 鎮痙薬：痙攣がみられることがあり、ジアゼパム（セルシン® など）を用いる。

> **メモ**
>
> 以下に注意すべき併用薬剤を挙げる。
> - 禁忌薬：MAOI、チオリダジン、テルフェナジン、アステミゾール
> - 原則禁忌：シサプリド
> - 要注意薬：炭酸リチウム、セロトニン作動薬、抗てんかん薬、βブロッカー、テオフィリン、シクロスポリン、ワルファリン、アルコール

●ミルナシプラン、SNRI

薬理作用としてセロトニンに加えノルアドレナリンの再取込みをも阻害する点が特徴である。抗コリン作用や心毒性がなく安全性が高いとされている。

中毒症として特徴的な臨床症状は示さない。

●セロトニン症候群

1 中毒作用機序

増量したセロトニンが脳と脊髄内のセロトニン受容体1Aを過剰に刺激していることにより引き起こされる[6)7)]。混乱、軽躁、落ち着きのなさ、ミオクローヌス、反射亢進、発汗、振戦、協調運動障害、高熱などの症状を呈する。

MAOIやトリプトファン服用中に他のセロトニン再取込み阻害薬を併用した場合（または逆の場合）に生じる。また、これらの薬剤の作用時間は長いため投与中止後数週間まで発生することがある。

2 症状

●a. 精神症状：錯乱から昏睡まで多彩な症状を呈する。

- b．骨格筋異常：ミオクローヌス、筋硬直、腱反射亢進、振戦
- c．自律神経失調：微熱、嘔気・嘔吐、下痢、頻脈、発汗
- d．その他：痙攣、高体温、眼球運動異常、腎不全、DICなど

> **メモ** 神経弛緩性悪性症候群（neuroleptic malignant syndrome；NMS）
>
> 本症に伴い悪性症候群として筋硬直、頻脈、発汗などを呈し、高熱が続き、白血球増加、CK高値、ミオグロビン尿を認め、重篤な経過から死亡することがある[8]。

3 診断

▶セロトニン症候群

表4にセロトニン症候群の診断基準を示す。

4 治療

- a．原因薬物の中止
- b．活性炭投与：50g程度、服用4時間以内
- c．高体温（40℃以上）に対する冷却

アルコール冷却などで体表からの放熱を促進し、頸部、腋窩部、鼠径部を氷嚢で冷却する。また、冷却に伴う震え（シバリング）は熱源となるためミダゾラム、ジアゼパムなどを用いて止める。人工呼吸管理下に筋弛緩薬を使用する場合もある。

> **メモ**
>
> セロトニン症候群の疑わしい症例にはシプロヘプタジン（ペリアクチン®）4mgを3～4回投薬することが有効だとする報告があり、これはこの薬剤にセロトニン拮抗作用があるためと考えられている。

表4．セロトニン症候群の診断基準(Sternbach, 1991)

A．セロトニン作動薬の追加投与や投薬量の増加と一致して、次の症状の少なくとも3つを認める。
  1．精神状態の変化（錯乱、軽躁状態）
  2．興奮
  3．ミオクローヌス
  4．反射亢進
  5．発汗
  6．悪寒
  7．振戦
  8．下痢
  9．協調運動障害
  10．発熱
B．他の病因（例えば感染、代謝疾患、物質乱用やその離脱）が否定されること

3 モノアミン酸化酵素阻害薬

1 中毒作用機序

モノアミン酸化酵素(MAO)の機能が阻害され中枢神経内のモノアミン伝達物質(ドパミン、ノルアドレナリン、エピネフリン、セロトニン)の活性が失われずに過剰に増量されることにより生ずる病態。特にノルアドレナリンとセロトニンの全身への影響が問題となる[9]。

2 症状

▶MAOI

- 不安、不穏、激高、嗜眠、昏迷、幻覚などの精神症状
- ノルアドレナリンの過剰刺激による高血圧、頻脈(脳出血の危険あり)
- 重症では低血圧、徐脈、心室性不整脈、心停止
- 発症はMAOI単剤の急性過剰摂取では6〜12時間とされているが、不可逆的にMAOを阻害するため発症期間が長く、服用中止後数週間での発症もあり得る[10]。
- 肝毒性:服用量や投薬期間に関係なく肝実質障害を起こすことがある。

3 診断

- 大量摂取の事実、既往や内服治療内容と経過
- 併用薬剤などの確認

4 治療

- 特異的な解毒薬はない。対症療法を行う(特に生理的徴候の異常には迅速に対応)。
  - ●a．胃洗浄:大量摂取で、摂取後1時間以内に行う。
  - ●b．活性炭・下剤の投与:活性炭の胃腸内での吸着効果はよい。
  - ●c．鎮痙:ミタゾラム(ドルミカム®)の静注を行う。
  - ●d．高体温:全身冷却を行う。
  - ●e．高血圧:カルシウム拮抗薬などで降圧する。
  - ●f．低血圧

ノルアドレナリンを慎重に投与する(1.0γ前後から始め、調整する)。
  - ●g．不整脈

各不整脈に対しての治療を行う。循環器科医にコンサルトする。

●h．横紋筋融解症

急性腎不全の原因となるため、十分な補液と経過観察を要する。

5 合併症など

・誘発薬剤：併用によりMAOIの作用を増幅し、発症を誘発する→三環系抗うつ薬（アミトリプチリン、アモキサピンなど）、SSRI、ドパミン、メペリジン、トリプトファン、アンフェタミン、コカイン、モルヒネ

> メモ
> MAOIを服用している人はモノアミンを多く含む食物[チーズやワイン（チラミン）、バナナ（トリプトファン）]の摂取には注意を要する。

6 予後

単独の過剰摂取でも中毒となり、2～3 mg/kg以上の摂取で致死となることが多い[11]。

(奈良　大、有賀　徹)

【文献】
1) Hom KF, et al：Tricyclic antidepressants. Emergency Toxicology, 2nd ed, Viccellio P, et al(eds), pp 817-828, Lippincott-Raven, Philadelphia, 1998.
2) Benowitz NL：Tricyclic antidepressants. Poisoning & Drug Overdose, Olson KR, et al(eds), pp 310-312, Prentice-Hall International Inc., New York, 1999.
3) Benowitz NL：環系抗うつ薬．Olson KR, Anderson IB, Kearney TE, et al(編)、坂本哲也(監訳)、中毒ハンドブック、第2版　日本語版、pp 121-123, メディカル・サイエンス・インターナショナル、東京、1999.
4) Frommer DA, Kluig KW, Marx JA, et al：Tricyclic antidepressant overdose. JAMA 257：521-526, 1987.
5) Goodenberger D：中毒；抗うつ薬．Carey CF, Schiaff RA(編)、高久史麿、ほか(監訳)、ワシントンマニュアル、第29版、pp 696-698, メディカル・サイエンス・インターナショナル、東京、1999.
6) Markman JD, et al：New antidepressants. Emergency Toxicology, 2nd ed, Viccellio P, et al(eds), pp 829-836, Lippincott-Raven, philadelphia, 1998.
7) Benowitz NL：Antidepressants(noncyclic). Poisoning & Drug Overdose, Olson KR, et al(eds), pp 79-81, Prentice-Hall International Inc., New York, 1991.
8) 日本医薬品情報センター(編)：マレイン酸フルボキサミン．日本医薬品集2001、第24版、pp 1771-1773, じほう、東京、2001.
9) 小口勝司：抗うつ薬．日本臨床 49：243-249, 1991.
10) 八木剛平：抗うつ薬・抗躁薬(気分安定薬)・精神刺激薬．治療薬マニュアル、高久史麿、ほか(監修)、pp 137-154, 医学書院、東京、1998.
11) Cobaugh DJ：Monoamine oxidase inhibitors. Emergency Toxicology, 2nd ed, Viccellio P, et al(eds), pp 837-844, Lippincott-Raven, Philadelphia, 1998.

IV. 中毒各論 ①医薬品

メジャートランキライザー

●●● はじめに

▶フェノチアジン系誘導体

▶ブチロフェノン系誘導体

メジャートランキライザーは抗精神病薬あるいは神経遮断薬と呼ばれ、1950年代にクロルプロマジン(コントミン®、ウインタミン®)を代表とするフェノチアジン系誘導体が統合失調症に用いられて以来、ハロペリドール(セレネース®、リントン®)をはじめとしたブチロフェノン系誘導体の開発とともに、レボメプロマジン(ヒルナミン®、レボトミン®)、ペルフェナジン(アナテンゾール®、フルメジン®)など、多種多様な誘導体薬物が開発されている。主な薬剤と1日使用量を表5に示す。

メジャートランキライザーはマイナートランキライザーより錐体外路系に対する作用は強いが、抗痙攣作用や催眠作用は比較的弱く、精神病治療薬として広く臨床使用されている。

それぞれの誘導体薬物によって作用の力価や特徴に差はあるが、過量服用による急性の中毒症状および副作用はほぼ共通である。

1 中毒作用機序

メジャートランキライザーの脳における作用部位と作用には以下のような関係がある[1]。

・大脳辺縁系—抗精神作用
・大脳基底核—運動障害、不随意運動誘発
・延髄化学受容体—制吐作用
・下垂体—プロラクチン分泌作用

また、諸症状の発現機序はドパミン受容体阻害作用、ヒスタミン1受容体阻害作用、ムスカリン受容体阻害作用、αアドレナリン受容体阻害作用によるものであり、薬剤を過量に服用した場合にはこれらの阻害作用に基づいた症状が発現する。

表 5. 主なメジャートランキライザーと使用量

一般名	商品名	使用量(mg/日)
フェノチアジン系		
クロルプロマジン	コントミン、ウインタミン	50〜450
レボメプロマジン	ヒルナミン、ソフミン、レボトミン、レボホルテ	25〜200
フルフェナジン	フルメジン、フルデカシン、アナテンゾール、アナテナジン	1〜10
ペルフェナジン	ピーゼットシー、トリオミン、トリラホン	6〜48
ブチロフェノン系		
ハロペリドール	セレネース、エセックチン、コスミナール、スイロリン、ハロジャスト、ハロステン、ハロミドール、ヨウペリドール、レモナミン、リントン	0.75〜6

2 症状

▶中枢神経系の抑制
▶呼吸抑制

メジャートランキライザーの過量服用による急性中毒では、共通した症状として、中枢神経系の抑制(意識障害)と呼吸抑制がみられ、これらは服用後1〜2時間以内に出現する。しかし適切な気道確保と呼吸管理によって、致命的な危機を切り抜けることが可能である。

一方、過量服用の5〜30時間後に出現する遅発性の症状は、それぞれの薬剤の特徴的な作用機序によりもたらされる副作用である。すなわち、ドパミン受容体の阻害作用によりジストニア(筋の異常収縮)、アカシジア(静座不能)、パーキンソニズムなどの不随意運動を伴う錐体外路症状が発現する。この錐体外路症状はブチロフェノン系誘導体で強い。また、振戦、眼球の回転異常(特に上方への偏視)、縮瞳、斜頸、脊柱側彎、後弓反張や歩行障害が出現することもある。

ヒスタミン1受容体の阻害では鎮静がみられ、ムスカリン受容体の阻害では、抗コリン作用として皮膚や粘膜の乾燥、視野狭窄、頻脈、腸蠕動の低下、腸閉塞、排尿障害などが生じる。

αアドレナリン受容体阻害作用により血管が拡張し、血圧低下が生じる。

フェノチアジン系の薬物は痙攣の閾値を低下させて痙攣を誘発する作用がある。

その他、注意すべき重大な副作用としては、心刺激伝導路の障害によるQT時間の延長や、心室性不整脈(torsades de pointes)、悪性高熱が挙げられる。

3 診断

精神疾患をもつ患者の意識障害では本症をまず考える。通常は空容器の確認や、本人からの聴取によって診断される。薬物血中濃度モニタリング(TDM)により血中濃度の測定の可能なものもあるが、一般の医療機関では困難なことが多い。また薬物の血中濃度と中毒症状の相関は乏しい。しかしながら、意識障害や呼吸抑制に加えて、不随意運動、心機能障害、重症心室性不整脈、高体温、ミオグロビン尿などが認められた場合に、抗精神病薬の服用を確認する意味で定性的に測定することは有用と思われる。

4 治療

▶呼吸と心循環系の安定化

初期治療の目的は呼吸と心循環系の安定化に尽きる。気道の確保と酸素投与に続き、必要に応じて人工呼吸を施行する。血圧低下に対しては十分な輸液を行ったうえで必要に応じて昇圧薬を投与する。αアドレナリン受容体の阻害によって生じた血圧低下に対して、エピネフリン(ボスミン®)などのαおよびβアドレナリン受容体刺激作用を有する昇圧薬を投与すると、β作用が優位となり、血圧低下が増悪する可能性が

表 6．メジャートランキライザーの重要な中毒症状とその治療

中毒症状	治療
呼吸抑制	気道確保、酸素投与、人工呼吸
血圧低下	輸液、昇圧薬：ノルエピネフリン（ノルアドレナリン）、フェニレフリン（ネオジネジン®）、高用量ドパミン*（イノバン®、プレドパ®、カタボン®）
痙攣	抗痙攣薬：ベンゾジアゼピン（セルシン®、ホリゾン®）、バルビタール（フェノバール®）、フェニトイン（アレビアチン®）
心室性不整脈 (torsades de pointes)	リドカイン（静注用キシロカイン® 2%、点滴用キシロカイン® 10%）、除細動、ペーシング、オーバードライブペーシング、マグネシウム（マグネゾール®）、イソプロテレノール（プロタノール-L®）、血清電解質（低カリウム血症、低カルシウム血症、低マグネシウム血症）の補正
低体温	保温および加温
高体温（悪性高熱） 横紋筋融解	冷却、輸液、尿量維持、尿のアルカリ化でミオグロビンの尿中排泄を促す重炭酸ナトリウム（メイロン®）、高カリウム血症の補正、ダントロレン（ダントリウム®）、ブロモクリプチン

＊10〜20μg/kg/min

あるので好ましくない。ノルエピネフリン（ノルアドレナリン）、フェニレフリン（ネオジネジン®）および高用量のドパミン（イノバン®、プレドパ®、カタボン®）が選択される。

心機能障害や重症な不整脈を早期に発見するためには、心循環系のモニターは必須である。

海外で使用されているクロザピンによる中毒では、白血球の減少が生じることもあるので、血球数の算定や血液生化学検査も欠かせない[1]。

胃洗浄や活性炭投与の適応については他の薬物と同様であり、血液浄化については無効との報告が多い。

メジャートランキライザーの重要な中毒症状とその治療を**表 6**に示す。

その他、パーキンソニズムには抗パーキンソン薬としてトリヘキシフェニジル（アーテン®）、ビペリデン（アキネトン®）、プロメサジン（ピレチア®）、レボドパ（ドパストン®）を投与する。ジストニア症状が強い場合には、ジアゼパム（セルシン®、ホリゾン®）、ビペリデン（アキネトン®）のほか、ジフェンヒドラミンも有効とされる。

5 合併症

意識障害に伴う誤嚥性肺炎が多い。そのほかには肺水腫、肺血栓塞栓症、痙攣重積、敗血症、播種性血管内凝固症候群（DIC）、腎不全なども報告されている[1]。

6 予後

American Association of Poison Control Center（AAPCC）の調査によると、米国の成人の自殺を目的としたメジャートランキライザーの過量服用による死亡率は約8％程度とされ、また、2,000例以上の小児における死亡は1例と報告されており、生命の危機をきたす症例は比較的少ない[2]。

しかしながら、メジャートランキライザーの多くは作用時間が長いため、中毒作用

が軽快するには 2〜3 日間以上を要する。また、精神疾患を有する症例では自殺の再企図や薬剤投与中断による精神症状の増悪も考慮しなければならず、治療に難渋する症例は少なくない。

入院加療の判断基準として以下が推奨される。

①意識障害、呼吸抑制、痙攣、血圧低下、悪性高熱など生命にかかわる症状を認めるものは、全例、集中治療室での加療を要する。

②自殺企図による過量服用の場合は、入院のうえ、精神科医の指示のもとに十分な観察を行う。

③不随意運動などの運動障害を主とする場合は、誤嚥性肺炎に注意しながら一般病棟で入院加療する。

（谷口淳朗、瀧野昌也）

【文献】
1) Ford MD：Neuroleptics. Emergency Medicine, 4 th ed, Rosen P, Barkin R(eds), pp 1395-1401, Mosby, St. Louis, 1998.
2) Erickson T：Neuroleptics. Pediatric Emergency Medicine, 2 nd ed, Strange GR, Ahrens WR, Lelyveld S, et al(eds), pp 638-640, McGraw-Hill, New York, 2002.

マイナートランキライザー

●●● はじめに

マイナートランキライザーは緩和精神安定薬あるいは抗不安薬とも呼ばれ、1950 年代前半に発見されたメプロバメートやクロルジアゼポキシドに続いてジアゼパムが開発された。また抱水クロラールもこの範疇に含まれる。

マイナートランキライザーは、メジャートランキライザーと比較して、錐体外路系に対する作用は弱く、抗痙攣作用、催眠作用、鎮静作用、抗不安作用、筋弛緩作用、健忘作用が強く、不眠や不安および緊張を緩和する目的で極めて広く臨床使用されている。

▶ベンゾジアゼピン誘導体

ジアゼパムを代表とする多くのベンゾジアゼピン誘導体が開発されており、それぞれの作用や力価に多少の特徴や差はあるが、過量服用による急性の中毒症状および副作用はいずれもほぼ共通である。

なお、メプロバメートは、習慣性や依存性が高いことから、ベンゾジアゼピン系薬物の登場以後は、ほとんど使用されていない。抱水クロラールは呼吸抑制と循環抑制作用が弱いため、小児科領域で使用されることがある。

1 中毒作用機序

ベンゾジアゼピンを中心としたマイナートランキライザーは、γアミノ酪酸(GABA)受容体およびベンゾジアゼピン受容体に作用して、中枢神経の伝達を抑制することにより、種々の作用を発現する。

ベンゾジアゼピンは経口服用後、速やかに吸収されて中枢神経系に到達する。高い脂溶性も相俟って血液脳関門の通過は良好で、中枢神経抑制作用の出現は早い。

作用の持続時間と半減期は、薬剤の主成分のみならず代謝産物の活性度によって左右されやすく、特に高齢者や肝機能障害を有する症例では、作用持続時間が延長する傾向がある。

2 症状

▶中枢神経系の抑制
▶呼吸抑制

マイナートランキライザーの過量服用による急性中毒では、共通した症状として、中枢神経系の抑制(意識障害)と呼吸抑制がみられ、これらは大量服用後、早期に出現する。しかし適切な気道確保と呼吸管理によって、致命的な危機は切り抜けることが可能である。静脈内大量投与では呼吸抑制に血圧低下を伴うことも多く、心機能障害を有する症例や高齢者では厳重な注意を要する。

ベンゾジアゼピン系薬剤の単剤服用による死亡例の報告はない。但し、抱水クロラール中毒では重症不整脈や心機能障害に注意が必要である。

中枢神経系症状は傾眠、無気力、ふらつき、構音障害など軽度のものから昏睡まで、服用量や、前述した年齢、肝機能障害の有無など患者側の要因によってさまざまである。

一方、機序は明らかではないが、中枢神経系の抑制作用とは反対に、興奮、易刺激性、不安などの症状(paradoxical reaction)が稀に出現する。頭痛、嘔気、嘔吐、胸痛、関節痛、下痢などの報告もあるが、これらの機序も不明である。その他、錐体外路症状、アレルギー反応、肝毒性、造血障害などの報告もあるが稀である[1]。

ベンゾジアゼピン系薬剤は、「麻薬及び向精神病薬取締法」で第三種向精神病薬に指定されているとおり、依存性と禁断現象が生じ得る。これらは長期間の連続投与で生じやすく、主な症状は不安発作、易刺激性、悪心、嘔吐、振戦、発汗、混迷、昏睡などであるが、アルコールとの併用例も多く、純粋にベンゾジアゼピン系薬剤を中断したことによるものか否かの判断が困難なことも多い。ベンゾジアゼピン系薬剤をいきなり中断するのではなく、徐々に減少させる(tapering)ことで予防が可能である。

3 診断

血中濃度の測定は一般の医療機関では困難なことが多い。薬物の血中濃度と中毒症

状の相関は乏しい。ベンゾジアゼピン系の薬剤は尿を用いた定性反応（Triage®）で使用の有無を判断できることもある。但し、ベンゾジアゼピン系薬剤については一般臨床で広く出回っているために、服用を確認することはできても、中毒症状が本薬剤によるものであるか否かを判断することは困難である。

また、本薬剤に特異的な症状がないため、確定診断は難しい。意識障害や呼吸抑制を呈した症例において、鑑別診断としてマイナートランキライザーによる薬物中毒を考慮することは重要であろう。

ベンゾジアゼピン系薬剤の拮抗薬であるフルマゼニルを、診断と治療を兼ねて投与することもあるが、本剤の作用時間はベンゾジアゼピンの作用時間よりも短いため、中毒症状が再燃する可能性がある。また、てんかん治療などのためにベンゾジアゼピン系薬剤を継続的に投与されている症例では、痙攣発作を誘発する可能性がある。

また、フルマゼニルは頭蓋内圧を上昇させるため、頭蓋内の器質的病変を合併している場合は禁忌である。

4 治療

▶呼吸と心循環系の安定化

初期治療の目的は呼吸と心循環系の安定化に尽きる。気道の確保と酸素投与に続き、必要に応じて人工呼吸を施行するとともに、血圧低下に対しては十分な輸液を行ったうえで必要に応じて昇圧薬を投与する。

胃洗浄や活性炭投与の適応については他の薬物と同様である。すなわち、マイナートランキライザー単独服用例で胃洗浄を行うことは例外的である。血液浄化については必要性が認められず、また、無効であるとの報告が多い[2]。

主な中毒症状とその治療法あるいは治療を表7に示す。

表 7. マイナートランキライザーの中毒症状とその治療

中毒症状	治療
呼吸抑制	気道確保、酸素投与、人工呼吸 フルマゼニル（アネキセート®）*
血圧低下	輸液、昇圧薬
低体温	保温および加温処置
意識障害	フルマゼニル*

*むしろ診断的意義が大きい
初回 0.2 mg を緩徐に静脈内投与。
投与後 4 分以内に望まれる覚醒状態が得られない場合は 0.10 mg を追加投与する。
必要に応じて 1 分間隔で 0.1 mg を総投与量 2 mg まで投与する。

5 合併症

意識障害に伴う誤嚥性肺炎が多い。そのほかには肺水腫が多い。

6 予後

マイナートランキライザー単剤の急性中毒による死亡例の報告はない。ベンゾジアゼピン系薬剤そのものによる特異的な合併症もない。しかしながら、大量服用では重篤な意識障害や呼吸および循環抑制をきたすことがあり、特に幼小児、高齢者、肝機

能障害を有する例では、厳重な管理が必要である。

入院加療を考慮する判断基準として以下の基準が推奨される。

①意識障害、呼吸抑制、血圧低下などの症状を呈する例は、集中治療室での加療を要する。

②自殺目的による過量服用の場合は、入院のうえ、精神科医の指示のもとに十分な観察を行う。

③不随意運動などの運動障害を主とする場合は、誤嚥性肺炎に注意しながら一般病棟で入院加療する。

（谷口淳朗、瀧野昌也）

【文献】
1) Bosse GM：Benzodiazepine. Emergency Medicine, 6 th ed, Tintinalli JE, Kalen GD, Stapczynski SS (eds), pp 1055-1057, MacGraw-Hill, New York, 2004.
2) Cetaruk EW, Cairns CB：Benzodiazepines. Emergency Medicine, 4 th ed, Rosen P, Barkin R(eds), pp 1452-1457, Mosby, St. Louis, 1998.

バルビタール酸系

●●●● はじめに

バルビタール酸系薬剤は古くから睡眠、鎮静、抗痙攣薬、全身麻酔薬などに使用されてきたが、一部のバルビタール酸系薬剤はいったん体内に吸収されると排泄されるのに時間がかかり、多量服用した場合呼吸抑制を起こしやすく死亡する可能性があるなどコントロールに問題が多い薬剤である。そのため近年、睡眠薬はベンゾジアゼピン系薬剤など多量服用してもまず呼吸抑制を起こさない安全な薬剤にほぼ切り替わっている。しかし、一部の患者においてはベンゾジアゼピン系薬剤の効きが十分ではないことがあるため、現在でも睡眠薬としてバルビタール酸系薬剤は使用されている。現在、使用されているバルビタール酸系製剤を**表8**[1)-3)]に、個々の薬剤のパラメーターを**表9**[4)5)]に示す。経口による急性薬物中毒として問題となるバルビタール酸系薬剤はフェノバルビタール（特にベゲタミン®製剤）、アモバルビタール（イソミタール®）、ペントバルビタール（ラボナ®）の3種類が主である。バルビタールは現在ほとんど使用されず、セコバルビタール、チアミラール、チオペンタールは注射製剤のみしか市販されていない。

1 中毒作用機序

バルビタール酸系薬剤は大脳の灰白質と中脳網様態を抑制する中枢抑制薬である。

表 8. バルビタール酸系製剤

分類	一般名	商品名(代表的なもの)と剤型
長時間型	バルビタール	バルビタール末
	フェノバルビタール	フェノバール錠(30 mg)、末、注射(100 mg) ルミナール末 ワゴビタール坐剤(15 mg、30 mg、50 mg、100 mg) ルピアール坐剤(25 mg、50 mg、100 mg)
	プリミドン (代謝されフェノバルビタールとして作用)	マイソリン錠(250 mg)、末
中時間型	アモバルビタール	イソミタール末
短時間型	セコバルビタール ペントバルビタール	アイオナール注(200 mg) ラボナ錠(50 mg) ネンブタール注(50 mg)
超短時間型	チアミラール チオペンタール	チトゾール注(0.3 g、0.5 g) イソゾール注(0.5 g) ラボナール注(0.5 g)
複合剤		ベゲタミンA錠 　1錠中フェノバルビタール 40 mg 　　　　クロルプロマジン 25 mg 　　　　プロメタジン 12.5 mg ベゲタミンB錠 　1錠中フェノバルビタール 30 mg 　　　　クロルプロマジン 12.5 mg 　　　　プロメタジン 12.5 mg ヒダントールD錠 　1錠中フェノバルビタール 8 mg 　　　　フェニトイン 17 mg 　　　　安息香酸ナトリウムカフェイン 17 mg ヒダントールE錠 　1錠中フェノバルビタール 8 mg 　　　　フェニトイン 21 mg 　　　　安息香酸ナトリウムカフェイン 17 mg ヒダントールF錠 　1錠中フェノバルビタール 8 mg 　　　　フェニトイン 25 mg 　　　　安息香酸ナトリウムカフェイン 17 mg 複合アレビアチン錠 　1錠中フェノバルビタール 33 mg 　　　　フェニトイン 67 mg

(文献 1)-3)による)

表 9. バルビタール酸系製剤の用量と血中濃度パラメーター

一般名	通常量	最小致死量	有効血中濃度 (μg/ml)	致死血中濃度 (μg/ml)	消失半減期 ($t_{1/2}$)
フェノバルビタール	30〜200 mg/日	1.5 g	15〜30	>70	50〜150 hr
アモバルビタール	0.1〜0.3 g/日	1.5 g	2〜12	29〜68	8〜40 hr
セコバルビタール	100〜200 mg/回	2 g	2〜10	4〜132	19〜34 hr
バルビタール	0.6 g/日	2 g	5〜30	>90	約 48 hr
ペントバルビタール	25〜200 mg/回	1 g	1〜10	>24	15〜48 hr
チアミラール	50〜100 mg/回		2〜13		1.46〜2.16 hr
チオペンタール	50〜100 mg/回	1 g	4.2〜134	6〜392	4〜20 hr

(文献 4)5)による)

血中濃度が高い場合呼吸抑制、さらに血中濃度が上昇すると脳幹反射の消失、循環器系の抑制、心筋の抑制が出現してくる[1)6)]。

2 症状

▶意識障害
▶呼吸抑制
▶QTcの延長

▶血圧の低下

フェノバルビタールを例にすると、抗痙攣薬として使用される血中濃度(15〜30 μg/ml)ではほぼ意識障害は起きないが、中毒域とされる＞40 μg/mlでは意識障害が出現してくる。死亡例が報告されている＞70 μg/ml以上では呼吸抑制が次第に出現し、浅く速い呼吸などがみられ呼吸器管理が必要となり、さらに、体温の低下、QTcの延長などがみられる。さらに血中濃度が上昇し＞100 μg/mlになった場合、脳幹反射の消失、血圧の低下、循環器系ショックなどが出現する。

バルビタール酸系薬剤の服用から血中濃度上昇にはそれぞれの薬剤に特徴がある。当院におけるフェノバルビタール中毒患者における推定服用経過時間と血中濃度を図1[7]に、ペントバルビタールによるものを図2[8]に示す。エタノールなどをともに服用していない限りフェノバルビタールにおいては致死領域まで血中濃度が上昇するのには少なくとも半日近くかかる。それに対してペントバルビタールにおいては服用後約2時間で致死領域まで血中濃度が上昇しており、フェノバルビタールより短時間で危険な状態となるため早めの対応が必要となる。時折原因不明の突然の意識障害の原因がペントバルビタールによる中毒であることもあり注意が必要である。アモバルビタールは散剤しか剤型がないことからおそらくペントバルビタールと似た吸収時間を示すと考えられる。但し、アモバルビタールは同じ睡眠薬のブロムワレリル尿素と併用されることも多く、どちらの薬剤も致死領域があることから多量服用した場合どちらも危険であり注意が必要である。ただ、ブロムワレリル尿素はブロムを含むため多量に服用すると胸部X線写真などで胃などが白く写り診断が可能である。

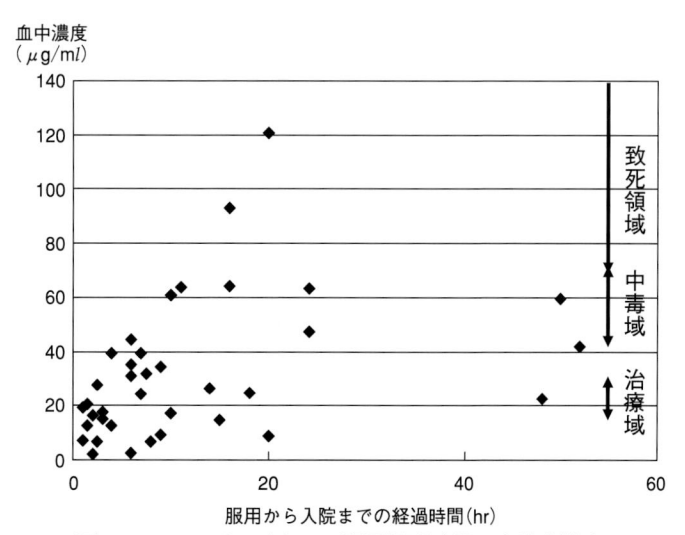

図1. フェノバルビタール服用経過時間と血清中濃度
(小山和弘，菊野隆明，梶原博視，ほか：フェノバルビタール関連急性薬物中毒患者について．中毒研究15：451, 2002 による)

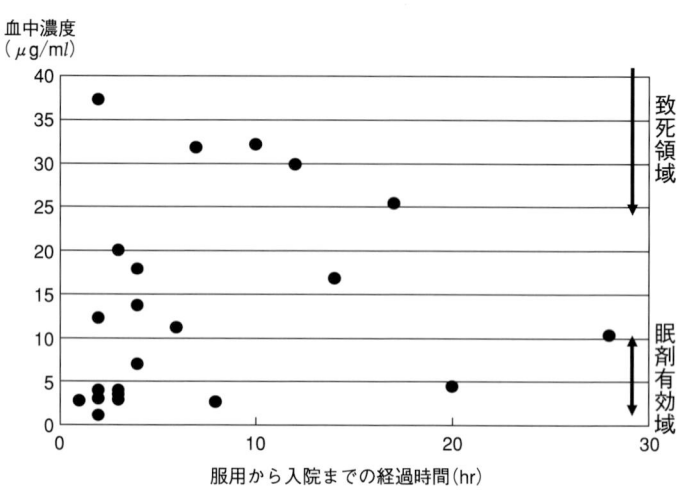

図 2. ペントバルビタール服用経過時間と血清中濃度
(小山和弘, 鈴木 亮, 菊野隆明, ほか：ペントバルビタール関連急性薬物中毒患者について. 第 26 回日本中毒学会総会抄録集, p 95, 2004 による)

3 診断

▶トライエージ DOA®

バルビタール酸系薬剤を服用しているかどうかはトライエージ DOA® (輸入：シスメックス社)などの定性キットが各社発売されており、尿より 15 分ほどで判断できる。しかしあくまで服用していたかどうかの判断しかできない。日本では複数の薬剤を併用することが多く、ベンゾジアゼピン系薬剤やその他の薬剤などを併用していた場合バルビタール酸系薬剤の血中濃度が中毒域に達しておらずベンゾジアゼピン系薬剤やその他の薬剤による意識障害である可能性もあり、判断は血中濃度を測定しない限り不可能であることもある。ただ、ベンゾジアゼピン系薬剤による意識障害においては拮抗薬であるフルマゼニル(アネキセート®)の投与により一時的に意識を回復させることができ、診断の判断材料の 1 つとなる。バルビタール酸系薬剤の中でフェノバルビタールのみ TDX®（アボット社)など各社から血中濃度の定量用キットが発売されており、多くの病院で即日定量測定が可能であり重症度判定のよい指標となる。しかし、それ以外のバルビタール酸系薬剤の血中濃度測定には HPLC などが必要となり、限られた施設でのみ可能となる。

フェノバルビタールによる中毒はベゲタミン® 製剤によるものが多い。ベゲタミン® 製剤はフェノバルビタールのほか、クロルプロマジン、プロメタジンが含まれている合剤である。しかし、フェノバルビタール以外は代謝が早く最終的にはフェノバルビタールが残るためフェノバルビタールの中毒と考えて差し支えない。

4 治療

胃洗浄は服用から 1 時間以内の場合にのみ誤嚥性肺炎に注意しながら行う。腸洗浄

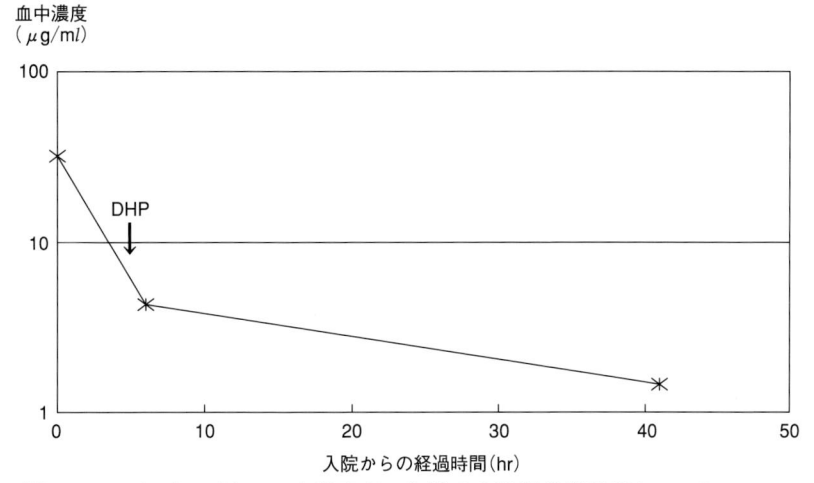

図 3. ペントバルビタール中毒患者における血液吸着療法（Direct hemoperfusion；DHP）の効果

ペントバルビタールは文献 4）より Vd＝0.7～1 l/kg とされており Vd＝0.85 l/kg、体重 50 kg と考えると入院時の血中濃度 31.73 μg/ml から入院時体内に約 1,349 mg のペントバルビタールがあったと考えられる。同様に DHP 終了時の血中濃度 4.27 μg/ml から約 181 mg 体内にあったと考えられ、1 回 3 時間の DHP により 1,168 mg（約 87％）のペントバルビタールが排除され、DHP は有効だったと考えられた。
（小山和弘，鈴木　亮，菊野隆明，ほか：ペントバルビタール関連急性薬物中毒患者について．第 26 回日本中毒学会総会抄録集，p 95，2004 による）

として下剤と活性炭を投与する。意識がない場合必要なら挿管などを行い呼吸管理を行う。バルビタールとフェノバルビタール中毒時のみメイロン® などを投与し尿のアルカリ化をすることにより薬剤の尿への排泄が増加し有効であるとされている[2)6)]。バルビタール酸系薬剤が中毒域まで上昇すると QTc 時間の延長（三環系抗うつ薬など他の薬剤でもみられる）がみられる。QTc 時間の延長がみられる場合には厳重な注意が必要と考えられる。通常血中濃度が低下すると QTc 時間が短縮し正常に近づき、血中濃度が上昇すると QTc 時間が延長してゆく。呼吸器管理を行っている状態でさらに血中濃度が上昇すると脳幹反射の消失などがみられるが、これは血中濃度が低下すると通常再びもとに戻る。さらに血中濃度が上昇すると血圧の低下などが起こる。このとき同時に心抑制も起こっていると考えられ、急速にドパミンなどを負荷すると心停止などを起こす可能性があり徐々に使用用量を上げてゆくべきである。血圧の低下などがみられる場合は血液吸着療法（direct hemoperfusion；DHP）を考慮すべきと考えられる。一般にバルビタール酸系薬剤は DHP が非常に有効である（図 3）[8)]。

▶尿のアルカリ化

▶呼吸器管理

▶血液吸着療法

フェノバルビタールは他のバルビタール酸系薬剤と比べるとその消失半減期が 50 時間と非常に長く、いったん中毒になり意識障害が発生すると覚醒するのは 2～3 日後になることがあり治療に時間がかかることがある。また、フェノバルビタールの蛋白結合率は 40～50％[9)]とされるが中毒時に、例えばフェニトインなどの蛋白結合率が約 90％[9)]もある薬剤を急に投与すると蛋白結合していたフェノバルビタールが追い出

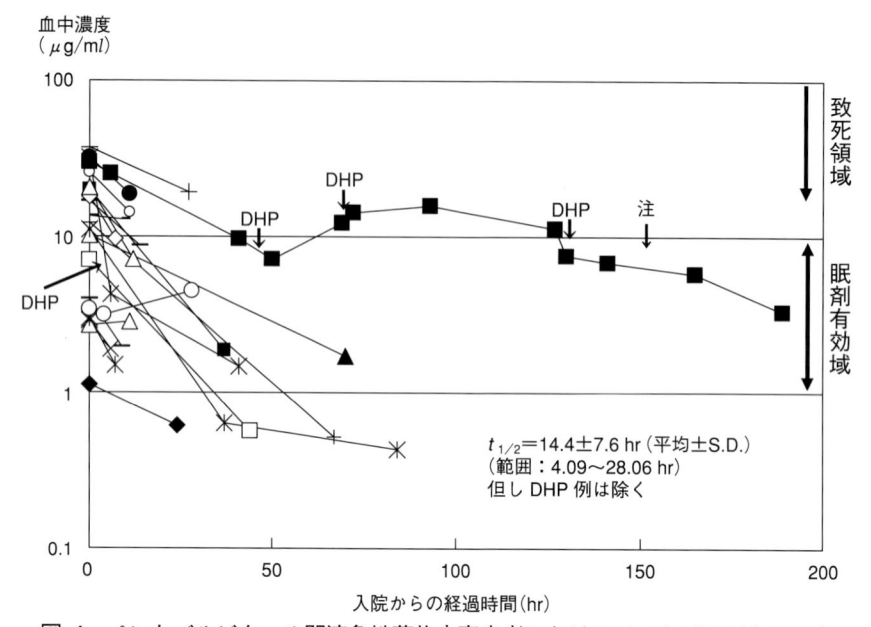

図 4．ペントバルビタール関連急性薬物中毒患者におけるペントバルビタール血中濃度動態
注：腸の動きが悪く腸洗浄が十分できなかった例　DHP：Direct hemoperfusion
(小山和弘，鈴木　亮，菊野隆明，ほか：ペントバルビタール関連急性薬物中毒患者について．第26回日本中毒学会総会抄録集，p 95，2004 による)

されて急速に血中濃度が上昇し呼吸などが停止することも考えられる。治療中、蛋白結合率の高い薬剤の投与は注意が必要と考えられる。

　稀ではあるが、例えば三環系抗うつ薬などこれ自体が腸管の運動を抑える薬剤とともにバルビタール酸系薬剤を多量に服用していた場合など下剤と活性炭を投与してもなかなか排便できないときがある。そのような場合バルビタール酸系薬剤が後々数日にわたり再吸収され血中濃度が上昇してくる。そのため DHP を何度も繰り返しても血中濃度がなかなか下がらず治療に難渋することがあり (図 4)[8]、腸の蠕動が弱い場合などは注意が必要である。

5 合併症

　中毒による昏睡状態の場合、まったく動けず寝返りなどができないことから、硬い床の上などで長時間寝ていた症例では褥瘡や CK の上昇がみられる。さらに同じ理由から野外で倒れていた場合などでは低体温などがみられることがある。

　ベゲタミン® 製剤は 1 錠あたりの錠剤の大きさが結構大きく 100 錠以上も服用した場合嘔吐することがある。嘔吐などがあった場合、誤嚥性肺炎などに注意が必要である。

IV. 中毒各論 ①医薬品

6 予後

血中濃度が低下すると低酸素脳症などを起こしていない限り通常後遺症なく回復する。

(小山和弘)

【文献】
1) 亀山　勉, 江田昭英, 高柳一成(編)：睡眠薬；最新薬理学講義. pp 154-159, 廣川書店, 東京, 1982.
2) 織田成人, 平澤博之：バルビツール酸系製剤. 救急医学 12：1269-1272, 1988.
3) 薬業研究会(編)：保険薬辞典；平成 16 年 4 月版. じほう, 東京, 2004.
4) 日本薬学会(編)：主要医薬品データ集；薬毒物化学試験法と注解. 第 4 版, pp 389-453, 南山堂, 東京, 1992.
5) M Schulz, A Schmoldt：Therapeutic and toxic blood concentrations of more than 800 drugs and other xenobiotics. Pharmazie 58：447-474, 2003.
6) 内藤祐史：バルビツール酸. 中毒百科, 第 2 版, pp 339-342, 南江堂, 東京, 2001.
7) 小山和弘, 菊野隆明, 梶原博視, ほか：フェノバルビタール関連急性薬物中毒患者について. 中毒研究 15：451, 2002.
8) 小山和弘, 鈴木　亮, 菊野隆明, ほか：ペントバルビタール関連急性薬物中毒患者について. 第 26 回日本中毒学会総会抄録集, p 95, 2004.
9) 西原カズヨ：抗てんかん薬. 実践 TDM マニュアル, 伊賀立二, 乾　賢一(編), pp 37-67, じほう, 東京, 2004.

ブロムワレリル尿素

●●●はじめに

▶催眠鎮静薬

ブロムワレリル尿素は非ベンゾジアゼピン系かつ非バルビツレート系の催眠鎮静薬で、医療用医薬品にも一般用医薬品にもあるが、中毒例は一般用医薬品いわゆる OTC 薬によるものが大部分である。㈶日本中毒センター 2002 年受信報告[1]によると、一般用医薬品を中毒起因物質とする中毒の相談件数では、催眠鎮静薬は感冒薬や解熱鎮痛薬に次いで多く、催眠鎮静薬に含まれている成分ではブロムワレリル尿素が最も多い。しかし、OTC 薬では本剤は催眠鎮静薬以外にも解熱鎮痛薬に多く含まれているので注意が必要である(表 10)。

▶解熱鎮痛薬

1 中毒作用機序

服用後速やかに消化管から吸収され、20〜30 分で中枢神経系の大脳皮質機能と上行性脳幹網様体賦活系の抑制を示し、催眠鎮静作用が出現する。肝臓で代謝されブロムが遊離するが、本剤を連用していない場合は、中枢神経抑制作用は、代謝物ではな

101

表 10. ブロムワレリル尿素が含まれている OTC 薬（一部のみ）

分類	薬品名	会社名	1錠(1包)中のブロムワレリル尿素含有量	ほかに含まれている成分
催眠鎮静薬	リスロン S*	佐藤製薬	100 mg	なし
催眠鎮静薬	ウット	伊丹製薬	83 mg	アリルイソプロピルアセチル尿素、塩酸ジフェンヒドラミン
解熱鎮痛薬	グレランエース錠	武田薬品工業	100 mg	エテンザミド、アセトアミノフェンほか
解熱鎮痛薬	コンジスイとんぷく	丹平製薬	180 mg	エテンザミド、アセトアミノフェンほか
解熱鎮痛薬	サリドンエース	藤沢薬品工業	100 mg	エテンザミド、アセトアミノフェンほか
解熱鎮痛薬	歯痛リングル	佐藤製薬	100 mg	アスピリンアルミニウムほか
解熱鎮痛薬	新リングル	佐藤製薬	100 mg	アセトアミノフェン、エテンザミドほか
解熱鎮痛薬	ストナ解熱	佐藤製薬	75 mg	アセトアミノフェン、エテンザミドほか
解熱鎮痛薬	スパシン S	三宝製薬	30 mg	アスピリンアルミニウム、エテンザミドほか
解熱鎮痛薬	大正トンプク	大正製薬	200 mg	アセトアミノフェン、エテンザミドほか
解熱鎮痛薬	ナロンエース	大正製薬	100 mg	イブプロフェン、エテンザミドほか
解熱鎮痛薬	ナロン顆粒	大正製薬	200 mg	アセトアミノフェン、エテンザミドほか
解熱鎮痛薬	ナロン錠	大正製薬	100 mg	アセトアミノフェン、エテンザミドほか
解熱鎮痛薬	頭痛・歯痛ヒロリン	廣貫堂	200 mg	アスピリンほか
解熱鎮痛薬	メリドン A	ジャーピーエス製薬	100 mg	エテンザミド、アセトアミノフェンほか
解熱鎮痛薬	新リングル	佐藤製薬	100 mg	アセトアミノフェン、エテンザミドほか
解熱鎮痛薬	リングル ABC	佐藤製薬	100 mg	アスピリンほか
解熱鎮痛薬	ロペラエース	日水製薬	30 mg	アセトアミノフェン、エテンザミドほか

*2001 年 6 月より発売中止

く主としてブロムワレリル尿素自体によるものである[2]。吸収されたブロムワレリル尿素の大部分は代謝されて尿中に排泄されるが、一部は腸管循環により排泄される。毒性としては、ヒトにおける経口の中毒量は 6 g、致死量は 20～30 g であり、飲酒やフェノチアジン誘導体、バルビツール酸誘導体の併用がある場合、作用が増強される[3]。

2 症状

▶意識障害
▶呼吸中枢抑制

意識障害が主な症状で、これに伴う舌根沈下により気道閉塞が生じることがある。重症例では呼吸中枢抑制による換気障害、心筋に対する陰性変力作用と末梢血管拡張作用による低血圧が生じる。本剤の慢性的な連用では遊離されるブロムにより、種々の意識障害、せん妄状態、構音障害、錐体外路症状、bromide rash など bromism として知られる症状が出現することがある。

3 診断

患者や関係者からの問診、空容器(PTP)の確認が重要であり、服用の事実と意識障害があれば、ブロムワレリル尿素中毒の可能性が高い。解熱鎮痛薬として市販されている薬の1錠(1包)あたりに配合されているブロムワレリル尿素の量は催眠鎮静薬と同等かそれ以上の場合もあるので、解熱鎮痛薬服用の場合はブロムワレリル尿素の含有量の確認が必要である。ブロムワレリル尿素は X 線不透過性であり、大量服用の場

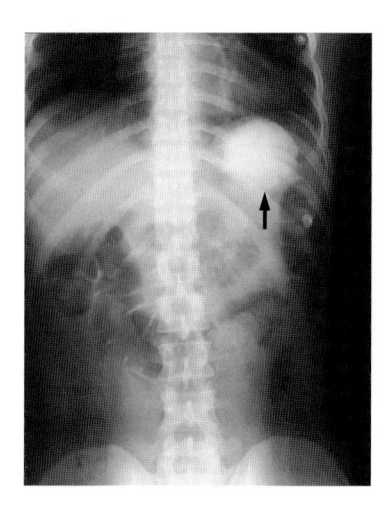

図 5. 来院時の腹部単純 X 線写真
26歳、男性。催眠鎮静薬のウット® (1錠中ブロムワレリル尿素83 mg 含有) 288錠とベンザリン® (ニトラゼパム) (5 mg) 10錠を服用し、服用から約17時間後に救急車にて搬送。来院時の腹部単純 X 線写真にて胃底部にブロムワレリル尿素を含んだ錠剤の塊状陰影がある (矢印)。

合は胃内の製剤が単純 X 線写真にて描出されることがある (図5)。乱用薬物検査キットの Triage® では、ブロムワレリル尿素の検出はできず、現在のところベッドサイドで行える一般的な簡易定性検査法はない。血中濃度の測定に関しては、本剤は熱に不安定なためガス・クロマトグラフ (GC) 法よりも高速液体クロマトグラフ (HPLC) 法が適しているが、前処理などが必要であり、迅速な分析は困難である。X 線検査では、誤嚥による肺炎の有無と胃や腸管内のブロムワレリル尿素確認のため、胸部および腹部の単純 X 線検査が必要である。また、血液検査では CK を含んだ一般生化学検査を行う。

4 治療

　胃洗浄は、服用後1時間以上経過しても、大量服用の場合や X 線検査で胃内に本剤の陰影がある場合には、大量の洗浄液を用いて積極的に行う。胃内にて塊状になっている場合には、洗浄時に腹部をマッサージしたり、内視鏡にて細かく砕きながら胃洗浄を行う方法もある。活性炭は本剤をよく吸着するため胃洗浄の有無にかかわらず投与する。ブロムワレリル尿素は代謝を受けてから尿中に排泄されるため、強制利尿は無効といわれているが、実際の中毒例では尿中からも本剤の未変化体が検出されていること[4]や同時に服用した他の成分の排泄の点から強制利尿が行われることが多い。血液浄化法は一般的な適応があれば行うこともあるが、本剤のみの中毒では呼吸、循環管理によって、低酸素やショックによる臓器障害が生じなければ予後は良好であり、血液浄化に伴う侵襲や合併症を考慮したうえで適応を考える。呼吸管理については、重症例では、早期から気管挿管を行い十分な呼吸管理を行う。循環管理の注意点は、服用から治療開始までの時間が長い症例では、脱水状態になっていることが多く、十分な輸液が必要である。特に強制利尿で利尿薬を使用する場合は、循環血液量が十分

▶活性炭

であることを評価した後に投与する。

5 合併症

▶Mendelson症候群

▶横紋筋融解症

　意識障害時の嘔吐物の誤嚥や唾液の気道内へ垂れ込みにより嚥下性(誤嚥性)肺炎を合併することがある。また、酸性の胃液を気道内へ吸引した場合にはMendelson症候群となることがある。発見が遅れるなどで昏睡状態の時間が長かった場合には、同一部位の筋肉の圧迫による横紋筋融解症に注意する。横紋筋融解症の場合には、血液検査にてCKやミオグロビンなどの上昇や尿の赤褐色化が認められ、腎不全へと進展する場合がある。

6 予後

　ブロムワレリル尿素のみの服用で、発見時に心停止や高度の循環・呼吸不全がなければ、意識レベルがJCSで3桁であっても、治療開始から24～48時間以内には意識レベルが回復することが多い。多剤服用例や合併症が生じた場合には治療に難渋することがある。

(岩崎泰昌)

【文献】
1) 日本中毒情報センター：2002年受信報告．中毒研究 16：213-243, 2003.
2) 真柴　智, 瀧野昌也：ブロムワレリル尿素．救急医学 25：214-215, 2001.
3) 辻川明子：ブロムワレリル尿素．症例で学ぶ中毒事故とその対策, 改訂版, 日本中毒情報センター(編), pp 103-106, じほう, 東京, 2002.
4) 小山和弘, 菊野隆明, 市来嵜　潔, ほか：ブロムワレリル尿素急性薬物中毒例における血中濃度の検討．病院薬学 22：45-51, 1996.

アセトアミノフェン

●●●はじめに

　アセトアミノフェン[N-Acetyl-p-aminophenol；APAP、別名：パラセタモール(paracetamol)]は、1876年米国で初めて合成され、1960年代に一般用医薬品(一般薬)として販売されて以来、本邦において最も繁用されている解熱鎮痛薬の1つである。誰でも薬局から購入でき、家庭内に常備されているため、小児の誤食事故や自殺目的での摂取による中毒が起こりやすい。

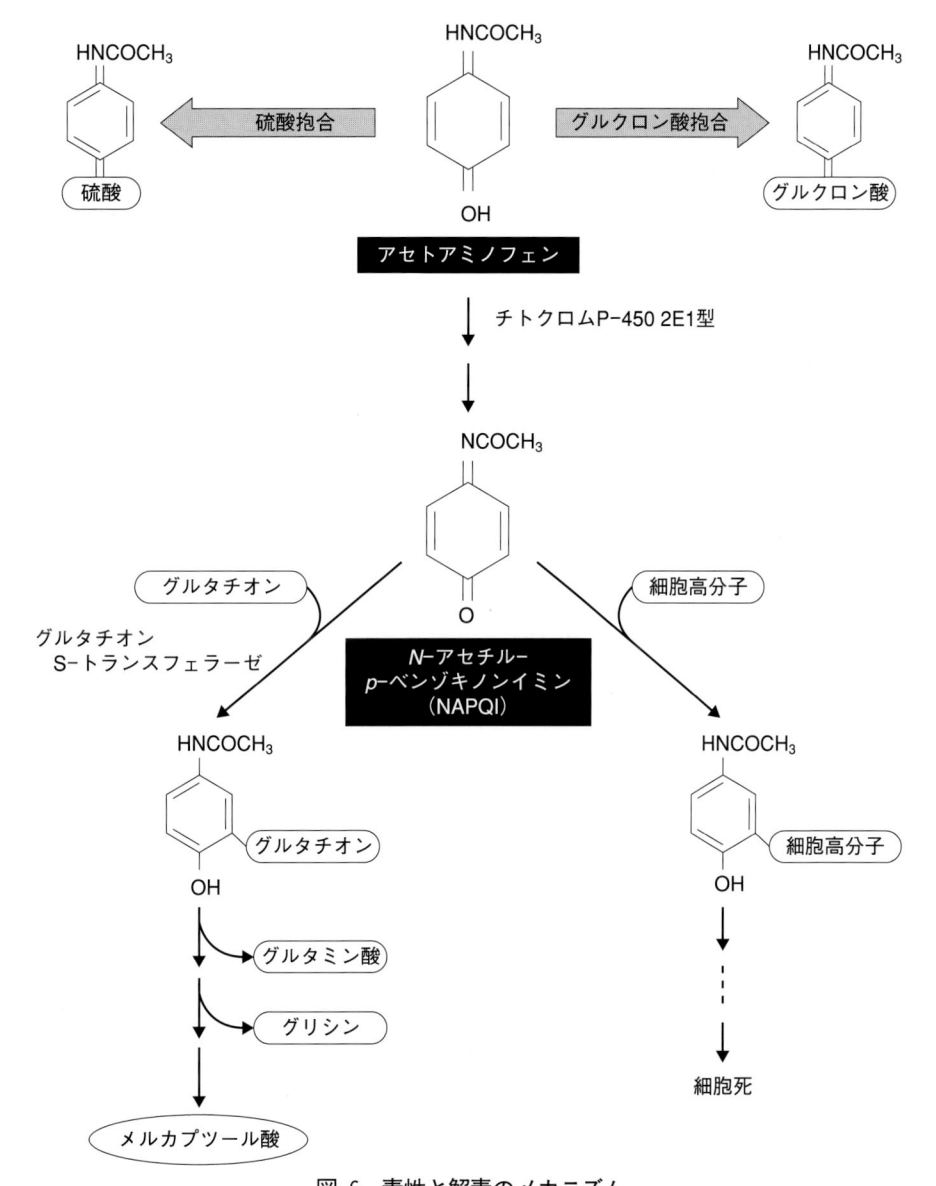

図 6. 毒性と解毒のメカニズム
(千寿製薬株式会社:アセチルシステイン内用液17.6%「センジュ®」製品情報概要. 2002 による)

1 中毒作用機序

　APAPはフェナセチン(phenacetin)の主要な活性代謝物であるが、フェナセチンと異なり、メトヘモグロビン血症のような有害作用は発現しない。メトヘモグロビン血症は、フェナセチンから形成されるアニリン誘導体(p-phenitidine)が原因と考えられ、APAPの肝での代謝は別の経路をとるからである(図6)。

　治療量(成人1回量:300〜500 mg)のAPAPを経口摂取すると、1〜2%が未変化

▶チトクロム P-450 酸化酵素(CYP 2 E 1)
▶肝毒性

体として尿中に排泄され、90〜95％が肝臓でグルクロン酸および硫酸抱合を受け、腎臓から排泄される。残りの 5〜10％がチトクロム P-450 酸化酵素(CYP 2 E 1)により N-アセチルパラベンゾキノニミン(N-acetyl-p-benzoquinonimine；NAPQI)となる。これが肝毒性の本体といわれる。この毒性代謝物はグルタチオン-S-トランスフェラーゼによりグルタチオン抱合を受け無毒化し、さらに代謝を受け、最終産物(メルカプツール酸、システイン)として排泄される。治療量の APAP を摂取した場合、約 5〜10％がメルカプツール酸抱合体として尿中から排泄される。

▶グルタチオン

しかし、大量の APAP を摂取した場合は、グルクロン酸および硫酸による抱合過程は飽和状態となり、チトクロム P-450 酵素系による代謝が促進され NAPQI 生成が増加する。無毒化に必要なグルタチオン(glutathione；GSH)は枯渇し、正常の 30％以下になると実験動物において肝臓の壊死がみられ、NAPQI の蓄積が始まるといわれる。この NAPQI は細胞蛋白の高分子物質と共有結合し肝細胞の壊死を起こすため、重篤な肝障害が生じる。

2 症状

APAP を大量に摂取した場合、その後の経過は 4 つの段階をとるといわれる。

●第一段階(摂取後 30 分〜4 時間、患者によっては 24〜48 時間まで)

ほとんどの患者は、食欲不振、吐き気、嘔吐を呈する。発汗は、視床下部の発熱中枢に対する APAP の作用によるものである。この段階では、どんなに重篤な中毒でもそれを示すような特別の症状を示さないことが特徴であり、無症状の場合もある。また、肝機能検査値は異常を示さない。非常に大量を摂取し代謝性アシドーシスを呈しているか、もしくはコデイン、抗ヒスタミン薬、アルコールなど中枢神経系に作用する他の薬剤を同時に服用している場合を除いて、意識障害をきたすことはほとんどない。

●第二段階(24〜72 時間)

症状は継続し、肝機能(ビリルビン、アルカリホスファターゼ、血清トランスアミナーゼ(AST、ALT)、LDH の異常が現れる。一般に血清トランスアミナーゼの上昇は、臨床症状と相関しない。

●第三段階(3〜5 日)

大量摂取患者では、肝壊死の症状を呈する。黄疸、低血糖、脳症などが現れ、急性肝壊死では重篤な凝固機能障害が現れる。肝機能障害はピークに達し、AST が 1,000 IU/l 以上となり、肝毒性の診断がつく。

●第四段階(7〜8 日)

ほとんどの患者では、肝機能検査値は正常に戻るが、一部の患者では肝機能異常が継続し、肝不全や死亡の転帰をたどることがある。

3 診断

(1) 摂取(推定)量

APAPは成人で150〜250 mg/kgが1回の摂取で重篤な肝毒性を生じる閾値とされ、350 mg/kg以上ではほぼ100%、重篤な肝障害を起こすとされている。経口での致死量は13〜25 gという報告がある。臨床的には成人で7.5 g、小児では150〜200 mg/kgが肝毒性発現の目安といわれている。一般に6歳未満の小児は重篤な肝障害を起こしにくいという報告がある。

(2) APAP血中濃度

▶Rumack-Matthew (ルーマック・マシュー)のノモグラム

▶血中濃度

APAPの肝毒性の予後を決定する重要な因子は血清(血漿)中APAP濃度で、その予後判定にはノモグラムが用いられる。提案者に因んでRumack-Matthew(ルーマック・マシュー)のノモグラム(図7)と呼ばれる。APAPは摂取後速やかに胃腸管からほぼ完全に吸収され、約4時間でAPAP血清中濃度がピークに達すると考えられることから、ノモグラムは4時間以降の血中濃度を指標にして用いられる。

このノモグラムは片対数グラフがあれば簡単につくることができる。縦軸にAPAP濃度(μg/ml)、横軸は摂取後の経過時間(hour)をとる。

肝毒性発現ライン(probable-risk line)は、4時間値200 μg/ml、12時間値50 μg/mlをプロットし24時間まで外挿したラインで、患者がこのラインより高濃度で

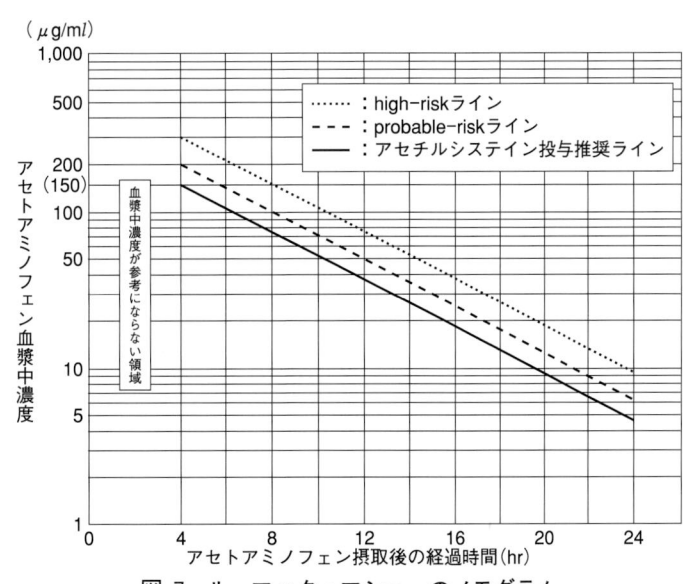

図7. ルーマック・マシューのノモグラム
(千寿製薬株式会社:アセチルシステイン内用液17.6%「センジュ®」製品情報概要. 2002による)

あれば、重篤な肝毒性を呈する可能性が高く、早急に積極的な治療が望まれる。次にこのラインを 25％下方に平行移動（4 時間値 150 μg/ml）してプロットしたラインを治療下限ライン（lower limit for probable-risk line）または治療ライン（treatment line）と呼ぶ。このライン以上であれば、特異的な解毒薬の投与が勧められる。最後に肝毒性発現ラインを 50％上方に平行移動（4 時間値 300 μg/ml）してプロットしたラインを、ハイリスク下限ライン（lower limit for high-risk line）と呼び、これ以上濃度が高い場合、致死的な肝不全や急性腎不全を呈する可能性が高くなる。

▶治療ライン（treatment line）

APAP 濃度は生化学検査として保険点数を請求できるため、APAP による中毒が疑われる場合は、積極的に濃度測定をすることが勧められる。

4 治療

●a．活性炭投与

摂取後 1〜2 時間以内が望ましい。

●b．解毒薬投与（72 時間プロトコール）

▶GSH の枯渇

APAP の肝毒性は、肝臓での GSH の枯渇による毒性代謝物の蓄積に起因していることから、その治療は不足した GSH を補充することが第一選択となる。そのため、GSH の前駆体である N-アセチルシステイン（N-acetylcystein；NAC）が特異的な解毒薬として用いられる。NAC は経口摂取後約 1 時間でピーク濃度に達し、システインに代謝される。このシステインが細胞内の GSH 濃度の増加を促す。また NAC 投与後 APAP の消失速度が増加することから、システインが硫酸抱合に関与する硫酸を増加させ、解毒を促進するという推論もある。

▶N-アセチルシステイン

NAC 投与の基準は、先のノモグラムを用いて 4〜12 時間までの APAP 濃度が治療ラインより上である場合、血中濃度が得られなくても 100 mg/kg 以上摂取している場合、APAP 誘発が疑われる急性肝不全を呈している場合などが挙げられる。通常 APAP 摂取後 8〜10 時間以内に NAC 投与を開始すれば肝毒性に対する最大の効果が得られるが、16 時間以内に投与開始すれば効果は期待できるといわれている。通常 72 時間プロトコールに従って投与される（表 11）。

▶72時間プロトコール

表 11．NAC 経口投与 72 時間プロトコール

- 負荷量：140 mg/kg を、17.6％製剤を 3〜4 倍（5％）に希釈して経口投与。用時希釈をし、1 時間以内に使用する。

- 維持量：負荷量投与 4 時間後から、4 時間ごとに 70 mg/kg を 17 回、72 時間まで同様に経口投与。

- 全投与量：72 時間で 1,330 mg/kg。

- モニター項目：APAP 血中濃度、PT（INR）、ALT/AST、s-Cr、s-Bil、酸塩基平衡、血算

本邦では特異的解毒薬として17.6%内用液剤(20 ml/アンプル)が市販されているが、そのままでは硫黄臭く、味も悪く、嘔吐を引き起こすため、コーラやジュースなどで4〜5倍(5%溶液として)に希釈して服用させる工夫が必要である。経口摂取できない患者には胃管チューブより希釈液を投与する。

●c. 活性炭とNACの相互作用

▶活性炭

消化管内の未吸収薬物の除去に有効な活性炭は、APAP中毒においても有効であるが、後から投与される解毒薬のNACが吸着され効果が減弱する恐れがあるため、添付文書上では活性炭投与後1時間空けてNACを投与することが勧められている。しかし、APAPの吸収が摂取後ほぼ4時間で終了することから、4時間以降の活性炭投与は無効であるばかりか、NACの効果を減弱する可能性が大きいため、避けることが望ましい。

●d. 血液浄化法

血液透析はAPAP中毒による腎不全の治療に用いられることがあるが、有効性を示すエビデンスは現在のところあまりない。解毒治療が遅れAPAP濃度が高値を示した症例では、毒性代謝物の生成を予防する目的で血液灌流が用いられることがある。

5 合併症

肝毒性以外には、大量摂取患者の約1%に腎障害がみられる。硫酸抱合体やグルクロン酸抱合体の血漿中濃度の上昇による影響や、腎臓においても毒性代謝物への代謝が起こり、腎臓細胞の高分子との結合により細胞壊死を起こすという報告がある。

また、膵炎や高アミラーゼ血症も報告されている。

6 予後

適切な初期治療、解毒薬投与が行われた場合は、一般に予後は良好である。しかし、アルコール常習者、フェニトインなどの抗痙攣薬、イソニアジドの服用者は、シトクロムP450の酵素誘導による毒性代謝の促進の恐れがあるため、ハイリスク群として注意が必要である。

(福本真理子)

【文献】
1) Mitchell JR, Thorgeirsson SS, Potter WZ, et al：Acetaminophen-induced hepatic injury；Protective role of glutathione in man and rationale for therapy. Clin Pharmacol Ther 16：676, 1974.
2) Matthew J Ellenhorn(ed)：Acetaminophen. Ellenhorn's Medical Toxicology, 2nd ed, pp180-195, Williams & Wilkins, Baltimore, 1997.
3) Rumack BH：Acetaminophen Hepatotoxicity；The First 35 Years. J Toxicol Clin Toxicol 40(1)：3-20, 2001.
4) 福本真理子：アセトアミノフェン中毒. 中毒研究 16：285-297, 2003.

サリチル酸
（アスピリンおよび他のサリチル酸）

1 中毒作用機序

患者は、偶然か意図的服用（自殺企図）による過量服用後に、もしくは数日間に及ぶ慢性的な過量投与により中毒となる。治療量の経口投与されたアセチルサリチル酸（アスピリン）は、大部分が上部小腸で吸収される。約2時間後にサリチル酸として最高血中濃度に達し、半減期は2〜5時間である。大量服用では、血中濃度のピークが18〜36時間まで遅延することもある[1]。製剤は胃内では溶けにくいので大量に投与された場合、胃にて一塊となり小腸への排泄が遅れるためにその吸収は遅延する。吸収されたアスピリンは、他のサリチル酸製剤と同様に急速に加水分解されサリチル酸となって速やかに全身組織および細胞間液中に分布する。脳組織への移行は通常少ないが、血液が酸性化（血液 pH の低下）すると非イオン化サリチル酸が増加し、これは容易に血液脳関門を通過し脳組織に移行し、中枢神経系の毒性を増加させる。

サリチル酸は主に肝臓で代謝され、腎臓から排泄されるが、尿の pH が上昇するとイオン化サリチル酸が増加し、尿細管での再吸収が減少することから、排泄量は著明に増加する。

アスピリンおよび体内で加水分解されて遊離したサリチル酸は以下の作用を示す[2)-5)]。

①プロスタグランジンの生合成を抑制し、胃酸分泌の抑制と粘膜保護を減弱・消失させる。

▶高エネルギー・リン酸結合阻害

②細胞内では、高エネルギー・リン酸結合阻害（uncoupling）によってブドウ糖と脂肪酸の代謝を阻害する（障害：代謝亢進、発熱、多呼吸、脱水など）。

③呼吸中枢を直接刺激することにより頻呼吸となり、呼吸性アルカローシスと代償性の代謝性アシドーシスが混合する。さらにサリチル酸自体の酸性もアシドーシスを増す。また脱水症の一因となる。

④発症機序は明らかでないが、脳浮腫と非心原性肺水腫を生じる（毛細血管の透過性の亢進と関係がある）。

⑤サリチル酸が血小板機能を変化させ、血液凝固を障害（プロトロンビン時間の延長）する。

⑥肝障害（多くは軽症）と腎障害も起こる。

2 症状

症状は服用量、血中濃度により多種多彩であるが、服用量、血中濃度と中毒症状は

表 12. アスピリン服用量と重症度、症状

服用量 (mg/kg)	重症度	症状
<150	軽症	中枢性悪心嘔吐、頭痛、めまい、難聴、耳鳴り
150〜300	中等症	軽度の過呼吸、過換気、倦怠感 興奮状態(不穏、多弁、躁状態、幻覚)
300〜500	重症	著明な過呼吸、過換気、半昏睡または昏睡、痙攣、発熱
>500	致死的	呼吸不全、肺水腫、心原性ショック

(文献 4)より改変)

必ずしも相関しないことがあるため注意が必要である。特に慢性中毒例では、より少ない服用量で中毒症状が出現し、より重篤であるのが普通である。また、急性中毒例では、吸収が遅延することにより症状の出現が遅れたり、服用後 24 時間以上経過しても症状が悪化する場合がある。

　一般的には、アスピリンは 150 mg/kg 以上服用すると嘔気、嘔吐などの症状が出現し、300 mg/kg 以上で重症となる(表 12)。初期症状としては、喉や胃の焼けるような痛み、悪心と嘔吐、耳鳴りとその後の過呼吸が出現する。数時間の無症状の後、口渇、下痢、頭痛、めまい、難聴、興奮、痙攣が生じる。重度の中毒では、中枢神経刺激は速やかに抑制され、昏睡、痙攣、低血糖、高体温、肺水腫が出現し、中枢神経系不全と心血管の虚脱が死因となる。この中枢神経系に対する毒作用は、中毒に合併する代謝性アシドーシス、血液 pH の低下によりさらに増強されるという特徴がある。

▶過換気・過呼吸

　中毒症状の中では過換気・過呼吸、呼吸数と換気量の増加がアスピリン中毒患者に特有の症状であり、その程度は重症度に比例するために注意するべきである。ほかに、非特異的な症状として、発熱、出血傾向(皮膚の点状出血、吐血、新生児出血症、消化管出血など)、低カリウム血症、肝障害、腎障害、非心原性の肺浮腫、アレルギー症状として蕁麻疹、喉頭浮腫、脈管神経症性浮腫、喘息などが出現する。

　一方、慢性中毒では、患者は大抵幼い子どもか認知症の高齢者であり、また、症状が非特異的であるので、診断が見落とされることがあるため注意を要する。

3 診断

　確定診断は血中サリチル酸濃度の測定によるが、典型的な徴候と症状(過換気、過呼吸および高熱、多彩な神経症状)を伴って、急性服用の既往があるならば診断は難しくない。

　血清サリチル酸濃度を連続測定することで、持続性の吸収が起こっているのか(濃度上昇)、慢性曝露なのか(濃度が安定)、治療は有効か(濃度減少)を特定することができる。しかし、急性中毒の重症度判定として用いられてきた Done ノモグラムは、剤型(徐放剤、被包剤)や、大量服用時の吸収動態の変化などによって、急性サリチル酸中

毒の評価が過大または過小となる場合がある。また、サリチル酸中毒の発症は、任意の時間に測定した濃度よりむしろ、血清濃度のピーク値とサリチル酸の組織への分布程度に関連する。そのため、血中濃度の測定自体には臨床的有用性が乏しい。

▶呼吸性アルカローシス
▶代謝性アシドーシス

過剰投与の病歴がない場合の診断では、呼吸性アルカローシスと代謝性アシドーシスが混合して確認される特有の血液ガスによって示唆される。その場合、慢性中毒では組織への分布が多く、より大きな毒性を示すことがある。

その他の臨床検査としては、動脈血液ガス、血清ナトリウム、カリウム、および重炭酸塩、BUN（血中尿素窒素）、血糖、止血、凝固機能検査（プロトロンビン時間、部分トロンボプラスチン時間、血小板数、出血時間など）、尿のpHと比重などがある。

4 治療

1．気道を確保し酸素を投与（換気補助）
2．胃洗浄、活性炭・下剤投与
3．肺水腫予防のための連続的な血液ガス分析と胸部X線撮影
4．炭酸水素ナトリウム静注による代謝性アシドーシスの補正（血液pHを7.4以上に保つ）
5．発熱、嘔吐、過呼吸による不感蒸泄の増加と電解質の損失を補液によって補正（過度の水分投与は肺水腫を助長するため、十分な注意を要する）
6．尿のアルカリ化による強制利尿とフロセミド（ラシックス®）の投与
7．昏睡、痙攣、肺水腫、高体温に対する対症療法
8．無症候性の場合にも最低限6時間の観察を行う
9．血液中のサリチル酸濃度が100〜120 mg/dl以上の場合や難治性のアシドーシス、中枢神経症状などが出現する場合には、血液透析を実施

> **注1** 急性中毒に対する胃洗浄、活性炭投与
>
> 消化管除去については議論が絶えないところであるが、サリチル酸は腸管蠕動を抑制すること、また大量服用の場合は服用後かなりの時間が経過していても、胃内にアスピリンが吸収されずに一塊となって残存している例が多いことから、内服後10時間以内ならば、胃洗浄、活性炭投与が有効な場合がある。活性炭が早期に投与できれば、少量の（200〜300 mg/kg未満）経口摂取後には胃洗浄は必要ない。胃内にできた薬物塊（胃石）は胃洗浄をしても溶けず、内視鏡で見て砕きながら洗い出したり、時には手術で取り出さなければならないことがある。

> **注2** 補液療法
>
> 原則的には half-saline（生理食塩水に 5%ブドウ糖を含む液）に 1 l あたり 20 ml の炭酸水素ナトリウム（メイロン®）を加えた輸液を 10～20 ml/kg/hr で、尿流出がみられるまで投与する。尿量が維持されれば上記輸液にさらに 1 l あたり 20～40 mEq のカリウムを加えたものを血清カリウム値に注意しながら、2.5～3.5 l/m₂体表面積を 24 時間かけて投与する。

5 合併症

合併症として、特異的なものはないが、呼吸管理と補液管理が合併症予防のために重要である。

6 予後

急性中毒の場合、服用量と重症度とは必ずしも一致しないことが多い。特に慢性中毒の場合、少量でも重症化することが多い。一般的には**表12**に示すように服用量と重症度との関係がいわれているが、後遺症を残す症例も少なく、予後はそれほど悪くない。

（智田文徳、遠藤重厚）

【文献】
1) 吉永和正：アスピリン製剤．綜合臨牀 48：2571-2574, 1999.
2) 内藤裕史：中毒百科．改訂第 2 版, pp 354-355, 南江堂, 東京, 2001.
3) 関　洲二：急性中毒診療マニュアル. pp 53-55, 金原出版, 東京, 2000.
4) 山吉　滋：アスピリン；サリチル酸系薬剤．救急医学 12：1305-1309, 1988.
5) 坂本哲也（監訳）：中毒ハンドブック. pp 230-232, メディカルサイエンスインターナショナル出版, 東京, 1999.

降圧薬

●●● はじめに

降圧薬には、カルシウムチャネル拮抗薬（Ca拮抗薬）、アンジオテンシン変換酵素（ACE）阻害薬、アンジオテンシンⅡ（A-Ⅱ）受容体拮抗薬、α受容体遮断薬、β受容体遮断薬、利尿薬など数多くあり、本邦で発売されている商品だけでも数百種類以上あるであろう。しかしながら、降圧薬による中毒の発生頻度や予後などの詳細については不明である。降圧薬による中毒は主として心・血管に作用して引き起こされる低血

圧(ショック)が問題である。したがって、治療は薬物が体外に排泄されるまでの間、如何に循環を維持するかが鍵となる。本稿では重篤な中毒症状を引き起こす可能性の高いβ受容体遮断薬および Ca 拮抗薬に焦点をあて、それぞれの薬剤について概説する。

1 β受容体遮断薬

1 疫学

2003 年の日本中毒情報センターの統計によると、医療用医薬品 4,831 件の問い合わせのうち、β受容体遮断薬によるものが 5 件(0.1%)しかなく、本邦での発生頻度や予後については不明である。しかしながら、1985〜1995 年の米国 AAPCC(American Association of Poison Control Centers)の報告では、β受容体遮断薬服用による受診者が 52,156 件あり、死亡が 164 件(0.31%)と報告されている[1]。

2 中毒作用機序

▶β受容体遮断作用

β受容体遮断薬による中毒症状発現の機序の多くは、過度のβ受容体遮断作用による結果として説明できる。すなわち、心筋収縮力の低下による低血圧、徐脈、気管支平滑筋の収縮、糖生成抑制による低血糖などの症状がみられる。しかしながら、本剤による重症中毒患者に対して、カテコラミンを多量に投与しても循環動態が改善しない例が多く報告されていることから、β受容体遮断作用だけでは中毒作用機序を十分に説明できない。他の作用機序としては膜安定化(キニジン様)作用がある[2]。プロプラノロール、ピンドロールなどの薬剤では心筋細胞膜のナトリウムチャネルを遮断する作用があり、中毒発現時には幅の広い QRS がみられ心収縮力が低下する。

▶膜安定化(キニジン様)作用

3 症状(表 13)

症状は悪心、嘔吐、ふらつきなど軽症のものから、徐脈、血圧低下、心原性ショックなど重篤なものまで幅広い。特に重篤な症状の発現は、プロプラノロールによるも

表 13. β受容体遮断薬中毒の臨床症状・検査所見

	症状
心・血管	徐脈、低血圧、ショック、伝導障害
中枢神経	不穏、昏睡、痙攣
呼吸器	気管支痙攣(稀)
心電図	徐脈、房室ブロック、幅の広い QRS、QT 延長
代謝	アシドーシス、低血糖(稀)

のが多い[1]。症状の発現は一般に薬物摂取後1〜3時間後にみられるが、早いものでは15分、遅いものでは10時間と幅がある。徐放薬の摂取の場合は症状の発現が遅延するので注意が必要である。

精神症状、意識障害や痙攣などの中枢神経症状もみられる。原因は明らかではないが、心拍出量低下による細胞の低酸素血症もしくは薬剤による中枢神経への直接作用によるものと考えられている。特に、プロプラノロール、アセブトロールなどの親油性の高いβ遮断薬は組織への移行が容易で昏睡や痙攣になりやすい。痙攣は数秒〜数分間持続し、反復することは稀である。気管支痙攣は稀であるが、アテノロール、メトプロロール、オキシプレノロール、プロプラノロールなどで報告がある。

代謝上の変化では、高カリウム血症、低血糖、代謝性アシドーシスを認めることが多い。心電図変化では、徐脈、房室ブロック、幅の広いQRS[3]、心静止などを認める。また、ソタロールによる中毒では、QT延長がみられることがある[4]。

4 診断

β遮断薬を服用している既往歴や本人や家族の陳述が得られる場合は診断が比較的容易である。既往歴が不明で事情聴取が不可能で、徐脈、低血圧、低体温、低血糖などの臨床症状があり、薬物中毒が完全に否定できない場合はβ遮断薬による中毒も鑑別診断に入れる。

5 治療(表14)

●a. 点滴

静脈ルートを確保し、細胞外液を20 ml/kgで負荷する。血圧が改善しない場合は薬物療法を開始する。

表14. β受容体遮断薬中毒の治療戦略

A. 気道確保・呼吸管理
B. 細胞外液を10〜20 ml/kgで負荷
C. グルカゴン(0.05 mg/kg)を静注
  ・効果ないときは0.1 mg/kgを静注
  ・効果があれば持続注入(0.075〜0.15 mg/kg/hr)開始
  ・グルカゴンは生食に溶解すること
D. ドパミンの持続注入(5 μg/kg/min)開始
  ・20 μg/kg/minまで増量可
  ・収縮期血圧を100 mmHg以上に維持
E. ノルエピネフリンの持続注入(0.5 μg/min)開始
  ・4.0 μg/minまで増量可
F. 低血圧が改善しない場合はアムリノン(750 μg/kg)を静注
  ・持続注入(10 μg/kg/min)開始
G. 血液透析を考慮
I. 心臓ペーシング、IABP、PCPSを考慮

●b．グルカゴン

▶グルカゴン

現在のところ、グルカゴンは広く受け入れられている第一選択薬である。グルカゴンはβ受容体を介さず、心筋内の cyclic AMP（cAMP）を増加させ心筋の収縮力を増加させる[5]。グルカゴンは 0.05～0.15 mg/kg を静脈注射し、必要に応じて反復投与を行う。グルカゴンの作用時間は 15 分なので、0.075～0.15 mg/kg/hr の割合で持続注入を行う。グルカゴンの最大投与量について明らかな規定はないが、静脈注射の場合は総投与量 30 mg を、持続注入の場合は 26 時間を超えないように注意する[6]。

●c．カテコラミン

もしグルカゴンが院内にない場合や十分な血圧上昇が得られない場合はカテコラミン（ドパミン、ノルエピネフリン、エピネフリン）の投与を行う。この場合、エピネフリンよりはドパミンやノルエピネフリンの使用の方が推奨されている[7]。ドパミンは 5 μg/kg/min の速度で持続投与を開始し、血圧が上昇しなければ 20 μg/kg/min まで増量する。それでも効果がないときはノルエピネフリンの持続投与を開始する。ノルエピネフリンは 0.5 μg/min の速度で持続投与を開始し、血圧が上昇しなければ 4.0 μg/min まで増量する。

●d．アトロピン

副交感神経遮断薬のアトロピンは比較的安全に使用できる薬剤なので徐脈や低血圧の場合は投与してもよいが、無効な場合も多い。

●e．ホスホジエステラーゼの阻害薬

ホスホジエステラーゼの阻害薬であるアムリノンも心筋内の cAMP を増加させ、細胞内のカルシウム（Ca）量を増やし心筋収縮力を増強させるので治療薬の 1 つとして使用されているが[8]、グルカゴンよりも効果があるとの報告はない。しかしながら、グルカゴンが院内にない場合には、アムリノンは論理的には選択薬剤の 1 つである。

●f．胃洗浄・活性炭投与

服毒後 1～2 時間以内であれば胃洗浄を行う[9]。活性炭（1 g/kg）の投与は服毒後 4 時間以内であれば行う。但し、胃洗浄や活性炭の投与は循環動態が安定しているときに行うべきであり、循環動態が不安定な場合は薬物治療を優先させる。

●g．血液透析

グルカゴンやカテコラミンなどの薬物治療に反応しないときは血液透析を考慮する[10]。ナドロール、ソタロール、アテノロールなどの親油性が低く、蛋白結合率の低い薬剤は血液透析が有効と考えられるが、プロプラノロール、メトプロロール、チモロールは無効である。

●h．その他の治療

これらの治療が無効な重篤な症例では、心臓ペーシング、PCPS、IABP などの方法を考慮する。

6 合併症

合併症は心血管系の虚脱や集中治療期間が長期になることにより引き起こされる。

7 予後

予後は主に薬物の血中濃度がピークに達する6～12時間までに治療が開始できるかによる。また、基礎疾患に心疾患や呼吸器疾患を有するものは、予後不良となる可能性がある。一般に生存した場合には後遺症を残すことは稀である。

2 カルシウムチャネル拮抗薬

1 疫学

2003年の日本中毒情報センターの統計によると、医療用医薬品4,831件の問い合わせのうち、カルシウムチャネル拮抗薬（Ca拮抗薬）によるものが59件（1.2%）あるが、本邦での発生頻度や予後については不明である。しかしながら、2002年の米国AAPCCの報告では、Ca拮抗薬による受診者が9,585件あり、重症が365件（3.8%）、死亡が68件（0.71%）と報告されている[11]。

2 中毒作用機序

心筋や血管平滑筋細胞において、細胞外から細胞内へのCaの流入を抑制することにより、血管平滑筋を弛緩させ、心収縮力を低下させる。また、洞結節や房室結節などの伝導を抑制する。その結果、低血圧、徐脈、ショックなどの症状が出現する。また、Ca拮抗薬は膵β細胞に作用しインスリンの分泌を抑制するため、高血糖となる。

3 症状（表15）

▶徐脈を伴った血圧低下

最も典型的な症状は徐脈を伴った血圧低下が観察され、重症例では洞停止となり重

表15. Ca拮抗薬中毒の臨床症状・検査所見

	症状
心・血管	徐脈を伴った低血圧、ショック、洞停止
中枢神経	不穏、昏睡、痙攣
呼吸器	非心原性肺水腫、
心電図	徐脈、洞停止、幅の広いQRS
電解質	高カリウム血症（重症例）
代謝	高血糖を伴ったアシドーシス

篤な心原性ショックとなる。症状の発現は一般に薬物摂取後6時間以内にみられる。しかしながら、ジヒドロピリジンによる中等症の中毒では、心拍数や心拍出量が増加するので注意が必要である。一般に来院時は無気力で衰弱しているように観察されることが多いが、大量服薬例であっても筋力は保たれている。精神症状は不穏から昏睡状態までさまざまであり、ショックを伴っている場合、脳血流量が減少し痙攣が起こることがある。非心原性の肺水腫や換気血流不均等による低酸素血症がみられることもある[12)13)]。代謝上の変化では、高血糖を伴った代謝性アシドーシスを認めることが多い。低カリウム(K)血症となることも多いが、高K血症がみられるときは重症であることが多い。心電図変化では、徐脈、房室ブロック、洞停止、幅の広いQRSなどを認める。

4 診断

Ca拮抗薬を服用している既往歴や本人や家族の陳述が得られる場合は診断が比較的容易である。既往歴が不明かつ事情聴取が不可能で、徐脈を伴った低血圧症状があり、薬物中毒が完全に否定できない場合はCa拮抗薬による中毒も鑑別診断に入れる。

5 治療(表16)

●a．点滴

静脈ルートを確保し、細胞外液を10〜20 ml/kgで負荷する。血圧が90 mmHg(高血圧の既往がある場合は100 mmHg)以上に改善しない場合は薬物療法を開始する。

表16．カルシウム拮抗薬中毒の治療戦略

A．気道確保・呼吸管理
B．細胞外液を10〜20 ml/kgで負荷
C．動脈血 pH＞7.3、K$^+$＜5.0 mEq
D．心拍数が40回/min以下の場合は心臓ペーシングを準備
E．塩化カルシウム(10〜20 mg/kg)を静注 ・効果があれば持続注入(20 mg/kg/hr)開始
F．グルカゴン(0.05〜0.15 mg/kg)を静注 ・効果があれば持続注入(0.1 mg/kg/hr)開始 ・グルカゴンは生食に溶解すること
G．ドパミン(5 μ/kg/min)で開始 ・収縮期血圧を100 mmHg以上に維持
H．心拍数が40回/min以下で低血圧を伴う場合は心臓ペーシング開始 ・50〜60回/minに設定 ・60回/分以上には上げない
I．低血圧が改善しない場合はアムリノン(750 μg/kg)を静注 ・持続注入(10 μg/kg/hr)開始
J．高容量インスリン療法を考慮 ・1.0 U/kgを静注 ・最初の1時間は1.0 U/kgで持続注入 ・その後は0.5 U/kgで持続注入 ・必ず50%ブドウ糖を1.0 ml/kg/hrで同時に持続注入
K．血液吸着、IABP、PCPSを考慮

●b．アシドーシスの補正

アシドーシスがある場合は過換気もしくは重炭酸ナトリウムでの補正により動脈血 pH を 7.3 以上に保つ。

●c．高カリウム血症の補正

血中 K$^+$ 濃度を 5.0 mEq 以下に保つ。

●d．塩化カルシウム

▶塩化カルシウム

薬物療法の第一選択薬は塩化カルシウムである。塩化カルシウムは 10〜20 mg/kg を 5 分以上かけて静脈注射を行う。もし、心拍数の増加や、血圧の上昇、尿量の増加などの効果がみられる場合は、20〜50 mg/kg/hr の割合で持続注入を行う。この場合は血中の Ca イオン濃度は 2.0〜3.0 mEq/l に維持する。

●e．グルカゴン

塩化カルシウムを投与しても効果のないときはグルカゴンを投与する[14]。グルカゴンは 0.05〜0.15 mg/kg を静脈注射し、必要に応じて反復投与を行う。効果がみられる場合は、0.05〜0.15 mg/kg/hr の割合で持続注入を行う。

●f．カテコラミン

もしグルカゴンが院内にない場合や十分な血圧上昇が得られない場合はカテコラミンの投与を行う。ドパミンは最もよく使用される薬剤で 5 μg/kg/min の速度で持続投与を開始し、血圧が上昇しなければ 20 μg/kg/min まで増量する[15]。ドブタミン、ノルエピネフリン、イソプロテレノールなどのカテコラミンも使用される。エピネフリンも有効との報告があるが、最近の動物実験の結果では、心機能を悪化させ予後を改善しなかったとの報告もある。もし、エピネフリンを使用する場合には、0.1 μg/kg/min で持続投与を開始し、1.0 μg/kg/min まで増量しても効果がないときは他の薬剤を検討する。

●g．ホスホジエステラーゼの阻害薬

カテコラミンも効果がないときは、ホスホジエステラーゼの阻害薬であるアムリノンの投与を考慮する。最初にアムリノンを 750 μg/kg を静脈注射し、その後、1〜20 μg/kg/min で持続投与を行う。

●h．アトロピン

副交感神経遮断薬のアトロピンは比較的安全に使用できる薬剤なので徐脈や低血圧の場合は投与してもよいが、アトロピン単剤による治療だけでは効果は得られない。

●i．インスリン

高容量インスリン持続注入もベラパミル中毒の動物実験モデルより効果があるとされている[16]。インスリンが炭水化物の酸化を促進させることにより、即効性はないものの徐々に心筋の収縮力を改善させる。また、直接心筋伝導に作用することはないが、血中 K$^+$ 濃度を下げることにより心筋伝導障害を改善させる。インスリンはあくまで

前述した治療方法に対する補助療法であり、使用する場合は大量服薬例で、重篤なショックに陥る以前に開始することが望ましい。投与方法はレギュラーインスリン1.0 U/kg を静脈注射し、最初の1時間は1.0 U/kg/hr で持続注入を行い、その後、0.5 U/kg/hr で持続注入を行う。インスリンを投与する場合は、必ず時間あたり20～30 g のブドウ糖も同時に投与する。

● j．胃洗浄・腸洗浄・活性炭投与

服毒後1～2時間以内であれば胃洗浄を行う。活性炭（1 g/kg）の投与は服毒後4時間以内であれば行う。重症例では、腸蠕動の抑制により活性炭が固まり効果が期待できない。そのような場合にはポリエチレングリコールなどによる腸洗浄を考慮する。但し、Ca 拮抗薬による腸管の虚血および壊死の例も報告されているので、腸閉塞や腸管の虚血がないことを確認する必要がある。

● k．心臓ペーシング

薬物療法が無効で、ショックかつ心拍数が40回/min 以下の場合は心臓ペーシングを行う。このときペーシング回数は50～60回/min で行い60回/min 以上に上げないようにする。ペーシング回数が多いと、却って心拍出量が減少する可能性があるので注意する。

● l．血液吸着

血液吸着はベラパミルやジルチアゼムなどに対しては血中濃度を下げるのに有用であるが、ニフェジピンに対しては効果が期待できない[17]。

● m．その他の治療法

これらの治療が無効な重篤な症例では、PCPS や IABP などの積極的な治療法を考慮する。

6 合併症

合併症としては低酸素性脳症、成人呼吸窮迫症候群（ARDS）、腸管の虚血による腸管壊死などの報告がある。

7 予後

予後は主に薬物の血中濃度がピークに達する6～12時間までに治療が開始できるかによる。また、一般に生存した場合には後遺症を残すことは稀である。

（佐藤陽二）

【文献】 1) Love JN, Litovitz TL, Howell JM, et al：Characterization of fatal beta blocker ingestion；a review of the American Association of Poison Control Centers data from 1985 to 1995. J Toxicol Clin Toxicol 35(4)：353-359, 1997.

2) Frishman W, Jacob H, Eisenberg E, et al：Appraisal and reappraisal of cardiac therapy；Clinical pharmacology of the new beta-adrenergic blocking drugs；VIII. Self-poisoning with beta-adrenoreceptor blocking agents；Recognition and manegement. Am Heart J 98：798-811, 1979.
3) Brimacombe JR, Scully M, Swainston R：propranolol overdose；a dramatic response to calcium chloride. Med J Aust 155：267-268, 1991.
4) Neuvonen PJ, Elonen E, Vuorenmaa T, et al：Prolonged Q-T interval and severe tachyarrhythmias；Common features of sotalol intoxication. Eur J Clin Pharmacol 20：85-89, 1981.
5) Levey GS, Fletcher MA, Klein I, et al：Characterization of 125 I-glucagon binding in a solubilized preparation of cat myocardial adenylate cyclase. J Biol Chem 249：2665-2673, 1974.
6) Lewis M, Kallenbach J, Germond C, et al：Survival following massive overdose od adrenergic blocking agents(acebutolol and labetolol). Eur Heart J 4：328-332, 1983.
7) Kerns W II, Schroeder D, Williams C, et al：Insulin improves survival in a canine model of acute beta-blocker toxicity. Ann Emerg Med 29：748-757, 1997.
8) DiBianco R：Acute positive inotropic intervention；The phosphodiesterase inhibitors. Am Heart J 121：1871-1875, 1991.
9) Kulig K, Bar-Or D, Cantrill S：Manegement of acutely poisoned patients without gastric emptying. Ann Emerg Med 14：562-567, 1985.
10) Anthony T, Jastremski M, Elliott W, et al：Charcoal hemoperfusin for the treatment of a combined diltiazem and metoprolol overdose. Ann Emerg Med 15：1344-1348, 1986.
11) Watson WA, Litovitz TL, Rodgers GC Jr, et al：2002 annual report of the American Association of Poison Control Centers Toxic Exposure Surveillance System. Am J Emerg Med 21：353-421, 2003.
12) Humbert VH, Munn NJ, Hawkins RF：Noncardiogenic pulmonary edema complicating massive diltiazem overdose. Chest 99：258-259, 1991.
13) Welch RD, Todd K：Nifedipine overdose accompanied by ethanol intoxication in a patient with congenital heart disease. J Emerg Med 8：169-172, 1990.
14) Doyon S, Roberts JR：The use of glucagon in a case of calcium channel blocker overdose. Ann Emerg Med 22：1229-1233, 1993.
15) Ramoska EA, Spiller HA, Winter M, et al：A one-year evaluation of calcium channel blocker overdoses；toxicity and treatment. Ann Emerg Med 22：196-200, 1993.
16) Kline JA, Tomaszewski CA, Schroeder JD, et al：Insulin is a superior antidote for cardiovascular toxicity induced by verapamil in the anesthetized canine. J Pharmacol Exp Ther 267：744-750, 1993.
17) Rosansky SJ：Verapamil toxicity；treatment with hemoperfusion. Ann Intern Med 15(114)：340-341, 1991.

抗てんかん薬

●●● はじめに

▶抗てんかん薬

ここでは、本邦で汎用されている抗てんかん薬のうち、フェノバルビタール（フェノバール®）、フェニトイン（アレビアチン®）、カルバマゼピン（テグレトール®）、バルプロ酸（デパケン®）、ゾニサミド（エクセグラン®）について記載する（表17）。

1 フェノバルビタール

▶フェノバルビタール
▶ベゲタミン
▶ヒダントール

フェノバルビタール（フェノバール®）は、長時間作用型のバルビツレートに属する。単剤（フェノバール®）のほか、合剤としてベゲタミンA、B®（フェノバルビタール、クロルプロマジン、プロメタジン）およびヒダントールD、E、F®（フェノバルビタール、フェニトイン）がある（表18）。

表17. 抗てんかん薬の薬物動態

薬品名	フェノバルビタール	フェニトイン	カルバマゼピン	バルプロ酸	ゾニサミド
商品名	フェノバール®	アレビアチン®	テグレトール®	デパケン®	エクセグラン®
分子式	$C_{12}H_{12}N_2O_3$	$C_{15}H_{12}N_2O_2$	$C_{15}H_{12}N_2O$	$C_8H_{15}NaO_2$	$C_8H_8N_2O_3S$
分子量	232.24	252.27	236.27	166.19	212.23
蛋白結合率	20～60%	90%	70～80%	80～95%	40～50%
血中濃度のピーク	10～12時間	大量投与では24～48時間	4～24時間（重症例は72時間）	1～4時間	2～6時間
分布容量（l/kg）	0.8	0.6	1.4（大量投与時は3.0）	0.1～0.22	1.45
半減期	4日前後（80～120時間）	22時間	15～24時間。中間代謝産物の10,11-エポキシドが5～10時間	5～20時間（平均10.6時間）、大量投与で30時間	27～46時間
代謝・排泄	約1/3は未変化体で尿中に排泄、残りは肝代謝	ほとんどは肝で代謝され胆汁と尿から排泄	一部肝臓で代謝。28%が便中に排泄。中間代謝産物の10,11-エポキシドは同等の活性をもつ	肝臓で60%代謝。未変化体で尿から排泄されるのは1～4%	約35%は未変化体で排泄され、残りの大半は肝臓で代謝後尿中に排泄

表18. 抗てんかん薬合剤の組成

合剤（商品名）		組成		
ベゲタミンA	1錠中	フェノバルビタール（40 mg）	クロルプロマジン（25 mg）	プロメタジン（12.5 mg）
ベゲタミンB	1錠中	フェノバルビタール（30 mg）	クロルプロマジン（12.5 mg）	プロメタジン（12.5 mg）
ヒダントールD	12錠中	フェノバルビタール（100 mg）	フェニトイン（200 mg）	
ヒダントールE	12錠中	フェノバルビタール（100 mg）	フェニトイン（250 mg）	
ヒダントールF	12錠中	フェノバルビタール（100 mg）	フェニトイン（300 mg）	

1 中毒作用機序

▶GABA

中毒作用機序は、GABA を介するシナプス抑制の増強と、その結果の中枢神経系の抑制である。また高濃度では交感神経抑制および心筋抑制から低血圧をきたす。小腸から緩徐に(6～18時間以上かけて)吸収される。肝臓で自己を分解する酵素を誘導するので容易に耐性が出現する。

2 症状

一般に血中濃度の治療域は、15～35 μg/ml であるが、治療域を超えると眼振、運動失調、焦燥、多動(小児)が出現、徐々に意識障害が出現する。60～80 μg/ml では通常昏睡状態となり、150～200 μg/ml 以上では極度の低血圧、呼吸停止をきたす。瞳孔は縮瞳、深部腱反射は低下し、低体温となる。なお潜在的致死量は 6～10 g といわれている。

3 診断

▶Triage®

定量定性検査として血中濃度モニタリング装置を使用すれば、確定診断可能である。また乱用薬物スクリーニングキットである Triage® により定性検査が可能である。

4 治療

特異的拮抗薬はない。
- 意識障害・循環不全への対症療法
- 呼吸管理
- 24時間以内であれば胃洗浄
- 活性炭の反復投与

▶尿アルカリ化
- 尿アルカリ化により、尿中フェノバルビタールをイオン化させ尿細管からの再吸収を阻止
- 血液吸着(腎不全合併例、治療に反応しないショック例が適応)

5 予後

気道確保、呼吸・循環管理が適切に実施されれば、院外心停止や著しい低体温以外では死亡例は稀である。また二次的脳障害がなければ後遺症が残ることは極めて稀である。死亡率は血中濃度が 80 μg/ml で3%といわれている。

2　フェニトイン

1　中毒作用機序

▶フェニトイン
▶アレビアチン®

▶プロピレングリコール

フェニトイン（アレビアチン®）は興奮膜の安定化作用があり、反復性神経放電を減少させる。また細胞内 GABA 濃度を増加させ、中毒量では中枢神経抑制作用が出現する。また本剤の注射液の場合、溶媒中のプロピレングリコールが急速静脈内投与（フェニトインとして 50 mg/kg/min 以上）されると心筋抑制、心停止が生じる可能性がある。小腸から 4〜8 時間かけて吸収されるが、大量投与では吸収は遅れ血中濃度のピークは 24〜48 時間になる。

2　症状

成人の常用量は 200〜300 mg/日であり、20 mg/kg 以上の内服で中毒症状が出現する可能性がある。また長期服用者で、本剤の内服量が一定であっても他の薬物との相互作用によって血中濃度が変化し、中毒症状を呈することがある。血中濃度の治療域は 10〜20 μg/ml。20 μg/ml 以上で眼振、30 μg/ml 以上で小脳・前庭症状（失調、不明瞭な発音、振戦など）が増強し、40 μg/ml 以上で無気力、混乱、混迷を認めるようになる。さらに血中濃度が高くなると昏睡をきたす。

3　診断

▶眼振

定量定性検査として血中濃度モニタリング装置を使用すれば、確定診断可能である。また眼振は中毒量でほぼ必発する症状といわれ診断の助けになる。

4　治療

特異的拮抗薬はない。
- 意識障害・循環不全への対症療法
- 呼吸管理
- 胃洗浄
- 活性炭の反復投与
- 血中アルブミン濃度が低いと遊離フェニトインが増加し、中毒症状が増強するので注意を要する。
- 強制利尿、血液透析、血液吸着、血漿交換の有効性は示されていない。

5 予後

適切に保存的、対症的治療を実施すれば予後良好であり、重症例でも死亡することは稀である。

3 カルバマゼピン

1 中毒作用機序

▶カルバマゼピン
▶テグレトール®
▶抗コリン作用

カルバマゼピン(テグレトール®)の毒性は、三環系抗うつ薬中毒と類似する。ほとんどの症状は抗コリン作用によるものであり、重症例では痙攣や心伝導系障害を生じる。

2 症状

▶QT延長

血中濃度の治療域は4〜8μg/mlであり、10μg/ml以上で運動失調、眼振、眼球麻痺、20〜30μg/mlで痙攣、ミオクローヌス、昏睡、無呼吸、高体温などが生じる。また120μg/ml以上は致死的とされている。一方で臨床症状と血中濃度は必ずしも相関しないともいわれている。高齢者では、房室ブロック、徐脈、QRS幅拡大、QT延長を呈する場合がある。抗コリン作用により腸管蠕動が抑制される。

3 診断

定量定性検査として血中濃度モニタリング装置を使用すれば、確定診断可能である。

4 治療

特異的拮抗薬はない。
・意識障害・循環不全への対症療法
・呼吸管理
・24時間以内であれば胃洗浄
・活性炭の反復投与

▶血液吸着

・血液吸着(三環系抗うつ薬と比較して、分布容量が小さいので非常に有効。痙攣や心毒性のある重症例が適応)
・血液透析、腹膜透析は、本薬剤の蛋白結合率が高いため有効ではない。

5 予後

重症例であっても、急性期の循環不全を離脱できれば予後は良好である。既報告によれば、成人で6〜10g内服による死亡報告例がある一方で、80g内服での生存例もある。

4 バルプロ酸

1 中毒作用機序

▶バルプロ酸

バルプロ酸(デパケン®)は抑制性神経伝達物質であるGABA濃度を上昇させる。その結果中枢神経を抑制する。また本剤の代謝産物は視神経毒性や肝毒性があると考えられている。消化管からの吸収は早く、1〜4時間で血中濃度はピークとなる。分布容量は0.1〜0.22 l/kgと小さい。蛋白結合率は80〜95%である。肝臓で60%代謝され、未変化体で尿から排泄されるのは1〜4%である。半減期は5〜20時間(平均10.6時間)であるが、大量投与の場合には30時間になる。

2 症状

▶消化器症状

血中濃度の治療域は50〜100 μg/mlである。急性中毒の症状としては、嘔気、嘔吐、下痢、腹痛などの消化器症状および中枢神経の抑制である。血中濃度が180 μg/ml以上で錯乱状態から昏睡をきたし、最終的には呼吸停止に至る。この際瞳孔は縮瞳する。1,000 μg/ml以上の重症例では、アニオンギャップの開大を伴うアシドーシス、高ナトリウム血症、低カルシウム血症を認める。またReye症候群に類似した脳症を

▶高アンモニア血症

伴う高アンモニア血症を認めることがある。既報告によれば生存例中の最高血中濃度は、2,120 μg/mlである。

3 診断

定量定性検査として血中濃度モニタリング装置を使用すれば、確定診断可能である。また、代謝障害をきたすので、血液ガス分析やアンモニアを含む血液生化学検査も診断の助けになる。

4 治療

特異的拮抗薬はない。しかし、ナロキソンが覚醒に有効であったとする報告はある。
・意識障害・循環不全への対症療法

- 呼吸管理
- 胃洗浄
- 活性炭の反復投与(腸肝循環の阻害によりバルプロ酸の排泄を促進する可能性がある)
- 血液吸着(蛋白結合率が高いため血液透析より効果的とされる)
- 血液透析(代謝異常の是正にも有効)
- 血中濃度が1,500〜2,000 μg/mlと極度に高い場合には血液吸着・血液透析を考慮する。

5 予後

急性期の意識障害、代謝障害を離脱できれば予後は良好である。

5 ゾニサミド

1 中毒作用機序

▶ゾニサミド

ゾニサミド(エクセグラン®)は、軸索でのナトリウムチャネルの阻害および電位感受性のカルシウム流入を阻害することによって中枢神経抑制をきたすとされている。

2 症状

眼振、ミオクローヌスのほか、大量服用により意識障害、徐脈、不整脈、低血圧、呼吸抑制をきたす[1]。

3 診断

定量定性検査として血中濃度モニタリング装置を使用すれば、確定診断可能である。

4 治療

現時点で報告例が少なく治療法は確立されていないが、上記薬剤同様対症療法が基本になる。

特異的拮抗薬はない。なお腎不全患者では、ゾニサミドのクリアランスが遅延するので注意を要する[1]。

- 意識障害・循環不全への対症療法
- 呼吸管理

- 胃洗浄
- 活性炭の反復投与

5 予後

適切な対症療法を実施すれば予後は良好と考えられるが、近年、ゾニサミド大量服用(4.8g)によると思われる心停止、蘇生後脳浮腫、死亡症例が報告されている(18歳、女性、4.8g服用、来院時血中濃度 44μg/ml)[2]。

(坂本哲也、森村尚登)

【参考文献】
1) 松浦雅人(訳):てんかんハンドブック. 第3版, メディカル・サイエンス・インターナショナル, 東京, 2004.
2) Sztajnkrycer MD, Huang EE, Bond GR:Acute zonisamide overdose;a death revisited. Vet Hum Toxicol 45:154-156, 2003.
3) 坂本哲也:急性中毒;的確な治療のために;抗てんかん薬. 救急医学:220-222, 2001.
4) Rowley FM:Anticonvulsants, Newer. Poisoning and Drug Overdose, 4th ed, Olson KR(ed), pp 86-87, Lange Medical Books/McGraw-Hill, New York, 2003.

リチウム

●●●はじめに

リチウムはわれわれの日常生活の中においてさまざまな形で存在する元素である。工業用としては錆止め・グリース(潤滑油)、家庭用品の中では花火・ボタン電池などに利用されている。また、医療の現場では、精神科領域において躁状態(主に躁うつ病)の治療に有効な薬物であり躁うつ病を含めた周期性精神障害の予防薬として広く用いられている。しかしその有効量と中毒量が近接しておりさまざまな要因で中毒を引き起こすことが知られている。その中毒発生件数は医師の処方による炭酸リチウム製剤が起因するケースが圧倒的に多く腎障害や小脳障害を残すケースも多々報告されている。

▶躁状態(主に躁うつ病)

▶炭酸リチウム中毒

ここでは医療用薬物である炭酸リチウム(商品名:リーマス®・リチオマール®・炭酸リチウム®錠)による急性リチウム中毒を中心に話を進めてゆきたい。

1 中毒作用機序

完全に解明されていない。躁病および躁うつ病の躁状態に対し投薬することが多く体内には炭酸リチウム製剤として取り込まれる。

中枢神経系の作動系で、際立った作用機序になるものはなく、多くの作用が複合的に関連して作用するものと推測される。

経口投与後速やかに吸収され、血清リチウム濃度は3時間後にピークを迎え平均で約13時間後に半減する。24時間後にはピーク時の約1/3に減少し正常人で肝臓では代謝を受けずその約90％は24時間以内に尿中に排泄され5％は便中に排泄される。

●**毒性**：致死量は200 mg（約200錠分）、中毒発現量は＞2.0 mEq/l

▶致死量は200 mg
▶中毒発現量は＞2.0 mEq/l

2 症状

症状の出現までは過去の投薬歴・個人差があり一定ではない。低濃度では先に消化器症状が出現しその後中枢神経系の症状が出現する傾向がある。

●a．精神神経系：めまい、眠気、言語障害、頭痛、発熱、不眠、脳波異常（基礎波の徐波化など）、知覚異常、記憶障害、焦躁感、失禁、悪寒、耳鳴、一過性暗点、ブラックアウト発作、情動不安、脱力・倦怠感

●b．消化器：口渇、嘔気・嘔吐、下痢、食欲不振、胃部不快感、腹痛、便秘、唾液分泌過多、胃腸障害

●c．循環器：心電図異常（洞不全、QT延長）、血圧低下、頻脈、不整脈

●d．血液：白血球増多

●e．泌尿器：多尿、排尿困難、乏尿、頻尿、腎機能異常（尿崩症）、蛋白尿

●f．内分泌系：甲状腺機能異常、非中毒性甲状腺腫、粘液水腫、甲状腺中毒症、血糖上昇

●g．中枢神経系：振戦、運動障害、緊張亢進・低下、腱反射亢進、筋攣縮、運動過少、舞踏病様アテトーシス、頭蓋内圧亢進

●h．皮膚：皮疹、瘙痒感、毛髪の乾燥および粗毛化

●i．肝臓：肝機能異常、浮腫

このほか長期にわたる中毒では 体重増加・減少、性欲減退、脱水、などを認める。また血中濃度が上昇することで症状も劇症化する（**表19**）。

表19．リチウムの血中濃度と症状

血中濃度(mEq/l)	治療域：1.2〜1.5 mEq/l
1.5〜	悪心、嘔吐、下痢
2.0〜	多尿、かすみ目、筋力低下、傾眠、めまい、錯乱、不明瞭な言語、一過性意識消失、深部腱反射亢進
2.5〜	ミオクローヌス、アテトーゼ、失禁、昏睡
3.0〜	てんかん様痙攣、不整脈
4.0〜	低血圧、ショック、呼吸停止

3 診断

多くの場合、原因となるのは医師の処方薬であり内服歴を把握するとともに血中濃度の測定が確定診断の鍵となる。また血清リチウム濃度がいわゆる治療域においても中毒症状を呈する場合があるうえ、臨床症状は他の向精神薬と類似するものが多く決め手に欠けることが多いため脳波検査(全般性の徐波)も診断の一助となる。

▶脳波検査(全般性の徐波)

4 治療(表20)

特異的な拮抗薬や解毒薬は存在しない。基本的には中毒が疑われた場合まず服薬の中止が大前提である。また重症度と血清リチウム濃度は相関するため早急に血中濃度の測定と腎機能の評価を行う。

次に体内に入ってしまった過剰なリチウムが吸収されるのを防ぐ。方法としては服薬30分以内であれば胃洗浄はかなり有効な手段であり、それ以降でも胃液中に分泌されるため、胃内容物の持続吸飲が有効であるという報告もある。活性炭・下剤の投与は活性炭自体にリチウムを吸着する能力は低いが同時服薬した多剤を除去する目的で投与する。

そして体外への排泄促進だが腎機能が保たれている場合は2,000〜4,000 ml 等張電解質液の補液＋利尿薬(フロセミド10〜20 mg)の投与を行い、尿量が少ないときには浸透圧利尿としてマンニトール200〜500 ml/日の点滴静注を併用する。

また腎機能が保たれている場合でも血清中リチウム濃度＞6.0 mEq/l なら無条件

表20. リチウム中毒に対する治療法

I. 血清リチウムの濃度上昇阻止
　　リチウムの投薬中止とともに定期的に血清中の濃度測定を行う。
II. リチウムの吸収抑制
　　1. 胃洗浄
　　　　服薬30分以内であればかなり有効である。またそれ以降でも胃液の中に分泌されるリチウムを除去する目的で胃内容物の持続吸飲が有効であるという報告もある。
　　2. 活性炭・下剤投与
　　　　活性炭自体にはリチウムを吸着する能力は低いが多剤との同時服薬には有効である。
III. 排泄の促進
　　1. 腎機能が保たれている場合
　　　　2,000〜4,000 ml 等張電解質液の補液＋利尿薬(フロセミド10〜20 mg)
　　　　浸透圧利尿：マンニトール200〜500 ml/日を点滴静注
　　2. 腎機能が低下している場合
　　　　人工血液透析
　　　　血清中リチウム濃度＞6.0 mEq/l なら無条件で＜2.0 mEq/l であっても乏尿傾向であったり意識障害が強い、不整脈のコントロールが困難な場合は行うべき
IV. 全身管理
　　1. 電解質の補正：低ナトリウムの改善
　　2. 呼吸管理・不整脈の管理
V. 付随する合併症の治療
　　1. 痙攣に対して：フェニトイン・フェノバルビタール
　　2. 錐体街路症状に対して：ブロモクリプチン・L-dopa
　　3. 悪性症候群に対して：ダントロレン＋冷却

で、慢性中毒患者であれば 4.0〜6.0 mEq/l で、血中リチウム濃度＜2.0 mEq/l であっても腎機能が低下している場合、もしくは乏尿傾向でなおかつ意識障害が強い・不整脈のコントロールが困難、などの場合は血液透析(hemodialysis)*を行うべきである。また透析後にいったん治療域範囲まで濃度が下がった後に再度上昇するケースも多く最低でも透析後 24 時間は血中濃度の監視が必要である。

▶血液透析

これらに併せて電解質の補正(特に低ナトリウムの改善)、呼吸管理・不整脈の管理など全身管理を行う。

5 相乗薬効

併用する薬によって血中濃度が上昇する危険がある。
- 利尿薬(チアジド系薬剤など)はリチウムの腎における再吸収を促進し毒性を増強することがある。
- カルバマゼピンとの併用により精神神経系症状(錯乱、粗大振戦、失見当識など)が現れることがある。
- ハロペリドールおよびその他の向精神薬との併用により、心電図変化、重症の錐体外路症状、持続性のジスキネジア、突発性の悪性症候群(syndrome malin)、非可逆性の脳障害を起こすとの報告がある。
- カルシウム拮抗薬(ニフェジピンなど降圧薬)、アンギオテンシン変換酵素阻害薬(降圧薬)、非ステロイド性抗炎症薬併用によりリチウムの血中濃度が上昇するため、併用薬の選択には注意が必要である。

6 予後

▶小脳失調・腎機能障害

早期に診断し適切な対症療法を行えば後遺症を残すケースは少ない。しかし発見が遅れたり適切な対症療法がなされなかったために高リチウム血症に長時間曝露された場合、意識障害の遷延や後遺症として小脳失調・腎機能障害が残ったという報告がある。

●●●おわりに

同じ血中濃度からの治療であっても速やかに改善し後遺症を残さないケースと意識障害が遷延し臓器障害が残るケースがある。精神科領域では炭酸リチウム製剤が比較的長期にわたり処方され続けるケースが多い結果、長期にわたり炭酸リチウムの投薬が続けられていた患者が中毒域に達して症状を呈した場合に比べ、自殺企図にて一過性に大量服薬後に血中濃度が中毒域に達した場合の方が速やかに症状が改善し後遺症も残しにくい印象が強い。

*血中でリチウムイオンとして存在するため、DHP では吸着除去できない。

▶測定値が治療域であっても長期投与中の患者であれば中毒を起こす

　また血中濃度の測定値が治療域であっても長期投与中の患者であれば中毒を起こす可能性が高く注意が必要である。

(寺田尚弘)

【参考文献】
1) 杉本 侃(編)：図説救急医学講座 第6巻；中毒．メジカルビュー社，東京，1990．
2) 日本医薬情報センター(編)：日本医薬品集 2004年版，医療薬．薬業時報社，東京，2004．
3) 山崎 太，森 博美(編著)：医療薬品急性中毒ガイド．p69，ヴァンメディカル，東京，2000．
4) 寺尾 岳：Lithium 中毒を診断・治療する際のポイント．臨床精神薬理 4(9)：1289-1294，2001．
5) 野村 茂：リチウムとその化合物；神経・腎・消化器障害．労働の科学 56(12)：746-747，2001．

硫酸アトロピン

●●● はじめに

　硫酸アトロピンは、臨床の現場で頻用される薬剤である(表21)。一般的な過量投与では臨床的に期待される作用(頻拍・唾液分泌抑制・散瞳)が単に強く出現するだけであるが、その投与量によっては toxic psychosis[1]として知られている精神症状、ひいては意識障害を呈するに至る。

▶toxic psychosis

　また医薬品中毒としてのみならず、チョウセンアサガオなどの自然毒中毒としてのアトロピン中毒も散見されている(メモ1)。

▶チョウセンアサガオ

1 中毒作用機序

▶ムスカリン性アセチルコリン受容体
▶競合的拮抗作用

　アトロピンはムスカリン性アセチルコリン受容体に対し競合的拮抗作用(抗コリン作用)を示す薬物である。この受容体は中枢神経系(大脳皮質・海馬・扁桃体・橋・延

表 21．硫酸アトロピンの基本情報

一般名	Atropine Sulfate(硫酸アトロピン)
化学名	(1R, 3r, 5S)-8-Methyl-8-azabicyclo[3.2.1]oct-3-yl[(RS)-3-hydroxy-2-phenyl]propanoate hemisulfate hemihydrate
構造式	[構造式] ・H$_2$SO$_4$・H$_2$O
分子式	(C$_{17}$H$_{23}$NO$_3$)$_2$・H$_2$SO$_4$・H$_2$O
分子量	694.83

髄など)、交感神経支配の効果器の一部(汗腺・血管・副腎髄質)および副交感神経支配の効果器(眼・涙腺・鼻腔腺・唾液腺・心臓・気管支・消化管など)に存在していることが知られている。

通常量の硫酸アトロピンの投与では、主に末梢に作用し、平滑筋・心筋・外分泌腺のムスカリン受容体に対し作用した結果、消化管などの蠕動・攣縮を抑制し、唾液・胃液などの分泌抑制が期待できることに合わせ、低容量で徐脈、通常使用量~高用量で頻脈と、その用量により心拍数を変化させる。

▶せん妄・錯乱
▶延髄麻痺症状

アトロピン中毒の中毒症状としては、軽症であれば、本来期待した上記作用が強く出現する程度であるが、摂取量が多くなると血液脳関門を通過し中枢神経系へ作用するため、toxic psychosis と呼ばれているせん妄・錯乱といった精神症状を呈し、重症例では昏睡・呼吸失調といった延髄麻痺症状をきたすようになる。

2 症状[2)]

●a. 中枢神経症状

精神症状(toxic psychosis):失認・せん妄・錯乱・幻覚・妄想、記憶喪失、痙攣、昏睡・脳幹(延髄)麻痺症状(重篤な場合)

> **メモ1　チョウセンアサガオ**
>
> ・和名:ダチュラ(ナス科ダチュラ属)
> ・別名:チョウセンアサガオ、エンゼルストランペット
> ・学名:Datura(=Brugmansia)
> ・熱帯アジア原産、ナス科の一年草
>
> 6~9月にかけて開花する有毒植物である。帰化植物として野生化しているほか、花が美しいこともあって家庭で栽培されることもある。その反面、全草性に強い毒(アトロピン・スコポラミンなどのアルカロイド)をもっている。
>
> 華岡清洲が世界で初めてつくった麻酔薬「通仙散」の成分の1つとして含まれていたことでも知られている。
>
> 近年ではアトロピン成分などの中毒症状(特に精神症状)を逆手にとった、脱法ドラッグの1つとしても有名である。その効果には多幸感はなく、せん妄症状が中心となるが、故意に多量摂取した場合の精神症状は toxic psychosis の一表現形であると理解できる。
>
> また、チョウセンアサガオの根をゴボウと間違えて食べてしまったことによる食中毒事例としてのアトロピン中毒も散見されている。

- b．眼症状：散瞳
- c．口腔内：dry mouth
- d．心血管系症状：頻拍・高血圧・皮膚の毛細血管拡張
- e．呼吸器系症状：呼吸抑制・呼吸不全(重篤な場合)
- f．消化管症状：食道アトニー・麻痺性イレウス
- g．泌尿器系症状：尿閉
- h．その他：高体温・横紋筋融解症など

3 診断

　硫酸アトロピンの通常使用量は、0.5〜1.0 mg であり、使用に際しての一般的な極量は成人で 3.0 mg とも 0.04〜0.05 mg/kg ともいわれている。

　しかし、中毒量および致死量としてはっきり明示されているものはない。大量内服例としては、1,000 mg 内服からの完全回復例[3]も報告されている一方、小児では 1.6 mg の点眼使用による死亡例[4]の報告もある(メモ 2、3)。

メモ2　誤処方に伴うアトロピン中毒

　硫酸アトロピン 0.5 mg の処方を医師の処方もしくは調剤薬局のレベルで 0.5 g の処方と間違え、アトロピン中毒をきたした事例が散見されている。

　医師の誤処方(0.5 mg → 0.5 g)は論外であるが、調剤薬局での誤処方には次のような背景がある。

　現行の硫酸アトロピン末製剤としては、1 g 成分量/g(いわゆる原末)が存在するのみである。これが各調剤薬局にて 0.1%に調剤されている。処方にあたり 0.1%の自家調剤が必要な薬品の中には 0.1%散剤が存在する薬もあるが、硫酸アトロピンとしては原末のみしか存在していない。

　以前は、硫酸アトロピン錠として 0.5 mg 錠があったが、その錠剤の製造中止に伴い自家調剤が必要となった経緯がある。

メモ3　アトロピン大量内服事例

　1946 年の New England Journal of Medicine で "Atropine Poisoning" として 1,000 mg のアトロピンを内服した 23 歳男性の症例報告がされている。ここでは、約 2 週間後には後遺症なく完治したとある。

軽症のアトロピン中毒では、頻拍・口渇・散瞳・尿閉といった症状が中心となるが、中等症では精神症状が出現する。重症例では、意識障害・呼吸抑制といった中枢神経症状が前面に出るため、脳幹(延髄)の病変をもつ各種疾患との鑑別が重要となってくる。

しかし、一般的には臨床症状単独での確定診断は難しく、積極的に疑われたとしてもスクリーニングを行うことは検査手技的に非常に困難である(メモ4)。

精神症状もしくは意識障害を呈する患者の診療に際しては、各種疾患を鑑別しなくてはならないが、その中でも中毒起因の疾患を想定するときに、アトロピン中毒という鑑別疾患を挙げる必要がある。そのためにも、初診時に薬物服用および食事内容の詳細を情報収集することが重要といえる。

> **メモ4** アトロピン中毒の鑑別方法
>
> 生理活性物質であるアトロピンの中毒を血清学的に判定することは困難である。アトロピンは未変化体として約30〜50%が尿中に排泄される。それを踏まえ、患者尿をネコの片眼に滴下し散瞳を確認することでアトロピン中毒の確認を行うといった文献報告があるが、実用的ではない。これは動物愛護の面からも勧められない。

4 治療

アトロピン中毒の治療は、原則、対症療法のみしかないのが現状である。

アトロピン中毒の場合、前述のとおり重症となると循環・呼吸抑制が生じ、意識障害も出現する。しかし、循環管理・人工呼吸管理を適切に行うことで、ほぼ後遺症なく完全回復させることが可能である。集中治療室にて全身管理を行いつつ意識の改善を待つというのが実際のところであろう。

●a. 初療(一般的なものに加えて)

▶抗コリン作用

抗コリン作用で腸管蠕動が抑制されることから、一般的に内服後1時間以内とされる薬物多量内服時の胃洗浄のゴールデンタイムを過ぎても胃内容の吸引には意味があるとされている。

●b. 意識障害

▶フィゾスチグミン

欧米ではアトロピン中毒が疑われる意識障害の鑑別にフィゾスチグミンが用いられている(日本では製造販売されていない)。抗コリン作用によるせん妄状態であれば、フィゾスチグミンの投与で症状が改善するといわれており、診断的治療に有用である(メモ5、6)。

> **メモ5** アトロピンの薬物動態
>
> 【主なアトロピンの薬物動態パラメータ】
> ・生物学的利用率：約95％
> ・Time to peak plasma level：13分（筋注）
> 　　　　　　　　　　　　　：1時間（経口）
> 　　　　　　　　　　　　　：1.5～4時間（aerosol）
> ・分布容量：2～4 *l*/Kg
> ・蛋白結合率：50％
> ・消失半減期：2～4時間
>
> 【体内分布】
> 　アトロピンは摂取後速やかに体内に分布し、血液脳関門、胎盤をも通過する。
>
> 【代謝】
> 　アトロピンは肝臓で代謝され代謝産物は尿中排泄される。しかし、摂取されたアトロピンの30～50％は未変化体として尿中へ排泄されている。

> **メモ6** フィゾスチグミン
>
> 　海外では、中枢神経症状まできたしているアトロピン中毒の治療薬としてフィゾスチグミンが知られている。1～2 mgを2分以上かけて静注を行うことで、抗コリン作用に伴って生じた中枢神経症状の改善が期待できることから、診断的治療としても有用とされている。
> 　しかしながら、フィゾスチグミンは現在日本では製造販売されていない。それに代わるものとして、ネオスチグミン（ワゴスチグミン®）が使用されることもあるが、これは血液脳関門を通過しないため、中枢神経毒性に対してはフィゾスチグミンでなければ基本的に効果がない。

▶ネオスチグミン

服用量によっては昏睡状態となるため、誤嚥などの意識障害に伴う合併症に十分注意が必要である。

●c．呼吸失調
服用量によっては呼吸失調をきたし、人工呼吸管理が必要となってくる。

●d．心室性不整脈
持続ECGモニター下での管理が原則であるが、心室性不整脈に対してはリドカインを使用する。

●e．頻拍

洞性頻拍であり、血圧が保てているならば、原則経過観察でよいであろう。血圧が保てない頻拍であれば、ネオスチグミンの投与もしくはβブロッカーの使用を検討する。

●f．痙攣

①ジアゼパム5〜10 mgを10 or 15分ごとに、必要に応じて使用する。
②ジアゼパムが(成人30 mg、小児10 mg使用でも)無効のとき、フェノバルビタールを検討する。

●g．興奮・せん妄

ジアゼパムをはじめとした鎮静薬の使用でコントロールを行う。

●h．高血圧

一般的には薬物療法は不要と考えられている。興奮・せん妄を呈する患者であれば鎮静薬が降圧の方向に作用する。高血圧性緊急症を呈するような場合は、ニトロプルシドナトリウムなどが好まれる。

●i．高体温

原則、体外冷却で対処が可能である。

実際のところ、昏睡・呼吸失調が生じるほどの重症ケースであれば、鎮静・モニター下で人工呼吸管理を行うことが望ましいであろう。鎮静下で管理し、必要時に適宜鎮静を解除しつつ患者の意識を確認していくことで、中途覚醒時の精神症状やせん妄、痙攣といった時期をうまく乗り越えることができる。

重症ケースであれば、数日から最大2週間は意識障害が遷延することがあるといわれている。

5 合併症

アトロピン中毒に特有の合併症は知られていない。しかし、一般的な意識障害・呼吸障害によって生じるとされる合併症(誤嚥性肺炎など)が生じる可能性はあるので注意が必要である。

6 予後

アトロピン中毒に伴って生じる症状は可逆的なものであり、時間経過とともに、その症状は消失する。筆者の経験では、散瞳症状が最も長く残存したが、自然軽快している。

アトロピン中毒でも、死亡例の報告はあるが、生命を脅かす要因は中枢神経毒性に伴う呼吸不全および心毒性に伴う不整脈である。いずれもモニター下での全身管理・

対症療法しかないが、急性期に適切な呼吸管理および循環管理を行うことができれば、後遺症を残すことなく救命が可能である。

（大谷典生）

【文献】
1) Erikssen J : Atropine psychosis. Lancet I : 53-54, 1969.
2) Ellenhorn MJ : Antimuscarinic drugs. Ellenhorn's Medical Toxicology, 2 nd ed, pp 840-847, Williams and Wilkins, Baltimore, 1997.
3) Alexander E Jr, Morris DP, Eslick RL : Atropine poisoning ; Report of a case with recovery after ingestion of one gram. N Engl J Med 234 : 258-259, 1946.
4) Heath WE : Death from atropine poisoning. Br Med J 2 : 608, 1950.

イソニアジド

1 中毒作用機序

イソニアジド（4-pyridinecarbohydrazide、イスコチン®、分子式 $C_6H_7N_3O$、分子量 137.14、以下 INH）は 1898 年初めて合成された化合物であるが、結核菌に対し優れた作用があることが発表されて以来、アメリカ、ドイツ、日本などにおいて臨床に用いられ今日に至っている。正確な作用機序は明らかでないが、結核菌に特異的な細胞壁成分であるミコール酸および核酸の合成阻害、糖およびアミノ酸代謝の阻害などが考えられている。経口摂取をすると主に小腸で 1～2 時間で吸収され、血中濃度のピークは 1～2 時間後である。吸収率は空腹時に高く水酸化アルミニウム（制酸剤）により減少するといわれている。全身の組織、体液に分布し、皮膚と肺に高濃度に分布し、肝臓で代謝、不活化され、投与量の 90％が腎排泄、10％以下が胆汁排泄される。肝代謝にかかわる酵素は人種により異なり（rapid or slow acetylator）、日本人では slow acetylator は 10％以下といわれている。欧米のデータ、文献と時間経過に差が生じる可能性があり、文献と比較する際には注意が必要である。

▶GABA

▶代謝性アシドーシス

INH はビタミン B_6（pyridoxine）の排泄促進および活性型ビタミン B_6 への変換阻害により、脳内の抑制性神経伝達物質である GABA（gamma-amino butylic acid）の減少をきたし、時に治療抵抗性の痙攣を誘発する（図 8）。また、INH は末梢組織での乳酸からピルビン酸の変換酵素 NAD を阻害する。両因子により代謝性アシドーシスをきたす。

2 症状（表22）

(1) 急性毒性

30～40 mg/kg の摂取で昏迷、昏睡、痙攣を起こし、80～150 mg/kg 以上の場合は生命に危険が及ぶといわれている。文献的には 1.5 g の内服で中毒を起こした例があり、2～3 g の服用により通常中毒を起こすという。また、てんかんの既往のある患者で 3 mg/kg の服用で痙攣重積により死亡した報告がある。

内服 30～120 分は無症状で経過することが多い。その後全身性痙攣発作、重度の代謝性アシドーシス、昏睡にて発症する。特に痙攣は 6 時間以内に発症し反復することが多い。前駆症状として、嘔吐、呂律障害、腹痛、体熱感、全身倦怠感、見当識障害を認めることがある。

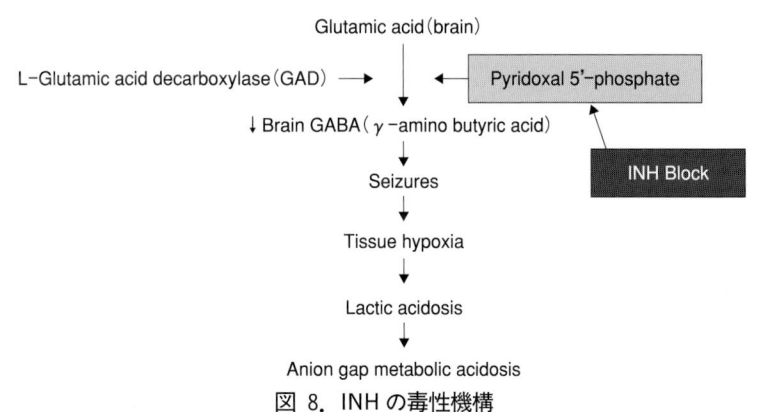

```
                    Glutamic acid（brain）
                            ↓
L-Glutamic acid decarboxylase（GAD） →  ← Pyridoxal 5'-phosphate
                            ↓
            ↓ Brain GABA（γ-amino butyric acid）
                            ↓                    ← INH Block
                        Seizures
                            ↓
                     Tissue hypoxia
                            ↓
                     Lactic acidosis
                            ↓
               Anion gap metabolic acidosis
```

図 8. INH の毒性機構
(Matthew J Ellenhorn, Donald G Barceloux (eds)：Isoniazid. Medical Toxicology, pp 364-372, Elsevier Science Publishing Company Inc., New York, 1988 より一部改変)

表 22. 臨床症状

	急性中毒	慢性中毒
神経系、眼症状	浮動性めまい、呂律障害、傾眠、失見当識、運動失調、痙攣、昏迷、反射亢進、反射消失、異常腱反射、昏睡、瞳孔散大、眼振、光線過敏、精神異常（psychosis）、角膜炎	不穏、不眠、筋攣縮、回転性めまい、行動異常、痙攣、末梢神経障害、脳症
消化管	腹痛、嘔吐	食欲不振、嘔吐、便秘
肝		黄疸、無症候性肝障害、劇症肝炎
代謝	代謝性アシドーシス（数時間以内、乳酸アシドーシス）、発熱	発熱
呼吸	呼吸不全	
血液	白血球増加、好酸球増加	白血球増加、溶血性貧血
腎	尿量減少、無尿	尿閉
循環	頻脈、循環不全、低血圧、チアノーゼ	
検査	高血糖、尿糖、ケトン尿、乳酸上昇、高カリウム、低カリウム、白血球増多、トランスアミナーゼ上昇、浸透圧ギャップ上昇、アニオンギャップ上昇、アルブミン尿	白血球増加、好中球減少、好酸球増多、血小板減少、貧血、抗核抗体陽性

(2) 慢性毒性

●a．肝障害

10〜20％にみられる。

●b．末梢神経障害

INHの量依存性。10 mg/kg/日以上内服している患者には比較的よくみられる。感覚障害優位だが、運動障害もみられる。多くは下肢から起きる。慢性ビタミン B_6 欠乏によると考えられている。

3 診断

現病歴、臨床症状より診断を行う。血中濃度測定には時間がかかるため臨床的意義は低い。糖尿病性ケトアシドーシスと症状が酷似することがあり、注意を要する。

4 治療

●a．吸収阻害

- 胃洗浄（1〜2時間以内なら有効。痙攣発作に備えて気道確保した後に施行）
- 活性炭投与

●b．痙攣

▶ diazepam
▶ pyridoxine

①痙攣に対しては diazepam（ホリゾン®、セルシン®）にて対処する。痙攣発作は急速に pyridoxine（ビタミン B_6）が欠乏し、二次的に GABA が減少するためである。よって、diazepam のみでは効果が低く、pyridoxine の投与が必要である。また、痙攣発症以前であっても、中毒症状があるか、中毒量を内服した場合には、以下の投与量が推奨されている。

- INH内服量がわかっているとき：INHと同量の pyridoxine 投与が推奨されている。5 g/5 分の速度で、必要であれば 5〜20 分ごとに繰り返す。非発作時であれば 30〜60 分で投与する。
- INH内服量がわかっていないとき：5 g 投与から開始し、痙攣のコントロールがつかなければ、同量追加投与を行う。

②pyridoxine の副作用としては、頻呼吸、姿勢反射異常、麻痺、痙攣などが報告されているが、357 mg/kg 投与でも明らかな副作用は認めず[1]、52 g 使用して治療に成功した例がある[2]。

③本邦では、高容量の静注用製剤がなく、pyridoxine 単独製剤としては 1 アンプル 30 mg（ビーシックス®）が最高容量である。一般的に中毒量に見合う量が病院内にストックされていることは稀と考えられ、診断がつき次第、症状が明らかになる前であっても、緊急発注する必要性がある。但し、複合ビタミンB製剤であるビタメジン® に

は100 mg含有されており、比較的ストックも豊富であると予想されるので、pyridoxine製剤が届くまでの代用となり得る。

● C．乳酸アシドーシス

急性期に動脈血pH 6.49と著明なアシドーシスを示したが、回復した例が報告されている[3]。痙攣がコントロールできれば速やかに回復することが多いが、pH 7.2以下の例では1〜3 mEq/kgの重炭酸ナトリウムの投与によりdiazepamやpyridoxineの効果を上げるといわれている[4]。

5 合併症

末梢神経障害、肝炎を呈することがある。末梢神経障害に対しては10〜50 mg/日のpyridoxineが投与される(透析患者では100 mg/日程度必要)。無症候性の肝酵素上昇に対して治療が必要になることは少ないが、劇症肝炎に陥ることがあり、注意が必要である。

6 予後

900 mg程度の内服量であれば、短時間の経過観察のみでよく、精神的問題がなければ帰宅可能である。しかし、さらに重症な例では治療に反応がよくても痙攣を繰り返すことがあり、入院が必要である。多くの場合3時間以内に症状が現れるとされているが、中毒を除外するのに必要な経過観察時間ははっきりしていない。よって、内服量が不明な例では入院のうえ、経過観察するべきである。

(椎野泰和)

【参考文献】
1) Wasen S, LaCouture PG, Lovejoy FH：Single high-dose pyridoxine treatment for isoniazid overdose. JAMA 246：1102, 1981.
2) Sievers ML, Herrier RN：Treatment of acute isoniazid toxicity. Am J Hosp Pharm 32：202, 1975.
3) Terman DS, Teitelbaum DR：Isoniazid self-poisoning. Neurology 20：299, 1970.
4) Chin L, et al：Convulsions as the etiology of lactic acidosis in acute isoniazid toxicity in dogs. Toxical Appl Pharmacol 49：377, 1979.
5) Matthew J Ellenhorn, Donald G Barceloux(eds)：Isoniazid. Medical Toxicology, pp 364-372, Elsevier Science Publishing Company Inc., New York, 1988.
6) 清田和也, 濱邊祐一：抗結核薬大量服用により痙攣発作, 肝機能障害を来した1例. 中毒研究 14：57-60, 2001.
7) Richard E Westfal, John S Yuthas, Peter Viccellio(eds)：Isoniazid. Emergency Toxicology, 2nd ed, pp 755-762, Lippincott-Raven Publishers, Philadelphia, 1998.

ジギタリス

1 中毒作用機序

ジギタリスは膜に結合している Na/K ATPase に毒性を発揮し、ATP 依存性 Na/K ポンプを障害する。その結果、心臓では迷走神経の緊張を高め、洞および房室結節の伝導速度を減少させ、不応期を延長する。また、プルキンエ線維の自動能を亢進させる。

2 症状

●a．消化器症状

食欲不振、悪心・嘔吐および口渇が一般的な症状であるが、大量服用後早期に下痢や疝痛性の腹痛が認められることもある。循環器症状に先行して出現することが多い。

●b．高カリウム血症

▶高カリウム血症

大量摂取による急性中毒の場合は膜に結合している ATP 依存性 Na/K ポンプが破綻して高カリウム(K)血症が生じる。

●c．循環器症状

▶房室伝導障害

▶迷走神経の活動亢進

急性ジギタリス中毒において最も高い頻度でみられるだけでなく最も重篤な症状である。各種不整脈や徐脈およびそれらに伴う二次的な血圧低下などが生じる。健常な患者の心筋が過度のジギタリスに曝され房室伝導が障害されると、しばしば I 度の房室ブロックを生じる。また、洞での活動電位の形成が障害されると、洞性徐脈、洞停止、または洞房ブロックなどが生じる。さらに重症になると、主として迷走神経の活動が亢進して(洞調律が正常の場合も異常の場合もあるが)、II 度や III 度の房室ブロックが生じる。稀に最重症例で心室頻拍や心室細動などの心室性不整脈や心停止をきたすことがある。

3 診断

急性ジギタリス中毒の特異的な検査所見や臨床症状はないが、高 K 血症、心電図所見、および血中濃度は診断のヒントになる。血清 K 値が 5.5 mEq/l 以上の場合は重症中毒である可能性が高い。分布容積の大きいジゴキシンでは、血中濃度は必ずしも中毒の重症度とは相関しない点に注意が必要である。

4 治療

(1) 標準治療

標準治療の有効性を表23に示す。排泄促進の各手段の有効性については表24にまとめたジゴキシンとジギトキシンの薬物動態の違いが反映される。拮抗薬であるFab抗体は日本では未発売であるが、輸入して使用することは可能である。

▶ジゴキシン
▶ジギトキシン

●a．消化管除染
①胃洗浄：胃管は迷走神経の緊張を亢進させるので、伝導障害が著しかったり、伝導障害をきたす可能性が高い場合は硫酸アトロピンを投与してから挿入する。
②活性炭

●b．排泄促進
①強制利尿：分布容積の広いジゴキシン、蛋白結合率が高く主として肝臓で代謝されるジギトキシンではともに無効である。
②血液浄化法：分布容積の広いジゴキシンでは無効である。分布容積が狭いが蛋白結合率が高いジギトキシンでは血液透析法は無効であるが、血液灌流法は有効である。
③活性炭の繰り返し投与：分布容積が狭く腸肝循環を受けるジギトキシンでは非常に有効であるが、ジゴキシンでも有効とする報告もある[1]。

●c．拮抗薬－Fab抗体
▶Fab抗体

Fab fragments of digoxin-specific antibodies（Fab抗体）はジゴキシンに対して特異的な親和性があり、ジゴキシンと結合して速やかに尿中に排泄される[2]。重度の高K血症、薬剤に反応しない不整脈、大量服用や血中濃度が高値な場合の中毒症状の予防などが適応となる。また、ジギトキシンや他の強心配糖体ともある程度は結合するのでこれらの中毒でも有効である。

表23．標準治療

薬物	ジゴキシン	ジギトキシン
＜消化管除染＞		
胃洗浄	○	○
活性炭	○	○
＜排泄促進＞		
強制利尿	×	×
血液透析法	×	△
血液灌流法	×	○
活性炭の繰り返し投与	△	◎
＜拮抗薬＞		
Fab抗体	◎	○

表24．薬物動態

薬物	ジゴキシン	ジギトキシン
分布容積（l/kg）	10	0.5
蛋白結合率（％）	25	90
主要代謝経路	腎臓	肝臓
腸肝循環	なし	あり
消失半減期	約40時間	約7日

投与量は中毒の重症度と体内の強心配糖体の量による。1バイアルは40 mgのFab抗体を含有し、約0.6 mgのジゴキシンと結合する。体内の推定強心配糖体量から必要なFab抗体の量を計算し、生理食塩水にて2〜4 mg/mlに調製し、基本的には30分以上かけて静注するが、重篤な不整脈では急速静注する。服用量も血清ジゴキシン濃度もわからない場合は、小児でも大人でもFab抗体 800 mg(20バイアル)を投与すれば重症中毒でも多くは十分である。

(2) 全身管理

全身管理のポイントを表25に示す。急性ジギタリス中毒では高K血症と循環器症状の管理が特に重要である。

●a．高カリウム血症の管理

▶重炭酸ナトリウム
▶GI療法

血清K値が5.5 mEq/l以上の高K血症の際は、重炭酸ナトリウム(メイロン®注、1 mEq/kg)の静脈内投与、または、GI療法[グルコース(0.5 g/kg)およびインスリン(0.1 unit/kg)の静脈内投与]を用いて細胞内へのKの取り込みを促進するか、ポリスチレンスルホン酸ナトリウム(ケイキサレート®、0.5 g/kg)を経口投与して排泄を促進する。これらの手段で改善しない場合は血液透析法を施行する。カルシウム(Ca)製剤(カルチコール®注)はPQ間隔を延長したりQRS幅を開大し心室性不整脈を悪化させることがあるのでジギタリス中毒では禁忌である。

表25．全身管理のポイント

症状	治療法
高カリウム血症状	重炭酸ナトリウム GI療法 ポリスチレンスルホン酸ナトリウム 血液透析法
洞性徐脈 高度房室ブロック 洞進出ブロック	硫酸アトロピン
心室性頻拍 期外収縮 二段脈	フェニトイン 塩酸リドカイン 硫酸マグネシウム
致死性不整脈 心停止	PCPS

●b．循環器症状の管理

▶硫酸アトロピン

洞性徐脈や高度房室ブロックおよび洞進出ブロックの際は、硫酸アトロピン(0.5〜2.0 mg IV)が第一選択となる。硫酸アトロピンに反応せず臓器循環が保てない場合は一時的にペースメーカーが必要になるが、ジギタリスはペースメーカーが誘発する期外収縮の閾値を下げて、致死性不整脈を誘発することがあるので注意が必要である。心室性頻拍、期外収縮、または二段脈の際は、ジギタリスによって抑制される房室伝導を改善する作用があるフェニトイン(アレビアチン®注、5分ごとに100 mgを、または1 gを50 mg/min以下の速度で静注)や塩酸リドカイン(キシロカイン®注、1.0 mg/kgを静注後1〜4 mg/minを静注)を投与する。また、硫酸マグネシウム(マグネゾール®注2 gを20分以上かけて静注後1〜2 g/hrを静注)は血中マグネシウム濃度が正常であってもジギタリス中毒の際の不整脈に有効である[3]。電気的除細動は

▶フェニトイン
▶塩酸リドカイン

IV. 中毒各論 ①医薬品

フェニトインや塩酸リドカインが無効なある種の不整脈には有効であるが、それ自体が心室細動を誘発することがあるので、できる限り低エネルギーで使用する。急性ジギタリス中毒の際に致死性不整脈が生じ、抗不整脈薬に反応せず循環動態が保てない場合や心停止の際には経皮的心肺補助法（PCPS）を考慮する[4]。

▶経皮的心肺補助法
（PCPS）

5 予後

急性ジギタリス中毒の症状は基本的には可逆的であるので、ジギタリスが排泄されたり代謝されるまでの間、治療によって時間が凌げれば予後は良好である。たとえ致死性不整脈に対して抗不整脈薬が無効であったり心停止をきたしても、Fab抗体が常備されていたり、PCPSが施行できる施設であれば救命できる可能性がある。

（上條吉人）

【文献】
1) Boldy DAR, Smart V, Vale JA：Multiple doses of charcoal in digoxin poisoning. Lancet 2：1076-1077, 1985.
2) Smith TW, Haber E, Yeatman L, et al：Reversal of advance digoxin intoxication with Fab fragments of digoxin-specific antibodies. N Engl J Med 294：797-800, 1976.
3) French J, Thomas R, Siskind A：Magnesium therapy in massive digoxin intoxication. Ann Emerg Med 13：562-566, 1984.
4) Behringer W, Sterz F, Laggner AN, et al：Percutaneous cardiopulmonary bypass for therapy resistant cardiac arrest from digoxin overdose. Resuscitation 37：47-50, 1998.

カリウム

●●●はじめに

一般に中毒は生体内にはほとんど存在しないものが対象であり、カリウム（K）中毒はその点、他の中毒とは大きく異なる。つまりKは生体内に特に細胞内に多く存在し、またその排出機構も生体内では整備されている。内因性物質であるKは中毒物質としては特殊な物質であるという認識がまず必要と考えられる。

1 中毒作用機序：生体内代謝と中毒作用

Kは小腸で速やかに吸収され、吸収されたKは門脈を経て肝臓に運ばれ、一部は肝臓に蓄えられるが、大部分は筋肉、骨、腎臓、脳などの組織に運ばれる。吸収されたKは90％は腎臓から、10％が便中に排泄される。腎からの排泄は腎機能と、副腎機能（アルドステロン分泌能）で規定される。細胞内外のKシフトには、①インスリン、カテコラミン（Na/K ATPaseを活性化し、Kが細胞内へ取り込まれる）[1]、②酸塩基平

衡(アルカローシスでは減少したH⁺が細胞内より細胞外へ放出され、電気的中性を保つためKが細胞内へ取り込まれる)、③浸透圧、などが影響する。

神経、筋肉(骨格筋、平滑筋、心筋)が情報を伝えたり、機能を果たすことができるのは、多くのイオンの出入りが一瞬のうちに起こり、それにより電位差を発生することができるためである。Kはナトリウム、カルシウムとともに重要な役割を演じている。

▶ Nernstの式

Kの役割で一番重要なのは静止膜電位の維持である。K濃度は細胞内が細胞外より約30倍高くこの細胞内と細胞外のK濃度不均衡は、細胞の静止膜電位の維持に不可欠である。これを数量的に表したものがNernstの式、またこれをK以外のNa、Cl⁻まで考慮したものをGoldman-Hodgikin-Katzの式[2]という。高K血症つまり細胞外K濃度が増加すると、濃度差によって細胞内から流出する外向きK電流が減少する結果、静止膜電位が上昇する。静止膜電位が上昇すると活動電位が起こりづらくなり、細胞機能が維持できなくなって興奮性膜である神経・筋肉・消化管・心臓・呼吸器などでいろいろな症状が出る。

2 症状

▶ 四大症状

K中毒の症状は全身性の症状と消化器症状(内服用K製剤による胃潰瘍)や血管症状(静注用K製剤による血管炎)などの局所症状に分けられる。全身症状は高K血症が高度でないと症状が出ないことも多いが、高度になると多彩な症状が出現する。四大症状として、神経・筋症状(脱力感、しびれ感、筋力低下、筋麻痺、知覚異常)、消化器症状(悪心、嘔吐、腹痛、下痢、イレウス)、心臓症状[徐脈、心音微弱、末梢血管虚脱、心電図変化(表26)、不整脈、心房細動、心停止]、呼吸器症状(呼吸困難、呼吸筋麻痺)がある。特に心臓症状は血清K濃度7 mEq/l以上で好発し、最も重要な臨床症状といえる[3)4)]。

3 診断

高K血症の診断には電解質濃度測定と心電図モニターが重要である。K濃度測定は後述する偽性高K血症を除外できる場合は、最もsensitivityとspecificityが高い検査である。一方心電図モニターは正確さや数量化には電解質濃度測定に劣るが、その名のとおりモニターが可能であり、致死的不整脈に対して素早く対処時期が判明

表26. 血清K値と心電図変化

血中K値	心電図所見
6〜7 mEq/l	テント状T、QRS幅の延長
7〜8 mEq/l	P波の平低化、QRS幅の一層の延長
9〜10 mEq/l	P波の消失(洞停止)
10〜12 mEq/l	QRSとT波はサインカーブ様になる
12〜14 mEq/l	心室頻拍、心室細動、心静止

▶偽性高K血症　　し、電解質濃度測定と併用することにより診断および治療の助けとなる

前述のとおり高K血症の診断にはK濃度測定が不可欠であるが、偽性高K血症の区別を行わないと判断を間違い、患者に過剰で不必要な治療を行う可能性がある。検査時採血後に試験管内で、赤血球・血小板などの細胞内よりKが流失し高K血症を示すことがある。採血時に注射器で異常な陰圧による溶血、遠心分離時の溶血、赤血球増多症、白血球増多症、血小板増多症などがあるとさらに起こりやすい[3]。この偽性高K血症を除外でき、K濃度が5.0 mEq/l以上のときは高K血症と診断できる。

また原因病態(**表27**)を熟知していることはK中毒の診断に非常に役立つ。

▶外因性中毒　　K中毒は前述のように外因性中毒(external poisoning)、内因性中毒(internal poisoning)、と分布性中毒(distribution poisoning)が考えられる。外因性中毒は内服用K製剤、Kを多く含む食物、静注用K製剤とK濃度の高い輸液・輸血製剤の過剰投与が原因として考えられる。また内因性中毒は排出機構の機能低下により生じ、

▶内因性中毒　　腎不全、副腎不全と薬剤によるものが考えられる。主な薬剤としてアルドステロン拮抗薬、ACE阻害薬(アンギオテンシンⅡ産生を抑制)、アンギオテンシンⅡレセプター

表 27．K中毒の原因疾患

```
1．外因性中毒：過剰投与・外因性負荷
    ①静脈性
       a．K製剤
       b．輸血：特に保存血、濃厚赤血球
       c．輸液：K含有補液の静注・点滴
       d．大量のペニシリンのK塩の静注
    ②消化管内
       a．K製剤
       b．食物(バナナ、アンズ、ブロッコリー)

2．内因性中毒：排出障害
    ①腎不全(特に腎機能低下、尿量減少時)
    ②アルドステロン分泌の低下
       a．一次性(高レニン性)：副腎不全[アジソン病、酵素欠損(21-hydroxylase 欠損など)]
       b．二次性(低レニン性)：糖尿病性腎症、痛風腎、間質性腎炎
    ③アルドステロン不応症
       a．腎移植、SLE、アミロイドーシス
       b．偽性低アルドステロン症　Ⅰ型、2型
    ④薬剤性
       a．アルドステロン拮抗薬(スピロノラクトン、トリアムテレン)
       b．ACE阻害薬(アンギオテンシンⅡ産生を抑制)
       c．アンギオテンシンⅡ　レセプター阻害薬
       d．消炎薬など

3．分布性中毒：細胞内・外Kの分布異常
    ＜細胞内にKが流入しないもの＞
       ①インスリンの欠乏
       ②アシドーシス
       ③血漿浸透圧の上昇
       ④薬剤性：β遮断薬、ジギタリス
    ＜細胞内からKが流出するもの：内因性負荷＞
       ①組織の崩壊(熱傷、外傷、rhabdomyolysis、crush syndrome、tumor lysis など)
       ②血液の崩壊：溶血・消化管出血
       ③周期性四肢麻痺(高K血症型)
       ④薬剤性：サクシニールコリン、アルギニン
```

阻害薬などが考えられる。

▶分布性中毒

分布性中毒はKの細胞内への取り込み障害と細胞内から細胞外へのK放出により起こる。インスリンの欠乏、アシドーシスによりKの細胞内取込み障害が起こり、重症熱傷、多発外傷、周期性四肢麻痺、異化亢進、組織崩壊、サクシニールコリン投与では細胞崩壊による細胞内Kの細胞外への放出が起こる[4]。

4 治療

高K血症の治療は薬物療法、透析療法がある。その方法と限界を知り、有効性と限界を正しく認識することが必要である(表28)。まず薬物療法であるが経静脈療法と経腸管療法とがある。経静脈療法はすぐに施行でき、反応も早く、まず試みるべき方法と考えられる。Kとの拮抗作用を有し、心筋活動電位の維持に有効なCa製剤や、メイロン®でアルカリ化したり、Glucose Insulin(GI)療法で、Kを細胞内に取り込む方法が日常診療ではまず行われている[5]。尿量が減少している患者ではフロセミド、ド

▶Glucose Insulin 療法

表 28. 高K血症の治療

方法	施行法	効果出現	効果持続	機序
1. 経静脈投与				
①Ca製剤	急速投与で心停止の恐れ	数分	1時間以内	K拮抗化作用 (K再分極をCa脱分極で拮抗)
グルクロン酸カルシウム (8.5%)	40 mlを10分かけて			
塩化カルシウム(0.5 M)	40 mlを20分かけて			
②緩衝剤	pH 0.1の上昇で、血清K濃度は0.6 mEq/l低下	1時間以内	数時間	細胞内へK移動
メイロン® (7%)	100 ml 30分かけて以後 30 ml/hr			
③GI療法		1時間以内	数時間	細胞内へK移動
GlucoseとInsulin	50%G 200 ml＋Insulin 20単位　20 ml/hr			
④利尿薬		1時間以内	数時間	尿中にK排泄
フロセミド	100 mg＋1号液 500 ml　30分かけて			
ドパミン	3 μg/kg・min IDV			
ハンプ	0.03 μg/kg・min IDV			
2. 経腸管投与：経口投与法と経直腸投与法	投与量(g)＝(血清K－目標K値)×0.4×体重(kg) ＝0.5 g/kg(簡易投与法)	数時間	数時間	便中にK排泄
＜イオン交換樹脂＞				
①ケーキサレート(Ca/K交換樹脂)	1 gで3 mEq下げる			
②カリメート(Na/K交換樹脂)	1 gで1.5 mEq下げる			
	30 g＋水、糖液、セルロース液：100 ml (経直腸)：3回に分服			
	30 g＋水、糖液、セルロース液：100 ml (経口)			
	ソルビトールとの同時投与は結腸穿孔の危険あり			
3. 透析療法：間欠法と持続法		開始後より	長時間	透析液中にK排泄 (透析濾過の原理により)
①HD	透析液：キンダリー® (K：2.0〜2.5 mEq)			
②CHDF	置換液：HFソリタ® (K：2.0 mEq)			
③CHF	透析液：サブラッドA、B® (K：2.0 mEq)			
④massiveCHDF	透析液：希釈生理食塩水(K：0 mEq)			
⑤PD	透析液：ペリソリタ® (K：0 mEq)			
⑥CAPD	透析液：ダイアニール® (K：0 mEq)			

▶Washout療法　パミン、ハンプなどで尿量を増やし、Kを調整した輸液剤を投与するいわゆるWashout療法により恒常的Kの管理が行えるようになる。また経腸管投与法ではイオン交換樹脂の経口、経直腸投与がよく行われる。便とともに体外に排出されるので効果は恒常的である[5]。次に透析療法であるが、これは最終手段であり、致死的不整脈の発生が予想されるK 7.0 mEq/l以上の場合は、薬物療法を行いながら、併せて透析療法の準備を行う必要がある。血液透析が簡単に行える施設はそれでよいが、準備に時間

▶CHDF　がかかるので[5]、われわれの施設では準備が10分程度で行えるCHDFや透析流量を通常の3倍程度にしたmassive CHDFを施行することが多い。透析液、置換液はサブラッド®やHFソリタ®など市販の置換液を使用する施設が多いが、われわれは生理食塩水を滅菌精製水で薄めたKフリーの132 mEqのNaCl液を透析液として使用している。置換液はメイロン®とリンゲル液の2種類を併用している。小児例で重

▶CAPD　篤な高K血症はCAPDを緊急に施行することもあり、確実に素早く腹膜透析用カテーテルを入れる体制を確立しておく必要がある。

5 合併症と予後

　Kの濃度がコントロールされれば四大症状も軽快するが、K濃度のコントロールが難しく致死的不整脈が誘発され、心停止時間が長い場合はたとえ心拍再開しても、蘇生後脳症になり、極めて予後不良となる。高K血症はその原因の病態がなくなれば予後はよい。しかし原因疾患が遷延する場合は薬物治療により一時的に回避しても、また繰り返す可能性があり透析以外の治療への反応性も悪く、致死的不整脈の危険性があり注意深い観察が必要である。

（副島由行）

【文献】
1) Harold A Harper：水およびミネラル代謝．生化学，第17版，三浦義彰（編），pp 607-609，丸善，東京，1980．
2) 真島英信：静止膜電位．生理学，第18版，pp 30-31，文光堂，東京，1990．
3) 北岡建樹：血清K濃度の異常；診断と治療．図表輸液マニュアル，初版，pp 111-126，中外医学社，東京，1995．
4) 杉野信博：高K血症．輸液療法小事典，第2版，越川昭三（編），pp 70-74，永井書店，大阪，1989．
5) 平澤博之：腎障害時における体内代謝バランス．輸液・栄養ハンドブック，初版，小越章平（編），pp 175-184，南江堂，東京，1985．

抗菌薬

● ● ● はじめに

　急性薬物中毒の問題点は、同時期に多量の薬剤を服用することにある。急激な血中濃度の上昇と有効域を超えた高値に至ることにより、副作用、中毒症状が発現し、最悪の場合には死に至る。抗菌薬においては、急激な血中濃度の上昇よりも長期に高濃度の状態を持続することにより、副作用・中毒作用を認めることが多い。幸い救急の現場において抗菌薬を大量服用した症例に遭遇する機会は少なく、そのため抗菌薬の急性中毒に関する情報量も少ないのが現状である。

　しかし電解質異常などによる症状を発現することもあるので、抗菌薬の急性薬物中毒に関する最低限の知識・情報は必要と考えられる。ここでは、救急搬送の対象となる急性の薬物中毒のみに留まらず、持続投与に伴う中毒、副作用についても概説を加えた。

1　ペニシリン薬

1 中毒作用機序

　βラクタム薬は細菌の細胞壁合成を阻害することにより殺菌効果を発揮する。細胞壁をもたない人間には基本的に作用しないが、中枢神経症状に関してはGABA受容体結合を阻害することにより生じると考えられている。

2 症状

▶心室細動
▶偽膜性腸炎

　顔面や末梢のミオクローヌスなどの中枢神経症状以外に、高カリウム(K)血症(K：1.5 mEq/PCG 10万単位)や低マグネシウム(Mg)血症に伴う心室細動、偽膜性腸炎に伴う下痢が認められる。

3 診断

　確定診断に至る臨床所見や検査所見はなく、症状発現時に服用もしくは投与されていれば、鑑別疾患の1つとして考慮する。高K血症、低ナトリウム(Na)血症、低Mg血症が認められることもあるが、投与時期などの臨床経過から総合的に判断する。

4 治療

　拮抗薬はなく、大量内服の場合は意識障害などの中枢神経症状がないことを確認し催吐させる。また胃洗浄、活性炭・瀉下剤の投与の有効性は確立しているが、ペニシリンは吸収が早いため、内服後30分以内に行う方がより効果的である。活性炭・瀉下剤の投与は60〜90分以内に行うことが望ましい。

　既に吸収された薬剤の除去目的にて血液透析の有効性は確立しているが、腹膜透析の効果は期待できない。

5 合併症

　汎血球減少、腎障害、発疹、電解質異常(高K血症、低Na血症、低Mg血症)、肝障害、偽膜性腸炎などの胃腸障害、中枢神経障害。

6 予後

　症状発現後、速やかに投与を中止し適切な処置を行うことにより予後は良好である。中枢神経症状は中止後12〜72時間にて軽快する。

2 セフェム薬

1 中毒作用機序

　ペニシリン薬と同様に細菌の細胞壁合成を阻害することにより殺菌効果を発揮する。細胞壁をもたない人間には基本的に作用せず、中枢神経症状に関してはGABA受容体結合を阻害することにより生じると考えられている。

2 症状

▶消化器症状
▶中枢神経症状

　悪心、嘔吐、下痢などの消化器症状、嗜眠、昏睡、せん妄などの中枢神経症状が認められる。

3 診断

　確定診断に至る特異的な臨床所見や検査所見はなく、症状発現時に服用もしくは投与されていれば鑑別疾患の1つとして考慮し、投与時期などの臨床経過から総合的に判断する。

151

4 治療

　拮抗薬はない。大量内服の場合は、意識障害などの中枢神経症状がなければ催吐または胃洗浄を施行するが、内服後30分以内に行う方がより効果的である。活性炭・瀉下剤の投与は有効と考えられるがエビデンスはない。吸収された薬物に対しては血液透析・腹膜透析は有効である。

5 合併症

　汎血球減少、消化器症状、腎障害、肝障害、中枢神経症状、ビタミンK吸収合成阻害に伴う凝固障害。

6 予後

　症状発現後、速やかに投与を中止し適切な処置を行うことにより予後は良好である。

3　アミノグリコシド薬

1 中毒作用機序

　薬物の蓄積による中毒作用の出現が原因である。腎障害は近位尿細管に蓄積することで細胞の構造と機能の変化が生じ、聴神経障害は外リンパ・内リンパに蓄積することで前庭・蝸牛の感覚細胞の破壊が生じる。神経筋遮断に関しては、アセチルコリンの接合部前からの遊離と後シナプスの伝達物質に対する感受性を阻害することによって、神経筋接合部のカルシウム(Ca)濃度が減少し障害を生じる。
　また聴神経障害では遺伝子変異の関与が指摘されている。副作用を発現した症例の遺伝子を調べたところミトコンドリアの変異が確認された。その部位をアミノグリコシド薬が菌体と誤認することで、濃度に関係なく副作用が出現することがわかっている。

2 症状

▶呼吸抑制

　蝸牛毒性に伴う耳鳴りや高音域から低音域へと進行する聴力障害、前庭毒性による激しい頭痛、嘔吐、めまい、稀に神経筋遮断による呼吸抑制が認められる。

3 診断

▶薬物血中濃度

　投与中であれば鑑別疾患の1つとして考慮し、薬物血中濃度を測定する。アミノグ

リコシド薬の毒性はトラフ値の持続時間に相関するため、薬物血中濃度モニタリング（TDM）を施行することが重要である。

4 治療

拮抗薬はない。大量内服の場合は意識障害などの中枢神経症状を認めなければ催吐させ、また胃洗浄も有効である。活性炭・瀉下剤の投与も有効と考えられているが明らかなエビデンスはない。吸収された薬物に対する血液透析は有効であり、それ以外に血漿交換にても効果は認められる。また強制利尿を促すためのフロセミドの投与に関しては、尿中の薬物排泄量の増加は認められず無効である。

5 合併症

▶抗凝固療法

腎障害（近位尿細管）、蝸牛障害・前庭障害、神経筋遮断による呼吸抑制などがある。また、ビタミン K の吸収・合成を阻害するため、抗凝固療法を行っている場合には注意を要する。

6 予後

蝸牛障害・前庭障害は基本的に不可逆性だが、早期に中止することにより回復する可能性もある。また稀に中止後数週間経過した後に難聴を発症することもある。近位尿細管に関しては再生機能があるので早期中止により回復は可能である。

4　キノロン薬

1 中毒作用機序

▶痙攣

濃度依存的な GABA 受容体結合の阻害、またはアデノシン受容体におけるアデノシンの作用の拮抗によって、痙攣を誘発すると考えられている。

2 症状

腹部不快感、嘔気、嘔吐、下痢などの消化器症状や、めまい、頭痛、痙攣などの中枢神経症状、関節痛などが認められる。

3 診断

確定診断に至る特異的な臨床所見や検査所見はなく、症状発現時に服用もしくは投与されていれば鑑別疾患の1つとして考慮し、投与時期などの臨床経過から総合的に

判断する。

4 治療

拮抗薬はない。大量内服の場合は意識障害などの中枢神経症状を認めなければ催吐させ、また胃洗浄も有効である。活性炭・瀉下剤の投与の有効性は確立しておらず、吸収された薬物は95%がイオン化するため血液透析は無効と考えられている。

5 合併症

消化器症状、中枢神経症状、腎機能障害、肝機能障害、低血糖発作、軟骨部障害など。

6 予後

症状発現後、速やかに投与を中止し適切な処置を行うことにより予後は良好である。痙攣を認めた症例も現在までの報告では可逆性であり、予後は良好と考えられている。

5 マクロライド薬

1 中毒作用機序

エリスロマイシン投与時に生じる消化器症状は、モチリン分泌の促進、モチリン受容体への作用が原因と考えられている。

2 症状

▶消化器症状

悪心、嘔吐、下痢などの消化器症状を呈する。時に急性胆囊炎に似た激しい腹痛を伴う。

3 診断

急性中毒の報告はなく、比較的安全性の高い抗菌薬である。中毒作用・副作用の出現する時期は投与開始10日目頃であり、投与時期やその後の経過、検査値などから総合的に判断する。

4 治療

拮抗薬はなく、大量内服の場合は意識障害などの中枢神経症状がなければ催吐、または胃洗浄が有効である。活性炭・瀉下剤の投与も有効と考えられているがはっきりとしたエビデンスはない。また血液浄化療法は無効である。

5 合併症

肝機能障害、白血球増多、好中球増多、稀に聴神経障害が認められる。

6 予後

症状発現後、速やかに投与を中止し適切な処置を行うことにより予後は良好である。症状は終日から数週間と持続することもある。

●●● おわりに

　抗菌薬による急性薬物中毒の報告例は多くはないため、鑑別疾患の1つとして考慮する習慣が薄れやすいが、他の薬剤同様、必ず鑑別疾患として考慮することを留意しておく。またアミノグリコシド薬などのTDMを用いることができる抗菌薬に関しては、副作用を予防しなおかつ有効な治療を行う目的で、必ず測定し随時投与量を変更する。いずれにしても中毒の治療は一刻を争うことが多く、臨機応変かつ迅速に対応することが望まれる。

▶TDM

　ここでは代表的な抗菌薬の薬剤中毒について概説した。情報量としては決して十分とはいえないが、判断の手助けになれば幸いである。

（位田　剣、賀来満夫）

【参考文献】
1) Ellenhorn MJ, Barceloux DG：Medical Toxicology. Diagnosis and Treatment of Human Poisoning, 1st ed, pp 325-399, Elsevier Science Publishing Company Inc., San diego, 1988.
2) San Franciso Bay Area Regional Poison Control Center：Poisoning & Drug Overdose. 1st ed, Kent R Olson(ed), Appleton & Lange, Stanford, 1990.
3) Goodman & Gilman's：PHARMACOLOGICAL BASIS OF THERAPEUTICS. 10th ed, pp 1448-1644, 廣川書店，東京，2001.
4) 内藤裕史：中毒百科．改訂第2版，南江堂，東京，2001.
5) 鵜飼　卓（監修）：急性中毒処置の手引き．第3版，日本中毒情報センター，薬業時報社，東京，1999.
6) 吉村正一郎，早田道治，森　博美（編）：急性中毒情報ファイル．廣川書店，東京，1987.

消化器官作用薬

●●● はじめに

　消化器官に作用する多くの薬物の中には神経症候を引き起こす薬物が数多く存在する。その中で、強力な胃酸分泌抑制作用のある H_2 受容体拮抗薬や制吐作用、食欲増進作用のあるベンズアミド誘導体、そして以前頻用された止瀉剤である次硝酸ビスマス® (bismuth subnitrate) の長期連続投与による中枢神経系への作用を中心に解説する。

1　H_2 受容体拮抗薬

1　中毒作用機序および症状

　消化器官用剤として用いる H_2 受容体拮抗薬はヒスタミンによる胃酸分泌を競合的に抑制し、胃酸の基礎ならびに夜間分泌、摂食、胃底部伸展などの刺激による分泌を広く抑制する。シメチジン、ラニチジン(ザンタック®)、ファモチジン(ガスター®)、ロキサチジンアセテート(アルタット®)などがある。

　シメチジンは長期連続投与後に性欲減退、インポテンツそして女性化乳房がみられることがある。これはシメチジンがプロラクチン分泌を亢進させ、またアンドロゲン受容体と結合して抗アンドロゲン作用を示し、さらにチトクロム P-450 活性阻害によりエストラジオールの水酸化を阻害し、その血中濃度を上昇させることから男性の性機能に影響を及ぼすと考えられている。

　H_2 受容体は胃粘膜、心臓、好塩基球に存在するが、中枢神経系では線条体、大脳皮質に多く分布するため、神経系への作用もみられ、連続投与によって可逆性の錯乱状態、痙攣、頭痛、めまい、無気力、うつ状態などが出現することがある。血液脳関門を通過した H_2 受容体拮抗薬が中枢神経の H_2 受容体に作用して起こるとされる。シメチジンで最も多くみられる。H_2 受容体拮抗薬は痙攣を起こすことがあるが、これはGABA による膜電流を濃度依存性に抑制し、GABA 作動性ニューロンの活動が抑えられるために、痙攣を引き起こすことが推察される。

2　診断

　問題となるのは痙攣、頭痛、めまい、うつなどの中枢神経症状である。これらの症状が出現した際に中枢神経系に器質的疾患がないことを頭部 CT、MRI にて確かめ

る。まずはこれらの検査で除外診断を行う。

3 治療

休薬もしくは減量を行う。症状はほぼ可逆的で、改善が得られる。

2 ベンズアミド誘導体

1 中毒作用機序

ベンズアミド誘導体の中にはスルピリド、シサプリド、ドンペリドン、メトクロプラミドなどがある。鎮吐薬や胃・十二指腸潰瘍治療薬として用いられる。これらの薬剤の中にドパミン受容体拮抗作用のある薬剤がある。嘔気のメカニズムは胃壁の副交感神経節後線維にあるドパミン受容体の刺激や延髄の chemoreceptor trigger zone (CTZ) のドパミン受容体、あるいはセロトニン受容体の刺激により起こる。CTZ は血液脳関門が粗な部位であるため、中枢神経系に移行しにくいこれらの薬物でも強い鎮吐作用を発揮し得る。特に高齢者では腎機能などが低下しており、高い血中濃度が持続すると考えられ、ドパミン受容体拮抗作用が原因となり、パーキンソニズムを中心とした錐体外路症状を起こす。

▶ chemoreceptor trigger zone (CTZ)
▶ ドパミン受容体拮抗作用
▶ パーキンソニズム

2 症状

●a. スルピリド（ドグマチール®）

鎮吐薬や胃・十二指腸潰瘍治療薬として使用されるほか、抗精神病薬や抗うつ病薬として使用される。薬剤性の神経症候は小児への過量投与や高齢者において認められ、注意が必要である。つまり錐体外路系の症状として振戦、舌のもつれや焦燥感などである。ドパミン受容体拮抗薬で起こる口部の振戦はラビット症候群（図9）と呼ばれて

▶ ラビット症候群

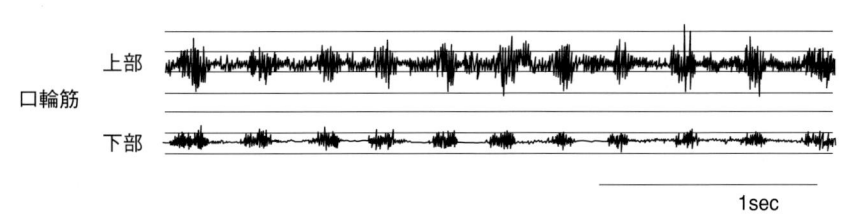

図 9. ラビット症候群
65歳の女性。胃潰瘍のためにスルピリド 150 mg/日の処方を受け、服薬開始 4 週間目頃より口元がふるえるようになった。このときの口部の振戦を表す表面筋電図である。患者は同時に四肢、頸部の筋固縮と軽度の動作緩慢を認めた。スルピリドを中止して 7 日後にはふるえは消失した。
（野元正弘：薬物による振戦. 老化と疾患 9：971-976, 1996 による）

いる[1]。ドパミンは視床下部ホルモンとしてプロラクチンの分泌を抑制するために抗ドパミン作用をもつスルピリドは血中プロラクチン濃度を上昇させ、無月経、持続性乳汁分泌、性欲低下や女性化乳房を引き起こす。

▶女性化乳房

●b．シサプリド（アセナリン®）

シサプリドはセロトニン受容体作用薬で、低濃度では 5-HT_{1A} 受容体を遮断し、高濃度では 5-HT_4 作用薬として筋層間神経叢に作用し、アセチルコリン遊離を促進し、胃排出能の改善や腸運動の亢進の目的で用いられる。慢性胃炎や逆流性食道炎に使用されるが、他の制吐薬との併用がみられる。シサプリドは抗ドパミン作用は弱いが、メトクロプラミドの誘導体であり構造式も似ていることから、他のベンズアミド誘導体と併用されると薬物性パーキンソニズムを起こす（図10）。

▶薬物性パーキンソニズム

●c．メトクロプラミド（プリンペラン®）

メトクロプラミドも抗ドパミン作用があり、手指振戦、筋硬直、頸・顔部の攣縮、眼球回転発作などの錐体外路症状が現れることがある（図11）[2]。相互作用において、フェノチアジン系製剤（プロクロルペラジン、クロルプロマジン）、ブチロフェノン系製剤（ハロペリドールなど）、ラウオルフィアアルカロイド製剤（レセルピンなど）、その他のベンズアミド誘導体などと併用すると錐体外路症状が現れやすくなる。スルピリドと同じく無月経、持続性乳汁分泌、性欲低下や女性化乳房が現れることがある。

▶錐体外路症状

●d．ドンペリドン（ナウゼリン®）

抗ドパミン作用薬でスルピリドやメトクロプラミドなどと同様に高プロラクチン血症を起こすことがある。胃の副交感神経節後線維に存在するドパミン受容体を遮断することにより、アセチルコリン遊離を促進して胃の運動を亢進する。血液脳関門は僅

▶高プロラクチン血症

▶血液脳関門

図10．メトクロプラミドとシサプリドの化学構造式
シサプリドはメトクロプラミドの誘導体であり、両者はベンズアミド誘導体である。

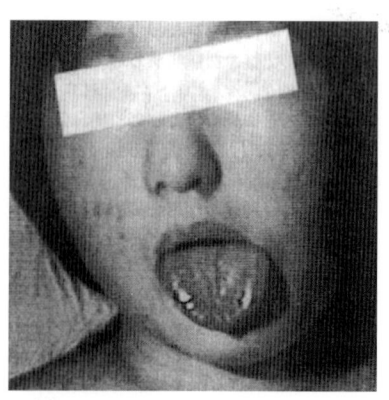

図11．Acute dystonic reaction
16歳の女性。感冒薬とともにメトクロプラミドを服用し、翌日より舌の突出するジストニアが起こる。
（野元正弘：Acute dystonic reaction. 神経内科 21：269-270, 1984 による）

かしか通らないために錐体外路症状が出現することは稀である。そのためパーキンソン病の治療で使用するlevodopaやbromocriptineなどによる消化器症状を相殺する薬物として有用である。

3 治療

投薬を中止すれば数日内に消失するのでパーキンソン病として治療することがないよう注意が必要である。これらの症状が認められた場合には速やかに中止もしくは減量するべきであるが、高齢者では錐体外路症状の消失に数ヵ月以上を要することがある。

3 止瀉剤

1 中毒作用機序

●a．次硝酸ビスマス®

止瀉剤の中で精神神経障害を起こし得る薬物として次硝酸ビスマス®（bismuth subnitrate）がある。粘膜面の被覆保護作用にて整腸を行う。もともと脳の脈絡叢血管は有窓血管で血液脳関門が存在しないが、脈絡上皮細胞間の強固なtight junctionがあるため容易に高分子化合物は脳内に侵入できない。しかし次硝酸ビスマス®による脈絡上皮の障害が原因で血液脳関門をくぐり抜け、高濃度のビスマスが脳内に蓄積されることになるために中枢神経症状を起こすとされる。事実、hypothalamusやseptumといったlimbic systemでneuropilの変性が認められており、精神障害が出現することは容易に想像できる。

▶有窓血管
▶脈絡上皮細胞間
▶tight junction

▶limbic system

2 症状

●a．次硝酸ビスマス®

通常1日2gで使用するが、1日3～20gを長期連続投与すると、通常6ヵ月以内に間代性痙攣、昏迷、錯乱などの意識障害、また記憶障害、無気力、注意力低下などの精神障害、多渇症、異常食物摂取、また運動失調、振戦、ミオクローヌスといった運動障害を起こすことがある。急性期の運動障害はミオクローヌスが主体であるためにmyoclonic encephalopathyとして報告されている。

▶myoclonic encephalopathy

●b．ロペラミド（ロペミン®）

これは合成麻薬で腸管のオピオイド受容体に作用して強力な止瀉作用（モルヒネの50倍）を有する。外国で、乳幼児（特に2歳未満）に過量投与した場合、中枢神経系障害、

呼吸抑制、腸管壊死に至る麻痺性イレウスを起こしたとの報告がある。

3 治療

●a．次硝酸ビスマス®

前述の症状が現れた場合には直ちに中止することが重要だが、投与中止後数週間〜数ヵ月は同症状が持続した後に回復する。生理機能が低下している高齢者はもちろんのこと、長期連続投与は避けねばならない。

●b．ロペラミド(ロペミン®)

中止、もしくは減量を行う。症状が重篤な場合には、塩酸ナロキソンを投与する。

4 その他の消化器官作用薬

1 中毒作用機序および症状

●a．重質酸化マグネシウム(カマグ®)

重質酸化マグネシウム(カマグ®)は日常臨床家が抗便秘薬としてよく処方している。金属としてのマグネシウムは皮膚に刺さると局所の壊死を起こす。医薬品として使用される場合のこの重質酸化マグネシウムは過量に経口摂取すると嘔吐、水溶性下痢、さらに血中マグネシウム濃度が高くなると皮膚紅潮、口渇、低血圧また嗜眠状態や腱反射の消失、さらにひどくなると呼吸抑制、心室性不整脈や心停止が起こる。腎不全患者には30gで致死的なこともあり注意を要する。

●b．プロトンポンプ阻害薬(オメプラゾール、ランソプラゾールなど)

最近、頻用されるようになってきた抗胃潰瘍薬であるが、胃酸分泌の最終段階であるプロトンポンプを阻害し、強力に胃酸分泌抑制効果を発揮する。オメプラゾール(オメプラゾン®)やランソプラゾール(タケプロン®)が開発されて使用されているが、副作用として頭痛、顔面紅潮や下痢などが報告されている。

●c．5-HT₃受容体拮抗型制吐薬(塩酸オンダンセトロンなど)

塩酸オンダンセトロン(ゾフラン®)は選択性の高い5-HT₃受容体拮抗型制吐薬(5-HT₃-receptor antagonist)で、抗がん薬、特にシスプラチンなどの化学療法施行時の嘔吐に対して強力な制吐薬として最近使用されている。時に副作用として頭痛、ほてりなどが出現することがある。しかし特に小児や若年成人に制吐薬としてのメトクロプラミドなどを使用すると、時にacute dystonic reactionを引き起こすことがあるために、これらの患者には塩酸オンダンセトロンのような5-HT₃-receptor antagonistは有用である。

▶5-HT₃-receptor antagonist

▶acute dystonic reaction

2 治療

●a．重質酸化マグネシウム(カマグ®)
10%グルコン酸カルシウムや1%塩化カルシウムの静注が有効である。

●b．プロトンポンプ阻害薬(オメプラゾール、ランソプラゾールなど)
中止、もしくは減量を行う。

●c．5-HT$_3$受容体拮抗型制吐薬(塩酸オンダンセトロンなど)
中止、もしくは減量を行う。

●●●おわりに
われわれ臨床家が日常よく処方する消化器官作用薬はさほど注意を払わず処方しがちである。これらの薬物の中毒症状であることに気づかれずに他の薬物を処方して、ますます病態の悪化を招き得る。日常よく処方する薬物だからこそ、その中毒症状を念頭に入れ、注意深く観察しながら使用すべきであろう。

（大吉達樹）

【文献】
1) 野元正弘：薬物による振戦．老化と疾患 9：971-976, 1996.
2) 野元正弘：Acute dystonic reaction．神経内科 21：269-270, 1984.

❷ 有毒ガス

一酸化炭素

１ 中毒作用機序

酸素運搬の障害による組織の低酸素が中毒作用の中心である。酸素運搬に与るヘモグロビン(Hb)に対して、一酸化炭素(CO)は酸素の 200 倍以上の親和性を有している。CO と結合した Hb は酸素を結合する力を失うばかりでなく、CO と結合していない Hb の酸素に対する親和性を高める作用を有していて、酸素平衡曲線は左方へ移動し、本来の S 字型を失って双曲線化する。そのため、例えば、HbCO が 50％存在した場合は Hb 量が半減した貧血よりもはるかに強い酸素運搬能の障害をきたす結果となる(図 1)。組織低酸素は単に脳に作用して意識障害をきたすのみではなく、各種臓器の機能障害を引き起こす(図 2)[1]。

▶酸素平衡曲線

▶組織低酸素

２ 症状

中毒の初期には頭重感から激しい頭痛、呼吸促迫、不快・倦怠感、嘔気、めまい、耳鳴、四肢痛などの自覚症状が主体である。意識障害をきたすような中等症例では、顔面紅潮、発汗、点状〜斑状発赤、不規則な呼吸を認め、神経学的には腱反射亢進、病的反射出現をみる。昏睡に至る重症例では、発汗が著明で呼吸は浅く不規則で、チェーン・ストークス呼吸を示すこともある。瞳孔散大・循環虚脱に陥り死亡する。

▶斑状発赤

▶チェーン・ストークス呼吸

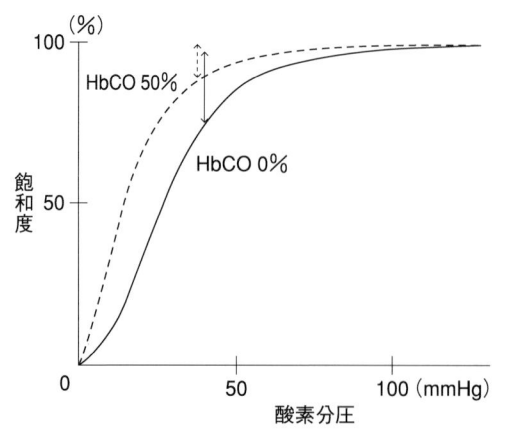

図 1. ヘモグロビン酸素平衡曲線の変化
ヘモグロビン酸素平衡曲線は、HbCO が存在すると左方へ移動し、S 字型が双曲線型に変化する。仮に、動脈血酸素分圧を 100、混合静脈血酸素分圧を 40 mmHg、HbCO を 50％とすると、動静脈血酸素飽和度較差(組織に渡される酸素)は 23％から 10％に減少する。実際には有効なヘモグロビンが半減しているので、その減少はさらに顕著である。

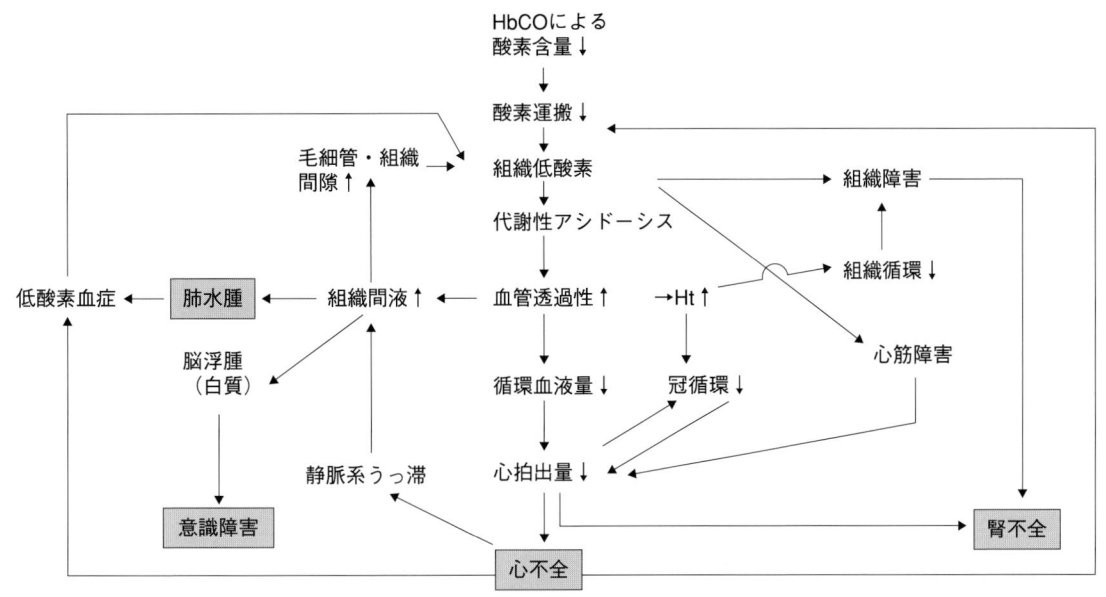

図 2. 急性一酸化炭素中毒の病態生理
(岡田芳明：一酸化炭素中毒. 救急医学 3：1114-1122, 1979 による)

3 診断

CO 中毒の最も確実な診断は、血中 HbCO 濃度の測定である。また、急性期の中毒症状は血中 HbCO 濃度に依存する(**表 1**)[1]。しかしながら、血中 HbCO 濃度は CO 曝露から時間が経過すれば確実に低下する。また、この時間経過の間に高濃度の酸素を吸入しておれば、それだけ速やかに低下する。したがって、来院時の血中 HbCO 濃度が低値であるからといって、CO 中毒でないとはいえない。逆に、血中 HbCO 濃度が高値であるからといって、意識障害の原因を CO 中毒に限定するのも正しくない。なぜなら、なんらかの原因によって意識障害をきたし、その後に CO 中毒に罹患することも稀ではないからである。この際、診断の最も助けとなる情報は発症の経緯、発見時の状況である。密閉された空間、練炭火鉢となれば、CO 中毒の蓋然性が高くなるが、自動車の排気ガスを車内に引き込んだ状況では CO 中毒ではなく二酸化炭素(CO_2)中毒であったことも報告されている[2]。

表 1. 血中 HbCO 濃度と臨床症状

HbCO 濃度	臨 床 症 状
～10%	なし
10～20%	前頭部頭重感、皮膚血管の拡張
20～30%	頭痛(拍動性)、倦怠感
30～40%	激しい頭痛、嘔気、嘔吐、脱力感 視力障害
40～50%	同上、呼吸促迫、頻脈
50～60%	昏睡、痙攣、チェーンストークス呼吸 時に死亡
60～70%	同上、呼吸微弱
70%～	呼吸停止、循環虚脱、死亡

(文献1)による)

CO中毒以外の意識障害の原因を明らかにするための検査としては、脳CT、血糖値、尿中薬物分析などが有用である。

4 治療

- a. 気道確保：JCSで3桁であれば気管挿管を行う。
- b. 静脈路確保
- c. 導尿：バルーンカテーテルを留置し、尿検査を実施する。
- d. 採血（動脈血）

血液ガス、HbCO濃度、血算、血清電解質など。なお、HbCOは嫌気的な条件で冷蔵保存しておけば、濃度変化することがない。自施設で測定できなくても、検体さえ採取しておけば後に測定を依頼することもできるが、治療開始後に採取しては、測定する意味がなくなる。

- e. 酸素投与

高濃度の酸素を投与する。これは、平衡状態でHbO_2とHbCOとの間に次の関係が成立することによる。

▶Haldaneの第一法則

$$HbCO/HbO_2 = M \times PCO/PO_2 \text{（Haldaneの第一法則）}$$

すなわち、血中のHbCOを低下させるには、一酸化炭素分圧（PCO）を低下させ、酸素分圧（PO_2）を上昇させることが有効で、前者はCOの発生源から遠ざけること、後者は高濃度酸素を高気圧で吸入させることによって可能となる。

▶高気圧酸素療法

この点から高気圧酸素療法が喧伝されているが、HbCOの半減期は1気圧、2気圧でそれぞれ40、25分であり、自施設にあれば用いるのがよいが、遠方まで搬送して実施するほどに画期的な効果をもつものではない。純酸素による機械呼吸で十分である。

5 合併症

①誤嚥性肺炎
②横紋筋融解
③腎機能障害
④肺水腫
⑤心不全

6 予後

CO中毒の重症度と、これに対して行われた治療内容に左右される。初診時より生命予後不良を示唆する徴候として次の事項がある。
①深昏睡例、瞳孔散大例、除脳硬直例
②強いショック例、およびショックの遷延する例

▶代謝性アシドーシス

③ヘマトクリット値が高く、治療後も低下しない例[3]
④代謝性アシドーシスの強い例
⑤来院時より肺水腫を呈する例[4]
⑥CT 上早期より脳浮腫の所見を示す例[5]

一方、機能的予後に関しては、意識障害の持続が短時間であれば後遺障害がほとんど残らないのに対し、3日以上の症例では4ヵ月後においてもさまざまな精神神経学的な後遺障害が残る。また、少しでも意思の疎通性を回復したものを「回復群」とすると、昏睡からの回復は 4〜5 日以内に限られており、1週間を経過しても周囲との意思疎通を欠くならば、回復は望めないとされている[6]。

(岡田芳明)

【文献】
1) 岡田芳明：一酸化炭素中毒．救急医学 3：1114-1122, 1979.
2) 阿久澤尚士, 湯浅秀子：酸素欠乏ならびに二酸化炭素中毒が死因と考えられた自動車排気ガス吸入自殺の検討．中毒研究 10：385-391, 1997.
3) 小川道雄, 田村栄稔, 桂田菊嗣, ほか：急性一酸化炭素中毒患者のヘマトクリット値．医学のあゆみ 81：23-24, 1972.
4) Sone S, Higashihara T, Kotake T, et al：Pulmonary manifestations in acute carbon monoxide poisoning. Am J Roentgenol 120：865-871, 1974.
5) 近藤 孝, 池田卓也, 最上平太郎, ほか：急性一酸化炭素中毒による脳浮腫の発生とその経過．脳と神経 30：525-531, 1978.
6) 南 卓男, 小川道雄, 桂田菊嗣, ほか：急性期からみた植物化の指標．日臨外会誌 35：232-239, 1974.

塩素(ガス)

1 中毒物質

▶塩素(ガス)

塩素(ガス)は刺激臭をもつ黄緑色、不燃性の気体で、空気より重い。ガスは水溶性のため粘膜に接すると種々の程度の刺激症状を呈する。家庭内ではトイレや浴室の掃除中に次亜塩素酸を含む漂白剤や殺菌剤に、不用意に強酸を含むトイレ洗浄剤などを混ぜると塩素ガスが発生して中毒が起こる。

・LC_{50}(1時間吸入)：マウス 137 ppm、ラット 293 ppm
・労働許容濃度：0.5 ppm、短時間(15分間)の許容限界；1 ppm
・最小致死濃度は 5 分間の吸入で 500 ppm

塩素は常温で7気圧以上に加圧すると液体塩素となるので、ボンベに詰めて運搬される。多くの微生物に対して殺菌力が強いので水道水の殺菌消毒に用いられる。また、酸化剤、紙やパルプの漂白剤、殺菌剤、プールの消毒薬のほか、各種化学工業の原料として使われている。そこで中毒は、これらを扱う工場などでの事故や輸送中の事故で発生することがある。

2 病態

▶塩酸
▶次亜塩素酸

眼、鼻、口腔、気道の粘膜に触れると、水と反応して塩酸と次亜塩素酸がつくられ、これらが局所に強い刺激性を示し、濃度が濃かったり、接触時間が長いと、接触面の細胞を傷害する。吸入すると咽頭、気管支の刺激症状が起こり、肺胞まで達すると肺胞上皮を傷害して肺水腫となる。

3 体内動態

接触面の損傷が問題になるのであって、体内への吸収はまず問題にならない。

4 症状

眼、鼻、咽頭、気道など水分を多く含む粘膜が塩素ガスに曝されると、塩素ガスと水が反応し塩酸と次亜塩素酸が生じるため、これらの粘膜は傷害される。人体に対する許容濃度は1 ppmとされている。3 ppmで刺激臭を感じ、10〜15 ppmで眼痛、流涙、鼻汁増加、咽頭の灼熱感、嗄声、咳嗽などの粘膜刺激症状が出現する。30 ppmで化学性肺炎により肺水腫を起こし、100 ppmになると肺水腫に加えて喉頭浮腫や喉頭痙攣のため、死亡することがある。1,000 ppmでは即死する。

メモ　処方例

・軽度肺傷害例
　ソル・メドロール® 125 mgを生理食塩水100 mlで溶解し点滴静注

・重度肺傷害例
　①ソル・メドロール® 1,000 mgを生理食塩水100 mlで溶解し点滴静注。これを3日間施行し、その後は状態で決める。
　②好中球エラスターゼ阻害薬
　エラスポール®注100 mgを生理食塩水で溶解後、1日量4.8 mg/kgを250〜500 mlの輸液で希釈し、24時間かけて持続点滴する。原則として投与期間は14日まで。

5 診断

発生状況と粘膜刺激症状から診断する。

6 治療

二次災害に注意しつつ、傷病者を新鮮な空気の環境に移す。眼の症状がある場合は流水で15分以上洗眼したうえで専門医の診察を受けさせる。

呼吸器症状に対しては、起座位にして輸液過剰となることを避け、酸素吸入で様子をみるが、これでも治まらない例にはステロイドの点滴静注を行う。しかし重症例には、躊躇することなく気管挿管のうえ人工呼吸管理を行い、さらにステロイドや感染予防に抗生剤、その他を用いる。いずれも特異的治療薬ではなく、保険適応もない。

(黒川　顕)

【参考文献】
1) 白川洋一：塩素．中毒研究 12：229-230, 1999.
2) 黒川　顕：塩素ガス中毒．今日の治療指針, pp124-125, 医学書院, 東京, 2005.

硫化水素

●●● はじめに

硫化水素(hydrogen sulfide)は化学式 H_2S、分子量38、沸点−60.4℃で常温では無色透明のタマゴの腐ったような独特の臭気がある可燃性の気体である。わが国における化学災害(化学物質により複数の人の健康に被害が出る事例)の事例では硫化水素が原因となる頻度が比較的高い。

● a．産業事故

石油精製工場での脱硫装置の異常に起因した硫化水素漏出事故がしばしば報告されている。硫化水素自体の漏出事故のみならず、硫酸、硫化ナトリウム、亜硫酸ソーダ、その他さまざまな硫化物が酸、アルカリ、水、その他の物質と反応して硫化水素を発生させる。

● b．廃棄物処理場

廃棄物処理、汚泥処理、皮革や魚、その他硫黄を含む廃棄物を扱う施設での事故で硫化水素が発生することがある。

● c．地下工事

マンホール、下水道、場合によってはタンク内などで堆積した有機物が分解され硫

化水素、メタン、アンモニアなどが発生することがある。

● d．火山、温泉

硫化水素は火山ガスの1種である。ハイカーや温泉の湯治客などの死亡事故がしばしば報告されている。

硫化水素は空気より重いので下水道、マンホール、その他のタンク類のように風通しの悪い低地や火山地帯の窪地などに充満しやすい。

1 中毒作用機序

● a．チトクロームオキシダーゼ阻害作用

細胞のミトコンドリア内のチトクロームオキシダーゼの三価の鉄（Fe^{3+}）と結合して酵素活性を阻害し、細胞呼吸を障害する。その結果細胞が直接に傷害され酸素が利用できなくなるので嫌気代謝により乳酸が蓄積し乳酸アシドーシスになる。

この中毒学的薬理作用は青酸化合物と同様である。

● b．皮膚粘膜の刺激性作用

硫化水素は水に溶けやすいので粘膜や皮膚の水分に溶解し刺激性を発揮する。

● c．吸収、代謝

硫化水素は肺や消化管から容易に吸収され、赤血球や肝臓のミトコンドリアで酸化されて不活性なチオ硫酸塩に代謝される。硫化水素はヘモグロビンとは結合しないがメトヘモグロビンとは結合してスルフメトヘモグロビンを生成する。

● d．毒性

ヒトでは800 ppmで5分、600 ppmでは30分で死亡したとの報告があり、一般に500 ppm以上の濃度の硫化水素を吸入すると急激な意識低下から30〜60分以内に死亡、1,000 ppm以上ではほぼ即死に近く、ノックダウンと称される。

マウスの半数致死濃度LC_{50}は634 ppm/1時間である。

2 中毒症状

0.05〜0.1 ppm程度の極低濃度でタマゴの腐ったような特有の臭気を感ずる。150〜300 ppmでは結膜炎、角膜混濁、流涙、鼻炎、気管支炎、肺水腫などをきたす。10 ppm/48時間、60 ppm/30分程度で肺水腫を起こしたとの報告がある。さらに高濃度になると嘔吐、幻覚、意識障害、呼吸抑制などが起こり、数百 ppm以上では前述の如く呼吸麻痺から短時間で死亡する。

なお硫化水素はごく低濃度でも特有の臭気を感ずるが50〜150 ppm以上では逆に臭覚の喪失が起こる。

粘膜刺激による呼吸器系の障害は必ずしも吸入直後に発症するとは限らず、吸入数時間から1〜3日くらい後に呼吸障害が明らかになることもある。

3 診断（症状、検査）

タマゴの腐ったような特有の臭気を感じた場合には硫化水素中毒を疑うが、100〜150 ppm 以上の高濃度では逆に臭神経麻痺から硫化水素の臭気に気がつかないことがある。すなわち化学工場での事故や下水道の作業現場で作業員が相次いで突然に意識を失う、火山地帯のハイキングでハイカーが突然意識を失って倒れる、といった具合である。前触れもなく相次いで人が倒れる場合はまず毒ガスによる被害を想定すべきで、特にわが国では硫化水素による産業事故は比較的頻度が高いことを念頭におく必要がある。

産業事故における化学物質の漏出事故に際しては、工程の途中での硫化水素の使用あるいは硫化水素の発生の可能性の有無を常に念頭において関係者から事情聴取する。

硫化水素はガスクロマトグラフィーや酢酸鉛紙による簡易検知法などで同定可能なので、必要に応じて消防や警察の化学部隊を通して気体のサンプルを確保し分析に回す。

4 治療

(1) 一般的治療

●a．現場での対応

硫化水素ガス発生源から患者を遠ざけて新鮮な空気のもとへ移動させ、100％酸素を吸入させる。但し救助に際しては以下の注意が必要である。

①マンホールや下水道、タンク内、あるいはプラントの事故現場などのように非常に高濃度の硫化水素が蓄積していると考えられる環境へ無防備で救助に入った場合には救助者自身もノックダウンする可能性がある。救助に向かう者は少なくともレベルB以上の密閉型の個人防護衣を着けるか、もしくは事故現場が十分に換気されていることを確認する。

②高濃度の硫化水素漏出が想定される場合は立ち入り禁止区域を設け（ゾーンニング）、この範囲にはレベルB以上の個人防護衣を着用して風上から進入する。漏出が少量なら現場の周囲 60 m から風下方向に向かって 200 m（夜間は 300 m）、漏出が大量なら現場の周囲 120 m から風下方向に向かって 300 m（夜間であれば 900 m）の立ち入り禁止区域を設定し、この範囲内の人をまず救助する[1]。

③硫化水素中毒で心肺停止を起こした患者に口対口人工呼吸を行い硫化水素中毒になったという症例が報告されている[2]。

●b．患者を医療機関へ搬送するときの注意

硫化水素を吸入していると考えられる場合には呼吸困難の訴えの有無にかかわらず100％酸素投与を続ける。搬送中の救急車中でタマゴの腐ったような硫化水素特有の臭気を感ずる場合は窓を開け換気しながら搬送する。

硫化水素特有の臭気がするなど、患者の着衣が硫化水素で汚染されていると思われるときは救急処置室に入る前に(病院の救急外来の構造にもよるが、救急車の停車位置と救急処置室との間の乗り換えスペースで)、素早く着衣を脱がせ病院の術衣やプライバシーキットなどに替え、乾式除染を行う。硫化水素は常温では気体なので通常は乾式除染で十分で、シャワーによる除染はまず必要ない。また毒ガスによる事故は一度に多数の患者が来院する可能性が高いので、状況によっては集団災害としての対応を考慮する(集団災害時の対応は別項参照)。

●c．救急外来での処置

心肺停止に対する救命処置、意識障害に対する気道の確保、痙攣に対する処置など救命処置を最優先で行う。その他、必要に応じて対症療法を行う。

硫化水素のような刺激性の気体は吸入直後は比較的症状が軽くとも吸入数時間後くらいから化学肺炎が明らかとなり呼吸困難をきたすことがあるので、吸入後少なくとも数時間は特に自覚症状の有無にかかわらず医師の監督下(必ずしも入院ではなく救急外来の観察室などでもよい)において呼吸状態の観察に加えて動脈血酸素飽和度や胸部X線などを利用して厳重に観察する。呼吸不全を認めた場合には必要に応じて気管挿管、人工呼吸器などを使用し厳重な呼吸管理を行う。

(2) 特異的治療

硫化水素中毒に際しての特異的治療は亜硝酸塩療法と高気圧酸素療法がある。

●a．亜硝酸塩療法[2]

硫化水素はチトクローム酸化酵素の三価の鉄(Fe^{3+})と結合して毒性を発揮する。一方硫化水素はメトヘモグロビンと結合してスルフメトヘモグロビンを生成するので、Fe^{3+}を含むメトヘモグロビンをチトクローム酵素の三価の鉄(Fe^{3+})と競合させるという治療法が理論的に成り立つ。

これはシアン中毒のときとまったく同じ方法で、亜硝酸アミルや亜硝酸ナトリウム投与により人為的にメトヘモグロビンを産生させる治療法である。しかしメトヘモグロビンと硫化水素(HS^-)との親和性はメトヘモグロビンとシアン(CN^-)との親和性より弱く、硫化水素はヒトの体内で速やかに代謝されることなどから本療法の効果を疑問視する意見もあるので、適応は慎重にする必要がある。

自発呼吸のある場合は亜硝酸アミル1管を砕いてガーゼなどに染み込ませて吸入させ、自発呼吸のない場合は砕いた亜硝酸アミルを呼吸器の回路内に組み込み吸入さ

せる。2〜3分おきに次の管に替える。亜硝酸ナトリウムは試薬特級の亜硝酸ナトリウムの3％溶液を院内製剤で調剤し10 mlを20分以上かけてゆっくり静注する。症状の改善がみられない場合は30分後に半量を追加する。

亜硝酸塩療法を行う際は適宜、動脈血ガス分析装置でメトヘモグロビン濃度を測定し20〜25％になるようコントロールする。また血圧の低下に注意する。なおシアン中毒に亜硝酸塩療法を行う際はチオ硫酸ソーダを併用して排泄を促すが、硫化水素ではその代謝経路は存在しないので投与しない。

● b．高気圧酸素療法[3]

硫化物とチトクロームの結合の乖離を促進する、硫化水素の酸化反応を促進する、組織の低酸素症による神経障害や脳浮腫の軽減などが見込まれるといわれているが有効性は確立していない。一般的な対症療法によっても改善がみられない場合や亜硝酸塩療法を行っても改善がみられない場合などに実施を考慮するとされるが、硫化水素中毒時の加圧プロトコールも特に定まったものはなく、また本邦では高気圧酸素療法自体の実施可能な施設が非常に限られている。

5 合併症

硫化水素中毒特有の合併症はない。意識障害の遷延に対する肺炎など一般的な合併症に注意する。

6 予後

心肺停止や意識障害、痙攣を起こしたものの機能予後は不良である。

（大橋教良）

【文献】
1) Hazardous Substance Data Bank：Hydrogen Sulfide. ChemKnowledge System™ Micromedex Vol 55, 2002.
2) 内藤裕史：硫化水素・メルカプタン類．中毒百科；事例，病態，治療，第2版，pp 146-150，南江堂，東京，2001．
3) Martin JS：Hyperbaric oxygen therapy for severe hydrogensulfide poisoning. The Journal of Emergency Medicine 3：27-30, 1985.

イソシアネート

●●● はじめに

殺虫剤の原料、工業用化学物質として広く利用されているシアン化合物である。1984年にインドで起こったカーバメイト系殺虫剤の原料として用いられたメチルイソシアネート（MIC）で3,000人余りが死亡した深刻な大量中毒例はあまりにも有名である。MIC以外のイソシアネート類を総称してジイソシアネートと呼んでいるが、これらは水と反応して炭酸ガスを放出する性質を有するため、ウレタンフォーム、ポリウレタン樹脂塗料、接着剤、ウレタンゴム、繊維処理剤、アスファルト舗装材料、地盤硬化剤、など多方面で使われている。臨床上問題となる主なイソシアネート類には、表2のようなものがある。

▶強い粘膜の刺激作用

MICは非常に気化しやすい液体であり強い粘膜の刺激作用を有す。ジイソシアネートの中では、吸入時のトルエンジイソシアネート（TDI）とヘキサメチレンジイソシアネート（HDI）の毒性が極めて高い。メチレンジフェニルジイソシアネート（MDI）は、蒸気圧が低いためガスとして吸入することはなく、ミストとして吸入することが多い。いずれのイソシアネートも

▶強い呼吸器障害

吸入することにより強い呼吸器障害を引き起こす。

表 2．臨床上問題となる主なイソシアネート類

- MIC：メチルイソシアネート
- TDI：トルエンジイソシアネート
- MDI：メチレンジフェニルジイソシアネート
- HDI：ヘキサメチレンジイソシアネート
- NDI：ナフチレンジイソシアネート

1 中毒作用機序

▶アレルギー感作作用

接触、吸入、経口曝露により主として眼、皮膚、呼吸器、上部消化管障害、自律神経機能障害を起こす。また刺激作用のほかに、アレルギー感作作用も重要で、アナフィラキシー様反応を引き起こす工業用化学物質としても有名である。気道過敏性反応による喘息様発作の誘発、過敏性肺臓炎を起こす。イソシアネートによる過敏性反応の機序はいまだ十分に解明されてはいないが、免疫学的機序に加えてヒスタミン遊離作用、アセチルコリンエステラーゼの阻害、β受容体の抑制などが知られている。また、典型的なspreading phenomenon[1]の認められる化学物質であり、あるイソシアネートにいったん過敏性を獲得すると、他のイソシアネートにも過敏性を認めることも報告されている[2]。

2 症状

眼に接触した場合は、強い眼の刺激症状が認められ、流涙、眼瞼浮腫、角膜潰瘍を認めることもある。皮膚・粘膜に接触した場合は、発赤、浮腫などの刺激症状に加え、

化学熱傷を引き起こすこともあるため、注意が必要である。また繰り返して曝露を受けた場合、皮膚の暗色化や硬化をきたす。また、吸入した場合、低濃度では、鼻・咽頭の刺激症状、高濃度では、激しい咳、呼吸困難、分泌亢進、胸痛が認められ、重症例では肺水腫に至る。さらに、呼吸器障害はイソシアネートに感作されると慢性化しやすい。感作による過敏性反応としての喘息様発作は、中毒量以下の低用量吸入曝露によっても誘発されることがある。吸入例では、項頸部痛、四肢しびれ感、嘔気、下痢などの自律神経失調様症状も認められることが多い。経口曝露の場合は、口腔、食道、胃粘膜組織の腐食、肝障害の報告がみられるが、毒性は吸入と比して著しく低く、実際上の影響はないと考えてよい。

▶呼吸困難

▶喘息様発作

3 診断

これまでに報告されているイソシアネートの中毒例では、ウレタンフォーム、ポリウレタン樹脂塗料、ウレタンゴム、アスファルト舗装材料、地盤硬化剤などの取り扱い作業中にそれらに含まれているイソシアネート類が気化、吸入するケースが大半を占める。よってこれらの作業に関連して急激な粘膜刺激症状、激しい咳嗽、呼吸困難などが出現した場合、第一にイソシアネート中毒を疑う必要がある。また上述したように、気道過敏性を有している作業者では、中毒濃度以下での低用量吸入曝露においても喘息様発作が惹起されることも忘れてはならない。曝露数日以内であれば、イソシアネートの血清中代謝物測定も有用な情報を提供してくれるが、曝露数日以降は、指数関数的に減衰する。さらに、曝露後の感作性を評価するために、RAST検査も重要な検査項目である。

▶曝露後の感作性を評価

4 治療

眼に入った場合は、流水で15分以上十分に洗浄し、眼科的所見に応じて点眼液、眼軟膏を投与する。皮膚に接触した場合は、汚染された衣類を速やかに脱がせ、汚染部位を水で十分に洗浄後、イソプロピルアルコールで洗い、さらに石鹸と水で十分に洗浄する。皮膚所見に応じてステロイド軟膏、抗生剤軟膏を使用する。熱傷の場合は、一般の熱傷と同様の処置を講じる。臨床上、最も重篤な症状を呈する吸入例では、まず、新鮮な空気の場所へ移動させることが重要である。全身症状、呼吸器症状に準じて、酸素吸入、人工呼吸などの呼吸管理を行い、必要に応じて、気管支拡張薬吸入、ステロイド・ネオフィリン® 投与など、喘息発作の治療に準じた対症療法を行う。経口曝露の場合は、胃洗浄に引き続き、緩下薬(マグコロール® 250 ml)を投与する。その後、消化器症状に応じた対症療法を行う。

5 合併症と予後

▶自律神経機能障害

強い粘膜傷害作用を有するために、二次感染に十分な注意が必要である。また上述したように、アレルギー感作性が大きな問題となる。呼吸器障害は感作されると慢性化を呈することが多く、さらに発症現場を離れても、長期間にわたり自律神経機能障害が持続する例も報告されており[3]、継続して経過を観察する必要がある。

(坂部　貢)

【文献】
1) Rea WJ：Causes of chemical sensitivity. Chemical Sensitivity, pp 9-10, Lewis Publishers, Boca Raton, 1992.
2) Malo JL, et al：Combined alveolitis and asthma due to hexamethylene diisocyanate(HDI), with demonstration of crossed respiratory and immunologic reactivities to diphenylmethane diisocyanate (MDI). J Allergy Clin Immunol 72：413-419, 1983.
3) 中村陽一，ほか：メチレンジフェニルイソシアネート暴露による化学物質過敏症の発症が疑われた3例．臨床環境医学 13(2)：144, 2004.

マスタード

●●●はじめに

マスタードは、辛子臭のため、その名がついた。一般に、硫黄マスタードのことを指し、代表的なものが、精製マスタード(HD)である。フランスでは第一次世界大戦時にベルギーのイープルでの戦闘(イープルの戦い)で使われたためイペリットとも呼ばれる。常温で黄色〜褐色の油っぽい液体であり、気温上昇で揮発する。戦前、日本軍はマスタードを製造していたことから、国内外の遺棄化学兵器問題でも注目される剤である。基本的に致死率は低く、兵器としては、長期間にわたって戦闘員の能力を奪い続ける意味がある。

▶遺棄化学兵器

1 中毒作用機序

接触により組織障害を起こす。眼、皮膚、気道を傷害する。非可逆的にDNA、RNA、蛋白をアルキル化して細胞を死滅させる。湿潤した暖かい組織、例えば、粘膜や陰部、腋窩などが傷害されやすい[1]。

2 症状

図3に化学兵器テロにおけるアルゴリズムを示す。皮膚にマスタードがつくと、極

化学テロのアラームサイン

```
まとまった動物、鳥、魚の死。
昆虫が急に姿を消す。
屋内、屋外で明確に区別された被害者の出現。
雨も降っていないのに油滴や水滴の存在を認める。
外観上わかる、植物(草むら、木、芝)の変色。
明解に説明できない水疱や紅斑をもった患者が多数出現。
明解に説明できない多数の重症な被害者の出現。
```

↓

神経剤(有機リン系化合物)の除外
縮瞳、分泌亢進、呼吸数増加、皮膚多汗、血清ChE低値

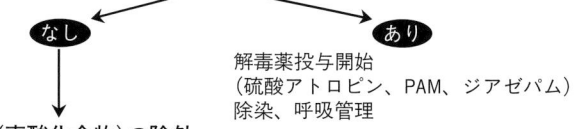

- なし ↓
- あり → 解毒薬投与開始
  (硫酸アトロピン、PAM、ジアゼパム)
  除染、呼吸管理

血液剤(青酸化合物)の除外
瞳孔正常、分泌正常、呼吸数減少、皮膚チアノーゼか鮮紅色
説明できない乳酸アシドーシス、静脈血高酸素濃度

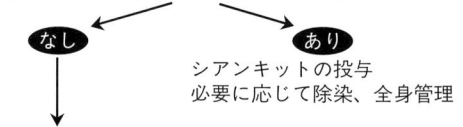

- なし ↓
- あり → シアンキットの投与
  必要に応じて除染、全身管理

びらん剤(マスタード、ルイサイトなど)の除外
露出部位の紅斑、水疱、結膜炎、上気道の刺激症状

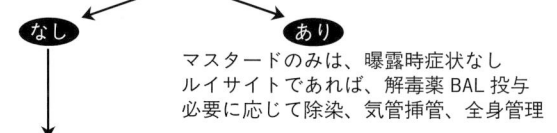

- なし ↓
- あり → マスタードのみは、曝露時症状なし
  ルイサイトであれば、解毒薬BAL投与
  必要に応じて除染、気管挿管、全身管理

窒息剤(ホスゲン、塩素など)の除外
肺と気道の刺激、肺水腫、息切れ、呼吸困難

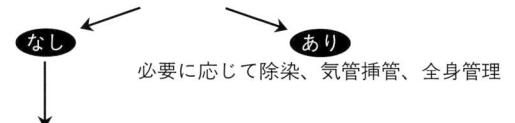

- なし ↓
- あり → 必要に応じて除染、気管挿管、全身管理

被害者に共通する症状、徴候を探す。
検査データも併せて、中毒専門医にコンサルト。
その間も呼吸循環管理に努める。

図3. 化学兵器テロ対応アルゴリズム

▶びらん剤

めて短時間(30分以内)に皮膚に吸収され、残りは気化してしまうので基本的に皮膚にマスタードは残留しない。付着部位では紅斑、水疱を形成し、皮膚の壊死に至る。水疱内容にはマスタードを含まない。マスタードは他のびらん剤(ルイサイトやホスゲンオキシム)と異なり、接触時に皮膚の刺激症状を呈しない。症状が出てくるまでに数時間かかる。このため、曝露に気づくまでに時間がかかり、除染のタイミングが遅れてしまう可能性が高い。それだけに他のびらん剤よりも重症化しやすい。吸入によって気道の粘膜が壊死し閉塞をきたすこともある。眼はマスタードに弱い組織の1つで、眼の刺激や結膜炎、角膜の化学熱傷を引き起こし、失明に至ることもある。マスタードは、軽度のコリン作用があり縮瞳もみられる。この意味で神経剤との鑑別が必要と

▶骨髄抑制　　なることもある。大量のマスタードに曝露した場合には、3〜5日から骨髄抑制が起こる。白血球減少が10日前後にピークを迎え、その後、血小板減少や貧血が続く。吐気、嘔吐は、4〜5日後に起こる。

3 診断

　紅斑、水疱などの皮膚病変をきたした被害者が一度に複数〜多数出た場合、びらん剤による化学テロを鑑別診断に入れる。他のびらん剤では、接触後直ちに症状が出るので、鑑別のポイントになり得る。また、工事現場などで、内容不明の瓶を壊した後に、ニンニク〜マスタード臭があった場合には、マスタードの可能性を考えておくことを広く市民に公報することが必要である。検査所見上、マスタードに特異的な検査はない。但し、マスタードの尿中代謝産物であるチオジグルコールを尿で測定することが試みられている[2)3)]。

4 治療

▶除染　　まず、一刻も早く大量の水で除染することである。もし、除染のタイミングが遅れたとしても、除染を行った方がよい[4)]。マスタードへの曝露が疑われる被害者は最低でも8時間は経過観察するようにする[5)]。これは、8時間経たなければ病像がはっきりしないからである。皮膚の処置には特効薬はない。直径1cm以下の小さな水疱は敢えて破らず、そのままにしておく。1cm以上の水疱であれば、水疱蓋は取り除く。通常の熱傷の治療に比べると輸液量は少なくて済む。眼は生理的食塩水で10分ほど洗浄する。ステロイドの点眼剤の有効性ははっきりしないが、受傷後48時間以内であれば、有効であるとする者もいる。呼吸障害は、曝露されたマスタードの量による。呼吸器症状が早く出れば出るほど、大量のマスタードに曝露された可能性が高くなる。基本的に上気道の病変が主である。早期から上気道の病変を示す場合には、マスタードは肺実質には直接作用しない。喘息をはじめとする気道の過敏性があれば、感染に気をつけながらステロイドを使用してもよい。

5 合併症

▶骨髄抑制　　合併症としての細菌性の肺炎は、骨髄抑制が出る3〜5日以降から起こる。想定される起炎菌はなんであるかをグラム染色、喀痰培養を毎日行い、起炎菌の想定がつくまでは、抗菌薬を開始しないこと[4)]。

6 予後

　基本的に短期の生命予後は、致死率が3％であるといわれる。少なくとも、マスタードへの1回曝露で慢性気管支炎をきたすことは、第一次世界大戦時の経験から明らか

となっている。長期的予後に関しては、がん化の問題がある。マスタードへの複数回にわたる曝露(例えば、マスタード製造工場の従業員)では、気道系のがんの発生率が高いことがわかっている[6]が、1回曝露しただけで、気道系のがんの発生率が高くなるかどうかは明らかでない。慢性結膜炎は1回曝露の後に生じ、曝露後25年以上経って角膜炎が生じることもある。同様に、皮膚病変の跡が、瘢痕を形成しがん化することもある。気道系以外のがんの発生率の上昇は動物実験では指摘されているが、人間では証明されていない。同じく、催奇形性に関しても、いまだに明らかではない。

(奥村　徹)

【文献】
1) Prevention and treatment of injury from chemical warfare agents. Medical Letter 44(1121)：3, 2002.
2) Wils ERJ, Hulst AG, de John AL, et al：Analysis of thiodiglycol in urine of victims of an alleged attack with mustard gas. J Anal Toxicol 9：254-257, 1985.
3) Wils ERJ, Hulst AG, van Laar J：Analysis of thiodiglycol in urine of victims of an alleged attack with mustard gas, II. J Anal Toxicol 12：15-19, 1988.
4) Sidell FR, Urbanetti JS, Smith WJ, et al：Vesicants. Textbook of military medicine；Medical aspects of chemical and biological warfare, Zajtchuk R, Bellamy RF(eds), pp 197-228, Office of the Surgeon General, Department of the Army, Washington DC, 1997.
5) Sidell FR：Vesicants. Advanced Disaster Medical Response Manual for Providers 1 st ed, Briggs SM, Brinsfield KH(eds), p 64, Harvard Medical International Trauma and Disaster Institute, Boston, 2003.
6) Wada S, Miyanishi M, Nashimoto Y, et al：Mustard gas as a cause of respiratory neoplasia in man. Lancet 1：1161-1163, 1968.

有機溶剤

●●●はじめに

　有機溶剤とは、揮発性に富み、脂質などの非極性物質をよく溶かす、常温で液体の有機化学物質の総称であり、産業現場で最も多くの労働者が扱う有害物である。シンナーという言葉が広く知られているが、この言葉は「薄め剤」を意味し、有機溶剤と同義ではない。有機溶剤は産業現場では金属の洗浄、接着剤、塗料の溶剤として用いられる。有機溶剤は蒸気として呼吸器を通じて曝露され得る。有機溶剤の蒸気は肺胞において血液に溶け込み、全身に輸送される。また、有機溶剤は皮膚接触によって経皮的にも体内に吸収される。布手袋、穴のあいた各種手袋の使用は却って有機溶剤の体内への吸収を増加させる。薄いゴム手袋は有機溶剤の浸透を完全には防ぐことができない。有機溶剤は肝臓において代謝を受け、水溶性を増した形になり、腎臓から排泄されるが、一部の有機溶剤は、代謝されることにより却って毒性が増すことが知られ

▶急性中毒

ている。

　有機溶剤にはさまざまな種類があるが、急性中毒に関してはあまり特徴的な症状がない。有機溶剤は共通の物理化学的性質である高い脂溶性のため、血液-脳関門を容易に通過し、中枢神経組織に移行し、中枢神経への抑制作用を引き起こすことが知られている。さらに、この高い脂溶性が皮膚、呼吸器、腎臓に対する急性影響を引き起こす。

▶慢性毒性

　一方、慢性毒性に関しては、溶剤による臓器特異性があることが知られている。しかしながら、急性曝露に近い、比較的短期間の曝露であっても、四塩化炭素あるいは2-ブロモプロパンなど、一部の有機溶剤は、肝臓毒性、生殖毒性といった特定の臓器へ深刻な悪影響を与えることがある。また、急性中毒として来院する患者は、必ずしも初回の曝露によって来るとは限らない。例えば、トルエン嗜癖者は、日常的に曝露を既に繰り返している場合が多い。また、最近のフロン代替溶剤 1-ブロモプロパンによる神経障害の事例にみられるように、比較的長期の曝露を受けたうえに、さまざまな条件の変化（受注増加による生産増のための長時間労働、局所排気装置の故障など）によって、曝露量が急激に増大した結果、症状が悪化して患者として病院に来るという事例もある。

　有機溶剤の繰り返し曝露、あるいは慢性曝露は、有機溶剤の種類に特徴的な生体への悪影響を及ぼすことから、急性期の治療と同時にこれらの繰り返しまたは慢性曝露の影響についても注意を払う必要がある。

1　有機溶剤中毒の診断

▶製品安全データシート（MSDS）

▶尿中代謝物

　診断には、問診による有機溶剤の使用の有無、曝露と症状との時間的関係、尿中代謝物の測定が有用である。曝露溶剤の製品安全データシート（MSDS）を取り寄せることによってその成分や毒性などを知ることができる。溶剤の成分が不明な場合は、GC-MS（ガスクロマトグラフィー質量分析計）を用いて溶剤の成分を知ることができる。また、尿中代謝物の分析も有用である。有機溶剤の特殊健康診断では**表3**に示す尿中

表 3. 診断に役立つ代謝物の測定

有機溶剤	尿中代謝物
トルエン	馬尿酸
キシレン	メチル馬尿酸
スチレン	マンデル酸
トリクロロエチレン テトラクロロエチレン 1,1,1-トリクロロエタン	トリクロロ酢酸、総三塩化物
N、N-ジメチルホルムアミド	N-メチルホルムアミド

代謝物などを測定することになっている。通常の検査機関では測定できない特殊な有機溶剤の代謝物であっても、一部の研究機関においては測定可能な場合があり、尿を凍結保存しておくと後の診断に有用なことがある。

2 中枢神経系への影響

1 急性中毒作用機序

有機溶剤はその高い脂溶性のために、容易に血液-脳関門を通り、中枢神経組織に到達し、中枢機能の抑制を引き起こす。中枢神経系は、初期には興奮を引き起こすが、高濃度曝露では、呼吸中枢の抑制によって死に至る場合もある。これらの作用機序は、基本的にハローセンなどの麻酔薬と同様であると考えられている。脂溶性と麻酔作用は、炭素鎖の長さ、ハロゲンまたはアルコールによる置換、二重結合の存在によって増加する。

2 症状

急性の中枢神経症状は非特異的なものであることが多い。頭重、頭痛、めまい、悪心、嘔吐、浮遊感、ふらつき、言語不明瞭、不眠、不安感、焦燥感、抑うつ傾向、集中力の低下、脱力、失見当識などがある。重症の場合は、意識消失に陥ることもあり、最終的には呼吸抑制によって死亡することもある。

3 診断

エタノール中毒、あるいは精神運動性薬との区別を行わなければならない。

4 治療(表4)

▶曝露からの離脱

有機溶剤曝露からの離脱が基本である。さらに、急性期症状が消失するまでは中枢神経抑制作用をもつ薬剤の投与、アルコールの使用は避けなければならない。但し、メタノール中毒の場合は、代謝されて毒性を発揮するために、代謝阻害薬や大量のエ

表 4. 治療
1. 有機溶剤への曝露を取り除く。
2. 急性期症状が消失するまでは中枢神経抑制作用薬、アルコールの使用は避ける。
3. 急性の呼吸抑制に対しては、気道の確保、人工呼吸。
4. ハロゲン化炭化水素による中毒の場合、アドレナリンによって不整脈が誘発されるとの報告があり、注意を要する。
5. 慢性毒性による末梢神経障害、筋力低下に対しては理学療法が有効。

タノール投与により代謝を競合阻害させる場合がある。急性の呼吸抑制に対しては、気道の確保、人工呼吸が必要である。ハロゲン化炭化水素による中毒の場合、アドレナリンによって不整脈が誘発されるとの報告があり、注意を要する。メタノール、エチレングリコール、四塩化炭素などの透析可能な溶剤の場合に人工透析を行うことも選択肢としてあり得るとされている。

5 合併症

先述したように、急性中毒として発見されたとしても、それまでの長期の曝露を受け、慢性症状を呈している可能性がある。有機溶剤の慢性曝露による症状は特異性がある。例えば、二硫化炭素による耐糖能異常、動脈硬化の促進、ヘキサンによる末梢神経障害、トルエンによる中枢神経障害（白質脳症など）、1-ブロモプロパンによる中枢-末梢神経障害などが挙げられる。

6 予後

多くの急性症状は、溶剤の体内からの排泄に応じて改善する。しかし、頭痛は長期にわたって続く場合がある。昏睡を伴うような極端な高濃度曝露の後、中枢神経の失調が続く場合は、酸素欠乏による脳障害の可能性がある。高濃度曝露後に神経行動学的変化、記憶障害が残ったとする報告もある。

3 皮膚障害

1 急性中毒作用機序

▶脱脂作用

有機溶剤によって生じる皮膚障害の多くは、皮膚からの脱脂作用に基づくものである。皮膚の角化、亀裂、刺激性皮膚炎、感染性皮膚炎のほかに、アレルゲンの侵入を容易にすることによってアレルギー性皮膚障害も引き起こす。

2 症状

紅斑、浮腫、慢性乾燥、湿疹など。

3 診断

他の刺激性、アレルギー性皮膚障害の原因物質によるものと区別する必要がある。

4 治療

局所への治療としては、他の接触性皮膚炎の場合と同様であり、副腎皮質ステロイドを用いることができる。

5 合併症

有機溶剤による皮膚障害によって、化学物質に対する皮膚の透過性が増し、二次的な細菌感染を受けやすくなる。

6 予後

皮膚に直接接触している溶剤を除去し、対症療法で軽快するものが多いが、仕事で原因物質との接触が従属する場合は難治のことがある。

4 呼吸器系への影響

1 急性中毒作用機序

▶気道刺激作用

すべての有機溶剤は程度の差こそあれ、脱脂作用に起因した気道刺激作用を有すると考えられている。

2 症状

粘膜の刺激作用による鼻、のどの痛み、咳、胸痛、流涙。高濃度曝露による化学肺炎、肺水腫、二次的な感染性気管支炎による湿性咳嗽、呼吸困難、チアノーゼなど。

3 診断

上気道への影響は検査ではわかりにくい。肺水腫は、X線上の滲出性変化、血液ガス上の低酸素症および肺機能検査による拡散障害。

4 治療

有機溶剤による急性呼吸器障害は、他の急性肺刺激剤に対するものと同様である。酸素の投与など。

5 予後

上気道の障害については、適切な治療により低酸素症による組織障害を予防できれ

ば、化学性肺炎や肺水腫からも回復可能である。稀に刺激性の喘息をみることがある。

5　心臓に対する影響

1　急性中毒作用機序

▶不整脈

　エピネフリンの不整脈誘導作用に対する心筋の感受性増加が主なものである。すべての溶剤にこの作用があると考えられているが、とりわけハロゲン化炭化水素（1,1,1-トリクロロエタン、トリクロロエチレン、トリクロロトリフロオロエチレン）は作用が強いことが動物で確認されている。二硫化炭素は動脈硬化を促進し、冠動脈疾患のリスクを高める。塩化メチレンは代謝されて一酸化炭素を生じ、心臓機能に影響を与える。

▶動脈硬化

2　症状

　めまい、動悸、失神、意識消失。中枢神経抑制症状を伴う場合も、伴わない場合もある。

3　診断

　不整脈、低血圧。安静時心電図は必ずしも有効とはいえない。曝露中のホルター心電図が有効。

4　治療

　曝露を続けながらの抗不整脈の投薬よりも、曝露からの離脱が優先される。

6　肝臓障害

1　急性中毒作用機序

▶中毒性肝臓障害

　すべての有機溶剤は、高濃度曝露により、肝臓障害を引き起こす可能性があるが、中でも、ハロゲン化炭化水素およびニトロ化炭化水素の中には、特に肝臓毒性が強いものがある。四塩化炭素、2-ニトロプロパン、ジメチルホルムアミドは肝臓酵素の上昇を伴う中毒性肝臓障害を引き起こすことが知られている。

2 症状

はっきりした症状がない場合もあるので注意を要する。右季肋下の痛み、吐き気、嘔吐、肝部位の圧痛、黄疸、褐色尿、白色便など。

3 診断

肝臓機能検査の異常（肝細胞機能異常）および有機溶剤曝露との時間的、量的関係。慢性肝炎との区別に肝生検が有効なときもある。禁酒および有機溶剤曝露からの離脱後の評価が有効である。飲酒が多量の場合には、有機溶剤曝露によるものと診断するのがしばしば困難である。

4 治療

曝露からの離脱、労働環境改善。

7 腎臓障害

1 急性中毒作用機序

▶急性尿細管壊死

有機溶剤の高濃度曝露で腎障害が引き起こされることが知られ、中でもハロゲン化炭化水素の作用が強いと考えられている。四塩化炭素などのハロゲン化炭化水素に曝露された労働者に急性尿細管壊死が観察され、動物実験ではハロゲン化炭化水素が近位尿細管を主に障害することが報告されている。トルエンの高濃度曝露で遠位尿細管障害、尿細管アシドーシスが報告されている。エチレングリコール曝露が腎不全を引き起こしたとする報告もある。

2 症状

尿細管アシドーシスを伴う溶剤嗜癖者では、電解質異常によって脱力と疲労がみられる。

3 診断

成人初期にみられる原発性の尿細管不全、あるいは代謝性、高グロブリン血症、抗生物質や金属への曝露による二次的な障害と区別する必要がある。

4 治療

曝露の除去。除去後の腎尿細管機能の監視は診断にも有用。

8 血液に対する影響

1 急性中毒作用機序

血液に対する影響は一般には慢性曝露によるものと考えられているが、実際に急性の曝露がヒトの造血系に対してどの程度の障害を与えるかはよくわかっていない。ベンゼンは、再生不良性貧血を引き起こし、白血病の過剰発生を引き起こす。2-ブロモプロパンも低形成骨髄、貧血を引き起こす。グリコールエーテルの中のあるものは、溶血性貧血または低形成骨髄を引き起こす。

▶再生不良性貧血

▶溶血性貧血

2 症状

衰弱、疲労。再生不良性貧血の場合は血小板減少症または好中球減少症による出血傾向、感染が起こる。グリコールエーテルによる溶血性貧血は低赤血球濃度の網状赤血球によって示される。

3 診断

その他の貧血、再生不良性貧血との鑑別が必要。

4 治療

曝露からの離脱、必要な場合は輸血。

5 予後

▶白血病

ベンゼンに曝露された労働者では白血病が発生する可能性がある。

(市原　学)

【参考文献】
1) 労働省労働衛生課(編)：有機溶剤作業者健康管理のすすめ方. 中央労働災害防止協会, 東京, 1983.
2) 厚生労働省労働衛生課(編)：有機溶剤作業主任者テキスト. 中央労働災害防止協会, 東京, 2001.

サリン

はじめに

▶東京地下鉄サリン事件
▶NBCテロ

1995年、松本に続いて東京地下鉄サリン事件[1)-5)]が起こり、世界的にNBCテロ対策におけるwake-up callとされた。事件から10年経った今でもサリンをはじめとする神経剤(nerve agent)は、迅速な対応が要求されるため、化学テロ対応の中でも最重点物質とされている。

1 中毒作用機序

サリンは、有機リン化合物である。有機リン系の化学兵器は、神経剤と呼ばれる。サリンのほかに、タブン、ソマン、VXなどが含まれる。有機リン化合物は、アセチルコリンエステラーゼを阻害する。このため、神経終末にアセチルコリンが集積し、ニコチン症状、ムスカリン症状、中枢神経症状に代表される各種神経症状を呈する。また、曝露後1～4日経ってみられる急性呼吸筋麻痺、脳神経運動性麻痺、頸部屈筋群・近位筋の麻痺がみられるintermediate syndrome(中間症候群)もアセチルコリンエステラーゼ阻害の遷延化によるものとされている。しかし、神経剤の中毒で、動物でもヒトにおいても中間症候群の報告はない[6)]。中間症候群に関してはその存在そのものを疑問視する専門医[7)]もおり、単に経口中毒で治療(腸管除染、解毒薬投与や呼吸管理)が不十分である症例に起こるという考え方もある。曝露後2～3週経ってみられる筋線維束性攣縮(fasciculaton)を伴わない遠位筋筋力低下に代表されるOPIDN

▶OPIDN (organophosphate induced delayed neuropathy)

(organophosphate induced delayed neuropathy)の病態生理には不明な部分が多い。もともと、OPIDNは1930年代ジャマイカで密造された生姜酒の中に混入していた有機リン化合物によって、多数の下肢麻痺をきたす被害者が2万人も出た事件(いわゆるginger paralysis)から注目され始めた病態である。最近では、松本・東京地下鉄両サリン事件の被災者にもOPIDNの発症が報告されている[8)9)]。OPIDNの本態は、neuropathy target esterase(NTE)の阻害によるとされており、現在、数々の基礎的研究が行われているが、残念ながら、OPIDNの詳しい病態は明らかにはなっていない。

2 症状

▶ムスカリン症状

神経剤による神経症状を**表5**にまとめた。米国では、ムスカリン症状をSLUDGE〔salivation(流涎)、lacrimation(流涙)、urination(排尿)、diarrhea(下痢)、GI upset(胃腸炎症状)、emesis(吐気)〕やDUMBELS〔diaphoresis(発汗)、diarrhea(下痢)、urination(排尿)、miosis(縮瞳)、bradycardia(徐脈)、bronchospasm(気

表 5. 有機リン中毒の神経症状

型	別名	発症時期	神経症状	機序
Type I	Acute Cholinergic crisis	曝露後早期	ムスカリン症状、ニコチン症状、中枢神経症状、筋線維束性攣縮	アセチルコリンエステラーゼの阻害
Type II	Intermediate syndrome	曝露後1〜4日経って	急性呼吸筋麻痺、脳神経運動性麻痺、頸部屈筋群・近位筋の麻痺、筋力低下、神経筋接合部伝達の節前・節後障害、深部腱反射の低下	アセチルコリンエステラーゼの阻害？
Type III	Delayed Neuropathy	曝露後2〜3週経って	筋線維束性攣縮を伴わない遠位筋筋力低下、痙性麻痺、失調、運動神経の脱髄	アセチルコリンエステラーゼの阻害とは無関係 neuropathy target esteraseの阻害？

管支痙攣)、bronchorrhea（気管支分泌過多）、emesis（吐気）、lacrimation excess（流涙）、salivation excess（流涎）]などと、ごろ合わせにより覚えやすい形にまとめている。ニコチン症状には、筋線維束性攣縮、筋痙攣、筋力低下、横隔膜運動不全などが挙げられる。自律神経系のニコチン症状は、高血圧、頻脈などがみられるが、ムスカリン症状とニコチン症状のバランスによって、自律神経症状が現れることになる。OPIDN は、中間症候群とともに、有機リン中毒の遅発性神経障害として注目されている。

▶ニコチン症状
▶筋線維束性攣縮

3 診断

一般検査では、血清コリンエステラーゼ値の低下が特徴的である。血清コリンエステラーゼ値は、基準値の範囲が大きく、肝硬変や低栄養状態や感染症でも低値を示すため、特異性に欠け、しばしばその値の低下は重症度に比例しない。しかし、日常的な検査であり、検査時間も要さないため、臨床的には有機リン中毒の指標として広く用いられている。血清コリンエステラーゼに比べて臨床的な重症度とよく相関するのが赤血球コリンエステラーゼ値である。しかし、外注の場合、検査に時間がかかるのが難点であり、retrospective に有機リン中毒の診断に用いられることが多い。

4 治療

治療の流れ[10]を表6に示す。東京地下鉄サリン事件では、気管挿管は困難ではなかったとされるが、松本サリン事件の重症例では、気道分泌過多と気管攣縮のために、非常に気管挿管が困難であった事実がある。この違いには、松本サリン事件では高い濃度のサリンが使われたとされ、東京地下鉄サリン事件では、使われたサリンは35％ほどの急造品であったこととも関係しているともいわれている。米国では、神経剤の対応では DDABC [decontamination（除染）、drug（薬剤投与）、airway（気道管理）、

表 6. 神経剤被害者への治療の流れ

1. 自らの安全確保：個人防護衣着用
2. 救助：一刻も早く除染エリアである warm zone に被災者を引き出す
3. 解毒薬投与：硫酸アトロピン、PAM、ジアゼパム
4. 呼吸管理：バッグバルブマスクの使用、頻回の吸引

▶硫酸アトロピン

breathing（呼吸管理）、circulation（循環器管理）］の順番で対応すべきとしており、いわゆる救命治療の原則たる ABC の順で治療にあたっても、十分な換気を行おうと努力するほど、その努力が無駄に終わる可能性があり、先に少なくとも硫酸アトロピンを投与して、気道分泌を抑え、気管攣縮を解除してから、換気の努力に移るべきである、としている。松本での教訓を生かすのならば、臨床医は、縮瞳、分泌亢進、鼻汁過多などの症状、徴候を探し、被災者に共通して副交感刺激症状がみられたのなら、即刻、神経剤による化学テロを考え、解毒薬投与の決断を迫られることになろう[11]。

硫酸アトロピン投与量の目安は、呼吸症状や痙攣を伴わない、眼症状中心の軽症患者では 2 mg、呼吸困難などの呼吸器症状を伴う中等症患者では 4 mg、痙攣や呼吸停止をきたしている重症例では 6 mg 投与する。投与経路としては基本的に筋注する。特に重症例のような低酸素状態下では、硫酸アトロピンの静脈注射で心室細動をきたすことがいわれており、筋肉注射が基本である。PAM などのオキシム剤も適応となる。

▶PAM
▶オキシム剤

PAM は、神経剤の吸入曝露の場合、重症例に液体曝露の場合、中等症例、重症例に 1 g を 20〜30 分かけて緩徐に静注する。重症例では時間あたり 500 mg の持続投与が必要になることもある。PAM などのオキシム剤は、神経剤の老化（aging）の早さが投与までの時間の余裕に関係する。サリンの場合、老化の半減期である 5 時間以内にオキシム剤である PAM を投与すべきである。オキシム剤はサリン、VX には PAM を用いるが、ソマンには HI-6（本邦では発売されていない）、タブンにはオビドキシム（本邦では発売されていない）が使われる。痙攣に対しては、ジアゼパムを用いる。予防的に 10 mg 筋注されることも推奨される[12]。欧米ではサリン中毒に対し、硫酸アトロピン、PAM、ジアゼパムの 3 剤投与が一般的に推奨されており、自動注射器も採用されている[12]。本邦でも自衛隊に限定的に採用されている。

5 合併症

神経症状のほかに、合併症として、精神症状（興奮、混乱、記憶障害、抑うつ、睡眠障害、判断力・思考力の低下）が知られている。米国陸軍のマニュアルでは、曝露後、重要な判断を迫られる任務には、数週間の間就かせないとしている。

6 予後

基本的に急性期を乗り切れさえすれば、生命予後はよい。しかし、今なお多くのサ

▶ PTSD　　リン事件被害者が後遺症に苦しんでいる。その多くは、PTSD(外傷後ストレス障害)に代表される精神的後遺症であるとされるが、神経障害の可能性を示唆する研究[13]-[16]もあり、今後、さらなる調査、検討が望まれるが、事件後10年経った現在でも本格的な調査は行われていない。

(奥村　徹)

【文献】
1) Okumura T, Takasu N, Ishimatsu S, et al：Report on 640 victims of the Tokyo subway sarin attack. Ann Emerg Med 28：129-135, 1996.
2) Okumura T：Organophosphate Poisoning in Pregnancy. Ann Emerg Med 29：299, 1997.
3) Okumura T, Suzuki K, Fukuda A, et al：The Tokyo Subway Sarin Attack；Disaster Management. Part I, Community Emergency Response. Acad Emerg Med 5：613-617. 1998.
4) Okumura T, Suzuki K, Fukuda A, et al：The Tokyo Subway Sarin Attack；Disaster Management. Part II, Hospital Response. Acad Emerg Med 5：618-624. 1998.
5) Okumura T, Suzuki K, Fukuda A, et al：The Tokyo Subway Sarin Attack；Disaster Management. Part III, National and International Response. Acad Emerg Med 5：625-628, 1998.
6) Sidell FR：Nerve agents. Textbook of military medicine；Medical aspects of chemical and biological warfare, Zajtchuk R, Bellamy RF(eds), pp 129-179, Office of the Surgeon General, Department of the Army, Washington DC, 1997.
7) De Bleecker J：The intermediate syndrome in organophosphate poisoning；Presentation of a case and review of the literature. Clin Toxcol 30：321-329, 1992.
8) Himuro K, Murayama S, Nishiyama K, et al：Distal sensory axonopathy after sarin intoxication. Neurology 51：1195-1197, 1998.
9) Sekijima Y, Morita H, Yanagisaw N：Follow-up of sarin poisoning in Matsumoto. Annals Internal Med 127：1042, 1997.
10) Sidell FR：Nerve agents. Advanced Disaster Medical Response Manual for Providers 1st ed, Briggs SM, Brinsfield KH(eds), pp 62-63, Harvard Medical International Trauma and Disaster Institute, Boston, 2003.
11) 生物・化学テロ災害対処研究会：神経剤曝露時の呼吸管理と拮抗薬．必携生物化学テロ対処ハンドブック1版，生物・化学テロ災害対処研究会(編)，p 129，診断と治療社，東京，2003.
12) Prevention and treatment of injury from chemical warfare agents. Medical Letter 44(1121)：1-3, 2002.
13) Murata K, Araki S, Yokoyama K, et al：Asymptomatic sequelae to acute sarin poisoning in the central and autonomic nervous system 6 months after the Tokyo subway attack. J Neurol 244：601-606, 1997.
14) Yokoyama K, Araki S, Murata K, et al：A preliminary study on delayed vestibulo-cerebellar dysfunction in Tokyo Subway Sarin Poisoning in relation to gender difference；frequency analysis postural sway. J Occup Environ Med 40：17-21, 1998.
15) Yokoyama K, Araki S, Murata K, et al：Chronic neurobehavioral effects of Tokyo subway sarin poisoning in relation to posttraumatic stress disorder. Arch Environ Health 53：249-256, 1998
16) Yokoyama K, Araki S, Murata K, et al：Chronic neurobehavioral and central and autonomic nervous system effects of Tokyo subway sarin poisoning. J Physiol Paris 92：317-323, 1998.

3 消毒薬

クレゾール

●●● はじめに

クレゾールは、水酸基に対してオルト、メタ、パラの位置のいずれかがメチル基に置換されたフェノールの異性体である(**表1**)。消毒薬、防腐剤、防疫用殺虫剤として使用される。水に溶けないためにアルカリを加え鹸化させたクレゾール石鹸液(**表2**)として使用される。

19世紀に外科医リスターが手術野の消毒にフェノールを用いてから、皮膚消毒に使用していた医療従事者に食欲不振、体重減少、頭痛、めまい、黒色尿などの症状を呈するフェノール衰弱なる慢性中毒がみられていた。市販のクレゾールは、クレゾール酸としても知られ、少量のフェノールとキシレノールと、3種類の異性体のすべてを含んでいる(**表3**)。

▶フェノール

表1. クレゾールの化学構造式

化学式	C_7H_8O	C_7H_8O	C_7H_8O
化学構造	o-Cresol	m-Cresol	p-Cresol
分子量	108.14	108.14	108.14
IUPAC名	2-hydroxy toluene	3-hydroxy toluene	4-hydroxy toluene
その他の名称	2-methyl phenol, 2-hydroxy toluene, o-cresylic acid	3-methyl phenol, 3-hydroxy toluene, m-cresylic acid	4-methyl phenol, 4-hydroxy toluene, p-cresylic acid
CAS登録番号	95-48-7	108-39-4	106-44-5

表2. クレゾール石鹸液の成分

クレゾール	50%
植物油	30%
エタノール	5%
水酸化カリウム	約6%

表3. クレゾールの構成成分(工業品)(USA)

オルトクレゾール	20%
メタクレゾール	40%
パラクレゾール	30%
フェノールおよびキシレノール類	10%

(Deichmann & Keplinger, 1981による)

かつては医療機関を連想させる匂いであったが、現在ではほとんどの医療機関で使われなくなっている。日本中毒情報センター（2003年受信報告）によれば、一般医薬品1,296件中16件で頻度はそれほどではない。しかし消毒薬としては安価で入手しやすく、水害後散布用に配布されるなど身近にある中毒原因物質であることを認識しておく必要がある。公園の滑り台で遊んでいた幼児たちが水溜りに撒かれていたクレゾール石鹸液に濡れて火傷や意識混濁を起こした事件もみられている。

1 中毒作用機序

（1）中毒作用機序

蛋白変性による局所腐食作用と中枢神経系および循環器系に対する抑制作用がある。この腐食作用により化学熱傷を生じるが、蛋白との結合力はあまり強くなく、再び離れて組織内に浸透して壊死が進行する。吸収されたクレゾールは中枢神経系に抑制的に作用し意識障害をきたすが、特に延髄では初期興奮しその後麻痺を起こすため呼吸中枢麻痺による症状を呈する。また解熱作用があり低体温を生じる。循環系も抑制され血圧が低下する。また蛋白変性によると考えられる細胞障害作用により急性腎不全や肝細胞壊死を生じる。赤血球のグルタチオンの安定性が障害され溶血を起こす。

▶低体温

（2）毒性

クレゾール蒸気による急性中毒は、蒸気圧が低いため起こりそうにないが、オルトクレゾールのエアロゾルと蒸気の混合物の短期吸入曝露では、気道への刺激、肺内の小出血、体重減少、心筋・肝臓・腎臓・神経細胞の変性がみられた。ラットにおけるクレゾールの平均致死濃度は、オルトおよびパラクレゾールでは29 mg/m³、メタクレゾールでは58 mg/m³、経口 LD_{50} は、それぞれ121、207、242 mg/kg体重、経皮 LD_{50} は、それぞれ620、750、1,100 mg/kg体重と報告されている。ヒトでの推定致死量はクレゾール石鹸液でおよそ60〜120 ml とされる。

（3）吸収・分布・代謝

クレゾールは、気道、消化管および経皮的に吸収される。胃腸および皮膚からの吸収は速やかで広範囲にわたり、すべての主要臓器に分布される。クレゾールの主な代謝経路は、グルクロン酸および無機硫酸塩との抱合である。そのほかにも、ベンゼン環のヒドロキシル化と側鎖の酸化を含む経路がある。体内からのクレゾールの主要な排出経路は、抱合体としての腎臓からの排泄である。血中半減期が1.5時間程度で、24時間で90％が尿中より排泄される。

2 症状

クレゾールが接触した皮膚、粘膜および眼に化学熱傷を生じる。皮膚に接触すると灼熱感、紅斑、水疱形成、表皮剥離、知覚脱出、時に黒色色素沈着を生じる。25～50%のクレゾールを4～120 ml経口摂取すると直後から10分以内に嘔気を生じ、15分以内には口腔・咽頭・食道・心窩部に灼熱感を感じる。熱傷は口唇、歯肉、舌、頬粘膜、咽頭、扁桃腺などにみられ、水疱形成、嗄声や失声となる。急速に意識障害が生じ昏睡となり、12時間以上持続することがあり、低体温も伴う。呼吸中枢麻痺により呼吸停止をきたす。循環系に対し抑制的に作用し血圧低下、心室性不整脈を生じる。溶血、高ビリルビン血症、血小板減少、メトヘモグロビン血症も生じる。急性膵炎を生じることもある。服毒だけでなく経皮吸収によっても腎障害、肝細胞障害、中枢神経抑制、心血管障害が報告されている(表4)。

▶メトヘモグロビン血症

3 診断

診断は吐瀉物のクレゾール臭や周辺情報から推定可能であるが、尿所見は重要である。放置した尿は黒変する。これはクレゾールの代謝物であるグルコノールやカテコロールによる。5%塩化第二鉄溶液を滴下すると赤紫色になる。この反応はフェノール性の水酸基と塩化第二鉄の反応によるため、サリチル酸などでも起きる。パラコートの尿所見と誤認しないためにもパラコートの定性反応も行っておく。

クレゾールの測定方法には、フレームイオン化検出器付きガスクロマトグラフィー(GC-FID)、質量分光光度法ガスクロマトグラフィー(GC-MS)、高速液体ガスクロ

▶塩化第二鉄溶液

表4. 中毒症例

症例	摂取量/血中濃度	臨床症状	転帰	文献
42歳、男性	クレゾール石鹸液(50%cresol) 150 ml/服毒15時間後血清中422.2 μg/ml、尿中22,716.9 μg/ml、胃内容12,970 μg/ml	意識障害、呼気クレゾール臭、肝機能障害、血液凝固系障害、暗緑色尿、食道・胃のびらん	生存	Arch Pathol Lab Med 127 : 364-366, 2003
44歳、男性	クレゾール石鹸液(50%cresol) 300 ml/服毒7時間後の尿中p-cresol、m-cresol、o-cresolおよびフェノール濃度は2,083、2,059、125 および68 mg/g creatinine	意識障害、皮膚熱傷、食道・胃のびらん、肺炎、代謝性アシドーシス、肝腎機能障害、暗緑色尿、溶血	生存	Vet Hum Toxicol 40(6) : 341-343, 1998
32歳、男性	90%クレゾール液50 ml服毒/血清フェノール類濃度90 μg/ml	呼吸不全、心筋障害、肺水腫	4日後死亡	Anesthesia 32 : 642-643, 1977
23歳、女性	クレゾール推定400 ml服毒3時間後血清中濃度183 μg/ml	ショック、昏睡、呼気クレゾール臭、口腔・咽頭・食道・胃の化学熱傷、黒色尿、肺水腫、DIC	3日後死亡	図説救急医学講座6;中毒、pp 164-166, 1990
12ヵ月の乳児	クレゾール液(90%)20 mlが乳児の頭部にかかった。血液中クレゾール濃度120 μg/ml	化学熱傷、チアノーゼ、意識障害、肝壊死、脳浮腫、急性尿細管壊死、腹膜・胸膜・心膜の出血性滲出液、各臓器よりのクレゾール臭	4時間後死亡	Med Sci Law 15(1) : 65-66, 1975

マトグラフィー(HPLC)がある。空気中のクレゾールの試料採取は、水酸化ナトリウムを用いた吸着セルあるいは固体吸着剤中の通気により可能である。

4 治療

特異的な解毒薬はなく、呼吸循環補助などの生命維持療法と毒物の除去を行う。治療にあたる医療従事者は、クレゾールが直接触れないようゴム手袋を着用し、処置室の換気をよくし、眼保護用ゴーグルなどを着用して気管挿管や胃洗浄などの処置を行う。

●a．呼吸循環補助

気管挿管し気道を確保する。このときは健常者の気管挿管時の景色と異なっておりさらに粘膜損傷をきたしやすいので十分注意して行う。必要なら人工呼吸を行う。循環血漿量の低下を補うように乳酸化リンゲル液による輸液を行う。心抑制による血圧低下にはドパミンなどの昇圧薬を開始する。

●b．毒物の除去

未吸収物質の除去と既吸収物質の排泄促進を行う。

①未吸収物質の除去

汚染された衣服を除去し、皮膚、粘膜、眼など洗浄できる部位の汚染は温水で洗い流す。経口摂取の場合は、気道確保後に胃洗浄を行う。吸着剤として活性炭を投与し、さらにマグコロール®などの下剤を投与して腸管へ移行した残液を排泄させる。

②既吸収物質の排泄促進

腎からの排泄を促進するため腎血流が維持される量の十分な輸液やドパミンの投与を行う。また利尿薬も投与する。腎不全により尿中への排泄が望めないときは血液透析を行う。急速に身体全体に拡がることから分布容量が大きいことが推定されるため、血液透析や血液灌流における除去の効果はあまり期待できないが、腎不全の治療を主に除去を付加価値として血液透析を行う。

5 合併症

●a．メトヘモグロビン血症

▶メトヘモグロビン

メトヘモグロビン濃度が30％以上の場合あるいはチアノーゼが著しい場合には酸素投与とメチレンブルー1〜2 mg/kgを投与する。

●b．急性腎不全

必要に応じて血液透析を行う。

●c．溶血

▶アルカリ化
▶強制利尿

溶血による腎障害が疑われたら尿のアルカリ化や強制利尿を行う。貧血が著しい場合は輸血する。

6 予後

予後は服毒量によるが、多臓器不全をきたす例では不良となる。また誤嚥して気道障害をきたしても重篤となる。

（田中淳介）

ヒビテン®

●●● はじめに

ヒビテン®（図1）は広く医療機関などで用いられている消毒用グルコン酸クロルヘキシジン製剤の1つで、0.02～0.5%製剤が外用殺菌消毒薬として、また5～20%の高濃度溶液が希釈用の原液として市販されている。

1 中毒作用機序

病原菌に対し低濃度では細胞質成分の不可逆的漏出や酵素阻害、高濃度では細胞内の蛋白質や核酸の沈着を起こす[1]ことから、人体に対しても低濃度での組織刺激作用と高濃度での腐食作用が予想される。実際、20%の高濃度のものを飲んで咽頭浮腫や食道壊死を生じたという報告がある[2]。消化管からはほとんど吸収されないため経口毒性は低い（♂ラット経口時 LD_{50} は 2,270 mg/kg）が、気管内に誤嚥または静脈内に注入[3]した場合は致死的な毒性を有する。

▶腐食作用

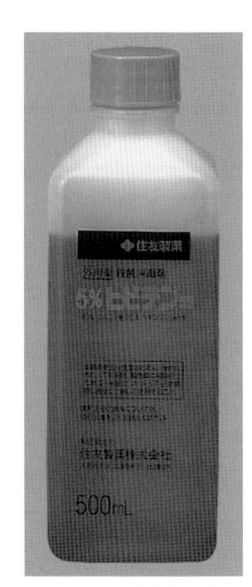

図1. ヒビテン®
（住友製薬製剤製品情報：http://e-medicine.sumitomopharm.co.jp/e-medicine/ichiran/index.html による）

2 症状

低濃度でも大量服用時には悪心、嘔吐、腹痛、下痢などの消化器症状が発現する。また、高濃度のものを飲んだ場合は、咽頭浮腫や食道壊死を生じることがある。20%、150 ml の経口摂取により食道穿孔やアミノトランスフェラーゼ上昇の報告[2]がある。接触によるものとしては内耳への注入による難聴の発生、眼に入った場合の角膜損傷、口腔粘膜では剥離や潰瘍の発生、膀胱注入では血尿が発生することがある。誤嚥による中毒死[4]、静脈内注入による ARDS（acute respiratory distress syndrome）発症[5]の報告がある。

▶ARDS

3 診断

　一般的には、問診や状況より診断する。わが国で市販されているものは**表5**のようになっており、国外ではHIBISTAT®、PERIDEX®、SAVLON®などの商品名で流通している。また、一般用医薬品や化粧品の中にもグルコン酸クロルヘキシジンを含有しているものがある。確定診断を行うには高速液体クロマトグラフィーなどの機器分析が必要となる。また、高濃度のものを嚥下した場合は消化管損傷の可能性があるので、内視鏡による検索が必要となる。

表 5．医療用グルコン酸クロルヘキシジン製剤

製品名	規格単位	製薬会社	製品名	規格単位	製薬会社
「エビス」クリゲン液	5%10ml	エビス	グルコジンB・エタノール液	0.5%10ml	ヤクハン
グルコジンW水	0.02%10ml	ヤクハン	グルコジンR・エタノール液	0.5%10ml	ヤクハン
ヘキザック水W	0.02%10ml	吉田製薬	グルコジンW・エタノール液	0.5%10ml	ヤクハン
マスキン水	0.02%10ml	日興製薬-丸石：大阪	グルコン酸クロルヘキシジン20%液「メタル」	20%10ml	中北・ニプロファーマ
グルコジンR水	0.05%10ml	ヤクハン	グルコン酸クロルヘキシジン5%液「メタル」	5%10ml	中北
グルコジンW水	0.05%10ml	ヤクハン	グルコン酸クロルヘキシジン液	20%10ml	
ヘキザック水R	0.05%10ml	吉田製薬	グルコン酸クロルヘキシジン液	20%10ml	東洋製化-メルクホエイ
ヘキザック水W	0.05%10ml	吉田製薬			
オールカット水	0.05%10ml	ニプロファーマ	クロバインA	0.5%10ml	山善
マスキン水	0.05%10ml	日興製薬-丸石：大阪	クロヘキシンアルコール液	0.5%10ml	東洋製化-花王
グルコジンR水	0.1%10ml	ヤクハン	クロヘキシン液	20%10ml	東洋製化-小野
グルコジンW水	0.1%10ml	ヤクハン	クロヘキシン液	5%10ml	東洋製化-小野
ヘキザック水R	0.1%10ml	吉田製薬	スクラビイン	4%10ml	サラヤ
ヘキザック水W	0.1%10ml	吉田製薬	ステリクロンBエタノール液	0.5%10ml	健栄
マスキン水	0.1%10ml	日興製薬-丸石：大阪	ステリクロンRエタノール液	0.5%10ml	健栄
グルコジンR水	0.5%10ml	ヤクハン	ステリクロンR液	0.05%10ml	健栄
グルコジンW水	0.5%10ml	ヤクハン		0.1%10ml	健栄
グルコン酸クロルヘキシジン・エタノール液「東海」	0.5%10ml	東海製薬		0.5%10ml	健栄
ヘキザックアルコール液	0.5%10ml	吉田製薬	ステリクロンWエタノール液	0.5%10ml	健栄
ヘキザックアルコール液N	0.5%10ml	吉田製薬	ステリクロンW液	0.02%10ml	健栄
ヘキザック水R	0.5%10ml	吉田製薬		0.05%10ml	健栄
ヘキザック水W	0.5%10ml	吉田製薬		0.1%10ml	健栄
ラボテックアルコール(W)液	0.5%10ml	日興製薬		0.5%10ml	健栄
ラボテックアルコール液	0.5%10ml	日興製薬・兼一	ステリクロン液	20%10ml	健栄
マスキン水	0.5%10ml	日興製薬-丸石：大阪		5%10ml	健栄
グルコン酸クロルヘキシジン液「ヤクハン」	20%10ml	ヤクハン	ネオクレミール	5%10ml	サンケミファ
マスキン液	20%10ml	丸石：大阪	ヒビスクラブ(液)	4%10ml	住友製薬-アストラゼネカ
グルクロ液	5%10ml	三恵			
グルコン酸クロルヘキシジン液「ヤクハン」	5%10ml	ヤクハン	ヒビスコール液A	0.2%10ml	サラヤ
			ヒビソフト	0.2%10ml	東京エア-資生堂-住友製薬
グルコン酸クロルヘキシジン液「東海」	5%10ml	東海製薬			
クロルヘキシジン液「ヤマゼン」	5%10ml	山善	ヒビディール液	0.05%25ml 1袋	住友製薬
ヒビテン液	5%10ml	住友製薬	ヒビテン・グルコネート液	20%10ml	住友製薬
フェルマジン液	5%10ml	シオエ-日本新薬	フェルマジン・アルコール液B	0.5%10ml	シオエ-日本新薬
ヘキザック液	5%10ml	吉田製薬	フェルマジン・アルコール液W	0.5%10ml	シオエ-日本新薬
アセスクリン(エタノール液)	0.2%10ml	オリエンタル	フェルマジン液	20%10ml	シオエ-日本新薬
アビルテン液	20%10ml	長生堂	フェルマスクラブ	4%10ml	シオエ-日本新薬
イワコールE	0.5%10ml	山田-岩城	ヘヴィック液	0.5%10ml	中北
イワコールラブ(エタノール液)	0.2%10ml	山田-岩城	ヘキザックスクラブ	4%10ml	吉田製薬
ウエルアップ(エタノール液)	0.2%10ml	丸石：大阪	ヘキザック液	20%10ml	吉田製薬
ウエルマッチ(エタノール液)	0.20%	科薬	ベンクロジド・エタノール液	0.5%10ml	フヂミ-メルクホエイ
オールウエッシュ(エタノール液)	0.2%10ml	ニプロファーマ	ベンクロジド液	5%10ml	メルクホエイ
オールカットER液	0.5%10ml	ニプロファーマ	ベンクロジドVエタノール液	0.5%10ml	フヂミ-メルクホエイ
オールカットEW液	0.5%10ml	ニプロファーマ	マイクロシールド4	4%10ml	ジョンソン
オールカット液	20%10ml	ニプロファーマ	マスキンR・エタノール液	0.5%10ml	丸石：大阪
オールカット液	5%10ml	ニプロファーマ	マスキンW・エタノール液	0.5%10ml	丸石：大阪
クリゲンエタノール液(R)「エビス」	0.5%10ml	エビス	マスキンスクラブ	4%10ml	丸石：大阪
クリゲンエタノール液(W)「エビス」	0.5%10ml	エビス	マスキン液	5%10ml	丸石：大阪
グルコキシジンアルコール液	0.5%10ml	月島	ラボテック液	5%10ml	日興製薬・兼一

4 治療

内服直後であれば、水または牛乳などを飲ませて希釈、洗浄する。その後、胃粘膜保護薬の内服または胃液分泌抑制薬の静注を行う。誤嚥の恐れがあるので催吐させない。眼に入った場合は直ちに流水で十分洗眼する。誤嚥した場合、呼吸不全症状を呈することがあるので、呼吸・循環管理などの対症療法が必要となる。静注による ARDS には extracorporeal membrane oxygenation（ECMO）と血漿交換による救命の報告[4]がある（図 2）。

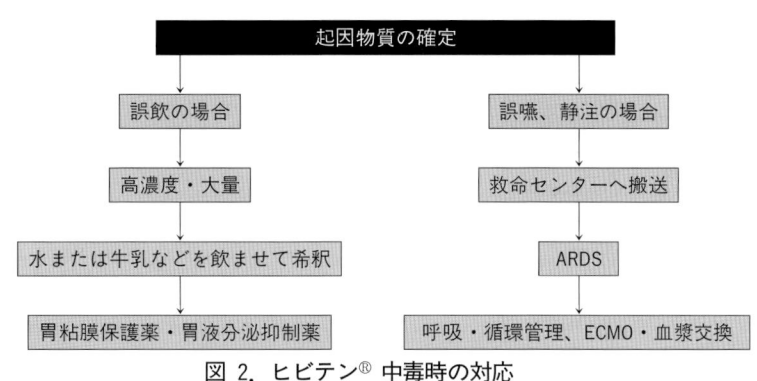

図 2. ヒビテン® 中毒時の対応
ECMO：extracorporeal membrane oxygenation
ARDS：acute respiratory distress syndrome

症例 1　80 歳、女性。老人性認知症あり。老人ホーム入所中、午前 6 時 20 分頃に 5％グルコン酸クロルヘキシジン（マスキン® 液）約 200 ml を服用し、それを嘔吐した。その後、老人ホーム職員が逆さまにして背部を叩いて催吐させた。近医搬送時血圧 70/触診となったため気管挿管。午前 8 時に三次救急医療施設に転院。来院時、意識レベルは 10（JCS）、血圧は 110/触診、BE は－9 mmol/l であった。胃洗浄は 7.5 l 施行した。服用 3 時間後において、既に P/F ratio が 90 以下になっており、5 時間後には 50 以下にまで低下していた。動脈血酸素飽和度は服用 3 時間半後より、人工呼吸施行にもかかわらず、90％を超えることはなかった。X 線上で誤嚥性肺炎による ARDS を認めた。その後アシドーシスが進行。血圧は低下し、さらにカテコラミンに対する反応も低下。午後 5 時 58 分死亡となった[5]。

> **症例2** 67歳、男性。大腸癌摘出手術中に誤って20%グルコン酸クロルヘキシジン4 mlを静注。数時間後にはARDS発症。手術はすぐに中止され、その日から合計3回血漿交換(PE)を行ったが、呼吸不全はさらに進展。しかし、第3病日より72時間のECMOを開始した。肺機能は引き続き改善していったが、重症肺炎とMRSA腸炎を併発。しかし最終的に患者は回復し、術後12週目には大腸癌リンパ節摘出術も行われた。その9週間後には退院し、24ヵ月のfollow-up後にも神経学的後遺症や知的障害はみられていない[4]。

(平田清貴)

【文献】
1) 日本公定書協会(編):第十三改正日本薬局方解説書C. pp 1073-1077, 廣川書店, 東京, 1996.
2) Massano G, Ciocatto E, Rosabianca C, et al:Striking aminotransferase rise after chlorhexidine self-poisoning. Lancet 1:289, 1982.
3) 工藤恵子, 池田典昭, 日野由貴子, ほか:HPLCによる血液中クロルヘキシジンの分析. 日本法中毒学会第19年会講演要旨集, pp 156-157, 2000.
4) Ishigami S, Hase S, Nakashima H, et al:Intravenous chlorhexidine gluconate causing acute respiratory distress syndrome. J Toxicol Clin Toxicol 39:77-80, 2001.
5) Hirata K, Kurokawa A:Chlorhexidine gluconate ingestion resulting in fatal respiratory distress syndrome. Vet Hum Toxicol 44:89-91, 2002.

イソジン®

●●●はじめに

イソジン®(図3)は医療機関などで広く使用されている消毒用ポビドンヨード(povidone-iodine)製剤(表6)の1つで、ヨウ素をキャリアであるポリビニルピロリドンに結合させた水溶性の複合体である。ポビドンヨード1g中に含まれる有効ヨウ素は100 mgであるので10%ポビドンヨード液は有効ヨウ素1%となる。殺菌力は遊離ヨウ素濃度に依存し、10%ポビドンヨード液中での遊離ヨウ素濃度は約1 ppmである。

▶遊離ヨウ素

1 中毒作用機序

イソジン®は細菌やウイルスに対して、その遊離ヨウ素により蛋白構造障害作用や脂質変性作用を示すとされることから生体への毒性も考えられる。しかし、経口摂取では消化管内の食物などと結合して不活性となり、たとえ飲み込んでも遊離ヨウ素が

▶ヨード中毒

消化管から吸収されることは少ない。ラットの経口時 LD$_{50}$ は 8,000 mg/kg 以上とされており、経口摂取時の安全性は高い。それでも、大量摂取では消化管粘膜刺激・腐食作用を示す。一方、外用時のヨード中毒は重篤となることがあり、約 2 ヵ月の子どもがポビドンヨード液を浣腸剤として投与されて死亡した報告[1]がある。そのときの血中総ヨード濃度は 14,600 μg/dl であった（正常値：約 5 μg/dl）。また、イソジン® ゲルの長期大量塗布によるヨード中毒死の報告[2]もある。そのときの血清総ヨード量は 20,600 μg/dl であった。熱傷部位、腹腔・胸腔などの体腔、腟、口腔粘膜などからは吸収されやすい。また、ヨウ素は腎臓から排泄されることから、腎不全患者では血中総ヨード濃度が上昇しやすい。

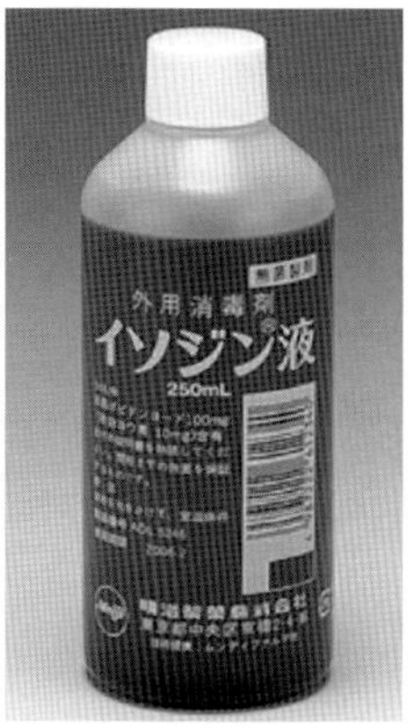

図 3. イソジン®
（明治製菓製品情報：http://medical.meiji.co.jp/medical/med/proinfo/pic/5 adl.html による）

2 症状

通常の誤飲程度ではあまり問題となる症状はみられないとされているが、大量服用で、悪心、嘔吐、腹痛、血性下痢など消化管粘膜の刺激症状が現れることがある。また、特異体質者ではヨード疹が出ることがある。外用では、長時間の接触で皮膚変色、接触皮膚炎が現れることがあり、熱傷部位、腟、口腔粘膜などに長期間または広範囲に使用すると、血中ヨウ素濃度が上昇し、甲状腺代謝異常などが現れることがある。さらに大量使用の場合では重篤な中毒症状を呈することがあり、熱傷の創面にイソジン® ゲルを 1 日 1 回 270 g、16 日間塗布したところ、不穏、徐脈、血圧低下、腎不全が現れた[3]と報告されている。灌流洗浄中のヨード中毒の報告は多く、ポビドンヨード灌流洗浄開始 4 日後に、代謝性アシドーシスを起こし腎機能低下、洗浄を中止したにもかかわらず、乏尿のため透析が必要となった 28 歳、白人女性の症例[3]や、皮下ポビドンヨード洗浄中に心電図異常、乳酸アシドーシス、急性腎不全、低 Ca 血症、甲状腺機能低下が出現した 68 歳、男性の症例報告[4]などがある。他のヨード中毒症例としては痙攣や好中球減少例も報告されている。ポビドンヨードではないが注意すべきヨード中毒としてはヨードホルムガーゼの創部充填による中毒がある。その中毒症状としては、見当識障害、傾眠、不眠、情動失禁、せん妄などの精神神経症状が多い。

▶ヨードホルムガーゼ

3 診断

飲んだとされる消毒薬の容器（表 6）や消毒薬の使用歴、そして中毒症状などから判断する。確定診断では血中総ヨード濃度の測定が必要となる。

表 6. 医療用ポビドンヨード製剤

製品名	規格単位	製薬会社	製品名	規格単位	製薬会社
イオダイン M 液	10%10 ml	健栄	イオダインガーグル液	7%1 ml	健栄
イソジンフィールド	10%10 ml	明治製菓	イソジンガーグル	7%1 ml	明治製菓
イソジン液	10%10 ml	明治製菓	オラロンガーグル	7%1 ml	玉川-昭和薬化
JD ポビドンヨード液	10%10 ml	ジェイドルフ	JD ガーグル	7%1 ml	ジェイドルフ
J ヨード液	10%10 ml	ジョンソン	ジサニジンガーグル	7%1 ml	大洋
テルニジン外用液	10%10 ml	日新:山形	東海ガーグル	7%1 ml	東海製薬
東海ポビドン液	10%10 ml	東海製薬・大成	ネオヨジンガーグル	7%1 ml	岩城
ネオヨジンフィールド	10%10 ml	岩城	ネグミンガーグル	7%1 ml	メルクホエイ・花王
ネオヨジン液	10%10 ml	岩城	ポピドンガーグル	7%1 ml	オリエンタル
ネグミン液	10%10 ml	メルクホエイ・花王	ポビドンヨードガーグル	7%1 ml	中北
ハイポピロン液	10%10 ml	三恵	ポピヨードガーグル	7%1 ml	ヤクハン
ヒシヨード液	10%10 ml	ニプロファーマ	ポピヨドンガーグル	7%1 ml	吉田製薬
ヒポジン液	10%10 ml	シオエ-日本新薬	ポピラールガーグル	7%1 ml	日興製薬
ピロロチンヨード液	10%10 ml	東光-ラクール	ポピロンガーグル	7%1 ml	シオエ-日本新薬-小林製薬工業
ポピドン-A	10%10 ml	オリエンタル			
ポビドンヨード液「メタ」	10%10 ml	中北・山善	ホモドンガーグル	7%1 ml	陽進堂
ポピヨード液	10%10 ml	ヤクハン	ポリヨードンガーグル兼一	7%1 ml	兼一
ポピヨドンフィールド	10%10 ml	吉田製薬	産婦人科用イソジンクリーム	5%10 g	明治製菓
ポピヨドン液	10%10 ml	吉田製薬			
ポピラール液	10%10 ml	日興製薬・丸石:大阪	イソジンパーム(エタノール液)	0.5%10 ml	明治製菓
ポリヨードン液兼一	10%10 ml	兼一	イソジンシュガーパスタ	1 g*	日東メディック-明治製菓
ボンゴール液	10%10 ml	テイカ製薬-アズウェル	イワデクト	2 g*	岩城
イソジンゲル	10%10 g	明治製菓	スクロードパスタ	3 g*	共和薬品・丸石:大阪
ネオヨジン V 軟膏	10%10 g	岩城			
ネオヨジンゲル	10%10 g	岩城	ソアナースパスタ	4 g*	テイカ製薬
ネグミンゲル	10%10 g	メルクホエイ	ドルミジンパスタ	5 g*	岩城
ポピヨドンゲル	10%10 g	吉田製薬	ネグミンシュガー軟膏	6 g*	メルクホエイ・花王
イソジンスクラブ	7.5%10 ml	明治製菓	ポピドリンパスタ	7 g*	東亜薬品-三菱ウェルファーマ-日清キョーリン
ネオヨジンスクラブ	7.5%10 ml	岩城			
ポピヨドンスクラブ	7.5%10 ml	吉田製薬			
マイクロシールド PVP	7.5%10 ml	ジョンソン	ユーパスタコーワ	8 g*	興和

＊精製白糖との合剤

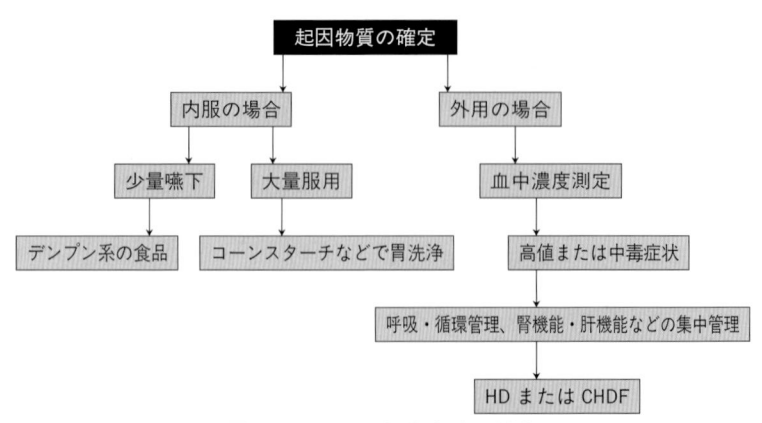

図 4. イソジン® 中毒時の対応
HD：血液透析　CHDF：持続的血液濾過透析

4 治療法

▶ヨードデンプン反応

　経口摂取の場合はコーンスターチや小麦粉などのデンプン系の食品を与える（ヨードデンプン反応を利用）。大量経口摂取時にはコーンスターチ、牛乳、1％チオ硫酸ナトリウム、微温湯などを使用して胃洗浄を行う。血中総ヨード濃度が高値を示す場合は、血液透析や持続的血液濾過透析などの血液浄化法を検討する。中毒症状が重篤な場合は代謝性アシドーシスの補正、呼吸・循環管理、腎機能・肝機能などの集中管理を行う（図4）。

（平田清貴）

【文献】
1) Kurt TL, Morgan ML, Hnilica V, et al：Fatal iatrogenic iodine toxicity in a nine-week old infant. J Toxicol Clin Toxicol 34：531-533, 1996.
2) 二宮　淳：熱傷患者に対する長期のイソジンゲル塗布によりヨード中毒を呈したと思われた一例．山梨医学 24：302, 1996.
3) Manfro RC, Comerlato L, Berdichevski RH, et al：Nephrotoxic acute renal failure in a renal transplant patient with recurrent lymphocele treated with povidone-iodine irrigation. Am J Kidney Dis 40：655-657, 2002.
4) Labbe G, Mahul P, Morel J, et al：Iodine intoxication after subcutaneous irrigations of povidone iodine. Ann Fr Anesth Reanim 22：58-60, 2003.

マキロン®

●●● はじめに

▶塩酸ナファゾリン

▶血管収縮
▶局所麻酔
▶抗ヒスタミン作用
▶殺菌消毒

　マキロン®（図5）は一般用医薬品として販売されている塩酸ナファゾリン含有外皮用殺菌消毒薬である。包装規格としては 40 ml、75 ml、120 ml がある。本剤 75 ml の製品中には塩酸ナファゾリン 75 mg（0.1％）、塩酸ジブカイン 75 mg（0.1％）、マレイン酸クロルフェニラミン 150 mg（0.2％）、塩化ベンゼトニウム 75 mg（0.1％）を含有する。ほかにアルコール 4％、香料などを添加している。塩酸ナファゾリンは血管収縮による止血を、塩酸ジブカインは局所麻酔による疼痛緩和、マレイン酸クロルフェニラミンは抗ヒスタミン作用による鎮痒、塩化ベンゼトニウムは殺菌消毒を目的に配合されていると考えられる。マキロン®類似の塩酸ナファゾリン含有外皮用殺菌消毒薬は表7の

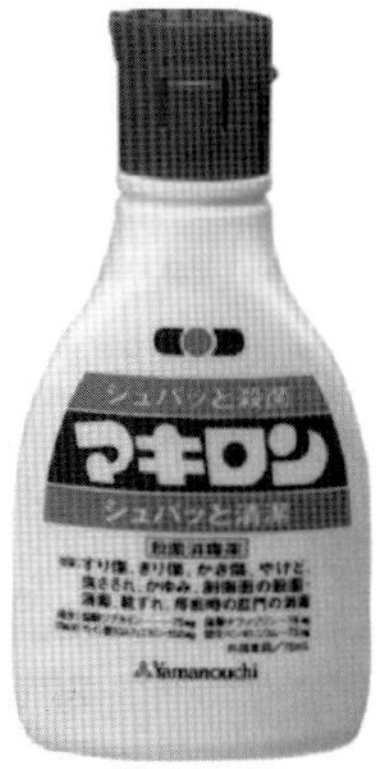

図 5. マキロン®
（通信販売ケンコーコム：http://www.kenko.com/product/item/itm_7711104072.html による）

表 7. 塩酸ナファゾリン含有外皮用殺菌消毒薬

製品名	塩酸ナファゾリン濃度	製薬会社
オロナイン液	0.1%	大塚製薬工場-大塚製薬
カットバン液	0.1%	祐徳薬品工業
キズアワワ	0.08%	富山小林製薬-小林製薬
キズエース	0.1%	雪の元本店-ダイト
キズクリア	0.1%	万協製薬-東洋化学
キズサッチール A	0.1%	太陽堂製薬
キズスキット S	0.1%	大洋製薬-ピジョン
キズセーブ S	0.1%	雪の元本店-ダイト、中京医薬品
キズチン	0.1%	三満製薬-オノジユウ
クミアイキズグスリ液「ホワイト」	0.1%	協同薬品工業-全国農業協同組合連合会
ケーパイン消毒薬	0.1%	万協製薬-川本産業
ケンエーシロチン	0.1%	健栄製薬
ザッスル消毒液	0.1%	中外医薬生産
サニアクリーン	0.1%	大洋製薬-ゼリア新薬工業
サニタリン	0.1%	丸石製薬-大昭製薬
スキネード	0.1%	大洋製薬
スキネード射泡	0.1%	大洋製薬
スナイス	0.1%	日水製薬
テクニクリン	0.1%	新生薬品-カネボウ薬品
ナクロカイン SR	0.1%	昭和製薬
バイトミン	0.1%	大洋製薬-吉田製薬
フジアロー外傷液	0.1%	富士薬品
マキモダン	0.1%	池尻製薬-大商
マキロン	0.1%	山之内製薬
マキロンジェット＆スプレー	0.1%	東亜薬品-山之内製薬
マッキン Z	0.1%	玉川衛材
新レブメント-FN	0.05%	湧永製薬

ようになっている。これら局所麻酔薬・抗ヒスタミン薬・イミダゾリン系薬配合外皮用薬中毒は日本中毒情報センターの報告によれば、2003年の1年間で142件の受信があり、そのうち126件が5歳以下の小児によるものであった。少量経口摂取で重篤な中毒症状を呈する身近な中毒起因物質であることから、特に小児の誤飲事故に注意を要する。

1 中毒作用機序

4種類の成分のいずれもが中枢神経抑制作用を有している。特に小児は塩酸ナファゾリンやマレイン酸クロルフェニラミンの中枢神経作用に対して感受性が高く、中毒作用が出やすい。主な中毒作用は塩酸ナファゾリンが中心となるが他の成分の中毒症状もそれに重なって多様な中毒症状を呈する。経口摂取後消化管から速やかに吸収される。症状発現時間は10分〜1.5時間で、持続時間は2〜6時間、半減期は2〜4時間とされる。また、マキロン® のマウス経口 LD_{50} は製品として 48.2 ml/kg とされる[1]。

●a．塩酸ナファゾリン

▶イミダゾリン系交感神経興奮薬

イミダゾリン系交感神経興奮薬。末梢の α アドレナリン受容体を刺激し、拡張した血管を収縮させる。その血管収縮作用はエピネフリンの1/5〜1/3程度である。中枢神

経に対しては α_2 アドレナリン受容体刺激により抑制的に働くため、交感神経系血管運動中枢を抑制し、徐脈や血圧低下を起こす。中毒時では交感神経症状と副交感神経症状が混在する。したがって、中枢性の作用あるいは末梢血管への作用のどちらかの作用が優位になることにより、血圧が低下あるいは上昇することになる。ウサギ経口 LD_{50} は 50 mg/kg である。吸収は極めて早く（摂取直後から 4 時間まで）、短時間で中毒症状が発現するため、胃洗浄は無効とされる[2]。

● b．塩酸ジブカイン

局所麻酔薬であり、大量摂取で中枢神経系の中毒症状を出現させる。ラットの経口 LD_{50} は 542 mg/kg とされる[2]。

● c．マレイン酸クロルフェニラミン

抗ヒスタミン薬であるが、中毒作用としては中枢神経系の脱抑制作用、抗コリン作用による中枢神経抑制作用が主体となる。ラットの経口 LD_{50} は 118 mg/kg とされる。

● d．塩化ベンゼトニウム

陽イオン界面活性剤。高濃度のものを経口摂取した場合は、口腔、咽頭、消化管の粘膜の刺激作用により腐食性の急性粘膜病変が生じるとされるが、本剤中の濃度は低く、中毒作用は弱い。ラットでの経口 LD_{50} は 368 mg/kg とされる。

2 症状

▶顔面蒼白
▶呼吸抑制

局所麻酔薬・抗ヒスタミン薬・イミダゾリン系薬配合外皮用薬、すなわちマキロン®類似薬は少量でも重篤な中毒症状を呈することがあり、その症状出現も早い。経口摂取により多様な中毒症状を発現し、中枢神経系の中毒症状では傾眠、昏睡、痙攣など、循環器系では顔面蒼白、不整脈、低血圧、血圧上昇、狭心症様症状など、呼吸器系では呼吸抑制、肺水腫など、消化器系では悪心、嘔吐、肝機能異常など、そのほかには発汗、体温低下、めまいなどが挙げられる。小児では傾眠などの意識障害が最も多く、顔面蒼白、徐脈、血圧低下がそれに続く[3]。成人でも意識障害が最も多く、次いで徐脈、肝機能障害、顔面蒼白、血圧低下、呼吸抑制の順に頻度が高い[4]。意識レベルの低下、血圧の変化、不整脈、呼吸抑制は内服直後から 1 時間半までに観察されている。

3 診断

多様な中毒症状を呈するため、特異的な症状に乏しい。したがって、飲んだとされる消毒薬（表 7）の容器や本人および保護者などからの情報が診断の重要な手がかりになる。小児の場合、少量の誤飲でも直ちに医療機関を受診させる。また、マキロン®類似薬中毒が疑われる場合は、症状がない場合でも 6 時間は経過観察を行う。

図 6. マキロン® 中毒時の対応

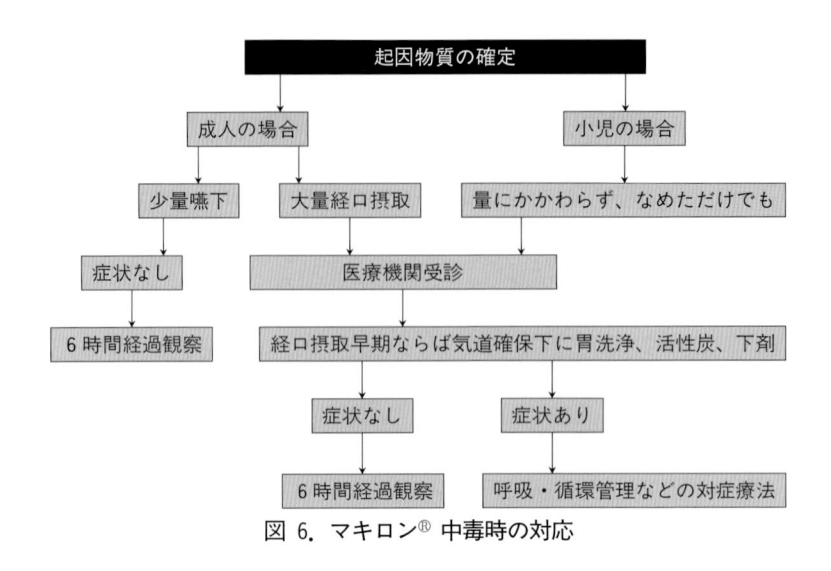

4 治療法

　中毒症状も多様で、特異的な解毒薬もないことから、呼吸・循環の管理などを中心に対症療法を行う。大量経口摂取直後であれば、痙攣や意識レベルの低下に注意しながら、気道確保下に胃洗浄、活性炭と下剤の投与を行う (図 6)。

> **症例1**　22歳、女性 (60 kg)。自殺企図にてマキロン® 70 ml を摂取。家人に発見され、約1時間後に受診。受診時、意識レベルはII-20〜30で顔面蒼白、チアノーゼ、悪心、徐脈、呼吸抑制が認められた。胃洗浄を施行し、輸液、強制利尿、ステロイドの投与を行った。翌日も意識障害があり、徐脈、体温低下、代謝性アシドーシス、肝機能障害などが認められた。翌々日より肺水腫が生じたが、肝機能は回復に向かった。8日後に完治退院[5]。

> **症例2**　1歳1ヵ月、女児 (10 kg)。マキロン® (摂取量不明) を誤飲。5分後にぐったりしたため、受診。誤飲10分後の受診時の意識レベルはI-1で顔面蒼白、徐脈、血圧低下、浅呼吸、呼吸休止、チアノーゼ、体温低下、が認められた。胃洗浄、活性炭と下剤の投与を行った。さらに酸素吸入、塩酸ドパミン (3〜5 μg/kg/分) と塩酸ドキサプラム (0.25〜0.5 mg/kg/時) の持続静注によく反応し、症状は改善され、12時間後にほぼ落ち着いた状態になったが、血圧上昇後も末梢冷感は残った。誤飲4日後には肝臓・腎臓機能の異常もなく退院となった[3]。

症例3　2歳2カ月、男児（10 kg）。マキロン®約2 mlを誤飲し、顔面蒼白、発汗、傾眠となり、1時間半後に受診。受診時、傾眠、顔面蒼白、徐脈、血圧低下が認められた。胃洗浄を行い、輸液、強制利尿、肝保護薬の投与を行った。翌日には意識清明となり、退院となった[3]。

症例4　89歳、男性、老人性認知症。カットバン®液（マキロン®類似外皮用殺菌消毒薬）70 mlの空容器を握って倒れているのを発見され、救急車で搬送。発見約1時間後の病院到着時、意識レベルⅢ-300、瞳孔不同、徐脈（50回/分）、失調性徐呼吸、高血圧（180/120 mmHg）を認めた。気管挿管後、胃洗浄、活性炭投与を行った。徐呼吸に対し、塩酸ドキサプラムを投与。第2病日に抜管。第3病日塩酸ドキサプラム中止。その後、経過順調となり第8病日退院となった[6]。

（平田清貴）

【文献】
1) 大垣市民病院（編）：急性中毒情報ファイル．第3版，p 569，廣川書店，東京，1998．
2) Higgins GL 3rd, Campbell B, Wallace K, et al：Pediatric poisoning from over-the-counter imidazoline-containing products. Ann Emerg Med 20：655-658, 1991.
3) 辻川明子，石沢淳子，黒木由美子，ほか：塩酸ナファゾリン含有の外用殺菌消毒薬による小児誤飲事故．中毒研究 9：295-300, 1996.
4) 島田祐子，黒木由美子，飯塚富士子，ほか：ナファゾリン含有外用殺菌消毒薬による成人の中毒事例．中毒研究 16：375-378, 2003.
5) 日本中毒情報センター（編）：症例で学ぶ中毒事故とその対策．pp 130-135，薬業時報社，東京，1995.
6) 小林良太，広瀬保夫，阿部　崇：急性中毒；的確な治療のために，消毒薬；ナファゾリン含有外用殺菌消毒薬（マキロン）．救急医学 25：229-230, 2001.

4 農業用品

有機リン

●●● はじめに

　有機リン系農薬は、家庭菜園などで殺虫剤として使用されるためホームセンターなどで容易に入手できる毒薬物である。有機リン剤は加水分解を受けやすく、光や熱によっても効力を失う。このように分解されやすく食品残留が少ない利点があるため殺虫剤として多用されている。

1 中毒作用機序

　有機リンは動物の神経機能を麻痺させる殺虫剤で経口摂取、吸入、経皮膚的にも吸収され中毒作用が発現する。ヒトの末梢神経では、運動神経末端部、交感神経・副交感神経の神経節、副交感神経の節後線維末端部でアセチルコリンが放出され神経刺激が伝導される。この放出されたアセチルコリン（ACh）はアセチルコリンエステラーゼ（AChE）により分解され神経伝導が調節されている。有機リン剤が体内に吸収されると有機リンのリン酸基とAChEのエステル分解部位が結合しAChEの酵素活性が阻害される。このためAChは体内で過剰状態となり、ムスカリン受容体（副交感神経の節後線維末端部）、ニコチン受容体（運動神経末端部、交感神経・副交感神経の神経節）、中枢神経に蓄積し各種の臨床症状が出現する。

2 症状

▶ムスカリン様作用
▶ニコチン様作用

▶縮瞳

　有機リン中毒での臨床症状は過剰なAChによるムスカリン様作用、ニコチン様作用、中枢神経作用により発現する。

　ムスカリン様作用（副交感神経刺激症状）による症状は、縮瞳、流涙、流涎、気道分泌亢進、発汗、失禁、徐脈、低血圧、消化管運動亢進、嘔吐、下痢、便失禁、腹痛などがある。

　ニコチン様作用による症状は、交感神経節刺激により頻脈、高血圧、散瞳、蒼白、高血糖、尿糖陽性などがみられる。また、運動神経刺激により、筋攣縮、痙攣、筋力低下などがみられる。

　中枢神経作用による症状は意識障害、不安、興奮、不眠、情緒不安定、頭痛、呼吸中枢の抑制などである。

　有機リン中毒では、多くの例で縮瞳がみられるが、早期には縮瞳がみられず散瞳していることも多い[1]。

ほかにも中毒性心筋障害、不整脈、心室壁運動異常、冠動脈の攣縮、高アミラーゼ血症などがみられることもある。これらの急性期の症状は摂取後数時間以内に出現する。

▶呼吸不全

有機リン中毒での死因は呼吸不全であり、これは呼吸中枢の麻痺、呼吸筋の麻痺、気道分泌物の増加、気管支痙攣などムスカリン様作用、ニコチン様作用、中枢神経作用などが複合して生じる[1)-3)]。

❸ 診断

診断は有機リン剤への曝露歴があり、縮瞳、流涙、流涎、気道分泌亢進などのムスカリン様作用による症状がみられれば比較的容易である。また、有機リン剤に曝露すると血液中のコリンエステラーゼ活性値［血漿コリンエステラーゼ（偽性）、赤血球中のコリンエステラーゼ（真性）］が低下するためコリンエステラーゼ活性値低下の診断的価値は高い。しかし、コリンエステラーゼ活性値の低下は有機リン剤への曝露の証拠とはなるが重症度の指標にはならない。また、偽性、真性コリンエステラーゼとも改善には数週間から数ヵ月と時間がかかるため回復の指標ともならない。

▶コリンエステラーゼ活性値の低下

❹ 治療

(1) 標準的治療

治療は中毒の標準治療である胃洗浄、活性炭の投与、緩下薬の投与を行う。胃洗浄、活性炭の投与とも服用後1時間以内の投与が推奨されているが、有機リン剤は強毒性かつ致死的毒物なので、ある程度時間が経過していても施行すべきである。

(2) 特異的治療

●a．硫酸アトロピン

硫酸アトロピンは副交感神経遮断薬でムスカリン受容体においてAChを競合的に拮抗するためムスカリン様作用を特異的に拮抗する。ニコチン様作用に対しては効果がない。以前は瞳孔径を目安に大量に投与されていたが、近年はその大量投与により腸管運動が抑制され、腸管からの有機リン剤排泄が遅延するため投与量を最低限にする傾向がある。投与の適応は気道分泌物過多、唾液分泌亢進、気道攣縮による喘鳴の持続などで、特に上記により呼吸状態が悪化しているときには大量投与が必要なこともある。軽症例では0.5～1.0 mg（1～2アンプル）、中等症例では1～2 mg（2～4アンプル）、重症例では2～4 mg（4～8アンプル）を静脈内投与（小児では0.05 mg/kg）する。その後、必要に応じて頻回に繰り返す。アトロピン治療の目標は、過剰な気道分泌物のコントロールであり、口渇や皮膚・口腔粘膜の乾燥、頻脈がみられたら投

与を中止する[1)2)]。アトロピン投与により容易に散瞳することもあるが瞳孔径を目安に投与する必要はない[1)]。重症例では持続投与（0.02〜0.08 mg/kg/hr）も考慮する。硫酸アトロピンの副作用は、口渇、散瞳、頻脈、視野障害、便秘、排尿障害などで、緑内障、重症筋無力症ではその投与は禁忌となる。

●b．特異的解毒薬：ヨウ化プラリドキシム（PAM）

▶PAM

有機リン中毒では、有機リンのリン酸基とコリンエステラーゼのエステラーゼ分解部分が結合しコリンエステラーゼの作用が阻害されている。PAMは有機リンのリン酸基と結合するため有機リンとコリンエステラーゼの結合は離れ、コリンエステラーゼの活性は回復する。コリンエステラーゼと結合している有機リンのリン酸基は時間の経過とともにアルキル基を遊離しイオン化する。イオン化すると有機リンはPAMとは結合しなくなる。この現象を老化（aging）という。このためPAMはagingの生じる前の早期に投与する必要がある。

▶老化（aging）

PAMは1回1gを生理的食塩水100 ml に溶解し30分かけて静脈内投与する。PAMの血漿中濃度のピークは5〜15分以内に達し、半減期は約2時間と短いため持続投与も考慮する。持続投与では500 mg/hrで24〜48時間投与する[4)]。

PAMの副作用には、頭痛、めまい、悪心、過呼吸などがある。重症筋無力症では投与禁忌である。肝臓で代謝された後、腎臓から排泄されるため腎障害時には慎重に投与する。

●c．呼吸管理

ムスカリン様作用による気道分泌の亢進や気道攣縮、また、ニコチン様作用による筋力低下などにより呼吸状態が悪化することがある。また、有機リン剤の誤嚥により誤嚥性肺炎をきたすことがあり呼吸状態には十分注意する必要がある。重症例では人工呼吸管理が必要になることがある。また、中間症候群が発症すると服用後数日してから人工呼吸管理が必要になることもある。

●d．血液浄化療法

血液浄化療法により血中濃度が低下したという報告はみられるが、有機リン剤は脂肪への移行性が高く血液中に分布する量は摂取量の約0.05％と少量であり、血液浄化療法で除去できる有機リン剤の量は摂取量の約1％と計算されるため血中濃度が低下していてもその有効性は低い。

●e．使用すべきでない薬物

コリンエステラーゼの不可逆的阻害薬である有機リンによる中毒では、サクシニルコリン、バルビツール酸系睡眠薬、ループ利尿薬、モルヒネ、フェノチアジン系向精神薬などは投与しない方がよい[2)]。

5 合併症

●a．中間症候群

有機リン摂取後1～4日経過してニコチン様症状（筋力低下）、中枢神経症状の再燃、呼吸状態の悪化がみられることがあり中間症候群（intermediate syndrome）という[5]。中間症候群の発生原因は、PAMの投与量が不十分であったり、消化管内の有機リンの除去が不完全であったなど初期治療が不完全・不十分であったと推測されているがいまだ確定していない[6]。

▶中間症候群

●b．遅発性神経障害

服用した有機リン剤の種類（マラソン、フェンチオン、トリクロルホンなど）により摂取後1ヵ月くらいして下肢の知覚異常、しびれ、運動麻痺などの神経障害が出現することがあり、遅発性神経障害という。

▶遅発性神経障害

6 予後

有機リン剤を大量服用し、未治療の場合は24時間以内の早期に死亡することも少なくない[3]。しかし、早期に適切な治療を行えば救命可能である。特に急性期の死因は呼吸筋の麻痺などによる急性呼吸不全であるため呼吸管理が重要である[3]。

（浅利　靖）

【文献】
1) Aaron CK, et al：Insecticides；Organophosphates and carbamates. Goldfrank's toxicologic emergencies, 6th ed, Goldfrank LR(ed), pp 1429-1444, Applenton & lange, Connecticut, 1998.
2) Bryson PD：AChE inhibitor. Comprehensive review in toxicology for emergency clinicians, 3rd ed, pp 765-777, Taylor & Francis, Washington DC, 1996.
3) Robey WC：Insecticides, herbicides, rodenticides. Emergency medicine, 5th ed, Tintinalli JE, et al (eds), pp 1174-1176, McGraw-Hill, New York, 2000.
4) Yip L：Organophosphate insecticides. The 5 minute toxicology consult, Dart RC(ed), pp 554-555, Lippincott Williams & Wilkins, Philadelphia, 2000.
5) Senanayake K, et al：Neurotoxic effects of organophosphorus insecticides；An intermediate syndrome. N Engl J Med 316, 761-763, 1987.
6) Ellenhorn MJ：Pesticides. Ellenhorn's Medical Toxicology, 2nd ed, pp 1614-1631, Williams & Wilkins, Baltimore, 1997.

パラコート・ジクワット

１ 中毒作用機序

▶除草剤

▶自殺

　パラコートは1960年代に導入された除草剤で、土壌に入ったものはすぐに不活化され慢性毒性が低く農薬としては非常に有用なため、日本でも広く普及した[1]。しかし、本邦では自殺に広く使用されるようになり、1980年代後半にはパラコート・ジクワット中毒による死亡は年間1,000人以上に上ったため[2)3)]、1986年以降、24％パラコート製剤は製造中止となりパラコート5％＋ジクワット7％製剤に変更となった。しかし、両成分の相乗効果のためか、新製品であっても依然として旧製品の半分以上の毒性を有すると考えられている[4]。

　パラコートは図1のような構造をしている。分子量257で水に溶けやすく、すべてのpHで解離する。蛋白とは結合しないため薬理効果が出やすい。解離状態では細胞を通過しにくい。酸性・中性水溶液中では安定であるが、アルカリ溶液中では徐々に加水分解される。消化管からの吸収は悪く、吸収率は約20％と考えられている。尿細管からの再吸収も少なく、腎からの排泄はよい。ジクワットの構造は図1のとおりで、分子量344で、パラコートと同様に酸性・中性水溶液中では安定であるが、アルカリ溶液中では徐々に加水分解される。

　パラコートは、光合成の過程でNADPからNADPHへの変換と電子伝達系を阻害することにより、高濃度の過酸化水素を発生させ急速に植物を脱水枯死させる。人体に対する毒性の正確な機序はわかっていないが、パラコートが生体内でパラコートラジカルとなり、これがさらにスーパーオキサイドラジカル・水酸ラジカル・過酸化水素などを生成して、細胞膜の脂質が酸化され臓器障害が起こると考えられている（図2）[5]。

図1．パラコートとジクワットの構造式

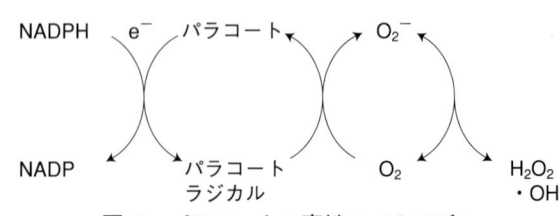

図2．パラコートの毒性のメカニズム

2 症状[1)5)6)]

摂取量が少量(約5 ml未満)の場合、摂取直後より舌や口腔の炎症が起こり一部潰瘍化する。炎症は数週間続くが、徐々に軽快する。

中等量(約10〜20 ml)の摂取では、嘔吐と下痢の後、数日以内に黄疸・乏尿などの肝腎機能障害を呈するが、多くの場合これらの症状は可逆性である。次いで、咳嗽・血痰・呼吸困難などの呼吸器症状が出現する。胸部X線では、斑状陰影や網状陰影を呈することが多い。肺病変は進行性で肺の線維化が進み、低酸素血症のため呼吸不全で死亡することが多い。意識は最後まで保たれるので悲惨である。

大量摂取(20 ml以上)した場合には、すぐに口腔・咽頭の潰瘍を形成し、多臓器の機能不全を呈する(循環器・呼吸器・肝・腎・副腎・膵・中枢神経)。多くの場合、24時間以内にショック症状を呈し死亡する。

ジクワット単独製剤では、消化器症状や腎障害はきたすが肺病変は起こらない。

3 診断

パラコート中毒を疑わせる症例が来院した場合には、本人および家族から農薬の種類、摂取量、摂取時刻、自殺か事故か、嘔吐の時間・回数・量、最後の食事の時刻などを聴取する。可能なら、服用した農薬瓶を持って来させるとよい。農薬の種類が不明な場合、患者の口囲や衣服に青緑色の農薬が付着しているときには、パラコート・ジクワット中毒を疑う。

確定診断には、尿の定性反応が便利である。2本の試験管に5 mlずつ尿を採り、1本はコントロールとする。残り1本に水酸化ナトリウム0.1 gを溶解し、さらにハイドロサルファイトナトリウム0.1 gを加えて尿の色の変化を判定する。尿中にパラコートがあれば青色となり(検出限界1 μg/ml)、ジクワットがあれば黄緑色となる(10 μg/ml)。定量分析をするには、一般に臨床検査研究所に分析を依頼することになるが、比色定量法・HPLC・RIAなどの方法がある。パラコート製剤には吐剤が含まれているため嘔吐を惹起し、服用量と吸収された量は平行しないので、血中濃度の測定は重要である[4)]。結果が出るまでには数日かかるが、後述の予後推定には必須となる。

4 治療

初期治療としては、①まず脱水を補正し、②予後の推定を行い、③口腔・咽頭の潰瘍による症状を軽快させ、④対症療法を施行する。消化管除染としては、服用1時間以内であれば胃洗浄を行うべきである。気管挿管後、32 Fr以上の太いチューブを挿入し、1回200 mlのぬるま湯で、洗浄液の色が消えるまで行う。ケイキサレート®による腸洗浄が有効であるという動物実験もあるが、臨床的には確立されていない。

▶消化管除染
▶胃洗浄
▶腸洗浄

本邦では排泄の促進として、強制利尿や血液浄化法が長い間試みられてきたが、これらの方法が予後を改善したという臨床研究はない[1]。分布容量は 1.2～1.6 l/kg 程度だが、肺組織への取り込みは非常に早く、医療機関へ搬送されたときには、既に取り込みは終了していると考えられている[1]。

前述のように、病態生理として活性酸素の関与が考えられているため、各種の抗酸化薬(ビタミンC、ビタミンE、グルタチオン、クロフィブラート、グルタチオン)が試みられてきたが、これらの薬剤が予後を改善したという臨床的証拠はない。このほか、ステロイド(抗炎症)・免疫抑制薬(白血球抑制)・クロルプロマジン(肺への蓄積を抑制)などの投与や、放射線照射(肺の線維化阻止)、さらには肺移植さえも試みられてきたが、いずれも臨床的に予後を改善したという証拠はなく、現在でも有効な治療法はないといわざるを得ない[1]。

5 合併症

急性期には、嘔吐や利尿のため低カリウム血症を伴うことが多い。また、重症例ではイレウスを合併することもある。前述のように、パラコートの中等量以上の服用例では、呼吸不全が進行し血液ガスや呼吸機能の異常を呈するが、急性期には胸部X線上の異常所見ははっきりしないこともある。肝腎機能障害は初期に現れ、多くは一過性である。大量服用例では、急性期にショックを呈し多臓器不全に陥る。パラコート中毒の長期生存者は少ないが、生存者では拘束性の呼吸器障害が残ることが多く長期的なフォローアップが必要である[7]。また、パラコート・ジクワット中毒ともにパーキンソン症候群の発生が報告されているので、生存者では神経症状の把握も必要である。

▶多臓器不全

6 予後

前述のように、服用24時間以内の血中濃度がわかると生命予後をかなり正確に推定できる。図3はProudfootが1979年に発表した判別曲線を一部改変したものだが[8]、治療の有無や内容にかかわらず現在でも、濃度が曲線より上の場合は大部分が死亡する[1]。山下らの考案した重症度指数(SIPP)も便利である[9]。SIPP=血中濃度(mg/l)×曝露からの時間(hour)と定義され、SIPP>50

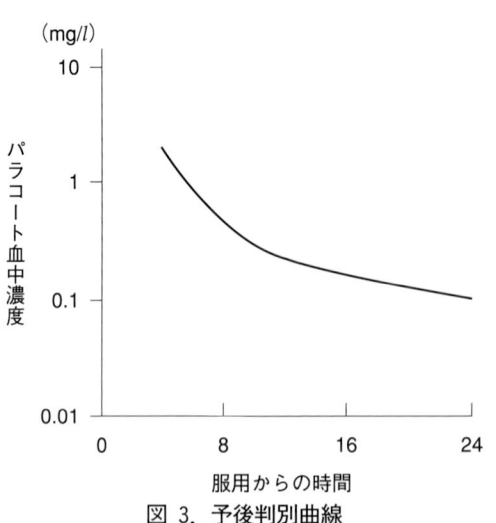

▶重症度指数

図 3. 予後判別曲線
(Proudfoot AT, Stewart MS, Levitt T, et al：Paraquat poisoning；Significance of plasma paraquat concentrations. Lancet 2：330-332, 1979 より一部改変)

IV. 中毒各論 ④農業用品

なら急性期に循環不全で死亡、SIPP＞10なら急性期は乗り切っても呼吸不全死が予想される。

（山下雅知）

【文献】
1) Ellenhorn MJ：Paraquat. Ellenhorn's Medical Toxicology, 2 nd ed, Ellenhorn MJ(ed), pp 1631-1637, Williams & Wilkins, Baltimore, 1997.
2) 白川洋一，前川聡一：パラコート・ジクワット．臨床医 27：1892-1894, 2001.
3) Yamashita M, Matsuo H, Ando Y, et al：Analysis of 1000 consecutive cases of acute poisoning in the suburb of Tokyo leading to hospitalization. Vet Hum Toxicol 38：34-35, 1996.
4) 吉岡敏治，平出 敦，岸川政信，ほか：パラコート濃度の希釈とダイコートの混入が救命率に及ぼす影響．中毒研究 2：31-38, 1989.
5) Onyeame HP, Oehme FW：A literature review of paraquat toxicity. Vet Hum Toxicol 26：494-502, 1984.
6) 早野俊一：パラコート・ジクワット．救急医学 12：1463-1469, 1988.
7) Yamashita M, Yamashita M, Ando Y：A long-term follow-up of lung function in survivors of paraquat poisoning. Hum Exp Toxicol 19：99-103, 2000.
8) Proudfoot AT, Stewart MS, Levitt T, et al：Paraquat poisoning；Significance of plasma paraquat concentrations. Lancet 2：330-332, 1979.
9) 山下淳一，大井好忠，山本五十年，ほか：パラコート中毒症例の臨床的検討；とくに重症度指数と予後について．泌尿器外科 1：957-962, 1988.

グリホサート

1 中毒作用機序

グリホサート（Glyphosate、N-phosphomethyl glycine）は、猛毒のパラコートに代わって普及した含リンアミノ酸系の除草剤である。グリホサートの分子量は169.1、化学式は$C_3H_8NO_5P$である。商品名ラウンドアップ®、ポラリス液剤®、草当番®、インパルス水溶剤®などとして市販されている。代表的なラウンドアップ®は、グリホサートイソプロピルアミン塩(41%)、界面活性剤ポリオキシエチレンアミン(15%)を含む。ヒトでの急性中毒は、これらのグリホサート製剤を服毒することによって起こることがほとんどである。ヒトでの毒性は低いと考えられていたが、大量服毒例では死亡例の報告も散見されている[1]。

グリホサートは、植物中でシキミ酸合成経路中の酵素の1つである5-エノールピルビルシキミ酸-3-リン酸合成酵素を阻害することにより、除草作用を発揮する。この経路は動物にはないためグリホサートのヒトなどへの毒作用は弱いと考えられていた。

211

実際グリホサートの動物における LD_{50} では、ラット経口で約 5,600 mg/kg と低毒性である。現在では、グリホサート製剤中毒の症状の多くは、グリホサートそのものより、製剤に配合される界面活性剤に起因すると考えられている[2]。界面活性剤中毒では、粘膜・消化管への直接刺激作用による消化器症状に加え、血管透過性亢進、末梢血管抵抗低下、細胞膨化などから循環血液量減少をきたし、乏尿・無尿、ショック状態を呈する。

▶界面活性剤中毒

グリホサートを経口摂取した場合、動物実験では、15〜35%が消化管から吸収され、服毒後2〜4時間で最高血中濃度になる。吸収されたグリホサートのうちのごく僅かは AMPA (aminomethyl phosphonic acid) に代謝されるが、ほとんどは未変化のまま尿中に排泄される[3]。われわれの検討では、ヒト中毒症例におけるグリホサートの分布容量は 0.62 l/kg、分布半減期 2.08 時間、排泄半減期 11.2 時間であった[4]。ヒトにおいてもグリホサートの分布容量は比較的低値で、腎からの排泄も良好と考えられる。

界面活性剤についてのヒト中毒例での体内動態については、ほとんど検討がなく不明な点が多い。界面活性剤の生体試料での分析が極めて困難なためと考えられるが、今後の検討が期待される。

2 症状

グリホサート製剤中毒では、グリホサートそのものよりも界面活性剤による症状が主体と考えられている。界面活性剤中毒では、直接刺激による消化管刺激症状、および血管透過性亢進や細胞膨化による循環血液量減少による病態が引き起こされる。

▶消化管刺激症状
▶循環血液量減少

服毒直後から、粘膜の直接刺激症状である咽頭痛、灼熱感、腹痛・腹部不快感、嘔気・嘔吐が出現する。消化管内視鏡で食道炎・胃炎、口腔粘膜の潰瘍などがみられたり、下痢、消化管出血を伴う例もある。大量服毒例では界面活性剤による血管透過性亢進から、頻脈、血圧低下などの循環血液量減少性ショックをきたす。また心機能が抑制され心原性ショックをきたした報告もある[5]。重症例では、重篤なショック状態、意識障害をきたし、輸液負荷や昇圧薬に反応せず、死亡することもある。検査では、代謝性アシドーシス、肝機能障害、腎機能障害、血清アミラーゼの高値、低酸素血症などがみられる[6]。

▶循環血液量減少性ショック

Talbot ら[7]はグリホサート製剤中毒症例 93 例を検討し、**表1**のような重症度分類を示している。重症度は服毒量と関連し、服毒量は無症状例で 5〜50 ml、軽症例 5〜150 ml、中等症 20〜500 ml、重症例では 85〜200 ml であったとしている。100 ml 以上を服毒した例では死亡例も散見され、十分な注意が必要である。

表 1. グリホサート製剤中毒の重症度分類

分類	臨床像
無症状例	特記すべき症状なし
軽症	粘膜刺激症状による、嘔気・嘔吐、下痢、腹痛、咽頭痛 これらの症状の多くは 24 時間以内に改善する バイタルサインの異常、臓器不全はみられない
中等症	24 時間以上遷延する消化器症状 内視鏡検査にて、食道炎・胃炎、口腔内の潰瘍がみられる 輸液負荷に反応する低血圧 呼吸不全 一過性の肝機能障害、腎機能障害、乏尿
重症例	気管挿管を要する呼吸不全 血液透析を要する腎不全 強心剤を要する低血圧 心停止　昏睡　痙攣　死亡

(文献 7) より一部改変)

3 診断

グリホサート製剤中毒に特異的な症状や検査値異常はない。実際の現場では、服毒の病歴により診断することが多い。血液、尿、胃内容などの分析によって確定診断を行う場合は、ガスクロマトグラフィー法や液体クロマトグラフィー法により行う[8]。

4 治療

グリホサート製剤に含まれるグリホサート、界面活性剤のいずれに対しても、特異的な拮抗薬や解毒薬はない。呼吸循環管理などの生命維持療法、対症療法が主体である。

●a. 呼吸循環管理

ラウンドアップ® で 0.5 ml/kg 以上の服毒があった場合には、心電図、血圧、動脈血酸素飽和度、尿量をモニターしながら、注意深く経過を観察する。呼吸状態の必要性に応じて、酸素投与、気管挿管、人工呼吸管理など適切に呼吸管理を行う。低血圧や乏尿に対しては、循環血漿量の減少に起因することが多いことから、中心静脈圧、胸部 X 線、電解質などを評価しながら、乳酸リンゲル液などの細胞外液補充剤を主体に十分な輸液を行う[1)6)]。時に大量輸液を要することを念頭におく。心機能が抑制される例もあり[5)]、ドパミン、ドブタミン、あるいはノルエピネフリンなどのカテコラミンの投与を要することもある。

●b. 未吸収毒物の除去

これまでの多くの成書では胃洗浄を行うことを推奨している。しかし、America Academy of Clinical Toxicology/European Association of Poisons Centres and Clinical Toxicologists による position statement をみると、胃洗浄そのものの臨床的有効性に疑問が呈されている現状がある。本中毒においても胃洗浄の有効性

を示す明らかな文献的な根拠は存在しない。大量服毒で服毒後短時間の例では、胃洗浄の実施を考慮するが、胃洗浄を実施する際には、誤嚥性肺炎などの合併症をきたさないように十分な配慮のもとに行う。活性炭の投与についても明確な有用性は証明されていないが、界面活性剤を吸着する可能性があり投与を考慮する。

●C．排泄促進

腎機能が正常で循環動態も保たれていれば、グリホサート自体は腎より良好に排泄され、血中濃度は急速に低下する。界面活性剤についての体内動態はほとんど不明なのが現状である。

血液浄化法についての臨床的な有効性は明らかではない。分子量などからはグリホサートの除去には血液透析が、界面活性剤の除去には血液吸着が有用である可能性はある[1]。腎不全例、大量服毒例では実施を考慮されることがある。

5 予後

グリホサート製剤中毒では、多くの症例で適切な対症的治療により救命可能である。しかし、大量輸液やカテコラミン投与に反応せず重篤なショックから死亡する症例を時に経験する。諸家の多数例の検討では、7.5〜13.0％が死亡している[1,7,9]。100 ml 以上の大量服毒例では、特に十分な対応が必要である。

（広瀬保夫）

【文献】
1) 大橋教良：グリホサート．症例で学ぶ中毒事故とその対策，日本中毒情報センター（編），p 220，じほう，東京，2000．
2) Sawada Y, Nagai Y, Ueyama M, et al：Probable toxicity of surface-active agent in commercial herbicide containing glyphosate. Lancet 8580：299, 1988.
3) Williams GM, Kroes R, Munro IC：Safety evaluation and risk assessment of the herbicide Roundup and its active ingredient, glyphosate, for humans. Regul Toxicol Pharmacol 31：117, 2000.
4) 広瀬保夫，堀 寧，藤澤真奈美，ほか：Glyphosate 中毒症例における Toxicokinetics．中毒研究 15：430, 2002．
5) Lin CM, Lai CP, Fang TC, et al：Cardiogenic shock in a patient with glyphosate-surfactant poisoning. J Formos Med Assoc 98：698, 1999.
6) Ellenhorn MJ, Schonwald S, Ordog G, et al：Glyphosate surfactant herbicide. Ellenhorn's medical toxicology；Diagnosis and treatment of human poisoning, 2 nd ed, Ellenhorn MJ(ed), p 1648, Wiliams & Wilkins, Baltimore, 1997.
7) Talbot AR, Shiaw MH, Huang JS, et al：Acute poisoning with a glyphosate-surfactant herbicide ('Roundup')；a review of 93 cases. Hum Exp Toxicol 10：1, 1991.
8) Hori Y, Fujisawa M, Shimada K, et al：Determination of the herbicide glyphosate and its metabolite in biological specimens by gas chromatography-mass spectrometry；A case of poisoning by roundup herbicide. J Anal Toxicol 27：162, 2003.
9) Lee HL, Chen KW, Chi CH, et al：Clinical presentations and prognostic factors of a glyphosate-surfactant herbicide intoxication；a review of 131 cases. Acad Emerg Med 7：906, 2000.

グルホシネート

●●● はじめに

　グルホシネート(代表商品名：バスタ® 液剤)は、リンを含むアミノ酸の化学構造をもっており、グリホサート(代表商品名：ラウンドアップ®)と同様、含リンアミノ酸系除草剤に分類される。パラコート/ダイコートに比較し、低毒性であるため、農業用としてだけではなく、一般家庭の園芸用としても広く使われている。グルホシネート製剤を服毒した場合、服毒直後には目立った症状はないが、服毒6時間以上経過してから急速に悪化し、昏睡、痙攣、呼吸停止に陥る。したがってこの中毒では、呼吸管理をタイミングよく行うことが患者救命のカギとなる。散布中に吸入した場合には重症の中毒にはならない。殺虫剤として使われる有機リン剤とは化学構造も毒作用もまったく別の農薬であるから混同しないように注意する。

> **メモ**
> 　除草剤のビアラホス(ハービー®)を服毒した場合、体内で急速に分解されグルホシネートとなるため、グルホシネート製剤を服毒した場合と同様な中毒が起こる。

1 毒性、作用機序

　グルホシネートの経口 LD_{50} はグルホシネートアンモニウムとして、ラットで [1,660/1,510] mg/kg、マウスで [436/464] mg/kg である(それぞれ雄/雌の値)[1]。ヒトでは通常の 18.5% の製剤 100 ml 以上を服毒したと推定される症例では、遅発性に昏睡や呼吸停止を呈する重症例となることが多い。

▶グルホシネート
▶界面活性剤

　グルホシネート製剤の毒性は、グルホシネートそのものの毒性と、製剤中に含まれる界面活性剤の毒性とに分けられる。グルホシネートの毒性は主に中枢神経系に対する作用である。詳細は明らかではないが、グルタミン合成酵素の阻害作用や、グルタミン受容体の一部に対する作用が推定されている。それらの作用の結果、遅発性に意識レベルの低下、痙攣、呼吸停止が引き起こされると推定される[2]。製剤中の界面活性剤の作用としては、消化管への直接刺激作用による、嘔吐、下痢のほか、末梢血管拡張作用、心抑制作用により、低血圧やショックが引き起こされると考えられる[3]。

　消化管からのグルホシネートの吸収は速やかであり、筆者の検討によると、経口中毒患者の血清濃度は服毒後1時間以内にピークを迎える。血中では99%が蛋白と結合せず遊離型で存在する[4]。吸収されたグルホシネートの大半は代謝されず、そのままの

形で速やかに尿中に排泄される。服毒患者のデータによると、尿中排泄総量の95％以上は服毒後24時間以内に排泄される[5]。服毒症例をもとにした薬物動態パラメーターのおおよその値は、分布半減期2時間、排泄半減期9〜10時間、体内分布容量1〜2 l/kg である[5,6]。

2 臨床所見

▶意識レベルの低下
▶全身痙攣
▶呼吸停止

服毒直後に嘔吐した後、重症化する症例では6〜40時間後に、昏睡に至る意識レベルの低下、全身痙攣、呼吸停止をきたす。そのほか、発熱、失調、振戦、構語障害、複視、眼振、眼球運動障害などを呈する場合がある。脳のCTやMRIにより、本中毒によると考えられる異常が明確に示された症例はない。また、下痢、舌や喉頭の浮腫、全身浮腫、消化管穿孔、ショックなどを認める場合があるが、これらは製剤中の界面活性剤によると考えられる。重症例で回復した場合には、服毒前の時点に至るまでの逆行性健忘を残すことが多い。

▶ショック

3 診断

製剤は青色を呈している(図4)ため、大量服用の場合には服毒直後の吐物が青色を呈する場合がある。また、界面活性剤により吐物が泡立つ場合があり、診断の一助になる。しかし、これらは必ずしもグルホシネート製剤の服用症例に特異的な所見ではない。

遅発性に意識レベル低下や痙攣などの中枢神経症状を呈する場合には本中毒を疑う必要がある。類似の所見を呈する中毒として、エチレングリコールやジエチレングリコール中毒が鑑別の対象になる。これらのグリコール類による中毒では、代謝性アシドーシスや過呼吸を呈する点が本中毒とは異なる。

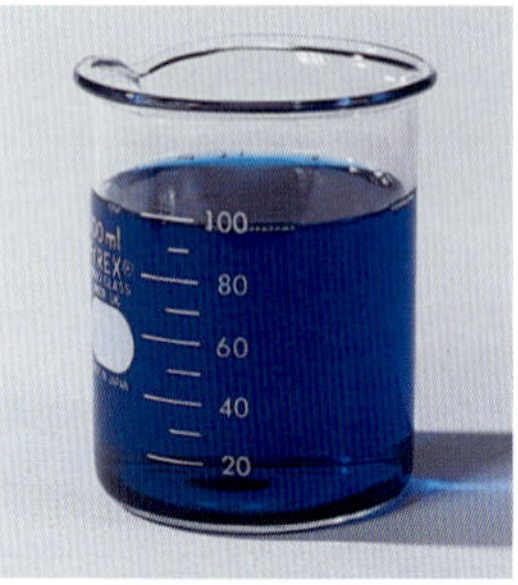

▶ノモグラム

血清や尿などのグルホシネートは、HPLCにより比較的迅速に濃度を測定できる[7]。血清中の濃度から重症化を予測するノモグラムが筆者らにより提唱されている(図5)[8]。前述した推定服毒量は重症化のおおよその目安とはなるが、迅速に血清中の濃度を測定すれば、より正確に重症化を予測でき、的確な治療が可能となる。

図4. グルホシネート製剤の外観

4 治療

●a. 呼吸管理

この中毒に対しては全身管理が重要である。来院時には軽症にみえても必ず入院させ、潜伏期を越える服毒後48時間にわたりバイタルサインを厳重にモニターする。明

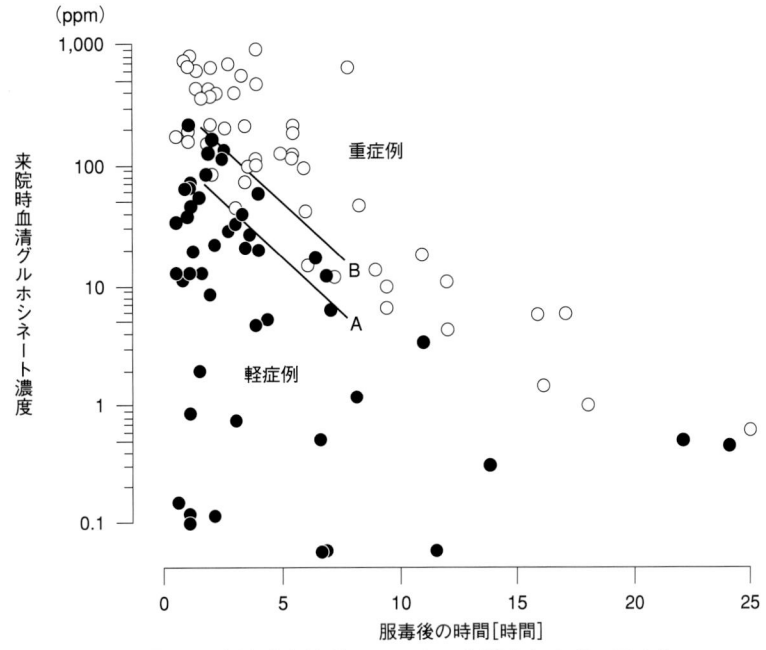

図 5. 来院時血清グルホシネート濃度と患者の重症化
昏睡、呼吸停止、全身痙攣のいずれかを呈した症例を重症、いずれをも呈さなかった症例を軽症とした。
 A：服毒 2 時間 70 ppm を起点とし、8 時間 5 ppm を終点とする直線
 B：服毒 2 時間 210 ppm を起点とし、8 時間 15 ppm を終点とする直線
 A より下ならば軽症、B より上ならば重症、A と B の間は重症と軽症が混在していた。
（小山完二：グルホシネート含有除草剤の服毒中毒における血清グルホシネート濃度と重症化の関連；多施設における前向き調査. 平成 10 年度〜平成 12 年度科学研究費補助金（基盤研究 C 2）研究成果報告書，2001 による）

らかに 100 m*l* 以上服毒した症例や、血液中のグルホシネート濃度が、重症となる可能性がある領域に存在する症例は、ICU に収容し、気管挿管と人工呼吸の準備をしておき、厳重なバイタルサインのモニターを行う。昼間に服毒した場合には、夜間に重症化する可能性があるので、集中治療を行うことのできる医師の確保も必要である。痙攣や呼吸停止を起こした場合には、ベンゾジアゼピン系薬物を投与し、気管挿管を行い人工呼吸を開始する。呼吸や意識レベルには波があり、意識レベルがいったん回復したようにみえても、再度低下することが多いので注意する。通常、2〜5 日間は気管挿管したままにしておく必要がある。

●b. 中毒に対する一般的な治療

グルホシネートは活性炭に対する吸着が不良であるが、製剤中の界面活性剤は活性炭に対する吸着が期待できる。したがって胃洗浄を行った後、活性炭を胃内へ投与する。また、グルホシネートは腎から良好に排泄されるので、尿量を十分に保つよう点滴を行う必要がある。筆者らの症例検討によると、グルホシネートとクレアチニンのクリアランス比が 1 未満であることから、利尿薬を用いた強制利尿により尿排泄が若干増加することが期待できる[9]。

グルホシネートは血液灌流よりも血液透析による除去効率が優れているが、製剤中の界面活性剤は血液透析よりも血液灌流により除去されやすいと考えられるので、実際の治療では、透析カラムと血液灌流カラムを直列に繋いで血液浄化法を行うことを筆者は推奨してきた[10]。しかし、グルホシネートの体内分布容量が 1 l/kg 以上であることや[5,6]、血液浄化法によるクリアランスよりも腎クリアランスの方が優れていることから[9]、腎機能低下のない患者においては、血液浄化法の積極的な適応はないと考えられる。

5 合併症

重症例に認められることのある、界面活性剤によると考えられるショックは、治療に抵抗性な場合が多い。呼吸停止に対する処置が遅れた場合には、さまざまな程度の低酸素脳症を合併する。216頁の呼吸管理に述べた内容に注意し患者管理を行う。216頁で述べた逆行性健忘は、日常生活に重大な支障をきたすことは少ない。

6 予後

筆者らの調査では、死亡例は全体の約10%、呼吸不全や、意識障害などを呈した重症例の約30%である。主な死因は、界面活性剤によると考えられるショックであるが、呼吸管理が不十分な症例ではグルホシネートによる呼吸停止が死因となる。

(小山完二)

【文献】
1) Ebert E, Leist KH, Mayer D：Summary of safety evaluation toxicity studies of glufosinate ammonium. Fd Chem Toxicol 28：339-349, 1990.
2) 小山完二：グルホシネートを主成分とする除草剤による中毒．医学の歩み 185：192-193, 1998.
3) Koyama K, Koyama K, Goto K：Cardiovasucular effects of a herbicide containing glufosinate and a surfactant ; *In vitro* and *in vivo* analysis in rats. Toxicol Appl Pharmacol 145：294-300, 1997.
4) Hori Y, Koyama K, Fujisawa M, et al：Protein binding of glufosinate and factors affecting it revealed by an equilibrium dialysis technique. J Anal Toxicol 25：439-442, 2001.
5) Hirose Y, Kobayashi M, Koyama K, et al：A toxicokinetic analysis in a patient with acute glufosinate poisoning. Hum Exp Toxicol 18：305-308, 1999.
6) 本田智靖, 中島光一, 東 治道, ほか：バスタ液剤経口中毒症例におけるグルホシネート(GLF)体内動態の解析．中毒研究 12(抄録)：468, 1999.
7) 阿久沢尚士, 赤岩英夫：蛍光検出高速液体クロマトグラフィーによるDL-ホモアラニン-4-イル(メチル)ホスフィン酸の迅速定量．分析化学 46：69-74, 1997.
8) 小山完二：グルホシネート含有除草剤の服毒中毒における血清グルホシネート濃度と重症化の関連；多施設における前向き調査．平成10年度〜平成12年度科学研究費補助金(基盤研究C2)研究成果報告書, 2001.
9) 小山完二：血液浄化法ならびに腎によるグルホシネート(GLF)の排泄効率の比較；グルホシネート含有除草剤(バスタ)の服毒患者における検討．中毒研究 13：470, 2000.
10) 小山完二：グルホシネート製剤中毒．中毒研究 8：391-398, 1995.

殺鼠剤

●●●● はじめに

殺鼠剤には数種の個別の薬剤があり、そのため個々の薬剤における中毒症状やその対処法は異なっている。代表的なものについて説明する。

1 タリウム

▶硫酸タリウム

タリウム製剤には硝酸タリウムと硫酸タリウムの2種類があるが、日本で使用されているものはすべて硫酸タリウムである。毒性は強く、殺鼠剤として摂取したネズミを2～3日以内に死に至らしめる。

1 中毒作用機序

タリウムは細胞内でカリウムと置換し、組織細胞膜を低カリウム状態にする。また細胞内のSH基と結合し、SH基系酵素の活性を阻害する。蛋白合成を阻害する作用もある。

ヒトでの推定致死量は8～12 mg/kgである。中毒量は、尿中タリウム濃度で200 $\mu g/l$ 以上である。

タリウムの消化管からの吸収は速いが、排泄は遅い。ヒトにおける半減期の報告値は1.7～30日にわたり一定しない。

2 症状

摂取12～24時間後より症状の出現がみられることが多い。初期症状としては、嘔気、嘔吐、食欲不振、便秘、上腹部痛などの消化器症状と筋力低下、感覚障害、振戦などの神経症状が認められる。重篤な場合は、意識障害や痙攣をきたす。また摂取15～20日後に脱毛がみられ、タリウムに特徴的である。

▶脱毛

3 診断

服用歴と臨床的所見に基づく。特異的な診断方法はないが、可能ならば尿中タリウムの定性および定量を行う。タリウムはX線に不透過なので、腹部X線写真にて確認できることもある。

4 治療

十分な胃洗浄と活性炭および下剤の投与と対症療法である。

胃洗浄は1%ヨウ化カリウム(KI)または1%ヨウ化ナトリウム(NaI)溶液を用いて不溶性のヨウ化カリウム塩をつくらせる。これらがすぐに手に入らなければ水あるいは牛乳でもよい。

▶プルシアンブルー

特異的治療としてプルシアンブルーを投与する。プルシアンブルー分子中のカリウムとタリウムが置換され、腸管内で不溶性の化合物に変化させる。投与量は250 mg/kg/日で、2〜4回に分割して、胃管、できれば十二指腸チューブより小腸内に投与する。投与期間は重症度にもよるが通常2〜3週間である。

未吸収タリウムのキレート化を行う。ジメルカプロール(バル®)1回2.5 mg/kgを1日に4〜6回筋注する。但し無効との報告もある。

▶塩化カリウム

また塩化カリウム3〜5 g/日を5〜10日間服用させ、タリウムの排泄を促進させる。

血液浄化の有効性に関しては賛否あり、不明。

5 予後

12〜24時間の無症状期があるので注意を要する。大量摂取では循環虚脱や呼吸不全のため死亡する。

2 クマリン

クマリンはネズミが数日以上にわたって反復して摂取することにより、出血傾向が出現し効果が現れる殺鼠剤である。代表的なものとしてワーファリン®がある。しかし、ワーファリン®はネズミでは耐性ができてしまっており、殺鼠剤としてはあまり用いられなくなってきた。現在は長時間作用型のスーパーワーファリン®が使われている。

▶ワーファリン

1 中毒作用機序

ワーファリン®の構造式はビタミンKに類似しており、肝でのビタミンKの取り込みを拮抗的に阻害し、ビタミンK依存性の凝固因子(II、VII、IX、X)の合成阻害、プロトロンビン合成阻害により出血傾向を出現させる。

▶出血傾向

ヒト推定致死量は50 mg/kgである。ワーファリン®の1回摂取による中毒症状の出現はあまり認めないが、スーパーワーファリン®は力価が非常に高く、1回の摂取で

も効果が出現し、数週間その効果は持続する。

消化管からよく吸収される。血中ではほとんどがアルブミンと結合し、その半減期は約35時間である。

2 症状

慢性的に摂取した場合に出血傾向が出現する。初期症状は嘔気や嘔吐で、重篤な症状は出血症状である。鼻出血、歯肉出血、皮下出血、血尿、消化管出血、稀に脳出血をきたす。

3 診断

▶プロトロンビン時間(PT)

服用歴と臨床的所見に基づく。プロトロンビン時間(PT)の延長、プロトロンビン活性の低下、凝固時間の延長を認める。

4 治療

胃洗浄と活性炭および下剤の投与を行う。出血傾向が既に出現している患者では、胃管や中心静脈ラインの確保は控える。

▶ビタミンK

拮抗薬としてビタミンK(ケイツー®)20〜40 mgをゆっくり静注するか、経口で20 mgを1日2回投与する。いずれもPTを参考に投与継続を検討する。血栓形成の予防目的にて抗凝固薬の投与を受けている患者では血栓形成の恐れがあり、慎重に投与を検討する。

▶新鮮凍結血漿(FFP)

出血症状が著明ならば新鮮凍結血漿(FFP)を投与する。

5 合併症

消炎鎮痛薬やシメチジン、キニジン、三環系抗うつ薬を服用している患者では、抗凝固薬の作用が増強されるので注意を要する。

6 予後

かなり大量の摂取か、長時間にわたり摂取した場合を除いて、中毒症状の出現は少ない。予後は良好。一般的に小児の1回程度の誤飲では治療の必要はない。

3 黄リン

"猫イラズ"の名称で使用されている殺鼠剤だが、毒性が極めて強く、現在は製造が中止されている。

1 中毒作用機序

ヒト推定致死量は 1 mg/kg である。

脂溶性で、空気に触れると速やかに酸化する。黄リンは細胞毒として肝細胞や心筋細胞に働く。

消化管からの吸収は速く、特に脂肪やアルコールと一緒に摂取した場合、胆汁や消化液の分泌も亢進し、吸収は促進される。また、経皮的にも吸収され、組織との親和性が高く、排泄は遅い。

2 症状

比較的少量の摂取の場合には、病期は3期に分類される。

服用1〜2時間後より激しい下痢、嘔吐、口腔内の疼痛、食道や胃部の灼熱感、口渇、腹痛などの消化器症状を呈する第一期があり、約24時間持続する。黄リンに接触した皮膚はⅡ〜Ⅲ度の熱傷を起こす。また痙攣や昏睡などの症状が出現することもある。

次に数日間の無症状な時期(第二期)がある。

その後、肝不全や腎不全、心筋障害などの重篤な症状が出現する第三期に移行する。これは体内に吸収されたリンにより代謝障害が起こり、脂肪が変性し、各臓器に蓄積するためと考えられている。

致死量に達する量を摂取した場合は、服用直後より激しい消化器症状や出血症状、心筋障害を起こし、循環虚脱となり死亡する。

3 診断

▶発煙
▶蛍光発光

服用歴と臨床的所見に基づく。吐物や便汁がニンニク臭を呈したり、発煙(smoking stool)することがある。暗所での蛍光発光(リン光)も診断の助けとなる。血清リン濃度の測定は低値のことも高値のこともあり、診断には有用ではない。

4 治療

特異的な解毒薬や拮抗薬は存在しない。組織との親和性が高く血液浄化の適応はないが、活性炭で吸着されるため、早期では血液吸着が行われている。いったん吸収されると排泄は困難である。

▶流動パラフィン

治療の中心は、十分な胃洗浄、活性炭と下剤の投与、対症療法である。胃洗浄には0.1％過マンガン酸カリウム液や1〜3％過酸化水素水を用いる。また、流動パラフィンの注入も行われている。流動パラフィンは黄リンを溶解するが、消化管からは吸収されず、黄リンを含んだまま排泄される作用をもっている。

皮膚に接触した場合は水で十分に洗浄し、5％炭酸水素ナトリウム液を用いて汚染除

去を行う。経皮的に吸収され全身症状を呈し、死亡した症例もある。

5 合併症

油脂性軟膏の塗布は経皮吸収を促進するので禁忌である。

6 予後

初期の消化器症状とショック期を乗り切っても、排泄困難なため肝不全や腎不全から多臓器不全に発展し死亡することが多く、いったん症状が軽快しても予断を許さない。一般に致死率は 50% である。

4 リン化亜鉛

1 中毒作用機序

▶ホスフィンガス
▶消化管粘膜腐食作用

リン化亜鉛はリン特有の微臭をもつ暗灰色の粉末である。本剤自体は毒性をもたないが、胃酸により有毒なリン化水素ガス（ホスフィンガス）が発生し、これが吸収されると消化管粘膜腐食作用や組織破壊作用（心臓・肝臓・腎臓）を起こす。またミトコンドリアの酸化的リン酸化反応を阻害し、組織障害を起こす。

リン化水素ガスの毒性には個体差があるが、LC_{50}（半数致死濃度）値で比較すると、シアンの約 30 倍、一酸化炭素の約 150 倍の毒性に相当する。ヒト推定致死量は 80 mg/kg である。

2 症状

服用直後より症状が出現する。嘔気、嘔吐、腹痛、下痢などの消化器症状を呈する。大量の場合は意識障害、痙攣、不整脈、肺水腫、呼吸困難がみられる。

3 診断

服用歴と臨床的所見に基づく。患者の呼気や吐物から腐魚臭がする。

4 治療

特異的な解毒薬や拮抗薬は存在しない。

治療の中心は、十分な胃洗浄、活性炭および下剤の投与、対症療法である。早期の催吐は極めて有効である。リン化亜鉛は水や胃酸と反応してリン化水素ガスを発生するため、胃洗浄は禁忌とされてきたが、胃酸の中和を図るべく 2% 炭酸水素ナトリウム

溶液にて胃洗浄を行えば問題ない。

血液浄化に関しては有効性を示す報告はなく、効果は不明である。

5 合併症

食道や幽門の狭窄症状をきたす場合がある。

6 予後

毒性は強いが、少量の摂取ならば催吐作用のため重篤な症状に至ることは少ない。

5 有機フッ素剤

▶モノフルオロ酢酸ナトリウム

▶モノフルオロ酢酸アミド

有機フッ素剤には、モノフルオロ酢酸ナトリウム（sodium monofluoroacetate；SMFA, compound 1080）、モノフルオロ酢酸アミド（monofluoroacetamide）があり、毒性は極めて強い。

1 中毒作用機序

モノフルオロ酢酸ナトリウムは、体内で代謝を受け有毒なモノフルオロクエン酸となり、TCAサイクルを阻害することにより、細胞代謝が阻害される。モノフルオロ酢酸ナトリウム1mg程度の吸入または内服だけでも重篤な中毒症状が引き起こされる。ヒトでの推定致死量は5mg/kgである。

フルオロ酢酸がフルオロクエン酸に代謝された後、中毒症状が出現するため、30分〜数時間の潜伏期がある。潜伏期が20時間に及ぶこともある。消化管、肺、粘膜から吸収され、経皮的吸収に関しては不明である。

2 症状

摂取後30分〜3時間後に症状が出現する。初期症状は、嘔気、嘔吐、下痢などの消化器症状が中心で、その後、痙攣、昏睡、心室性不整脈、血圧低下、低カルシウム血症、低血糖、代謝性アシドーシスが起こる。

3 診断

特異的なものはなく、服用歴と臨床的所見に基づく。臨床症状には数時間程度の潜伏期があるので注意を要する。

4 治療

特異的な解毒薬や拮抗薬は存在しない。治療の中心は、十分な胃洗浄と活性炭および下剤の投与、対症療法である。

痙攣にはジアゼパムで対処する。無効な場合はフェニトインやフェノバルビタールを使用する。

心室性不整脈に対しては心電図をモニターし、リドカインやメキシレチン、プロカインアミドが有効である。

低血糖にはブドウ糖を投与する。

低カルシウム血症には、グルコン酸カルシウムを投与する。

血液浄化法に関しては有効性を示す報告はなく、効果は不明である。

5 予後

毒性は極めて強く、予後は不良である。

(木庭雄至)

カーバメイト剤

はじめに

カーバメイト剤は有機リン剤と同様に、農薬および家庭用殺虫剤として使用され、殺虫剤としては有機リン剤に次いで頻用されている。大部分は水に難溶性で、非イオン性界面活性剤や有機溶剤に溶解した乳剤として使用される。毒性は強く、多くは劇物や毒物に指定されているが(表2)[1]、事故や自殺による急性中毒も多い。剤型としては液体、エアゾール、粉末、顆粒などがあり、液体を多量に服毒した場合の症状は劇的である。

1 中毒作用機序

▶アセチルコリン
▶アセチルコリンエステラーゼ

カーバメイト剤の多くは有機リン系と異なり、一般には経皮的に吸収されにくい。中毒作用はカーバメイト剤が神経系の刺激伝達物質であるアセチルコリン(ACh)を加水分解する酵素のアセチルコリンエステラーゼ(AChE)の活性を失活させることにより起こる(図6)。AChEは神経組織、骨格筋、赤血球膜に存在する。一方、偽コリンエステラーゼ(P-ChE)は血清、肝、心、膵、脳に存在する。AChEはAChのN^+を引きつける陰イオン部位(非イオン結合部位)と酢酸エステルを分解するエステル

表 2. カーバメイト剤

一般名	商品名	用途別	毒性	急性経口毒性値 LD₅₀(mg/kg)
アラニカルブ	オリオン、ランブリン	殺虫		マウス♂ 473、♀ 412 ラット♂ 440、♀ 397
エチオフェンカルブ	アリルメート	〃	劇(2%以下除)	ラット♂ 250、♀ 210
オキサミル	バイデート	〃	毒	ラット♂ 31.7、♀ 37.8
カルボスルファン	アドバンテージ、ガゼット	〃	劇	マウス♂ 180、♀ 182 ラット♂ 101、♀ 103
ピリミカーブ	ピリマー	〃	劇	ラット♂ 148、♀ 127
ベンフラカルブ	オンコル	〃	劇	マウス♂ 106、♀ 102 ラット♂ 110、♀ 105
メソミル	ランネート	〃	劇	ラット♂ 50
BPMC	バッサ	〃	劇(2%以下除)	マウス♂ 505、♀ 333 ラット♂ 524、♀ 425
MIPC	ミプシン	〃	劇(1.5%以下除)	マウス♂ 193、♀ 128 ラット♂ 188、♀ 179
MPMC	メオバール	〃	劇	マウス♂ 45、♀ 46 ラット♂ 375、♀ 325
MTMC	ツマサイド	〃	劇(2%以下除)	マウス♂ 115、♀ 109 ラット♂ 580、♀ 498
NAC	セビモール、セビン、デナポン、ナック、ミクロデナポン	〃	劇(5%以下除)	マウス 438
PHC	コガネキラー、サンサイド	〃	劇(1%以下除)	マウス 44.5 ラット♂ 80、♀ 70
XMC	マクバール	〃	劇(3%以下除)	マウス 245

(文献1)より改変)

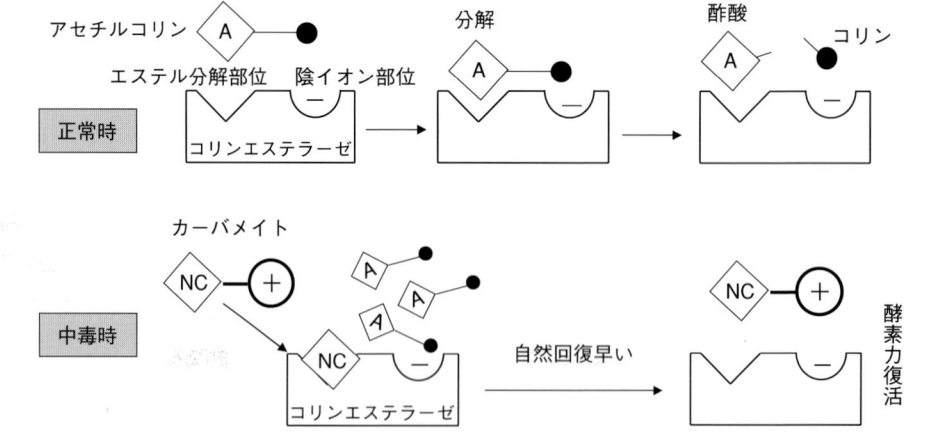

図 6. カーバメイト剤中毒の作用機序

正常時：アセチルコリンはコリンエステラーゼにより分解され、酢酸とコリンになる。
中度時：カーバメイト剤はコリンエステラーゼに結合し、アセチルコリンは分解されず、アセチルコリン過剰状態になる(中毒症状)。しかし、すぐにコリンエステラーゼより離れ、コリンエステラーゼは酵素力を回復する。

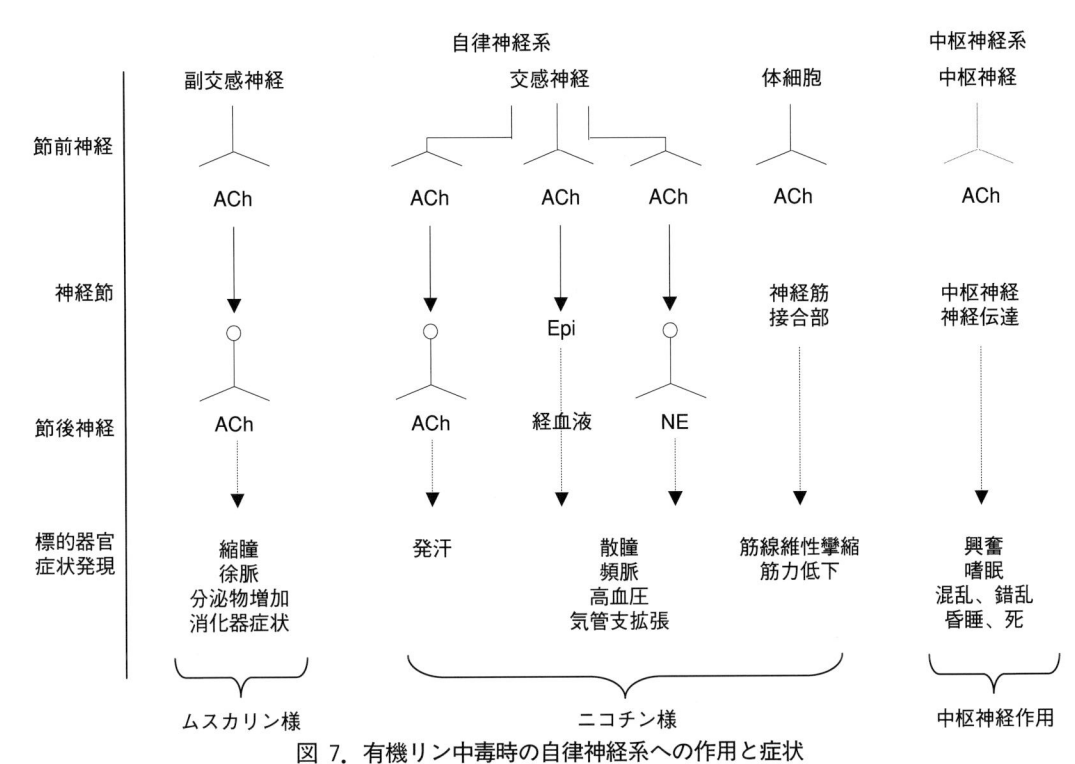

図 7. 有機リン中毒時の自律神経系への作用と症状

(Aaron CK, Howland MA：Insecticides；Organophosphates and Carbamates. Toxicologic Emergencies, Goldfrank LR, Flomenbaum NE, Lewin NA, et al (eds), pp 1429-1473, Appleton & Lange, Connecticut, 1998 による)

分解部位(セリン活性部位)の2種類の表面活性部位を有する。カーバメイト剤のカルバミル基はAChEの活性部位であるセリンと結合し、酵素部位の立体構造を変化させ、機能を阻害する。この結果、AChが過剰となり中枢神経、体神経、自律神経節、交感・副交感神経終末を麻痺させ、多彩な中毒症状が出現する(図7)[2]。

カーバメイト剤は血液脳関門を容易に通過しないために中枢神経毒性はほとんどないとされ[3]、中枢神経症状もほとんどない。

カーバメイト剤のカルバミル基はリン酸基よりもAChEとの結合が早く、したがって症状出現も早い。また、カルバミル基は24時間以内に自然に分離し、酵素の機能は回復する。カーバメイト剤中毒の多くは、AChEの自然回復半減期は30〜60分程度である[4]。したがって、有機リン剤に認められるAChEの変化は起こらず老化(aging)は起こらない。しかし、毒性は短時間であっても、AChEの強力な阻害薬には変わりなく、症状は劇的となることもある。

▶ aging

2 症状

▶ ムスカリン様作用

有機リン剤と同様にAChE阻害による症状が主となる。しかし、服毒早期の症状は劇的であるが、回復も速やかであるのが特徴である(表3)。ムスカリン様作用(副交感

表 3．カーバメイト剤中毒の特徴

1．毒性は強い
2．症状の出現が速やか（服用早期に出現）
3．中枢神経作用が少ない（中枢症状を欠いた有機リン中毒様）
4．症状の回復が早い（通常数時間以内、24時間以内で回復）
5．PAMは効果がないとされる

▶ニコチン様作用

神経末梢刺激症状）として縮瞳、流涎、気管支分泌物増加、気管支狭窄、肺水腫、徐脈、伝導障害、嘔気、嘔吐があり、ニコチン様作用には発汗、散瞳、頻脈、高血圧、気管支拡張、筋線維性攣縮、筋力低下がある。一方、脳血液関門を通過しにくいため、図7のような中枢神経症状は少ない。縮瞳は重症例に多く認められるが、初期は散瞳している場合も多く縮瞳がないから軽症と考えてはならない。呼吸障害による低酸素症は予後に影響を与えるが、気管支分泌増加や気管支攣縮が加われば酸素化はさらに悪化する。その他、遅発性の末梢神経障害が出現することもある。

3 診断

服毒の事実があれば診断は容易である。原因不明なムスカリン様作用やニコチン様作用を呈している場合、偽コリンエステラーゼ（P-ChE）活性値を測定する。P-ChE活性値は簡単に測定でき臨床的価値は高い。特に50％以上の低下ではカーバメイト剤（または有機リン剤）中毒を強く疑う。重症度と活性値の低下はほぼ相関し、重症例では活性値は10％以下となる。しかし、カーバメイト剤では回復も速やかなため、受診時に加え、その後も短時間の間隔で測定する。

4 治療

服毒した剤型を問わず、まず除染する。服毒した剤型が粉末やエアゾールでは吸入による呼吸器症状に注意する。

呼吸不全や意識状態の低下がある場合は、速やかに気管挿管下に陽圧人工換気を行う。服毒後30～60分以内であれば、気管挿管下に胃洗浄を行い、その後活性炭1g/kg投与する。

▶硫酸アトロピン

硫酸アトロピンはAChの2種類の受容体のうちのムスカリン様受容体に作用し、ムスカリン様作用のみに拮抗する。徐脈や著明な縮瞳、分泌物の亢進などの症状がみられたなら硫酸アトロピンを用いる。初回量として1～2mg（小児では0.05mg/kg）静注し、効果がなければ倍量を5～10分おきに反復投与する。気管内分泌物の増加が治まり、他の分泌物も減少するまで行う。但し、硫酸アトロピンの大量投与は腸管の蠕動運動を抑制し、腸管内からのカーバメイト剤の排泄遅延の原因になるので、必要最小限に留めるべきと考える。

頻脈や心室性期外収縮がある場合は、低酸素血症や交感神経系の緊張を考え、十分酸素投与を行う。

拮抗薬としてのPAMは、カルバミル基を取り去ることができず効果がないとされる。しかし、状況より有機リン剤かカーバメイト剤中毒以外に考えられない場合は、PAMの使用を考慮してもよいと考える。

5 合併症

▶誤嚥性肺炎

溶剤として有機溶媒が含まれているカーバメイト剤の場合、嘔吐や胃洗浄時には注意する。気管へ誤嚥されれば、誤嚥性肺炎を生じ、治療に難渋する場合がある。

有機リン剤ほどではないが遅発性神経障害がみられる場合がある。NAC、MTMC、PHC、MPMCでは遅発性神経障害を起こすとされる[4]。

6 予後

重症例であっても、中毒早期より適切な処置を行えば、回復は速やかなため救命は可能である。しかし、発見が遅れた場合や適切な治療までに時間がかかる場合は、死に至ることもある。特に毒性の高いメソミルで多くの死亡例がある。

先天性コリンエステラーゼ欠損症患者では、服用量が少量であっても症状は重篤になる。また、症状が回復してもP-AChE活性値が低い場合は、先天性コリンエステラーゼ欠損症患者も念頭におき、経時的にP-AChE活性値を測定し、原因を追究する。

(田勢長一郎)

【文献】
1) 農林水産省消費・安全局農産安全管理課(監修)：農薬の化学構造と急性毒性値一覧．農薬中毒の症状と治療法，第10版, p 22, 農薬工業会, 東京, 2004.
2) Aaron CK, Howland MA：Insecticides；Organophosphates and Carbamates. Toxicologic Emergencies, Goldfrank LR, Flomenbaum NE, Lewin NA, et al (eds), pp 1429-1473, Appleton & Lange, Connecticut, 1998.
3) Crouch BI, Caravati EM：有機リン系；カーバメイト系殺虫剤．化学物質毒性ハンドブック；臨床編II, 内藤裕史, 横手規子(監訳), pp 967-978, 丸善出版, 東京, 2003.
4) 内藤裕史：カーバメート系殺虫剤．中毒百科, pp 155-158, 南江堂, 東京, 1992.

ヨック® 粒剤

●●● はじめに

除草剤ヨック® 粒剤（日本グリーン&ガーデン）は DCMU 5%、DPA 10%、イソウロン 1.5%、テトラピオン 1.5% と作用の異なる 4 種類の除草剤を配合した、非農耕地用除草剤である（表 4）。クサノン MP® 粒剤（保土谷化学）もまったく同一の成分である。

1 中毒作用機序

各々の急性毒性は比較的弱く普通物に属し、毒性は DCMU のみが B 類に分類される以外は A 類に分類されている。

DPA やテトラピオンは脂肪族カルボン酸系に属し、非ホルモン型でイネ科の雑草に効果がある。DPA は茎葉から吸収され根に移行してパントテン酸の生成を阻害して、除草効果を現す。一方、テトラピオンは新しく伸びる組織の伸張を長期にわたり抑制する。これらの除草剤は哺乳動物においての毒性は低く、単独での報告は検索した範囲ではみつからなかった。

▶尿素系除草剤

DCMU やイソウロンは尿素系除草剤（アニリン系除草剤）に分類される。植物においては根から吸収され葉に移行して光合成を阻害することにより、イネ科の雑草を枯れさせる。これらは生体内では加水分解されアニリン誘導体を生じメトヘモグロビン

▶メトヘモグロビン血症

（MetHb）血症を引き起こす可能性はある。MetHb とはヘモグロビン（Hb）のヘム鉄の Fe^{2+} が Fe^{3+} に酸化されたものであり、Fe^{3+} は酸素と結合できないばかりでなく、酸素解離曲線は左方移動し酸素運搬能が低下する。しかし、本剤における作用は弱い

▶硫化ヘモグロビン血症

とされる[1]。また、硫化ヘモグロビン血症や溶血もみられる。

DCMU のラットにおける LD_{50} は 3,400 mg/kg とそれほど高くない。これに比較

表 4. ヨック粒剤の成分

一般名		配合割合	化学名	構造系	急性経口毒性 LD_{50}
DCMU	Diuron	5%	3-(3,4-dichlorophenyl)-1,1-dimethylur	尿素系	ラット 3,400 mg/kg
DPA	Dalapon	10%	2,2-dichloropropionic acid	脂肪族カルボン酸	ラット 7,570 mg/kg
イソウロン	Isouron	1.5%	3-(5-tert-butyl-3-isoxazolyl)-1,1-dimethylurea	尿素系	ラット♂ 630 mg/kg ラット♀ 760 mg/kg
テトラピオン	tetrapion	1.5%	Sodium 2,2,3,3-tetrafluoropropionate	脂肪族カルボン酸	ラット 11,800 mg/kg

しイソウロンのLD₅₀はラット♂ 630 mg/kg、ラット♀ 760 mg/kgとやや高いが、ヨック® 粒剤やクサノンMP® 粒剤での含有量は1.5%とDCMUの3割程度である。

2 症状

大量服用では一般的な悪心、嘔吐、下痢、腹痛などの消化器症状が出現する。また、MetHb血症の可能性もある。

MetHb血症では血液はチョコレート色を呈し、酸素曝露によっても鮮紅色とならない。MetHbが1.5 g/d*l*（正常Hb量では10%）以上で、唇や粘膜はチョコレート色のチアノーゼとなる。MetHb濃度が30%以下では症状があっても軽度（倦怠感、頭痛）であるが、30～50%になると循環器系および中枢神経系の抑制（脱力感、頭痛、頻呼吸、頻脈、中等度の呼吸困難）、50～70%では重篤な症状（昏迷、徐脈、呼吸抑制、痙攣、アシドーシス）、70～80%では致死的となる。

ヨック® 粒剤を服用し、JCS 10点、悪心、嘔吐、傾眠傾向をみた中毒患者でも、入室時MetHbが0.7%から翌日1.0%と上昇した程度であったという報告[2]もあり、実際はMetHbはそれほど上昇しないようである。

3 診断

誤食や誤飲では摂取した製剤を確認すれば診断は容易である。製剤の特定ができなければ、診断は困難である。血液中MetHb濃度が高ければ、農薬中毒では酸アミド系除草剤、塩素酸塩除草剤、尿素酸系除草剤、硫酸銅を念頭におき、これらが身近になかったかどうかも確認する。

確定診断は専門的な定性分析による[2]が、一般には結果の報告は後日になり治療に反映しにくい。

ヨック® 粒剤を服毒したとされる患者で種々の症状がみられる場合は、むしろ他の薬・毒物の服毒の事実がないかどうかも検討し、慎重に診断すべきであろう。

4 治療

▶メチレンブルー

一般的な急性薬物中毒の治療を行う。MetHb濃度が高ければ、メチレンブルー（MB）の投与も考慮する。MBの使用は、MetHb濃度が30%以上の場合は1～2 mg/kgを20分かけて点滴静注し、1時間後に効果がなければ同量を追加投与し、総投与量は7 mg/kgまでとされている。しかし、筆者らの研究[3]からは、MBの血中からの消失は早く、これ以上の大量投与および持続投与を考慮してもよい。高濃度の

▶交換輸血

MetHb血症や溶血を起こす塩素酸塩などによるMetHb血症では交換輸血の適応である。溶血のある場合は、MetHb還元酵素系は失活しMBは他の酸化剤と同様に

MetHbを形成するので、MBの適応はない。

その他の療法として、ビタミンCやグルタチオンもMetHbを直接還元するが、その効果発現は遅く作用も弱い。

5 予後

ヨック®粒剤は形状から誤食、誤飲では大量服毒の可能性は少ない。また、意図的に摂取してもその形態から大量服毒は困難と考えられる。個々の成分の毒性も低くヒトへの影響は少ないと思われる。

(田勢長一郎)

【文献】
1) 内藤裕史：ダイアジン系，トリアジン系，尿素系除草剤．中毒百科，pp 290-292，南江堂，東京，2001．
2) 宮城博幸，吉澤美枝，尾造由美子，ほか：除草剤ヨック粒剤を服用した1症例．中毒研究 16：560-561，2003．
3) 大越麻里子，篠原一彰，五十嵐理華，ほか：メトヘモグロビンに対するメチレンブルーの至適濃度；ヒト赤血球を用いた検討．中毒研究 11：255-262，1998．

クサノンA®

1 中毒作用機序(図8)

▶アニリン系除草剤
▶カーバメイト系殺虫剤
▶DPCA(プロパニル)

クサノンA®はアニリン系除草剤とカーバメイト系殺虫剤を含む複合剤であるが、本製品は除草と殺虫を同時に行うことが目的ではない。カーバメイト系殺虫剤は、本製品に含まれる除草剤DCPA(プロパニル：3,4-ジクロプロピオンアニリド)の加水分解酵素活性を抑制する作用を有するため、少量のカーバメイト剤を混ぜることによってDCPAの分解を遅らせて除草効果を高めるためのものである。そのため、クサノンA®の中毒症状はDCPAとその代謝物による中毒症状を主体とする。しかし、DCPA単体の中毒と異なり、本製品に含まれているカーバメイト系殺虫剤や有機溶媒、界面活性剤などの中毒症状が合併するためさまざまな症状を呈し、臨床症状の多彩さに惑わされることがある[1]。また、DCPA分解酵素はヒトにも存在するため、カーバメイト系殺虫剤によって活性が抑制され、体内での除草剤の代謝・排泄が遅れ、中毒症状が遷延化する。

▶NAC(カルバリル)

クサノンA®は、除草剤であるDCPAを25%、カーバメイト系殺虫剤の一種であるNAC(カルバリル：ナフチルメチルカーバメイト)を5%含んでいる。そのほかに

▶キシレン
▶界面活性剤

有機溶媒としてキシレン50%、界面活性剤20%を含む[2]。クサノンA® と同じように除草剤と殺虫剤の複合剤として製品化されたものを表5に示す[3]。

(1) DCPA(プロパニル)の作用機序

▶ジクロロアニリン (DCA)
▶プロピオン酸

クサノンA® の主成分であるDCPAは加水分解されると、ジクロロアニリン(DCA)とプロピオン酸に分解される。

DCPAや代謝物のDCAは、赤血球に対して以下の作用を有する。

▶メトヘモグロビン

①ヘモグロビン中の核をなす2価の鉄イオンを酸化して3価の鉄イオンとし、メトヘモグロビンを形成する。

▶溶血

②赤血球寿命を短縮し溶血を引き起こす。

DCPAが中枢神経系に与える作用は十分に解明されていないが、動物に投与した例では、消化管に注入後12時間内に中枢神経系の抑制が認められている[4]。また、臨床報告例の多くが初期に意識障害をきたすが、その後メトヘモグロビン血症が著明に

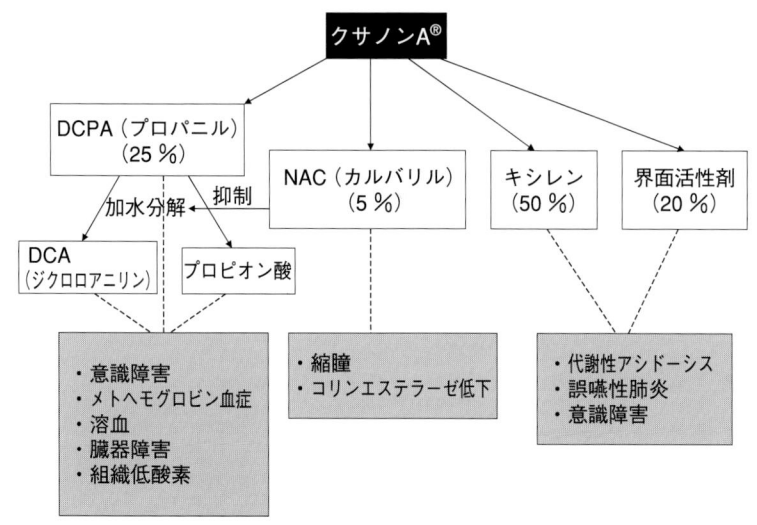

図8. クサノンA® の成分と中毒作用

表5. プロパニルとカーバメイト系殺虫剤との混合剤

除草剤商品名	プロパニル	カーバメイト系殺虫剤	尿素系除草剤
ロンリーフ乳剤	25%	MTMC 5%	
シトメル水和剤	25%	NAC 5%	
クサノンA乳剤	25%	NAC 5%	
ストロンダック水和剤	45%	NAC 9%	DCMU 7%
クサダウンDX水和剤	40%	XMC 3%	DCMU 10%
クサダウン乳剤	25%	NCA 5%	
ワイダック乳剤	25%	NAC 5%	
ワイダック水和剤	50%	NAC 10%	

(文献3)による)

なった時期には意識状態の改善が認められる特有の経過を示すことがあることからも、DCPAそのものに中枢神経系の抑制作用があると考えられている。

そのほか、DCPAや代謝物の毒性として、肝機能障害や腎機能障害が認められる[5]。DCPAの急性経口中毒でのLD$_{50}$はラットで1,384 mg/kg、イヌでは1,217 mg/kgと報告されている[4]。

(2) NAC（カルバリル）の作用機序

クサノンA®に含まれるカーバメイト剤の一種NACはDCPAの分解を遅らせることを目的として混合されており、5％の低濃度で添加されている。そのため、クサノンA®の服用によるカーバメイト中毒症状は、軽症から中等症であることが多い。

(3) キシレン

有機溶剤であるキシレンはクサノンA®中に最も多く含まれている。キシレンはシナプスでの刺激伝達を抑制し、麻酔作用をきたす。クサノン中毒の際に認められる意識障害やアシドーシスにキシレンが影響を与えていると考えられるが、詳細は不明である。また、皮膚・粘膜への刺激や腐食作用を有する。

▶腐食作用

(4) 界面活性剤

界面活性剤は、皮膚・粘膜への刺激や腐食作用を有するほか、末梢血管拡張と血管透過性亢進により肺水腫や循環血液量減少性ショックをきたす。しかし、クサノンA®中毒の際に界面活性剤が果たす役割は明らかではない。

▶循環血液量減少性ショック

2 症状

▶意識障害
▶縮瞳
▶呼吸抑制
▶コリンエステラーゼの低下
▶代謝性アシドーシス

クサノンA®中毒の症状としては、意識障害が最も多い。その他、縮瞳、嘔吐、顔面蒼白、嘔気、頻脈、チアノーゼ、呼吸抑制、溶血、過呼吸と多彩である。検査所見では、メトヘモグロビン血症、コリンエステラーゼの低下、代謝性アシドーシス、肝機能障害、凝固線溶系の異常などが認められている。これらの所見をクサノンA®に含まれる薬物との関係でまとめると、①DCPAやキシレンによると考えられる意識障害と呼吸抑制、②DCPAの代謝物であるDCAによると考えられるメトヘモグロビン血症と溶血、③カーバメイト中毒による縮瞳やコリンエステラーゼの低下、④DCPAのもう1つの代謝物であるプロピオン酸や、メトヘモグロビン血症による組織低酸素、キシレンによると考えられる代謝性アシドーシス、などである。これらの中で、初期症状として重要なのが意識障害と呼吸抑制であり、嘔吐によって粘膜腐食作用を有するキシレンや界面活性剤を誤嚥した場合には化学性肺炎をきたす危険性が高い。メトヘモグロビン血症や溶血は、本剤服用後の初日から出現することもあるが、遅れて3〜

▶化学性肺炎

4日後から出現してくる症例が多い。これは、前述したように、メトヘモグロビン血症や溶血はDCPAそのものよりも代謝物のDCAによるためと考えられる。また、メトヘモグロビン血症は7病日頃まで遷延することがあり、混合されているNACによるDCPAの分解抑制作用によるものと推察されている。

3 診断

詳しい病歴の聴取が最も大切であるが、服用した薬物が不明である場合に、クサノンA®による中毒ではないかと疑う臨床所見としては、①有機溶剤特有の呼気臭、②カーバメイト中毒による縮瞳やコリンエステラーゼの低下があり、加えて③メトヘモグロビン血症が認められた場合、である。チアノーゼは、血中メトヘモグロビン濃度が1.5 g/dl(ヘモグロビンの10%)以上存在すれば臨床的に認められる。また、PaO$_2$から算出されたSaO$_2$とPulse Oximeterでの実測によるSpO$_2$との差異から気づくこともある[6]。臨床症状や検査成績からメトヘモグロビン血症の存在をみつけ出す観察力がポイントになる。メトヘモグロビン濃度と臨床症状との関係を表6に示す。

▶中毒情報検索

DCPAの血中濃度の測定が診断や治療経過・判定に重要であるが、結果判明までに時間がかかることや測定可能な施設が限定される。インターネットを利用した中毒情報検索が役に立つ。広島大学医学部法医学教室では、高速液体クロマトグラフおよびガスクロマトグラフ/質量分析(GC/MS)を用いたDCPAの血中濃度測定を行っており[7]、他施設からの依頼にも対応可能である。詳しくは、中毒メーリングリストを参照して頂きたい(http://maple-www2.med.hiroshima-u.ac.jp)[8]。

4 治療

- ●a. 誤嚥性肺炎の予防：意識障害があれば気管挿管を行う。
- ●b. 胃洗浄、吸着剤・下剤の投与

表6. メトヘモグロビン濃度と臨床症状との関係

メトヘモグロビン濃度(%)	臨床症状
0〜15	特になし
15〜20	チョコレート色の血液 チアノーゼ
20〜45	呼吸困難、疲労感、めまい 無気力、頭痛、失神
45〜55	意識水準の低下
55〜70	昏睡、痙攣、循環不全、不整脈
70≦	致死率が高い

(文献6)による)

表 7. メトヘモグロビン血症に対するメチレンブルーの投与法

適応と注意	メチレンブルーの投与法
メトヘモグロビン濃度 30%以上、または臨床症状が出現している場合	・生理的食塩水 500 m*l* にメチレンブルー50 mg を溶解する(1%溶解液) ・1〜2 mg/kg(0.1〜0.2 m*l*/kg)を 10 分以上で投与 ・効果が不十分な場合には、1 時間ごとに同量を投与 ・総量 7 mg/kg を上限とする
効果が認められない場合	・過剰投与(メチレンブルー自体の酸化作用) ・DCPA が吸収され続けている

(文献 6)による)

●c. メトヘモグロビン血症に対する治療[6]

▶メチレンブルー

血中メトヘモグロビン濃度が 30%以上の場合や貧血や心疾患、呼吸器疾患によって臨床症状が出ている場合には、メチレンブルーを静脈内投与する。投与方法を**表 7** に示す。過量投与はメトヘモグロビン血症の悪化をきたすこと、起因物質が吸収され続けていると効果が認められないこと、メチレンブルーは医薬品として認められていないなどの問題点がある。副作用としては、胸部痛、呼吸困難、しびれ感、嘔気・嘔吐、不穏、心電図変化、溶血性貧血、排尿困難などがある。

●d. 血液浄化法

▶DHP(direct hemoperfusion)

DHP(direct hemoperfusion)は DCPA の血中濃度を低下させるのに有効である[1)7]。

5 合併症

誤嚥性肺炎、肝機能障害や腎機能障害などがある。

6 予後

日本中毒情報センターでの集計では 33 例中 1 例が第 3 病日に死亡している[1]。スリランカからの報告(DCPA 単独中毒例)では 5 例中 2 例が死亡したが、血中メトヘモグロビン濃度はそれぞれ 9.6%(48 時間後)と 42.9%(12 時間後)と低値から中等度であった[5]。わが国での DCPA による中毒死亡例は 5 年間で 18 例ある[3]、などが知られている。死亡例の報告においても、血中メトヘモグロビン濃度と予後が必ずしも相関しないとの報告が多く、臓器障害の有無が予後を決定しているようである。

(岡林清司)

【文献】
1) 大橋教良, 石沢淳子, 辻川明子, ほか:DCPA+NAC 合剤中毒. 中毒研究 9:437-440, 1996.
2) 茂木武雄:製品安全データシート. 保土谷アグロス, 東京, 1997.
3) 内藤裕史:中毒百科. pp 203-204, 南江堂, 東京, 1996.
4) Ambrose AM, Larson PS, Borzelleca JF, et al:Toxicologic studies on 3,4-Dichloropropionanilide. Toxicology and Applied Pharmacology 23:650-659, 1972.

5) De Silva WAS, Bodinayake CK：Propanil poisoning. Ceylon Medical Journal 42：81-84, 1997.
6) 岡田芳明：メチレンブルーについて．中毒研究 6：377-381, 1993.
7) A Namera, T Watanabe, M Yashiki, et al：Simple analysis of arylamide herbicides in serum using headspace-solid phase microextraction and GC/MS. Forensic Science International 103：217-226, 1999.
8) 岡林清司, 岩崎泰昌, 山野上敬夫, ほか：DCPA と NAC の合剤（クサノン A®）．救急医学 25：138-140, 2001.

5 自然毒

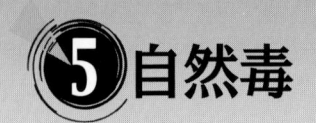

バイケイソウ

●●● はじめに

▶バイケイソウ
(veratrum album)
▶ベラトルムアルカロイド(veratrum alkaloids)

ユリ科の植物の中でも、バイケイソウ(veratrum album)、コバイケイソウ、シュロソウ、アオヤギソウ、リシリソウなどにはベラトルムアルカロイド(veratrum alkaloids)が含まれている。ベラトルムアルカロイドの薬理作用については、かつて詳しく研究され、殺虫剤として使用されたり、ヒトにおいて、降圧薬として利用されていた。しかし降圧薬としての治療域と、嘔吐などの副作用となる中毒域が狭く、現在は利用されていない。このようなアルカロイドを含有するバイケイソウなどを摂取すると中毒をきたすことになる。

▶オオバギボウシ

本邦では、バイケイソウ、コバイケイソウを同じユリ科の食用山菜オオバギボウシと誤食した中毒例が多数報告されている。また外国では、強壮薬としてのゲンチアンワインや薬用ハーブと誤認した中毒例が多数と、自殺目的(未遂)での使用例、薬剤師の誤処方による死亡例、犯罪での死亡例、誤認使用による死亡の2例などの報告[1]がある。さらに、検視解剖の結果、バイケイソウによる死亡とされた2例の報告[2]もある。

▶集団中毒

最近は自然食指向やアウトドアブームのためと思われるが、植物性自然毒による中毒は増加傾向にあり、1991年、鳥取県でのバイケイソウによる8人の集団中毒[3]や、1995年、山梨県でのコバイケイソウによる95人の集団中毒[4]の発生がある。重症のバイケイソウ中毒では死亡することがあるため、迅速な治療が必要となるが、特に集団中毒においては、適切なトリアージも大切となろう。

1 中毒作用機序

ベラトルムアルカロイドは、バイケイソウなどの全草に含まれるが、通常根、種子、葉から分離される。約20種類同定されているが、その中でも、ベラトリジン(分子量673.81)、セバジン(分子量591.72)、プロトベラトリンA(分子量793.95)、プロトベラトリンB(分子量809.95)は薬理作用が強く重要とされる。ヒトおよび実験動物で種々の薬理作用が確認されている[5]。これらはいずれも興奮性細胞膜においてNaイオンの透過性を増すことにより迷走神経、頸動脈洞、中枢神経、末梢神経、肺あるいは心臓を直接刺激して効果を発揮するが、アルカロイドの種類や量により組織での感受性が異なり複雑な薬理作用が生じる。

その他の特徴として、次のようなものがある。①ベラトルムアルカロイドのヒトの致死量は約20 mg(乾燥根で1〜2 g)とされる。②経口摂取で消化管から容易に吸収

される。③尿中への排泄は少量で、主に肝臓で代謝される。腎臓摘出動物における血圧下降の持続は正常動物のそれとほとんど変わらない。④通常、調理を行う程度の加熱には安定。⑤動物では催奇形性があるという。

2 症状

▶洞性徐脈

　循環器系では、少量であれば主に迷走神経刺激による徐脈（多くは洞性徐脈）、血圧低下。大量であれば、心筋に対してジギタリス様に収縮力増強をきたすが、拡張障害もきたす。さらに刺激伝導系の障害で不整脈、心室細動を引き起こす。呼吸器系では、

▶呼吸抑制

肺の伸張受容器に作用し呼吸数の減少、さらに大量では中枢性呼吸抑制となる。動物に大量を注射して死ぬ場合、その主要な原因は呼吸抑制による酸素欠乏である[5]という。家畜動物が経口摂取し死ぬ場合、通常 10～20 時間後にくる[6]という。消化器系では、粘膜への直接作用で腹痛や下痢となり、迷走神経の結節状神経節、またはその付

▶激しい嘔吐

近に発生すると考えられる反射性の激しい嘔吐となる。本邦症例 30 例を集計した高沢らの報告[7]とフランスなど外国症例 32 例（そのうち死亡 4 例）を集計した Quartre-homme らの報告[1]において、主な症状は概ね同様であり、治療の対象となるものは、徐脈、血圧低下、激しい嘔吐、下痢。さらに重篤な場合は意識障害、呼吸抑制、不整脈（T 波異常、洞房ブロック、房室ブロック、QT 延長）、痙攣などである。降圧薬として内服する場合 20～30 分で血圧が下降し始め、2～3 時間持続するが、中毒の場合、症状の発現時間は経口摂取直後から数時間後で、持続時間は概ね 24 時間。重症は放置すると死に至る。ヒトの剖検例は 2 例しかないが、有意な所見はなかった[1]という。経口摂取後の動物の剖検例では腸炎がみられている[6]。特に治療の対象とならないが口腔、咽頭での灼熱感やしびれ感、流涎、くしゃみ、手足のしびれ、めまい、目のかすみ、色覚異常、一過性意識消失など。稀であるが注意が必要な症状として激しい嘔吐

▶マロリーワイス症候群

後の吐血（マロリーワイス症候群）や下血がある。その他、粉末は吸入するとくしゃみをきたすが、徐脈、血圧低下、失神などの中毒となる[8]。葉に触れると皮膚炎を起こす[9]。

3 診断

　オオバギボウシは地方により、ギボウシ、ギボシ、ウルイなどの呼び名があり、これらと誤認されているので、問診が重要である。一般的な血液検査上、特異的異常はきたさない。検視解剖において、液体クロマトグラフィーによりベラトリジン、セバジンが同定[2]されており、期待される診断方法であろう。

4 治療

　症状は 24 時間程度持続するため、原則入院とし胃洗浄、薬用炭の投与。特異的治療

▶アトロピン

として、迷走神経刺激に伴う徐脈にはアトロピンが有効であるが、血圧低下や嘔吐に

対してはアトロピンの効果は乏しく、脱水の補正と各種カテコラミンが必要となる。嘔吐には各種制吐薬も無効という。アトロピンは 0.01〜0.02 mg/kg［成人で 0.5〜1 mg（1〜2 A）］静脈注射。最大でも 0.04 mg/kg まで。アトロピンで昇圧効果が不十分であればカテコラミン類の投与を開始（例：ドパミン 5〜20 μg/kg/min 持続投与）する。エフェドリン、ノルアドレナリン、アドレナリン、ドパミン、ドブタミン、イソプロテレノールは有効である。呼吸抑制に対しては気管挿管人工呼吸。呼吸が維持されていても意識障害がある場合、嘔吐による誤嚥の危険性が高いため気管挿管による気道の確保。これらの治療に反応なければ、対症療法しかないが、経皮的心肺補助装置（PCPS）の使用を含めた心肺蘇生を検討する。血中のベラトルムアルカロイドを少しでも除去するため血液浄化を試みる。ベラトルムアルカロイドはその分子量からは血液透析で除去可能と考えられるが、腎臓からの排泄は少ないこと、分布容量や蛋白結合率など不明な点が多いことなどを考慮すると、実際、透析の有効性は不明である。しかし多くのアルカロイドは活性炭に吸着されるため、活性炭カラムを使用した血液吸着の効果は期待される。バイケイソウ中毒治療のアルゴリズムを図1に示す。

5 合併症

激しい嘔吐後の吐血、下血、腸炎。

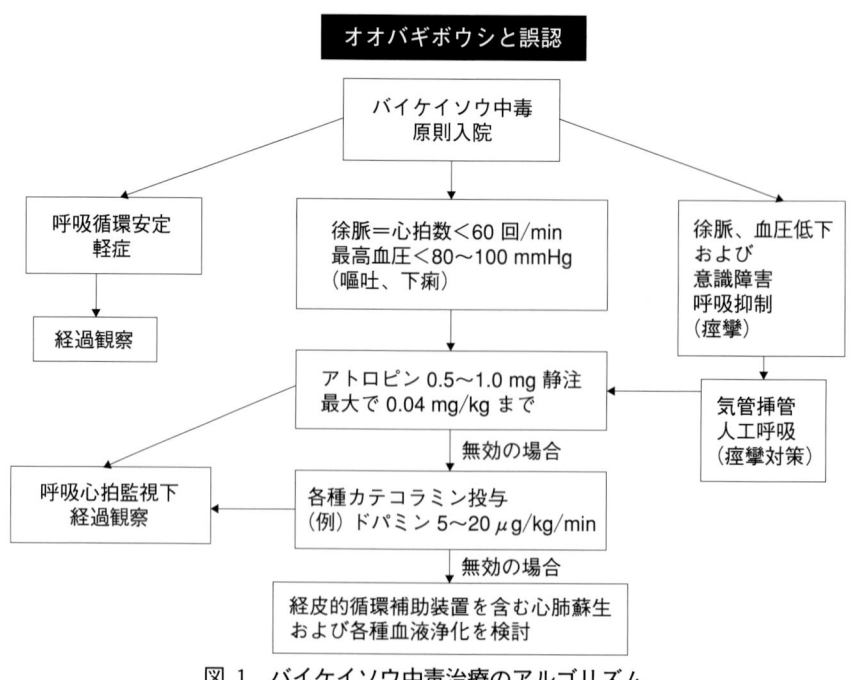

図 1. バイケイソウ中毒治療のアルゴリズム

6 予後

多くの症例は脱水補正、アトロピン静注とカテコラミン持続投与による循環管理で予後良好であり、意識障害、呼吸抑制をきたした例も、人工呼吸による呼吸管理の併用で予後良好であった。稀な剖検例も参考にすると、バイケイソウ中毒では重要臓器に不可逆的致命傷はきたさず、急性期を呼吸循環補助で乗り切れれば予後は良好と考えられる。

(佐々木　晃)

【文献】
1) G Quatrehomme, F Bertrand, C Chauvat, et al：Intoxication from Veratrum album. Human & Experimental Toxicology 12：111-115, 1993.
2) Y Gaillard, G Pepin：LC-EI-MS determination of Veratridine and Cevadine in two fetal cases of Veratrum album poisoning. J Anal Toxicology 25：481-485, 2001.
3) 佐々木晃, 佐藤　暢, 高井一岳, ほか："オオバギボウシ"と間違えた山菜による集団中毒. 中毒研究 5：395-398, 1992.
4) 吉田和徳：コバイケイソウによる集団食中毒の治療経験. 中毒研究 9：228, 1996.
5) 島本暉朗, 山本　巌, 森田雅夫, ほか：Veratrum alkaloids. 薬理学, 第1版, pp 546-552, 医学書院, 東京, 1964.
6) 宮本三七郎, 大川徳太郎：シュロサウ属. 家畜有毒植物学, pp 538-541, 克誠堂, 東京, 1942.
7) 高沢研丞, 梅沢和夫, 関　知子, ほか：重篤な循環器症状を呈したバイケイソウ中毒の治療経験. 日本救急医学会雑誌 15：185-189, 2004.
8) P Carlier, M-L Efthymiou, R Garnier, et al：Poisoning with Veratrum-containing Sneezing Powders. Human Toxicol 2：321-325, 1983.
9) 内藤裕史：バイケイソウ. 中毒百科, pp 317-318, 南江堂, 東京, 1991.

キノコ

●●● はじめに

キノコ中毒の原因となるキノコは多数あり、その毒性も千差万別である。本稿では致死的なキノコ中毒と、致死的でないキノコ中毒とに大別し、前者については症例を交えて詳述し、後者については診断および治療を簡明に述べる。

表1に、日本においてよくみかける頻度の高い毒キノコを示す。このほかにも、生食すると中毒を起こすキノコ、腐敗したマツタケによる中毒、シイタケ大量摂取による腸閉塞の報告もあり、キノコ中毒の臨床像は実にさまざまである[1]。

表 1．キノコ中毒の原因となる代表的キノコ

I．致死的中毒を起こす猛毒の毒キノコ：死亡例のほとんどを占めている。
　①アマニタトキシン群：タマゴテングダケ(Amanita phalloides)、シロタマゴテングダケ(Amanita verna)、ドクツルタケ(Amanita virosa)、コレラタケ(Galerina fasciculata)
　②スギヒラタケ[Pleurocybella porrigens(angel's wing)]
　③シャグマアミガサタケ(Gyromitra esculenta)

II．中毒症状が軽度～中等度毒キノコ：稀に死亡例の報告があるものも含まれる。
　①消化器症状を起こすキノコ：ツキヨタケ(Lampteromyces japonica)、カキシメジ(Tricholoma ustale)、マツシメジ(Tricholoma striatum)
　②副交感神経刺激症状(ムスカリン様症状)を起こすキノコ：アセタケ(Inocybe rimosa)、カヤタケ(Clitocybe gibba)、ベニテングタケ(Amanita muscaria)
　③アトロピン様症状を起こすキノコ(イボテン酸群)：テングタケ(Amanita pantherina)、ベニテングタケ(Amanita muscaria)
　④幻覚・精神症状を起こすキノコ(シロシビン群)：ワライタケ(Panaeolus papilionaceus)、シビレタケ(Psilocybe venenata)
　⑤アンタビュース効果(ジスルフィラム様)をきたすキノコ(コプリン群)：ヒトヨタケ(Coprinus atramentarius)、ホテイシメジ(Clitocybe clavipes)
　⑥肢端紅痛症を起こすキノコ：ドクササコ(Clitocybe acromelalga)

(文献2)を参考に作成)

法律的事項

▶食品衛生法

キノコ中毒は、食品衛生法による届出の対象である。

a．医師の届出義務

食品衛生法第27条では、医師は食品、添加物、器具、容器包装に起因した患者(疑いを含む)および死体(疑いを含む)を診断、検案した場合は、直ちに(施行規則では24時間以内に文書、口頭、電話などで)最寄りの保健所長に届けなくてはならない。違反した場合は、6ヵ月以下の懲役か3万円以下の罰金に処せられる。

b．保健所長・知事の業務

保健所長は、中毒原因の追究に必要な疫学調査および細菌学的、理化学的試験による調査を行い知事に(保健所を設置する市の市長、特別区の区長を通じ)報告する。報告を受けた知事は、厚生労働大臣に報告する。

キノコ中毒総論

a．キノコ中毒を疑ったときにまず行うこと：胃洗浄と活性炭・下剤投与

まず一般の急性中毒患者の初期治療と同様、胃管を挿入し胃洗浄と活性炭・下剤投与を行う。このとき、後日キノコの同定やキノコ毒素検出に提出するため、キノコや食べ残しの料理、胃洗浄排液や流出してきた食物残渣は一部保存しておく。

b．キノコ中毒患者(疑い例も含む)：全例入院治療・経過観察とする

症状が軽くても数日後に重篤化するアマニタトキシン群毒キノコなどのことを考えると、疑い例も含めキノコ中毒患者は全例入院とし、経過観察を行うのが安全である。

IV．中毒各論 ⑤自然毒

経過観察期間は3日間程度とし、一般血液検査(血算、生化学、凝固系)、尿検査を行い、静脈路を確保し点滴・絶食および胃チューブ留置とする。

■キノコ中毒各論[1)2)3)]

1 アマニタトキシン群

キノコ中毒死亡例の80～90%を占める。猛毒。

1 代表的なキノコ

▶タマゴテングダケ
▶シロタマゴテングダケ
▶ドクツルタケ
▶コレラタケ

タマゴテングダケ(*Amanita phalloides*)、シロタマゴテングダケ(*Amanita verna*)、ドクツルタケ(*Amanita virosa*)、コレラタケ(*Galerina fasciculata*)。

2 毒物の性状と中毒作用機序

▶アマニチン

主要な中毒毒物はアマニチンである。アマニチンの推定経口摂取時の $LD_{50}=0.1$ mg/kgと猛毒であり、しかも耐熱性のため加熱・調理によっても毒性は損なわれない。アマニチンはRNA polymerase IIを強力に阻害し、その結果蛋白合成ができなくなり細胞の死滅、組織の壊死や器官の機能障害が引き起こされる。

3 症状

アマニチン吸収に関与する腸管粘膜、アマニチンにより活発な蛋白合成が阻害される肝臓、アマニチンが排泄される腎臓が標的臓器である。自験例6例でみると、摂食後7～16時間に嘔気、嘔吐、水様性下痢、腹痛を訴えている。これらの症状は絶食・補液により速やかに軽快したが、摂食後1～2日経過し肝障害が認められるようになった。ASTとALTでみた場合、自験例では摂食後から肝障害の最悪値までの時間は44～90時間(平均62.5時間)であり、最も肝障害が重篤であった症例はAST/ALTがそれぞれ10,870 mU/ml、6,490 mU/ml まで上昇していた。しかし、自験例6例中死亡例はなく、全員軽快退院している。死亡例は、摂食後3～7日に肝不全、腎不全および心機能低下、高度意識障害をきたして死亡するという[2)3)]。

4 診断(表2)

▶アマニチン定性反応

特異的かつ確実な診断方法は、摂食したキノコからのアマニタトキシン検出であり、比較的簡便なアマニチン定性反応として、WielandまたはMeixnerテストがある。Meixnerテストの詳細は、文献3)や文献4)に記載されているので参照されたい。し

表 2．アマニタトキシン群キノコ中毒の初診時検査所見（自験例 6 例）

年齢	性別	摂食後経過時間(hr)	白血球数(/μl)	肝機能 (AST/ALT；mU/ml)	アマニタトキシン 検出の有無
50	女	18	12,200	22/20	検出されず
55	男	18	21,400	44/30	検出されず
21	女	45	10,100	20/15	検出されず
25	女	45	10,200	347/424	検出されず
53	女	45	11,800	418/282	α-アマニチン検出
55	男	45	11,700	3,067/2,449	検出されず

かし Meixner テストは摂食したキノコが入手できない場合は検査不能であり、しかもインドール化合物や psilocin で偽陽性を示すため注意が必要である。血液や尿からのアマニタトキシン検出は、検査が複雑なうえに偽陰性が多く一般的ではない。したがって、アマニタトキシン群キノコ中毒の診断は、詳細な問診と臨床症状から行うこととしかない。

入院時に、血算、生化学、HBsAg と HCV-Ab、尿一般定性検査を行っておく。自験例では、摂食後比較的早期に白血球数高値を認めており、アマニタトキシン群キノコ中毒診断の参考になると考えている(表2)。

5 治療

- ●a．全身管理：体液管理(輸液量、血糖、電解質)、肝腎機能チェック
- ●b．血液浄化法：強制利尿、血液透析、血液灌流・吸着、血漿交換
- ●c．解毒薬投与

有効であるというエビデンスはない。

- ・ペニシリン G：30〜100 万単位/kg/日、点滴静注。
- ・チオクト酸：50〜150 mg を 6 時間ごと静注。
- ・メチルプレドニゾロン：1 g/日点滴静注、3 日間。

- ●d．内視鏡的経鼻胆管ドレナージ

▶腸肝循環

肝臓に取り込まれたアマニチンは胆汁中に分泌され、腸肝循環をしていることが考えられている。このアマニチンの腸肝循環を阻止するため、自験例では 4 例に内視鏡的経鼻胆管ドレナージ(Endoscopic Naso-biliary Drainage；ENBD)を施行し、全例軽快退院している。現在のところ、アマニタトキシン群キノコ中毒に対する ENBD の有効性についてのエビデンスの存在する報告はないが、アマニチンの体内動態を考えれば試みてよい治療法と考える。

- ●e．実際の治療例

図 2 に 53 歳、女性の治療経過を示す。

IV. 中毒各論 ⑤自然毒

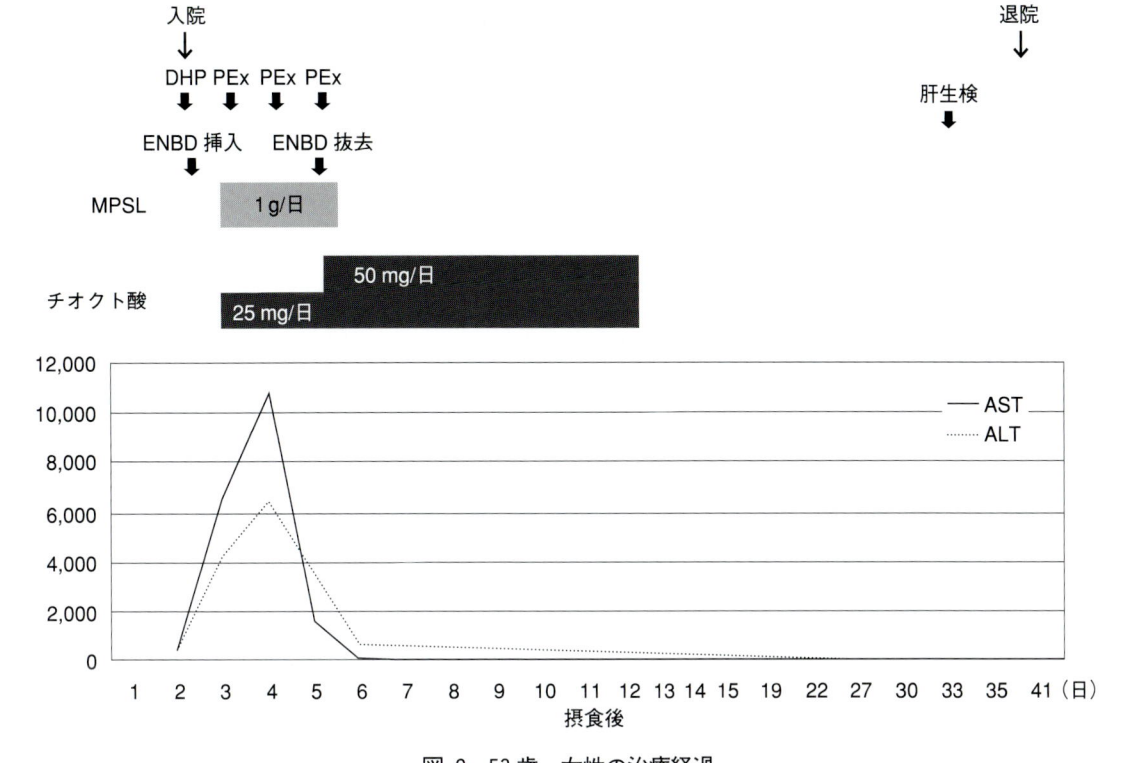

図 2. 53歳、女性の治療経過
シロタマゴテングタケを摂食し、血液から α-アマニチンが検出されている。
DHP：Direct Hemoperfusion　PEx：Plasma Exchange　ENBD：Endoscopic Naso-biliary Drainage
MPSL：メチルプレドニゾロン　AST：aspartate aminotransferase　ALT：alanine aminotransferase

6 予後

自験例では死亡例は認めなかったが、肝不全に陥ったアマニタトキシン群キノコ中毒の予後は不良である。死亡率は 10～30％であり、小児の死亡率は高い[4]。欧米では肝移植を行い、救命した例が報告されている。

▶肝移植

図3は、図2症例の摂食1ヵ月後に施行した肝生検像である。肝細胞の壊死とスジ状の線維化を認めるが、ウイルス性肝炎のようにリンパ球などの細胞浸潤は認めない。

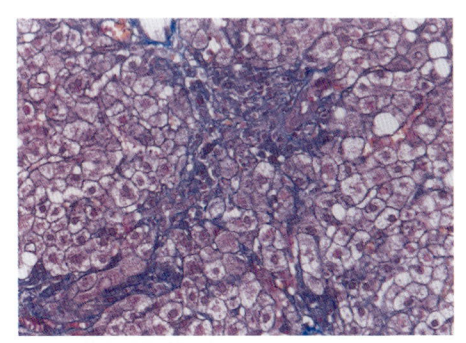

図 3. 図2症例の摂食33日後の肝生検像（Azan染色）
肝細胞の壊死とスジ状の線維化を認めるが、ウイルス性肝炎のようにリンパ球などの炎症細胞浸潤はほとんど認めない。

245

2　スギヒラタケ

▶スギヒラタケ

　東北・北陸地方では昔から食用とされてきたキノコであるが、2004年秋にスギヒラタケ[*Pleurocybella porrigens*（angel's wing）]を食べた人から、46例の脳症患者が報告され注目された。特に、腎疾患を合併していた14例が死亡し、現在も病因追究が行われている。以下、文献3）および新聞報道、行政通知を参考にし、この突如として現れたキノコ中毒について記載する。

　2004年のスギヒラタケの収穫量は2003年の約2倍であり、しかも通常径2～6 cmのところ2004年は径が大人の手掌大もある「お化けスギヒラタケ」が多数観察されている。これらのことから、なんらかの環境変化が2004年秋のスギヒラタケを有毒化したと想定されている。

1　中毒作用機序

　現時点では不明であり、毒素は見い出されていない。またスギヒラタケ脳症患者の脳脊髄液に対しウイルス学的検索を行った報告では、PCR法にても日本脳炎ウイルス、ウエストナイルウイルス、デング熱ウイルス、サイトメガロウイルス、水痘帯状疱疹ウイルス、単純ヘルペスウイルスは検出されていないという。

2　症状

　新潟県から報告があった11例でみると、9月27日から10月12日の間に発症し、年齢は平均71歳（53～89歳）、男性4例、女性7例。9例に種々の程度の腎機能障害を認めたが、半数以上は血液透析患者であった。初発症状は、めまい、全身倦怠感、歩行困難であったが、嘔吐や下痢は伴っていない。そして、数日後には振戦様不随意運動、ミオクローヌスが出現し、さらに24時間以内に難治性てんかん重積状態に陥っている。しかし、脳炎や髄膜炎を示唆する、発熱、頭痛、項部硬直は認められていない。

3　診断

　特異的な診断法はなく、スギヒラタケ摂食の有無と腎疾患の有無について、詳細な問診を行う。CTやMRI検査では特徴的所見はなく、脊髄液検査では、蛋白は増加しているが細胞数は増加していない。

4 治療

全身管理と対症療法を行う。新潟県の11例では、難治性てんかん発作の治療のために半数以上の症例で気管挿管・人工呼吸が行われている。また1例は、入院後に血液透析を施行された。

5 予後

上記11例の予後は、1例は軽快退院、6例は入院中、死亡4例であり、死亡率は約36%であった。これは、アマニタトキシン群毒キノコと同程度に高い死亡率である。

6 予防

腎疾患や腎機能低下の患者に、スギヒラタケを摂食しないよう注意し予防することが重要である。

3 シャグマアミガサタケ[4]

1 中毒作用機序

▶モノメチルヒドラジン
▶シャグマアミガサタケ
▶メトヘモグロビン血症

ジロミトリンやそれが加水分解されてできたモノメチルヒドラジンがシャグマアミガサタケ(*Gyromitra esculenta*)の毒成分である。モノメチルヒドラジンはGABAの合成を抑制し、GABAの減少が中枢神経症状を発現させる。また、ジロミトリンとモノメチルヒドラジンは、ヘモグロビンの酸化剤として作用し、溶血やメトヘモグロビン血症を起こす。モノメチルヒドラジンの沸点は87.5°Cであるため、加熱調理で揮発しやすく毒性が減少する。

2 症状

摂食後6〜12時間で、嘔気、嘔吐、水様性(時に血性)下痢、腹痛、痙攣、運動失調の症状が発現する。重症例では、溶血やメトヘモグロビン血症、肝障害が生じる。

3 診断

特異的毒素の検出は容易ではないので、詳細な問診と臨床症状から行うしかない。

4 治療

一般的な全身管理のほか、特異的治療法として下記のものがある。

表 3. 軽度～中等度毒性のキノコ中毒の診断、治療、予後

キノコの種類	症状	診断	治療	予後
(1)消化器症状を起こすキノコ：ツキヨタケ、カキシメジ、マツシメジ	摂食後30分～数時間に、腹痛、下痢、嘔吐をきたす。ツキヨタケでは物が青色に見える。	詳細な問診と症状の把握。ツキヨタケ毒(イルージン)検出。	対症療法が中心。補液、肝・腎庇護療法。	良好。しかし、小児や老人では重症化する場合があり注意。
(2)副交感神経刺激症状を起こすキノコ：アセタケ、カヤタケ、ベニテングタケ	摂食後30分～2時間に、縮瞳、下痢、消化管運動亢進、流涙、流涎。	詳細な問診と症状の把握。副交感神経刺激症状。	対症療法とアトロピン投与。	良好。6～24時間以内に症状は軽減する。
(3)アトロピン様症状を起こすキノコ(イボテン酸群)：テングタケ、ベニテングタケ	摂食後30分～2時間に、散瞳、ふらつき、筋攣縮、昏睡。	詳細な問診と症状の把握。	対症療法。	良好。24時間以内に回復。
(4)幻覚・精神症状を起こすキノコ(シロシビン群)：ワライタケ、シビレタケ	摂食後30分～2時間に、幻覚、気分変化、運動失調。	詳細な問診と症状の把握。	対症療法。	良好。6～8時間以内に回復。
(5)アンタビュース効果をきたすキノコ(コプリン群)：ヒトヨタケ、ホテイシメジ	キノコ摂食前後3日以内にアルコールを摂取すると、30分以内に二日酔いの症状が出現。	詳細な問診と症状の把握。特にアルコール類の摂取歴・使用歴。	対症療法。すなわち、水分、ブドウ糖、電解質を十分投与する。	良好。通常6時間以内に回復する。1週間はアルコール摂取、使用禁止。
(6)肢端紅痛症を起こすキノコ：ドクササコ	摂食後1～4日に四肢末端の発赤、腫脹、激烈な疼痛が出現し、1～2ヵ月続く。	詳細な問診と症状の把握。	患部冷却。疼痛緩和のため硬膜外ブロック。血液透析、血液灌流。	生命予後は良好である。しかし、症状は2週間程度続く。全治1～2ヵ月。

①ビタミン B_6(ピリドキシン)25 mg/kg 緩徐に静注。
②メトヘモグロビン血症に対しメチレンブルー投与。

5 予後

適切な治療が行われないと、14.5～34.5%の高い死亡率を示す。

中毒症状が軽度～中等度の毒キノコ(稀に死亡例の報告があるものも含む)については、表3にまとめて記載した。

(河野正樹)

【文献】
1) 山下　衛, 古川久彦：きのこ中毒. pp 25-162, 共立出版, 東京, 1993.
2) 岩崎泰昌, 大谷美奈子：自然毒. 中毒学, 荒記俊一(編), pp 176-181, 朝倉書店, 東京, 2002.
3) CHEMICAL CAUSES：FUNGI(FUNGAL TOXINS/MYCOTOXINS), Internet, http：//focosi.altervista.org/chemicalcausesfungi.html, 2005.
4) 関　洲二：毒キノコ. 急性中毒診療マニュアル, pp 143-151, 金原出版, 東京, 2001.

IV. 中毒各論　⑤自然毒

銀杏

1 中毒作用機序

　銀杏（ギンナン）食中毒は、銀杏種子可食部に含まれる 4-O-メチルピリドキシン（MPN）（図4）の経口摂取によって発症する[1]。MPN はピリドキシン（ビタミン B_6）の誘導体であり、MPN による中毒症状は、MPN が抑制性神経伝達物質の γ アミノ酪酸（通称 GABA）の生合成を阻害し、その前駆体のグルタミン酸（興奮性神経伝達物質）との相対的な量のバランスが崩れることによる中枢神経系の異常興奮によって引き起こされる痙攣（図5）であると考えられている[2]。マウスをはじめ、モルモット、ウサギ、ネコ、イヌ、サルなどほとんどの哺乳類実験動物に MPN は痙攣を引き起こすことが明らかになっている[3]。

▶痙攣

　MPN の生体内におけるアンチビタミン B_6 作用は、ビタミン B_6 の投与により改善されることから中毒時の治療の目的としてはこれでも十分な情報であるが、MPN の GABA の生合成阻害作用の詳細なメカニズム（図5）は現在のところ未解明である。現在までに明らかになったことは、①ビタミン B_6 の活性型であるピリドキサールリン酸はグルタミン酸脱炭酸酵素（GAD）の補酵素である、②グルタミン酸から GABA が生合成される際に関与する酵素である GAD 活性が阻害される[4]、③実験動物への MPN の投与によって脳内の海馬領域など特定部位で GABA 濃度が減少し、GABA の生合成前駆体であるグルタミン酸もしくはグルタミンが相対的に増加する[5]、などが明らかになっている。しかし、ヒトの GAD には GAD 65 kDa と GAD 67 kDa の2種のアイソザイムが知られており、E. coli で発現させた両者に対して、MPN

▶GABA 濃度の減少

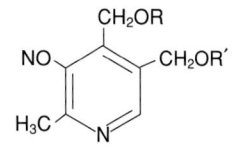

図4. 銀杏中毒原因物質（MPN）とビタミン B_6
R＝CH_3
R'＝H：4-O-methylpyridoxine（MPN）
R＝R'＝H：pyridoxine（Vitamin B_6）

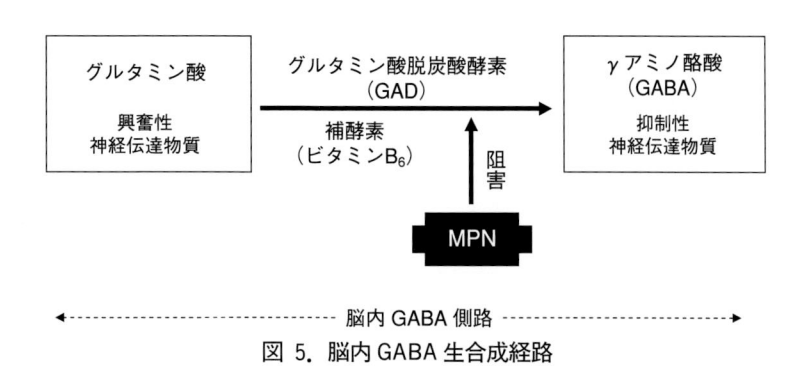

図5. 脳内 GABA 生合成経路

グルタミン酸（興奮性神経伝達物質）→[グルタミン酸脱炭酸酵素（GAD）／補酵素（ビタミンB_6）]→ γ アミノ酪酸（GABA）（抑制性神経伝達物質）

MPN：阻害

脳内 GABA 側路

およびその 5′-phosphate による阻害実験では GAD に対する直接的な作用ではないことが示唆された[6]。

また、現在までヒトにおける MPN の動態はまだ報告されていない。ウサギを用いた動物実験では消化管からの吸収は速く、投与後 10〜15 分で最高血中濃度となり、その後、徐々に低下した。ウサギに中毒量(30 mg/kg)を経口投与した場合、中毒症状を発現する MPN の血中濃度は約 1 μg/ml であった。ラット尿中から MPN 未代謝物が確認されている。

2 症状

▶嘔吐と痙攣

本中毒の主症状は、嘔吐と痙攣(間代性、強直性、あるいは両方)である。摂取後、1〜12 時間後に出現し、3〜4 時間おきに痙攣発作を繰り返すことが多い。これは、MPN が腸肝循環を繰り返すためと考えられている。発作の間欠期には比較的意識は清明なことが多いのも特徴的である。また、めまい、呼吸困難、呼吸促進、意識障害、不整脈、発熱、顔面蒼白、便秘、瞳孔の縮小または散大、下肢の麻痺などが出現することもある。重症の場合は意識が混濁し、呼吸困難などで死に至る場合もあり、致命率は約 25% である。

▶呼吸困難

中毒の特徴は患者の約 60% が 3 歳以下、10 歳未満は全患者の 87% に達し、小児に感受性が高く、兄弟で中毒した場合も年齢が低いほど症状は重い。中毒量は銀杏 10 個未満の報告もある。20〜30 個を炒って食べた例が多い。銀杏が熟し始めた秋から冬にかけて中毒発症例が多い。

3 診断

本食中毒の診断には銀杏摂取の有無と経過時間の確認が最も重要である。銀杏摂取後に特徴的な痙攣、嘔吐が出現した場合は本中毒を疑う必要がある。痙攣の原因となり得る他の身体的疾患の否定も必要である。特に重篤な場合は、痙攣が数十分から数時間ごとに繰り返すため、痙攣発作の一時的な回復で治癒したと判断するのは危険である。

これまでに、生体試料からの分析はビタミン B_6 の定量に準じた HPLC-蛍光検出法による定量法が報告されている[7]。また、保持時間と UV スペクトルから MPN を定性・定量する HPLC-ダイオードアレイ分析法、さらに特異的に質量スペクトルから同定する GCMS 分析法も報告されている[8]。

4 治療

▶ジアゼパム

催吐や胃洗浄は痙攣を誘発するので行わない。痙攣に対する対症療法としては中毒作用機序との関連からジアゼパムの静注が有効である。症状が一時的に治まっても痙

攣再発の可能性があるので、入院させて経過をみる。諸症状が回復するまでには2～90時間を要し、約半数は24時間以内に回復する。発症の防止に拮抗薬としてリン酸ピリドキサール（補酵素型ビタミンB_6）の静注がある。これまでの報告からMPNの重量の約1/4のビタミンB_6が拮抗することが考えられているので、半数致死量の銀杏を摂取した場合、8 mg/kgのリン酸ピリドキサールを投与すればよい。中毒症状のある患者にリン酸ピリドキサールを投与した後、症状が再発したという報告例はない。現在、日本中毒情報センター[9]、中毒情報ネットワーク（広島大学）[10]、北海道医療大学薬学部（和田研究室）のホームページ[11]などで詳細な情報を得ることができる。

▶リン酸ピリドキサール

5 合併症

報告されていない。

6 予後

死亡例を除けば、後遺症の報告はない。予後は良好と見做すことができる。

（和田啓爾）

【文献】
1) Wada K, Ishigaki S, Ueda K, et al：Studies on the Constitution of Edible and Medicinal Plants；I. Isolation and Identification of 4-O-Methylpyridoxine, Toxic Principle from the Seed of Ginkgo biloba L. Chem Pharm Bull 36：1779-1782, 1988.
2) 和田啓爾：代謝に影響をおよぼす食用および薬用植物成分の研究．Natural Medicines 50：195-203, 1996
3) K Wada：Food Poisoning by Ginkgo Seeds；The Role of 4-O-methylpyridoxine. "GINKGO BILOBA", TA van Beek（ed）, pp 453-465, Harwood academic Pulishers, Netherland, 2000.
4) 和田啓爾，佐々木啓子：「生きた化石」イチョウに含まれる特有成分とその生理活性．化学と生物 40：300-305, 2002.
5) M Minami, A Yanai, K Wada, et al：Convulsion induced by 4-O-methylpyridoxine, from the seed of the Ginkgo biloba L；in guinea pigs and rats. Life Sci Adv 9：107-115, 1990.
6) K Buss, C Drewke, S Lohmann, et al：Properties and interaction of heterologously expressed glutamate decarboxylase isoenzymes GAD（65 kDa）and GAD（67 kDa）from human brain with ginkgotoxin and its 5′-phosphate. J Med Chem 44：3166-3174, 2001.
7) 小久保稔，寺田明彦，早川　聡，ほか：銀杏中毒の1例．小児科診療 56：488, 1993.
8) Yasushi Hori, Manami Fujisawa, Keiji Wada, et al：Rapid analysis of 4-O-methylpyridoxine in the serum of patients with Ginkgo biloba seed poisoning by ion-pair high performance liquid chromatography. Biol Pharm Bull 27：486-491, 2004.
9) 日本中毒情報センター：http://www.j-poison-ic.or.jp/homepage.nsf
10) 中毒情報ネットワーク（広島大学）：http://maple-www2.med.hiroshima-u.ac.jp/
11) 和田啓爾研究室（北海道医療大学薬学部）：http://www.hoku-iryo-u.ac.jp/~wadakg/

ヘビ

1 中毒作用機序

　ヘビ毒には多くの酵素蛋白が含まれており、それらの相乗作用により複雑な病態を引き起こす。さらに、同じ種類のヘビによる咬傷であっても、注入された毒量の違いや咬傷部位の違いなどによっても異なった病態を示す。
　マムシ毒にはいくつかのプロテナーゼやPlA_2、ブラジキニン遊離酵素などが含まれている。出血因子は2種類分離されているが、臨床では毒の直接作用による出血は強く現れない。ただ、血管内に毒が注入されたり吸収が速い場合には、毒の血小板凝集活性が強く作用するため、急激に血小板が減少し、そのため全身性の出血を引き起こす。さらに、マムシ咬症で問題となる急性腎不全は、横紋筋融解によって起きるミオグロビンが尿細管を閉塞することによるが、直接の腎毒性や腎血流量の低下も関与すると考えられる。
　ヤマカガシ毒の作用は、プロトロンビンの活性化による血管内凝固の促進で、毒量は非常に少ないが、その作用は強い。毒の局所から血管への移行により、凝固因子が消費され、出血傾向が出現する。さらに腎糸球体でのフィブリン血栓による閉塞が急性腎不全を引き起こす[1]。
　ハブ毒はマムシ毒よりも壊死作用は強く、血清ミオグロビンが増加することもあるが、急性腎不全を起こすことは少ない。腫脹は非常に強く、コンパートメント症候群が毒の壊死作用を助長し、広範な壊死を引き起こす。また、心筋抑制作用と代謝性アシドーシス、ブラジキニン遊離酵素による末梢血管拡張性の血圧低下、強度の腫脹による体液喪失などの相乗効果でショック状態に陥る[2]。
　ウミヘビ類は沖縄近海で8種類がみられるが、卵生のエラブウミヘビ亜科と胎生のウミヘビ亜科に分けられ、毒作用も異なる。いずれの神経毒も、神経筋接合部のポストシナプスのアセチルコリンレセプターに結合する。ただ、コブラの神経毒が長鎖で比較的結合が強いのに対して、前者の神経毒は短鎖で結合は速いが解離も速い。後者は神経毒作用だけでなく横紋筋融解も起こし、遊離したミオグロビンによる腎糸球体の閉塞が急性腎不全の原因となる。

▶血小板凝集活性

▶横紋筋融解

▶プロトロンビンの活性化

2 症状（表4）[3]

　マムシ咬症では、受傷部位と注入された毒量によって、単に程度の違いだけではなく異なる病態を示すことがしばしばある。軽症例では腫脹があっても、ほとんど痛みを訴えないケースもある。腫れの拡がりとともに痛みも増し、褐色尿や血尿がみられ、

表 4. 毒蛇咬症でみられる症状および病態

	マムシ	ヤマカガシ	ハブ	ウミヘビ
症状	腫脹、疼痛、圧痛 リンパ節腫大、リンパ管炎 水疱形成、壊死(指) 持続性出血(注射痕) 出血斑、吐血、下血 嘔吐、腹痛、下痢 複視、霧視、外斜視 チアノーゼ、ミオグロビン尿、蛋白尿 血尿、乏尿、無尿 血圧低下、意識障害	腫脹や疼痛はない 持続性出血(歯肉、牙痕、注射痕、口腔・鼻粘膜) 全身性出血(出血斑、消化管、脳内) 一過性の激しい頭痛 ヘモグロビン尿 血尿、乏尿、無尿	腫脹、疼痛、圧痛 出血、内出血 リンパ節腫大 水疱形成、壊死 悪心、嘔吐 腹痛、下痢 頻脈、チアノーゼ ミオグロビン尿 蛋白尿 血圧低下、意識障害	腫脹や疼痛はない 眼瞼下垂、開口障害 痙攣、運動麻痺 知覚麻痺、意識障害 嘔吐 全身性の筋肉痛 ミオグロビン尿 乏尿、無尿 高カリウム血症
病態	急性腎不全 循環不全 呼吸不全、心不全 多臓器不全 (DIC)	消耗性凝固障害 DIC 急性腎不全	循環不全 代謝性アシドーシス 急性腎不全 (DIC) (アナフィラキシーショック)	呼吸麻痺 急性腎不全 心不全

尿量も減少してくる。腫脹はハブ咬症ほど強くはないため、コンパートメント症候群による壊死はみられない。しかし、指の咬傷では稀に壊死による切断例がある。

血管に毒が注入されたと思われるようなケースでは、血小板が1時間以内に1万またはそれ以下まで急激に減少し、全身性の出血を起こすが、逆に腫れと痛みは軽い[4]。

▶複視
▶ミオグロビン血症

神経毒による複視や霧視、外斜視がしばしばみられる。また、ミオグロビン血症による急性腎不全や血小板の減少による全身性の出血と末梢血管拡張性の血圧低下、さらに心筋の抑制作用によると思われるショック状態などが問題となる。

ヤマカガシ咬症では、毒による局所の痛みや腫れはない。出血傾向が主な症状であるが、牙痕からの出血はほとんどの場合すぐに止まる。症状の出現までに数時間から1日ほどの潜伏期間があり、歯肉からの出血が最初にみられる場合が多い。稀に咬傷後1時間以内に一過性の激しい頭痛を起こすことがある。このようなケースは、進行が速く、確実に重症化し、DIC(播種性血管内凝固症候群)を起こす。さらに、褐色尿、尿量の減少があり、急性腎不全へと進行する[5]。

▶DIC(播種性血管内凝固症候群)

▶頸腺

また、ヤマカガシの頸部皮下には毒腺(頸腺)があり、棒などで叩いたときにこの毒液が飛び散って眼に入ることがある。この毒により疼痛、結膜浮腫、角膜びらんなどを起こす。

ハブ咬症では、マムシ咬症よりも痛みが激しく、腫れの拡がりも速く、強い。さらに局所の内出血や水疱形成、壊死を起こすことも多い。また、嘔吐、腹痛、下痢、血圧低下、意識障害などもみられる。

沖縄、奄美などにはヒメハブも生息し、先島諸島にはサキシマハブが、トカラ列島にはトカラハブが生息するが、腫脹と疼痛のみで局所の壊死や全身症状はほとんどみられない。ただ、沖縄島では中国、台湾に生息するタイワンハブが現在では繁殖して

253

表 5. マムシ咬症の Grade 分類

Grade I	：受傷局所のみの腫脹
Grade II	：手首または足首までの腫脹
Grade III	：肘または膝関節までの腫脹
Grade IV	：一肢全体に及ぶ腫脹
Grade V	：一肢を越える腫脹または全身症状を伴うもの

表 6. 毒蛇咬症の判別

	ヤマカガシ咬症	重症マムシ咬症	
腫脹	−	Grade I、II、III	Grade IV、V
疼痛		−〜+	+++
出血傾向	+++ （歯肉、注射痕、出血斑、消化管）	+++ 短時間で出現（注射痕、出血斑、消化管）	−〜+++ （数日後血小板が減少してから）
凝固系など	フィブリノーゲンが減少 血小板は後で減少 線溶活性が亢進	血小板が数時間で急激に減少	血小板が腫脹に伴って徐々に減少
血圧低下	−	急激 （受傷後数時間）	稀 （腫脹が進行後）
尿	ヘモグロビン尿	ミオグロビン尿 血尿	ミオグロビン尿 血尿
その他	一過性の激しい頭痛 DIC 急性腎不全	複視 呼吸不全、心不全 急性腎不全、（DIC） 多臓器不全	複視 急性腎不全 呼吸不全 心不全
死亡まで		1〜2 日	3 日〜2 週間

おり、小型であるがその毒性はハブより強い。

ウミヘビ咬症で早期に出現するのは、眼瞼下垂や開口障害、運動麻痺などの神経症状である。咬傷部位の腫れや痛みはないが、ウミヘビ亜科のヘビによる咬症では、全身性の筋肉痛が現れ、褐色尿、尿量の減少、急性腎不全へと進んでいく。

3 診断

マムシ咬症では、針で刺したような小さな牙痕が約 1 cm の間隔で 2 つ（時には 1 つ）みられ、しばらくすると腫れと痛みが拡がる。腫れの程度などから 5 段階に分けられているが（**表 5**）[6]、腫れの拡がる速さは症例によってかなり違いがあり、咬傷後短時間では診断が難しい場合も多い。僅かでも症状がみられれば数時間から半日ほどの経過観察が必要である。また、腫れや痛みが軽く、全身性の出血が比較的短時間に出現することがあり、ヤマカガシ咬症と一見類似しているため間違われることがしばしばある。このような症例ではほとんど 1 時間以内に血小板が 1 万近くまで減少しているが、それに対しヤマカガシ咬症ではフィブリノーゲンの減少が主体であり（**表 6**）、経時的な血液検査（**表 7**）で判別可能である[6]。褐色尿や血清ミオグロビンの上昇がみられれば急性腎不全を起こす危険は高い[7)8]。また、複視の出現は、ある程度の毒量が注入されたことを示しており、重症化の危険もある。

▶血小板
▶フィブリノーゲンの減少
▶血清ミオグロビン

表 7. 重要な検査項目

末梢血
　赤血球数(RBC)、ヘモグロビン(Hb)
　ヘマトクリット(Ht)、血小板数(Plt)
凝固線溶活性
　フィブリノーゲン(Fig)
　フィブリン/フィブリノーゲン分解産物(FDP)
　活性部分トロンボプラスチン時間(APTT)
　出血時間(BT)
生化学
　クレアチニンフォスフォキナーゼ(CPK)
　尿素窒素(BUN)
　クレアチニン(Cr)
　血清ミオグロビン(Myoglobin)
その他
　バイタルサイン、血圧(BP)、
　動脈血ガス(PaO_2、$PaCO_2$)、尿量、尿潜血

　ヤマカガシ咬症では痛みや腫れがないため、持続性の出血などが現れなければ診断が難しい。出血傾向や褐色尿が出現するまでには潜伏期間があり、経時的に凝固系の検査を行って、毒の注入の有無を確認するように努める。

　ハブ咬症では、30分以上まったく変化がなければ無毒咬傷と考えられる。少しでも症状があれば血管を確保し、痛みと腫れが拡大すれば抗毒素を投与する。腫脹が強度になり、知覚障害やしびれなどがあれば、コンパートメント症候群による筋壊死を防ぐために、筋膜切開を行う。

　ウミヘビ咬症では、痛みや腫れはないが、麻痺の出現は早いため、気管挿管と人工呼吸のできる施設への搬送が不可欠である。また、褐色尿や尿量の減少がみられれば、急性腎不全を起こす危険がある。

4 治療

　咬傷後短時間であれば、局所の小切開と毒の吸引を行う。但し、乱切は行わない。

▶輸液管理

　マムシ咬症では、腫れの拡がりが遅いケースもあるので、僅かでも変化があれば必ず経過観察し、腫れが拡がるようであれば血管を確保し、乳酸リンゲル液による輸液管理を行う。尿量の減少や褐色尿の出現、または、Grade Ⅲに達するようであれば抗

▶抗毒素

毒素を投与する。また、腫れが軽度でも出血傾向や血小板の減少がみられれば抗毒素を使用する。その他、消炎薬やFOY（メシル酸ガベキサート）、破傷風ヒト免疫グロブリン（テタノブリン®）、広範囲スペクトルの抗生剤を投与する。また、利尿薬などにより尿量の確保に努め、それでも腎機能が低下すれば透析を行う。

　抗毒素の使用に際しては、皮内テストはあまり意味がなく、減感作も時間を要するため必要ない。アナフィラキシー予防のために必ず前もって抗ヒスタミン薬とステロ

▶アナフィラキシー予防

イド（ソル・メドロール®）を静注し、抗毒素は30分ほどかけて点滴静注する。ショッ

255

クに対して必ず気管挿管とエピネフリン（ボスミン®）の準備をしておく。

　ヤマカガシ咬症では、歯肉や鼻粘膜、牙痕などからの持続性の出血があれば抗毒素を投与する。出血がなくても明らかなフィブリノーゲンの減少があれば投与する。また、咬傷後短時間で一過性の激しい頭痛があれば確実に重症化するため、早急に抗毒素を使用する。DICに対してはメシル酸ガベキサートを投与する。ヘパリン療法や凝固因子の補充は、出血や血栓形成を助長するため禁忌である。抗毒素は㈶日本蛇族学術研究所（Tel：0277-78-5193）から入手できる。

▶筋膜切開
▶コンパートメント症候群

　ハブ咬症では、局所の小切開と吸引を行い、腫脹の拡がりがあれば抗毒素を使用する。また、腫脹が強ければ筋膜切開を行いコンパートメント症候群による筋壊死を防ぐ。但し、筋膜切開は6時間以内に行わなければ、効果は低くなる。アシドーシスに対しては、重炭酸ナトリウムで補正する。他のハブでは、タイワンハブ抗毒素が沖縄県衛生環境研究所に備蓄されている。

　ウミヘビ咬症では短時間で呼吸麻痺を起こす危険があるため、人工呼吸器の準備をし、輸液路を確保する。眼瞼下垂などの麻痺症状があれば抗毒素を投与する。抗毒素は沖縄県衛生環境研究所に備蓄されているが、エラブウミヘビ亜科の毒には効果はない。但し、これらのウミヘビの毒は比較的解離しやすので、人工呼吸を行い抗コリンエステラーゼ（ワゴスチグミン®）の投与により、解離を促進する。ウミヘビ亜科のヘビによる咬症では、利尿薬を用いてミオグロビンによる腎不全の予防に努める。

5 合併症

　さまざまな毒蛇咬症で急性腎不全が問題となる。破傷風の感染報告はほとんどないが、その危険性はゼロではないため、トキソイドまたはテタノブリン®を使用する。ハブ咬症では、コンパートメント症候群による筋壊死や受傷壊死部からの感染に注意する。

▶アナフィラキシーショック

　アナフィラキシーショックの予防には、前述のように、必ず抗ヒスタミン薬とステロイドを投与し、抗毒素は絶対にone shotでは投与しない。血清病として、投与後1週間後くらいに発熱、発赤、関節痛などが現れることがあるが、抗ヒスタミン薬とステロイドで緩解する。

6 予後

　マムシ咬症では、指の機能障害をしばしば起こし、稀に壊死による切断例もある。足の咬傷では、回復に数ヵ月を要する例や半年以上経過してもむくみとしびれにより長時間立っていることができず、仕事に復帰できないケースもある。

　ハブ咬症では、早期に血清を使用しなければ、ショック状態に陥る危険は高く、死亡の75%が24時間以内である。現在でも壊死などにより指の拘縮や切断、足でも切断

例がある。

(堺　淳)

【文献】
1) A Sakai, M Hatsuse, Y Sawai：Study on the pathogenesis of envenomation by the Japanese colubrid snake, Rhabdophis tigrinus tigrinus 4；Hematological and histological studies. Snake 22(1)：11-19, 1990.
2) 井上　治：ハブ咬傷における全身性中毒作用および咬傷部の局所病変についての実験的および臨床的研究．新潟医学会雑誌 102(5)：283-301, 1988.
3) 堺　淳, 森口　一, 鳥羽通久：フィールドワーカーのための毒蛇咬症ガイド．爬虫両棲類学会報 2：75-92, 2002.
4) 星野和義, 佐藤尚喜, 梶谷真司, ほか：血小板減少・上部消化管出血・および意識障害をきたしたマムシ咬傷の1例．日本臨床外科学会雑誌 60(9)：2512-2516, 1999.
5) 石田岳史, 松田昌三, 小山隆司, ほか：受傷後早期にショック・出血傾向・大量吐血を呈したマムシ咬傷の1例．日本救急医学会雑誌 6：362-365, 1995.
6) 堺　淳：中毒；マムシ・ハブ・ヤマカガシ．臨床医 Vol. 27, 増刊号；EBM に基づく臨床データブック, pp 1001-1005, 中外医学社, 東京, 2001.
7) 崎尾秀彦, 横山孝一, 内田朝彦, ほか：当院におけるマムシ咬傷について．臨床外科 40(10)：1295-1297, 1985.
8) 金久禎秀, 竹田津文俊, 永松啓爾：急性腎不全を合併したマムシ咬傷後の rhabdomyolysis の1致死例．神経内科 30：94-96, 1989.

ハチ

●●●● はじめに

蜂刺症(蜂螫症)は節足動物による刺症の中では、最も多く医療機関に足を運ぶ疾患である。それは刺された局所の痛みもさることながら、刺症が誘因となって全身反応、すなわちアナフィラキシーショックを引き起こすことが知られているからである。日本国内においても毎年30人前後の死亡者があり、決して侮れない疾患である。本稿ではハチ、およびハチによる刺症の概要と治療、さらに2003年から日本でも市販されるようになった、エピネフリン自己注射キットについて述べる。

▶エピネフリン自己注射

1 ハチの種類と毒成分

ハチは節足動物の中の膜翅目に属しており、世界で約13万種、日本でも約5,000種いるといわれている。その中で人を攻撃したり、刺したりして問題となるのはスズメバチ類、アシナガバチ類、ミツバチ類などの一部の種類である(**図6、表8**)。ハチの毒成分は**表9**に示すように、アミン類、低分子ペプチド、酵素類がある。アミン類はヒスタミン、セロトニン、ポリアミンなどを含み、痛み、痒み、腫れなどの原因になり、

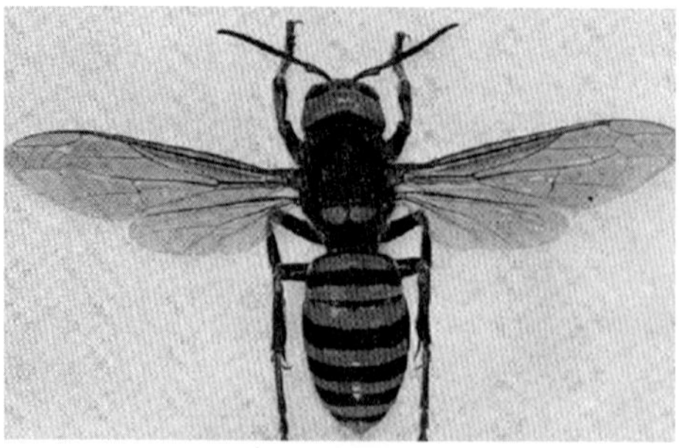

図 6-1. スズメバチ
体長 37〜44 mm、習性は獰猛で、毒性も日本産ハチ類で最も強い。日本全域に分布。

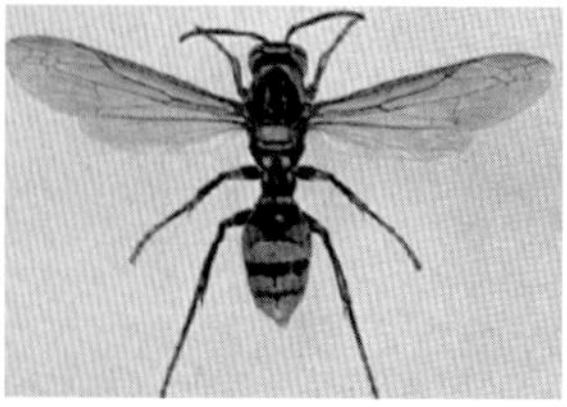

図 6-2. キアシナガバチ
体長 20〜26 mm、本州、四国、九州、奄美大島などに分布。

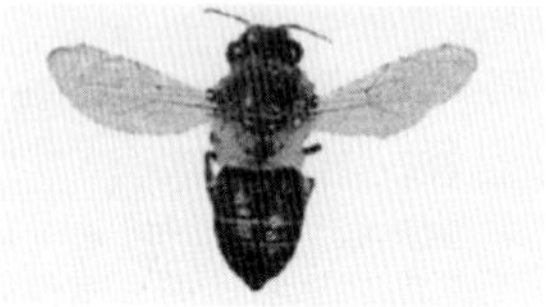

図 6-3. ミツバチ
体長 12 mm 程度、日本全土に分布。

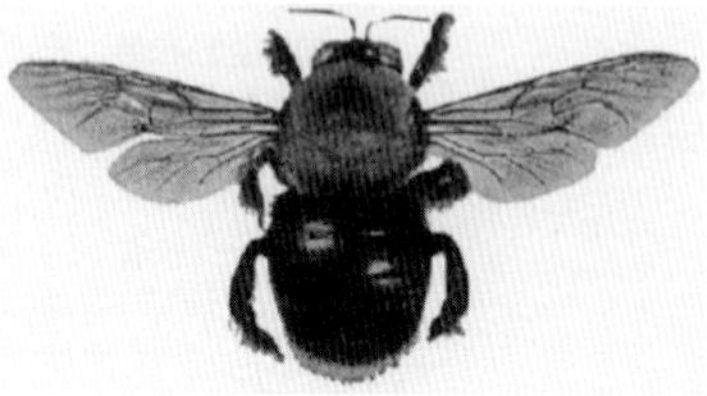

図 6-4. クマバチ
体長 22 mm 程度、本州、四国、九州、対馬、屋久島に分布。

表 8. ハチの種類

膜翅目(Hymenoptera)
 スズメバチ科(Vespidae)
  スズメバチ(Vespa mandarinia Smith)(図 6-1)
  キイロスズメバチ(Vespa xanthoptera Cameron)
  クロスズメバチ(Vespula lewisi Cameron)
  キアシナガバチ(Polistes jokohamae Radoszkowski)(図 6-2)
  セグロアシナガバチ(Polistes jadwigae Dalla Torre)
  フタモンアシナガバチ(Polistes chinensis Fabricius)
  その他
 ミツバチ科(Apidae)
  ミツバチ(Api cerana Fabricius)(図 6-3)
  ルリモンハナバチ(Thyreus decorus Smith)
  クマバチ(Xylocopa appendiculata circumvolans Smith)(図 6-4)
  その他
 その他

表 9. 蜂毒の種類

	スズメバチ	アシナガバチ	ミツバチ
アミン	ヒスタミン セロトニン カテコラミン アセチルコリン ポリアミン	ヒスタミン セロトニン ポリアミン	ヒスタミン ポリアミン
低分子ペプチド	蜂毒キニン (ホーネットキニン) マストパラン	蜂毒キニン (ポリステスキニン) マストパラン	メリチン アパミン MCD-ペプチド
酵素類	ホスホリパーゼ A_2 ヒアルロニダーゼ プロテアーゼ	ホスホリパーゼ A_2 ヒアルロニダーゼ	ヒアルロニダーゼ

(国有林野事業安全管理研究会(編):蜂刺されの予防と治療. p 123, 林業・木材製造業労働災害防止協会, 東京, 1996 による)

低分子ペプチドはメリチン、蜂毒キニン、マストパランなどを含み、神経毒、溶血などに作用し、酵素はヒアルロニダーゼ、ホスホリパーゼA_2などを含み、酵素作用のほかにアレルゲンとして作用する。ハチの種類によって毒成分は若干異なるが、毒作用の強さからいうと、スズメバチ＞アシナガバチ＞ミツバチといわれている。

2 中毒作用機序

▶即時型アレルギー反応

蜂刺症の症状はいわゆるⅠ型と呼ばれる、即時型アレルギー反応である。これは蜂毒抗原がIgE抗原と反応してマスト細胞や好塩基球から遊離されるchemical mediatorによって生じるもので、一度刺された人が再度刺されると、この作用が増強されることが多い。

3 症状

▶アナフィラキシー反応

蜂刺症の症状は局所と全身の症状に分けられる。刺された局所では疼痛と発赤、腫脹が認められる。全身の症状はアナフィラキシー反応であり、全身の皮膚症状から消化器、呼吸器、循環器などさまざまな症状が出現する。

Muller[1]は全身アナフィラキシー反応をgrade Ⅰ～Ⅳに分類しており、Ⅰは全身皮膚症状(蕁麻疹、紅斑、瘙痒感)、Ⅱは消化器症状(腹痛、嘔気、嘔吐)や血管性浮腫、Ⅲは呼吸器症状(喘鳴、呼吸困難)、Ⅳは循環器症状(チアノーゼ、ショック、胸痛、不整脈)と記載している。多くは数分から数十分のうちにこれらの症状を呈し、重症であるほど出現までの時間は短い。小児では蜂刺症による全身蕁麻疹はあるが、ショックに至ることは少なく、重症化しにくいといわれている[2]。

4 診断

蜂刺症の診断は、有害事象の発生過程から明らかになることが多い。ほとんどの場合、攻撃性の高いハチが人体の周囲に飛んできて刺すため、ハチに刺されたと自覚する。ただ、ハチの種類まで限定して述べられる被害者は意外に少ないが、どのハチであってもあるいはハチ以外の昆虫であっても、アナフィラキシー反応の危険性を考慮に入れて対処することが重要である。特にアナフィラキシーの前駆症状といわれる口内違和感、口唇のしびれ、四肢のしびれ、心悸亢進、耳鳴り、めまい、腹痛、下痢、悪心、尿意、便意などが認められたときには、厳重な経過観察とともに、静脈路確保のうえ、輸液や酸素投与、エピネフリン投与といった初期治療が必要になる。

▶エピネフリン

ハチアレルギーがあるかどうかの診断には、蜂毒によるスクラッチテスト、皮内テスト、*in vitro* ではRAST、白血球ヒスタミン遊離試験などがある。

5 治療

　刺された局所では、針が残存していないか確認し、残存しているときには人差し指ではじくようにして除去する。そのうえで抗ヒスタミン薬やステロイド入りの軟膏を塗布する。アナフィラキシー症状に対してまず酸素投与と輸液を行い、エピネフリンを投与する。酸素は10〜15 l のリザーバーバッグ付きマスクとし、輸液は500〜1,000 ml 毎時とする。エピネフリンは0.3〜0.5 ml を筋注とし、静脈路確保に手間取るようなときにはエピネフリンを先に注射する。エピネフリンは5〜10分ごとに症状改善まで数回反復する。最近市販されたエピネフリン自己注射キットについては後述する。このほか重症例に対しては遷延化や再燃を抑制する目的で、ステロイドや抗ヒスタミン薬の投与も行われる。その他対症療法としてドパミンや気管支拡張薬、抗痙攣薬なども投与されることがある[3]。

▶減感作療法

　根本的治療として減感作療法がある。有効性が指摘されているが[2]、保険適応になっていないこと、減感作終了後にハチに刺され、全身症状をきたす症例が存在し、終了時期の設定に検討の余地があることなどから、全国的には広まっていないのが現状である。

6 合併症

　アナフィラキシー反応の合併症はショックや呼吸不全といった早期に発現するものと、腎不全、DIC（播種性血管内凝固症候群）、肝不全などある程度の時間を経過して生じるものがある。いずれにしろ初期治療の遅れによって多臓器不全に陥る危険性が高いので、迅速な対応が必要である。

7 予防

　ハチはむやみに人を刺したりしない。ハチの毒針は産卵管が変化したもので、雌のみが有している。働きバチには巣を守る習性があり、不用意に巣に近づくとハチに襲われる。また花柄の服や、花の香りに似た香水を身につけると、ハチに襲われる危険がある。したがって以下の点に注意を払うことによって、ハチに刺される危険性を減ずることが可能である。

　①ハチの巣に近づかない。
　②家の中に巣をつくらせない。
　③肌に密着する服を着る。
　④白っぽい服を着る。
　⑤花模様や黒い服を避ける。
　⑥芳香のある化粧品を避ける。

⑦戸外で甘いものを食べない。
⑧不必要なときに藪に入ったりしない。
⑨洗濯物を取り込むときに、ハチを紛れ込ませない。
また、ハチと出合ったときの対処は
⑩目を閉じて顔を下向き加減にし、静止する。ハチが巣に戻った後、静かに後退する。ハチは動くものを攻撃するので、ハチを振り払うために手を振り回すと却って攻撃される。
⑪いったんハチの攻撃を受けると攻撃するハチはどんどん増えるので、一刻も早く現場から離れる。

8 予後とエピネフリン自己注射キット

　日本では毎年ハチに刺されて30～40人が亡くなっている。アナフィラキシー反応を呈する割合は、林業従事者や養蜂業者に多いとされるが、これは人里離れたところで刺され、応急処置が遅れることによって、重症化すると考えられる。欧米ではエピネフリン自己注射キットを携帯し、刺されたときには直ちにエピネフリンを使用できる環境にあるが、日本では発売されなかった。2003年になりようやくエピネフリン自己注射キットが市販され(エピネフリン0.3ml用1種類のみ)、医師以外でも使用できるようになった。当然ながら登録した医師しか処方できない、自己注射に関する十分な教育を受けなければならないなど、厳しく制約されているが、これによる恩恵を蒙る人は多いはずである。

●●● おわりに

　蜂刺症はハチが相手であるため、防止することはなかなかできないが、前述した予防策でかなり危険を回避できると思う。しかしいったん刺されたならば、可及的速やかに(たとえ無症状であっても)医療機関を受診し、アナフィラキシー反応に対する処置が手遅れにならないよう心がけるべきと考える。

(井上義博)

【文献】
1) Muller HL：Diagnosis and treatment of insect sensitivity. J Asthma Res 3：331-333, 1966.
2) 平田博国, 福田　健：ハチアレルギー. Medicina 3：458-461, 2004.
3) 須山豪通, 石原　晋：アナフィラキシーの第1選択薬をステロイド薬と考えてはいけない. 治療 85：947-950, 2003.

クモ

●●●はじめに

クモは世界で約4万種を数え、昆虫などを捕食するための牙と毒液をもつ(図7)。ヒトに対する攻撃性はないが、誤って巣に触れたりすると、餌と間違えて咬まれることがある。一般にクモの牙はヒトの皮膚を十分に貫通するほど強大ではないため、咬まれても毒液が注入されないdry biteが多い。本稿では単にクモに咬まれることを「咬傷」、毒液が組織に注入されてなんらかの症状を顕すものを「咬症」として区別する。

▶dry bite

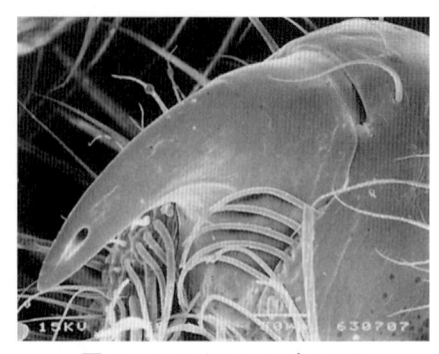

図7．ヤミイロカニグモの牙
電子顕微鏡写真。牙の全長は約0.3 mm。先端に毒液の射出口が見える。
(小野展嗣：クモ学；摩訶不思議な八本足の世界．p 11, 東海大学出版会，東京，2002 による)

クモ毒の成分物質や作用はさまざまであり、神経科学や薬理学の領域では大変興味をもたれている。一方、ヒトに対して強い毒性をもつ種は少数で、クモ咬症に関する医学的報告はこうした種に限られている。最近の医学文献では、既知の毒グモである funnnel web spider(シドニージョウゴグモ、オーストラリア)、red back spider(セアカゴケグモ、オーストラリア)、brown recluse spider(オニイトグモ、アメリカ)の咬症例やレビューが僅かにみられるのみである。

本邦における報告はさらに少ないが、このことは在来の千数百種がヒトに対してさしたる毒性をもたないことが要因であろう。他方、いわゆる「毒グモ」として認識されている外来種の移入、定着がみられ、一般医家の正しい知識が求められていることは事実である。

本稿では、在来種では最も毒性が強いとされるカバキコマチグモ、外来種のうち毒性が強く移入定着が確認されているゴケグモ類、ペットとして輸入され飼育中の咬傷が多いタランチュラについて解説する。

1 カバキコマチグモ

国内で医学的に報告されているクモ咬傷は60件程度であるが、そのうち2/3がこのクモによる。症状や毒性について大利らにより詳細に報告されており、現在までに

図 8．カバキコマチグモ(雌)
（谷川明男先生のご好意による）　　　　（関根幹夫先生のご好意による）

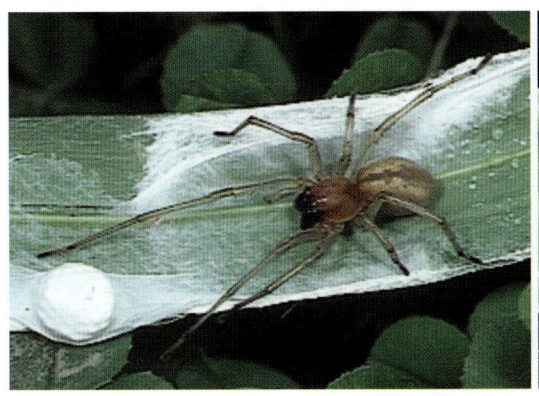

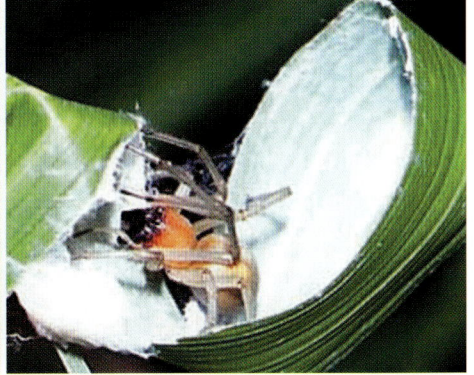

死亡例はない[1]。

カバキコマチグモ（Chiracanthium japonicum：フクログモ科コマチグモ属）は沖縄を除く日本全国に分布し、ススキ原、水田、背高の草むらなどに生息する。体長は1〜1.5 cm程度、背部は橙色を帯びた黄色（カバキ色）、眼と牙のあたりは黒色である（図8）。秋に産卵、幼体で越冬し、6〜9月に成体となる。成体雌は、脱皮や産卵などの目的で、ススキなどイネ科の植物の葉を巻いて特徴的な「ちまき型」の産室をつくる（図9）。産室の中で孵化した仔グモたちは、1回目の脱皮を終えると母グモを食べてしまう。

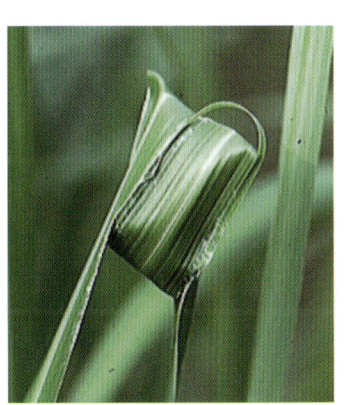

図 9．カバキコマチグモの産室
（谷川明男先生のご好意による）

このクモは、注意すべき身近な「咬むクモ」として、インターネットのホームページなどにも多く収載されている。これは過去の咬症例の報告が多いためと考えられるが、もちろんヒトに対して攻撃性があるわけではなく、うっかり産室を開いたりして刺激すると咬まれる。但し、雄は夏期の交接期に徘徊して屋内にも侵入するため、寝具に入り込んだクモに就寝中に咬まれるケースも多い。

1 中毒作用機序

毒液の成分は神経毒と発痛物質である。大利らの研究によると、神経毒の分子量は約6万3,000、構造は未同定であるが、精製した毒液をマウスに投与すると、弛緩性麻痺、呼吸困難、痙攣などを引き起こし致死的である[1]。但し、1匹の個体がもつ毒液はごく少量で、過去の咬症例でも明らかな神経症状を呈したものはないようである。

発痛物質では、カテコールアミン類(ノルエピネフリン、エピネフリンなど)、セロトニン、ヒスタミンの含有量が多いのが特徴で、咬傷による激しい疼痛の原因と考えられている。

2 症状

咬傷局所の疼痛と炎症が主症状で、特に疼痛は在来種中最も強い。発熱、頭痛、悪心・嘔吐、ショック症状などの全身症状も報告されているが、毒液の成分によるものか、あるいは激痛に起因するものか不明である。疼痛は数日から2週間程度で軽快する。

3 診断

問診、特に発生時期(夏期に圧倒的に多い)と、クモの確認以外に、特異的な診断の方法はない。

4 治療

抗毒素血清はなく、対症療法となる。非ステロイド性抗炎症薬は疼痛に対して効果が乏しく、ペンタゾシン、局所麻酔が有効とされる。その他、局所の洗浄消毒、抗ヒスタミン薬やステロイド軟膏の塗布、抗菌薬、破傷風予防などが推奨されている。全身症状に対してヒドロコルチゾンなどステロイドの全身投与やセファランチンの投与が効果的であった、という報告もある[2]。

5 合併症、予後

予後良好で、合併症の報告はない。

2 セアカゴケグモ、ハイイロゴケグモ

ともにヒメグモ科ゴケグモ属(Latrodectus)で、前者はオーストラリアなど、後者は熱帯地域に広く分布する。船舶や航空機の貨物に付着して移入することが知られており、1995年以降、セアカゴケグモ(red back spider, Latrodectus hasseltii)(図10、11)は大阪、三重、和歌山、兵庫、沖縄、ハイイロゴケグモ(brown widow spider, Latrodectus geometricus)(図11、12)は神奈川、東京、愛知、大阪、沖縄などの、港湾施設や空港施設、およびその近隣に定着が確認されている。同属で有毒のクロゴケグモ(北アメリカ産)も移入は認められるが定着していない。また八重山諸島には在来種として同属有毒のアカオビゴケグモ(ヤエヤマゴケグモ)(図13)が生息しており、

IV．中毒各論 ⑤自然毒

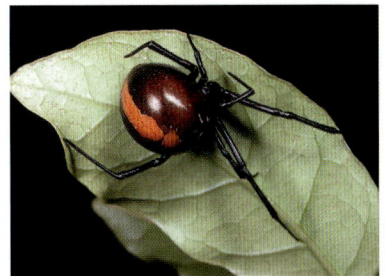

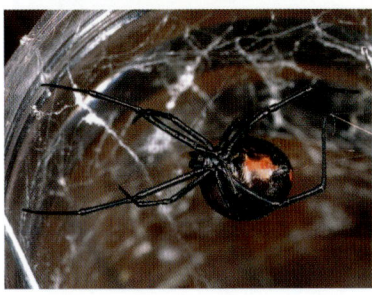

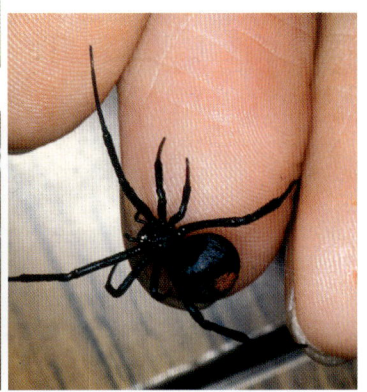

セアカゴケグモ（雌）、背面

セアカゴケグモ（雌）、腹面。赤い砂時計型斑紋に注意。

セアカゴケグモ（雌）

図 10．セアカゴケグモ
写真は、ゴケクモがやたらに攻撃的なクモでないことを示すために掲げています。手の上を這っているだけで咬みついてくるようなことはありません。エサの探索をしているだけのスズメバチなら、われわれの身体にとまってもほっておけば刺さないのと一緒です。ゴケグモに咬まれるためにはクモをつまんだり、上から潰さないように押さえつけるなどしてクモに恐怖心と攻撃心をもたせなければなりません。逃げる余裕があれば咬みついてくるのではなくて歩いて逃げます。逃げ場を失ったときに咬みついてきます。しかし、ゴケグモがそこにいることに気づかずに何かと一緒に適度な強さでつかんでしまうと咬みつかれてしまい、大変なことになってしまうのです。あんなに小さなクモが、常食としている昆虫に効くのではなくて脊椎動物に効く毒をもっているのが大変不思議です。クモにとってなんの役に立つのでしょうか。ゴケグモに咬まれても全然死なずに動き続けているムシを見ると、クモとしては全然だめなやつなんじゃないかと思ってしまいます。
（谷川明男先生の談話、写真はいずれも谷川明男先生のご好意による）

　全身症状を呈した咬症例も報告されている。
　大阪におけるセアカゴケグモの調査では、人工構造物（側溝、墓石など）の隙間で、膝より低い場所の営巣が多かった。専門家の見解によると、セアカゴケグモの生息範囲は大阪南部で徐々に拡大しているが、ハイイロゴケグモについては大きな変化はなく限局している（日本蜘蛛学会、池田博明先生談）。現在も継続的な調査と大量発生時の薬液駆除が行われている。
　ゴケグモ類の雄は著しく小さく、咬傷の危険性は雌に限られる。成熟した雌は体長約1 cm、形態は特徴的で、専門家でなくとも識別しやすい。小さな頭胸部と大きな球形の腹部を呈し、腹部腹面に赤い砂時計型の鮮やかな斑紋をもつ。腹部背面にもさまざまな紋様があるが、色調形状は種や個体により異なる。
　セアカゴケグモについては、オーストラリア開拓時代に、屋外トイレなどの巣

セアカゴケグモ(雄)　　セアカゴケグモ(雌)

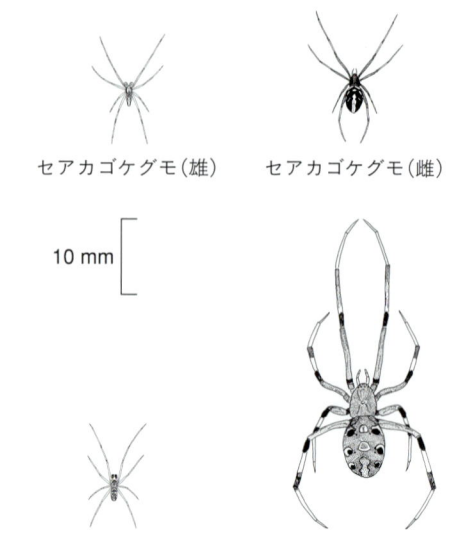

ハイイロゴケグモ(雄)　　ハイイロゴケグモ(雌)

図 11. セアカゴケグモ・ハイイロゴケグモ識別図
(池田博明先生のご好意による)

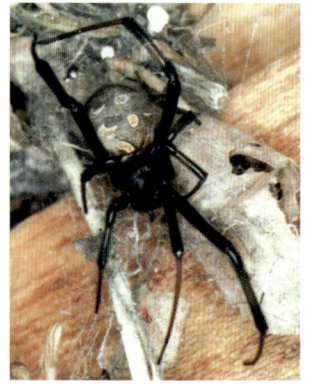

図 12. ハイイロゴケグモ(雌)
(池田博明先生のご好意による)

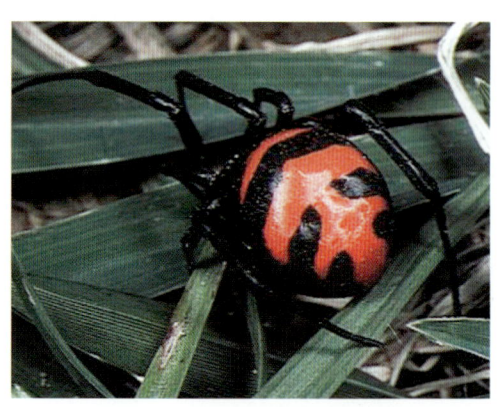

図 13. アカオビゴケグモ(雌)
(谷川明男先生のご好意による)

に触ることにより重症の咬症例が多発した。抗毒素血清の開発後、重症例の医学的報告は稀である。ハイイロゴケグモの毒性も同様と考えられるが、医学的報告はあまり見当たらない。

さて、本邦でも移入定着後のセアカゴケグモ咬傷例はあるが、現在のところ医学的報告はされていない。筆者も大阪で咬傷例を経験したが、dry bite でありほとんど無症状であった。

1 中毒作用機序

ゴケグモ咬症(Latrodectism)は古くから有名で、セアカゴケグモやクロゴケ

▶ α-latrotoxin

グモによる死亡例は多い。毒性の主成分である α-latrotoxin は神経毒であり、これらの有毒なゴケグモ類に共通である。α-latrotoxin は分子量 13 万の巨大蛋白で、脊椎動物の神経筋接合部（コリン作動性）、交感神経終末（アドレナリン作動性）の両者でシナプス前膜の受容体に結合し、非特異的に神経伝達物質を放出させる。このため初期には骨格筋、自律神経系の異常興奮、その後伝達物質の枯渇による麻痺を引き起こす。大阪で採取された個体を用いた毒性検査では、マウスに対する致死性と α-latrotoxin の存在が確認された[3]。

2 症状

咬傷そのものは四肢に多く、軽い痛みで気づかれないこともある。dry bite でない場合はしばらくして咬傷部の「耐え難い」激痛が、熱感・発赤・腫脹・発汗とともに出現する。疼痛は局所の虚血が原因で、動作や緊縛により著しく増強するという。30 分程度で所属リンパ節に腫脹と疼痛がみられる。1 時間もすると全身症状が顕著となり、悪心・嘔吐、全身の発汗、微熱、めまい、頭痛、知覚異常、不眠、食欲不振、その他の自律神経症状に加え、しばしば著明な高血圧、頻脈がみられる。局所から離れた部位の疼痛や、下半身の咬傷に伴う腹痛、腹筋の緊張は特徴的である。また破傷風様の筋症状（強直、攣縮、痙笑、間代性痙攣、後弓反張）から、筋力低下、不穏状態を呈することもある。中毒症状のピークは咬傷後 3〜4 時間であり、数時間から数日で鎮静する。この間、小児、高齢者、妊婦

▶ 呼吸不全

などは重症化する場合があり、死亡例の多くは呼吸不全が要因と考えられる。毒液自体に妊娠子宮に対する作用はないといわれる[4]。致死率は不明であるが、セアカゴケグモ咬症については 1956 年の抗毒素血清開発以前にオーストラリアで十数名の死亡が確認されている。また、クロゴケグモについてはアメリカ合衆国で約 200 年間に 55 名の死亡と報告されている[5]。

3 診断

咬傷局所の激痛と特徴的な神経症状がポイントであるが、幼小児の場合診断は容易でない。下半身の咬傷では急性腹症や睾丸捻転と誤診される可能性がある。検査所見に特異的なものはない。

4 治療

▶ 抗毒素血清

セアカゴケグモ咬症の場合、抗毒素血清の投与により症状は速やかに軽快する。投与は早いほどよいが、極期を過ぎてから投与しても症状の軽減には有効である。抗毒素血清は馬血清で、オーストラリア連邦血清研究所（CSL）製 1 アンプル 500 単位/約 1 ml の注射液である。通常は 1 アンプル筋注で用いるが、high risk例や重症例には、乳酸リンゲルないし生理食塩水で10倍希釈して静注する。幼小児に対しても同量を用いる。言うまでもないが、副作用としてアナフィラキシーや血清病の可能性があるため、症状から毒液注入の有無を判断し、dry biteには用いない。アナフィラキシーの既往がある場合は少量のエピネフリンを前投与することが推奨されている。対症療法は鎮痛としてモルヒネやペンタゾシンの投与、筋弛緩としてジアゼパム、グルコン酸カルシウム、ダントロレン(1 mg/kg)などの投与が行われる。破傷風予防も推奨されている[6]。また、重症例には鎮静下の呼吸管理が必要と思われる。

なお、セアカゴケグモ抗毒素血清は、in vitroでハイイロゴケグモやアカオビゴケグモの毒腺抽出物にも反応するため、これらの咬症例にも有効であると考えられる[7]。国内におけるセアカゴケグモ抗毒素血清の保有施設は、国立予防衛生研究所(03-5285-1111)、三重県立総合医療センター(0593-45-2321)、大阪府立病院(06-6692-1201)、沖縄県立中部病院(098-973-4111)の4ヵ所である。

5 合併症、予後

抗毒素血清の効果、安全性は高いとされ、投与した場合の予後は良好と考えられる。オーストラリアにおける二千余例の使用経験から、抗毒素血清によるアナフィラキシー、血清病の発生頻度はそれぞれ0.54%、1.75%と報告されている。

3 タランチュラ

タランチュラ(tarantulas, Theraphosidae)はオオツチグモ科(Theraphosidae)約800種類の総称である。北米南西部～中南米・アフリカ・東南アジアに分布する。本邦に野生種は存在しない。大型で時に小哺乳類、鳥類なども捕食するとされ、トリクイグモ(birdeater)とも呼ばれる。成熟すると体長5～10 cm、毒牙は1 cm以上にもなる(図14)。全身をカラフルな毛で被われ、欧米では観賞用ペットとして人気がある。ワシントン条約などで保護されている種を除くと、流通規制はないに等しい。近年は本邦にも相当数が輸入されており、その種類は80種程度とされる[8]。

▶urticarious hair

医学的には咬傷と体毛(urticarious hair)による傷害が問題となる。現在までのところ、ヒトに重篤な症状を引き起こす毒液成分は検出されておらず、いわゆる毒グモにはあたらない。

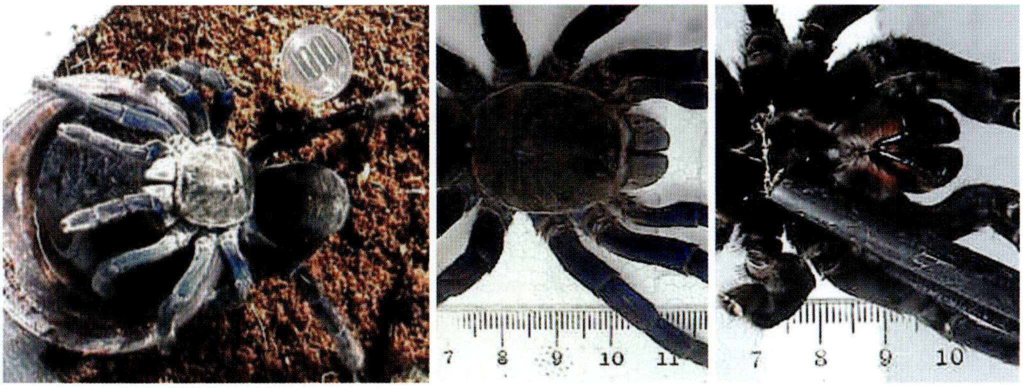

Ⅳ．中毒各論 ⑤自然毒

図 14．コバルトブルータランチュラ
牙の大きさに注目されたし．
（八幡明彦先生のご好意による）

［中毒作用機序］

　毒液は多種の物質から構成されており、また種属により異なるため、主なものを挙げるに留める。近年、薬学的な興味からタランチュラ毒の成分分析は盛んに行われており、日進月歩の成果がみられるため留意されたし。

　①アデノシン化合物、グルタミン酸、γアミノ酪酸（GABA）：Dugesiella 属、Aphonopelma 属、Eurypelma 属から検出されている。タランチュラ特有で、昆虫には神経毒として作用する。

　②複合型ポリアミン神経毒：Dugesiella 属、Aphonopelma 属、Harpactira 属（一般名 baboon spider）から検出されている。グルタミン酸遮断物質であり節足動物の運動神経を抑制する。グルタミン酸はヒトの脳における主要な興奮性伝達物質であるが、毒性は報告されていない。

　③ペプチド神経毒：Brachypelma 属の BSTX、Eurypelma 属の ESTX、チリ産 Grammostola spatulata（一般名 Chilean common）の ω-grammotoxin および hanatoxin、中国産 Selenocosmia huwena（一般名 Chinese bird spider）の huwentoxin-1 など、この数年で次々と分子構造・作用が明らかにされている。これらは昆虫に特異的に作用すると考えられていたが、一部では哺乳類に対する作用も報告されている。またアフリカ産の Stromatopelma 属（一般名 Feather leg baboon）の神経毒はマウスに対して高い致死性をもつとの報告がある[9]。

　④酵素類：多くのタランチュラ毒は消化成分として hyarulonidase などの酵素類を含む。

　⑤その他：Selenocosmia huwena では血液凝固活性を有するペプチドが抽

出されている。

●咬傷

医学的にフランス、ドイツ、ブラジルなどからまとまった咬傷例の報告があり、重症例、死亡例は皆無である[10]。また複数回の咬傷でもアナフィラキシーは報告されていない。飼育者はしばしば咬まれるが、その多くは dry bite であるといわれる。

1 症状

牙が大きく咬む力も強いため、疼痛は高度である。腫脹、発赤、しびれ感、局所のリンパ節腫大を伴う。通常は数時間から数日で軽快する。全身症状として発熱、頭痛、悪心などの記載がある。

2 診断

一般に飼育中の事故であるため診断は容易である。種類は確認すべきだが、現在のところ特定の危険種はない。

3 治療

抗毒素血清はなく、対症療法となる。非ステロイド性抗炎症薬、抗生剤の投与、破傷風予防、アナフィラキシーに対する留意が推奨されている。局所の炎症所見が強ければ、抗ヒスタミン薬と局所ステロイドを追加する[11]。

4 合併症、予後

咬傷局所にしびれや異和感を後遺することもあるようだが、予後良好である。筆者は Haplopelma lividum（一般名 Cobalt blue）による2件の咬傷例を経験したが、いずれも給餌中に指を咬まれたもので、予後良好であった[12]。なお Haplopelma lividum に関して毒液の成分は報告されていない。

●体毛による傷害

体毛（urticarious hair）はファイバーグラス状で、表皮や角膜を貫通して組織に侵入し異物反応を惹起する。皮膚・眼・鼻腔への侵入により、皮膚炎、ぶどう膜炎、鼻炎の報告がある。多くはハンドリングにより生じるが、一部の種類では威嚇行動として腹部の体毛を飛散させるため、直接触れなくても被害を被る可能性がある。特にぶどう膜炎は opthalmia nodosa と呼ばれ、速やかな眼科受診と細隙灯検査による確定診断を要する。

▶opthalmia nodosa

1 症状、診断

眼の疼痛・異物感・充血で、タランチュラに接触する機会があれば疑うべきである。

2 治療

抗生剤・ステロイドの局所投与であり、破傷風予防も推奨されている[11]。

3 合併症、予後

種類によって体毛の微細構造が異なり、南米産 Grammostola 属では眼内炎に進展して難治化した症例が報告されている[13]。

（高岡　諒、田伏久之）

【文献】
1) 大利昌久, 池田博明：毒グモとその毒(1). 現代科学 4：54-60, 1996.
2) 石川博康, 熊谷恒良, 小川俊一：クモ刺咬症の3例. 西日皮膚 61(2)：177-180, 1999.
3) 厚生省報道発表資料：セアカゴケグモ等対策専門家会議報告書. 1996.
4) 山吉　滋, 桂田菊嗣：毒グモ咬傷(セアカゴケグモ). 臨床麻酔 20(6)：857-862, 1996.
5) 小野展嗣：クモ学；摩訶不思議な八本足の世界. 東海大学出版会, 東京, 2002.
6) Brown SGA：Spider Envenomations, Red back. Emedicine world medical library[on line]2000(Available from：http://www.emedicine.com/emerg/topic549.htm).
7) Mutsuo Kobayashi, Toshinori Sasaki, Masahiro Yoshida, et al：Reactivity of an antivenom against the red-back spider, *Latrodectus hasseltii*, to venom proteins of two other species of Latrodectus introduced to Japan. Med Entomol Zool 49(4), 351-355, 1998.
8) 冨永　明：タランチュラの世界. エムピージェー, 横浜, 1996.
9) Kirby S：Fangs & Venom. Forum magazine of ATS 7(4)：116-120, 1998.
10) de Halo L, Jouglard J：The dangers of pet tarantulas；Experience of the Marseilles Poison Centre. J Toxicol Clin Toxicol 36：51-53, 1998.
11) Fell SDF：Spider Envenomations, Tarantula. Emedicine world medical library[on line]2000(Available from：http://www.emedicine.com/emerg/topic550.htm).
12) 高岡　諒, 中島　伸, 榮　博史, ほか：タランチュラ咬傷の2例. 中毒研究 14：247-250, 2001.
13) Blaikie AJ, Ellis J, Sanders R, et al：Eye disease associated with handling pet tarantulas；three case reports. BMJ 314：1524-1525, 1997.

カビ毒

●●● はじめに

　カビ毒とはカビの生産する二次代謝産物のうち、ヒトや動物に毒性を示す化学物質の総称で、マイコトキシンともいう。カビ毒による中毒をカビ毒中毒と称する。同じ菌類による中毒でもキノコによる中毒はキノコ中毒として分けて取り扱うことが多い。カビ毒によるヒトの中毒は開発途上国などで高濃度に汚染された食品の摂取で急性中毒がみられるが、一般的には長期に汚染された食品の摂取による、発がん、肝障害、腎障害などの慢性疾患の症状で現れることが多い。菌類による毒性代謝産物として報告された化合物は多数知られているが、ヒトや家畜に対する毒性や発がん性、自然界での生産菌の分布、食品上での菌類の生育とカビ毒の生産性、汚染された食品の摂取量などを考えるとアフラトキシン(aflatoxin)、オクラトキシン(ochratoxin)、パツリン(patulin)、フモニシン(fumonisin)、トリコテセン類(trichothecenes)などが食品衛生上最も健康リスクの高いカビ毒といえよう[1]。

1 アフラトキシン

▶七面鳥のヒナの大量死亡事故

　1960年にイギリスで七面鳥のヒナの大量死亡事故が発生し、その原因物質が *Aspergillus flavus*(図15)の生産する毒性化合物であることが知られた。このアフラトキシン(AF)は多くの動物に対し強い急性毒性と天然物としては最も強い発がん性が報告された。そのためわが国をはじめ多くの国で食品中の規制値が策定されている[1]。

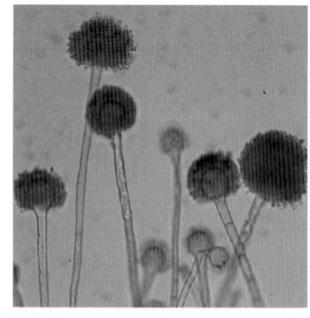

図15. *Aspergillus flavus* の分生子構造

1 生産菌

　Aspergillus bombycis、*A. caelatus*、*A. flavus*、*A. nomius*、*A. ochraceoroeseus*、*A. parasiticus*、*A. pseudotamarii*、*A. taiensis*、*Emericella astellata*、*E. venezuelensis* などに生産性が報告されているが、食品衛生上問題となるのは *A. flavus*、*A. parasiticus* などである。

2 汚染対象となる食品

　穀類、穀類加工品、ピーナッツ、ナッツ類、豆類、キャッサバ、コプラ、ココナッ

ツ、コーヒー豆、綿実、乾燥果実、香辛料、生薬、ナチュラルチーズなど多岐にわたる。特に熱帯地域で栽培された農作物にリスクが高い。

3 毒性

▶ヒトの死亡事件

ヒトの死亡事件は1967年来台湾、ウガンダ、インド、ケニア、マレーシアなどで報告されている。1974年のインドでの事件は106名が死亡した。2004年にはケニアのマクエニ地方で死者が112名に上る中毒事件が起こっている[2]。これまでの死亡事件で原因となった食品は米、キャッサバ、トウモロコシ、中華麺などで、症状としては食欲不振、嘔吐、腹部不快、腹痛、下痢、腹水、胃腸出血、発熱、めまい、倦怠感、手足の浮腫、肝腫脹、肺水腫、心肥大、肝細胞壊死、黄疸、痙攣、昏睡などがみられる。インドの事件でのAFの濃度は6.25～15.6 mg/kgと報告され、ケニアでの事件でのトウモロコシ中のAFの濃度は十数～数十mg/kgであろうと考えられている。急性毒性は肝細胞の壊死、胆管増殖、腎障害が起こり、慢性毒性として強力な発がん、変異原性、催奇形性などが報告されている。急性毒性はAFB_1が最も強くLD_{50}＝7.2 mg/kg（ラット雄、経口）、17.9 mg/kg（ラット雌、経口）。ラットにおける発がん性試験ではAFB_1の15 μg/kg連日経口投与で68～82週で、1 μg/kg投与では78～105週で発がんが認められている。AFは多くの動物に急性毒性を起こすが、種によって感受性が異なる。イヌ、ウサギ、モルモット、ラット（新生）、七面鳥（ヒナ）、カモ（ヒナ）、ニジマスなどが高感受性を示す。

2 オクラトキシンA

オクラトキシンA（OCTA）は南アフリカの穀類から分離された*Aspergillus ochraceus*（図16）から最初に単離されたカビ毒で腎障害を起こすことが明らかとなった。バルカン諸国で多発する風土病、

▶バルカン腎炎
バルカン腎炎（Balkan endemic nephropathy）の原因化合物が*Penicillium verrucosum*の生産するOCTAであることが知られ、カビ毒によるヒトの慢性疾患として有名である。北欧、ドイツなどで

▶ブタの腎炎
OCTAを原因とするブタの腎炎が多発し、ブタの腎臓や食肉からも検出されている。*P. verrucosum*は低温条件下で生育し、低温貯蔵の食肉や畜産品にOCTA汚染を起こすとともにシトリニンを生産し複合汚染を起こす。*A. awamorii*、*A. carbonarius*、*A. niger*にも

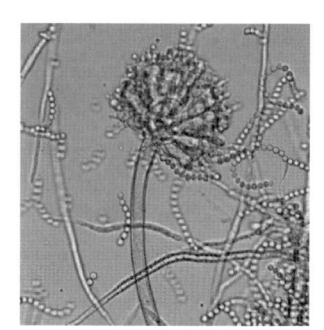

図16. *Aspergillus ochraceus*の分生子構造

273

生産性が知られており、コーヒー豆、ワイン、ビールなどの原料農産物に生育し、収穫・加工の過程で汚染を拡大し製品に残留する。飲料は摂取量が多いため体内への蓄積が問題となる。*A. ochraceus* も収穫後の乾燥過程で急速に拡がり、汚染を起こす。焙煎でも分解されず、コーヒー豆、コーヒー飲料に残留する[3]。

▶コーヒー飲料に残留

1 生産菌

Aspergillus では *A. auricomus*、*A. awamorii*、*A. carbonarius*、*A. citricus*、*A. foetidus*、*A. fonsecaeus*、*A. fresenii*、*A. melleus*、*A. niger*、*A. ochraceus*、*A. sclerotiorum*、*A. wentii*、*Neopetromyces muricatus*、*Petromyces alliaceus*。*Penicillium* では *P. verrucosum* に生産性が報告されている。食品衛生上問題となる菌は *A. awamorii*、*A. carbonarius*、*A. niger*、*A. ochraceus*、*P. verrucosum* などである。

2 汚染対象となる食品

Aspergillus による OCTA 汚染の対象食品は穀類、穀類加工品、香辛料、生薬、コーヒー豆、ワイン、ワイン用ブドウ液、ビール、醤油など多岐にわたる。*Penicillium* による OCTA 汚染の対象食品は穀類、穀類加工品、食肉、食肉加工品など。

3 毒性

ブタ、ヒツジ、ラット、アヒル(ヒナ)、ニワトリなどに腎障害、腎癌、肝癌、催奇形性などを示す。バルカン諸国でヒトの腎炎(バルカン腎炎)が知られている。バルカン諸国以外でもデンマーク、ドイツ、イタリア、スウェーデン、ノルウェー、イギリス、カナダ、日本でヒトの母乳、血液、血漿、尿などから検出されている。

3 パツリン

パツリンは最初抗生物質として開発が進められたが、強い毒性のため使用されることはなかった。*Aspergillus clavatus*、*A. terreus*、*Penicillium expansum*、*P. roqueforti* は自然界での広い分布と、高い出現頻度のため、食品衛生上問題視されている。リンゴの青カビ病菌である *P. expansum* によるパツリンのリンゴジュース、リンゴ加工品への汚染が報告されている[4]。

▶リンゴ加工品への汚染

1 生産菌

Aspergillus clavatus、*A. terreus*、*Byssochlamys fulva*、*B. nivea*、*Eupenicillium lapidosum*、*Paecilomyces variotii*、*Penicillium coprobium*、*P. expansum*、*P. glandicola*、*P. griseofulvum*、*P. novaezeelandiae*、*P. roqueforti*、*P. vulpinum* など多種の菌類に生産性が報告されている。

2 汚染対象となる食品

リンゴ果汁、リンゴジャム、リンゴ酒、乾燥リンゴなどリンゴ加工品、ブドウ、ミカン、ブルーベリー、トマトなどの果汁や加工品、穀類など。

3 毒性

▶乳牛の斃死事件

1954年に神戸市で起きた乳牛の斃死事件の原因がパツリンであったとの報告がある。急性毒性はマウスでは $LD_{50}=35\ mg/kg$（経口）、ラットでは $LD_{50}=15\ mg/kg$（経口）で、脳水腫、肺出血、肝臓、脾臓、腎臓の毛細血管損傷や変異原性が報告されている。

4 フモニシン

▶ウマの白質脳軟化症

フモニシンはトウモロコシの赤カビ病菌 *Fusarium verticillioides* の生産するカビ毒で南アフリカでウマの白質脳軟化症の原因物質として研究された。ラットでの発がん実験から肝癌が報告されている。フモニシンは多種の *Fusarium* に生産性が報告されており、*Fusarium* の自然界での分布の広さ、農作物やその加工品からの高い分離頻度からリスクの高いカビ毒といえよう[1)5)]。

1 生産菌

Fusarium acutatum、*F. andiyazi*、*F. anthophilum*、*F. bogoniae*、*F. dlaminii*、*F. globosum*、*F. fujikuroi*、*F. napiforme*、*F. nygamai*、*F. phyllophilum*、*F. proliferatum*、*F. pseudocircinatum*、*F. pseudonygamai*、*F. sacchari*、*F. subglutinans*、*F. verticillioides* などの多種の *Fusarium* に生産性が報告されている。

2 汚染対象となる食品

トウモロコシとその加工品(コーンフレーク、コーン缶詰、コーンスープ、コーンスナックなど)、米、大麦、ビールに汚染の報告がある。

3 毒性

慢性中毒として南アフリカでウマの白質脳軟化症、ブタの肺水腫、南アフリカ、中

▶ヒトの咽頭癌発症との関連性

国におけるヒトの咽頭癌発症との関連性が指摘されている。急性毒性は B_1 は鶏卵で $LD_{50}=18.73\,\mu g$/卵、マウス、ラット、ウサギ、ブタ、ヒツジで腎毒性を示す。雄ラットでの発がん試験では 0.8〜1.6 mg/kg/日の投与で肝癌、2.2〜6.6 mg/kg/日の投与で腎癌発症が報告されている。

5　トリコテセン類

▶トリコテセン骨格

トリコテセン類カビ毒とは *Fusarium* などの生産するトリコテセン骨格をもつ化合物のうち毒性を有するものの総称で、現在まで 50 種近く報告されている(図 17)。*Fusarium* は農作物に生え古くからカビ毒中毒事件をしばしば起こしている。カビ毒としてはジアセトキシスシルペノール、T-2 トキシン、HT-2 トキシン、ニバレノール、デオキシニバレノール、4-アセチルニバレノール、3-アセチルデオキシニバレノールなどが食品衛生上重要視されている。これらのトリコテセン類カビ毒は同じく *Fusarium* の生産するゼアラレノンと複合汚染を起こしている例も多い。トリコテセンは非常に広い地域の麦から高頻度、高濃度で検出され、アフラトキシンとともに食品衛生上最も警戒を要するカビ毒といえよう[1)5)]。

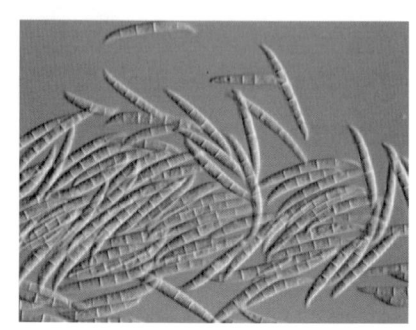

図 17. *Fusarium graminearum* の分生子

1 生産菌

Fusarium acuminatum、*F. bactridioides*、*F. crookwellense*、*F. culmorum*、*F. equiseti*、*F. graminearum*、*F. incarnatum*、*F. kyushuense*、*F. poae*、*F. pseudograminearum*、*F. sporotrichioides*、*F. venenatum* や *Cylindrocarpon*、*Myrothecium*、*Stachybotrys*、*Trichoderma*、*Trichothecium*、*Verticimonosporium* などの菌類に報告されている。

2 汚染対象となる食品

麦類(小麦、大麦、燕麦)や麦加工品、トウモロコシ、トウモロコシ加工品、米など広く穀類に汚染が認められる。クッキー、クラッカー、ポップコーン、コーンミールなど加工品にも自然汚染が報告されている。

3 毒性

▶麦類の赤カビ病

▶食中毒性無白血球症

急性毒性は麦類の赤カビ病で赤変した麦を食したときのカビ毒中毒として北アメリカ、ヨーロッパ、ロシア、インド、中国、日本など世界各地で発生している。特に、1930年代にロシアのシベリア、ウクライナで汚染燕麦の摂取でヒトに起こった食中毒性無白血球症は多数の死者を出した。症状として悪心、悪寒、嘔吐、下痢、発熱、腹痛、頭痛、出血、皮膚粘膜刺激、顔面の発疹、白血球減少、再生不良性貧血などの急性毒性を示す。細胞毒性が強く骨髄、胸腺、腸管、上皮細胞などに細胞障害を起こす。

(堀江義一)

【文献】
1) 宇田川俊一：食品のカビ汚染と危害．p243, 幸書房, 東京, 2004.
2) 中島正博：ケニアでのアフラトキシコーシス．Mycotoxins 54：125-127, 2004.
3) European Commission, Reports on tasks for scientific cooperation：Task 3.2.7. Assessment of dietary in take of ochratoxin A by the population of EU Member States, Directorate General Health and Consumer Protection, Office for Official Publication of the European Communities, Luxembourg, 2002.
4) European Commission, Reports on tasks for scientific cooperation：Task 3.2.8. Assessment of dietary intake of patulin by the population of EU Member States, Directorate General Health and Consumer Protection, Office for Official Publication of the European Communities, Luxembourg, 2002.
5) Yoshizawa T(ed)：New horizon of mycotoxicology for assauring food safety；Proceedings of the International Symposium of mycotoxicology in Kagawa 2003. p356, Jap Asso of mycotoxicology, Takamatsu, 2004.

6 家庭用品

タバコ

1 中毒作用機序

▶自律神経系作動薬

　主要成分であるニコチンが、自律神経系作動薬であるため、自律神経、中枢神経、骨格筋などの各神経に対して、少量では刺激症状を発生し、大量では中枢神経抑制により呼吸停止などが発生する。水に易溶性のため水の入った灰皿の中のタバコなど浸漬された状態の液体が最も有毒である。しかし、乳幼児がタバコを口に入れていても実際の嚥下量は少なく、また催吐作用により初期に嘔吐されるため、体内吸収量は考えられるよりも少ない。急速かつ容易に消化管、肺、皮膚から吸収され（胃液のような酸性液では遅く15分で3％しか吸収されない）、症状の発現は早く15〜30分で症状が発生する。半減期は1時間と短く、吸収された90％は肝臓で代謝され、残りは尿中へと、24時間以内にすべてが排泄される。成人致死量30〜50 mg（タバコ1〜2本）、幼児致死量10〜20 mgである[1]。

2 症状

▶嘔気
▶嘔吐

　●a．消化器症状：口腔灼熱感、唾液分泌増加、腹痛、下痢、嘔気、嘔吐。嘔吐は最も頻度の高い症状である。
　●b．中枢、循環器症状：顔面蒼白、血圧上昇、頻脈、興奮、聴力および視力障害。顔面蒼白も頻度が高い。
　●c．骨格筋：脱力、筋弛緩
　●d．重症例の症状：症状の発現がより早い。意識障害、痙攣、血圧低下、徐脈、不整脈（心房細動、房室ブロック）、呼吸筋麻痺、縮瞳を認める。

3 診断

　多くは、口唇や口腔内のタバコ葉の付着など状況証拠からなされているが、最も信頼性の高いものは正確な血中濃度の測定である。しかし、タバコ誤食についての血中濃度の測定は、対象が乳幼児であるため同意が得られ難いことや、治療に直結せず軽症例が多いため極端に報告が少ない。関の報告では、血中濃度が症状や推測される経過、申告服用量と合致しないことが示された[2]。また、星野は、無症状群（43.0 ng/ml）の方が、有症状群（35.9 ng/ml）よりも却って血中ニコチン濃度が高いことを含めて、予測ニコチン濃度、症状の有無、年齢、予測誤飲量、来院までの時間など、すべての

因子で有意な相関を認めないこと、また、測定値は中毒症状を呈するとされる、0.5〜1 mg/dl よりもはるかに低値であることを報告した(1/100以下)[3]。ニコチンそのものの測定法自体もいまだ確立されてはおらず、実際の診断は状況証拠と非特異的症状に頼るしかない。

4 治療

●a. 無処置

症状のないもの(特に小児の誤食)は処置を行わない。症状の発現は早期であるため、服用後1時間の間に症状がなければ無処置でよい。これは従前の治療法とは大きく異なるため、以下にその理由を列挙する。

①従来は、タバコ誤食については、紙巻きタバコ1本分のニコチン量が致死量としては十分なため、全症例に胃洗浄が施行されるのが通常であった。しかし、過去に死亡例がなく、苦味感や嘔吐により実際の摂取量は少ないと推定され、数時間の経過観察にて対応できる可能性があり、誤嚥、肺炎、消化管穿孔、出血、苦痛などの侵襲を伴う胃洗浄を施行しない方式も増えている[4][5]。筆者は、無症状〜軽症例では、「無処置＋2時間観察」治療を施行しているが[6]-[8]、悪化例や合併症の発生例は認めていない。

②過去に、タバコ誤食について申告された誤食量をもって胃洗浄の適応としたために「胃洗浄不可欠治療」の習慣が始まったといえる。小児のタバコ誤食例では、申告量や推定量は不正確で、症状と一致せず誤差の大きいことが知られている。ニコチンの血中濃度の測定でも、中毒量とされる濃度よりもはるかに低値であり、推測より誤食量の少ないことが示されている。

③なぜ胃洗浄を施行するかとの小児科医への問いに対して、教育的指導としての「親への見せしめ」のために胃洗浄を行うという回答を得たことがあるが、これは危険極まりないと思われる。図1は、さる施設で施行された、胃洗浄のための胃管の挿入写真であるが、太い管が十二指腸を越えて挿入されており、誤嚥、肺炎などの発生も含めて、胃洗浄の危険性を示している。

④年間1万7,000件を超す日本中毒情報センターの電話相談においても「無症状例は無処置＋観察」を推奨している。

⑤小児科学会方針：小児科学会でも、2 cm以下や、量が不明、症状がないときは、胃洗浄処置を行

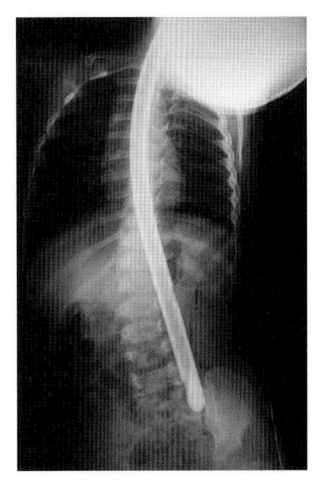

図1. 胃洗浄のために挿入された太い胃管

表 1. 小児科学会のタバコ誤食治療指針

1. 誤食量が2 cm以下確認→用手催吐＋4時間観察
2. 誤食量不明＋症状なし→用手催吐＋4時間観察
3. 症状あり→胃洗浄
4. 帰宅後は、4時間および24時間後に電話で問い合わせを行う

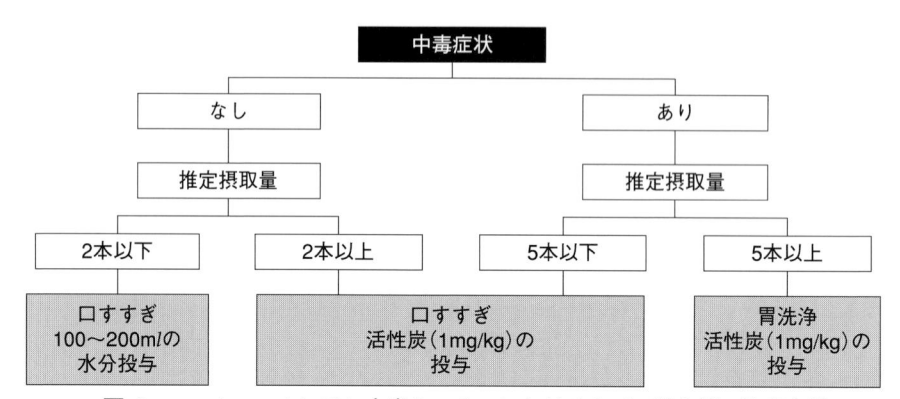

```
              中毒症状
         ┌──────┴──────┐
         なし           あり
      推定摂取量      推定摂取量
     ┌────┴────┐   ┌────┴────┐
   2本以下  2本以上  5本以下  5本以上
   口すすぎ  口すすぎ  口すすぎ  胃洗浄
  100〜200mlの 活性炭(1mg/kg) 活性炭(1mg/kg) 活性炭(1mg/kg)
   水分投与    の投与      の投与     の投与
```

図 2. ロッキーマウンテン中毒センターにおけるタバコ誤食例の治療方針
(Smolinske SC, et al：Cigarette and nicotine chewing gum toxicity in children. Human Toxicology 7：27-31, 1988による)

わず、4時間観察を推奨している。しかし、症状のあるものに対しては胃洗浄を施行することとしている(**表1**)[9]。

⑥ロッキーマウンテン中毒センターの治療方針(**図2**)は、2本以下は口すすぎのみ、2本以上であっても口すすぎと活性炭の投与のみであり、5本以上になって初めて胃洗浄を勧めている。これは小児の誤食事件では考えられない大量であり、このプロトコールに従えば事実上胃洗浄施行の適応症例はないということになる。これをもとにすれば、小児のタバコ誤食に対しては、「症状の有無にかかわらず全例経過観察でよい」ことになる[10]。

●**b．入院・経過観察**：1本以上を確実に摂取したものは、経過観察を行う方がよい。

●**c．経口摂取の禁止**：ニコチンの吸収を早め、腸へ移動させるため禁忌である。牛乳などの投与も無効である。

●**d．催吐**：手指などの機械的刺激によるものは、患者に苦痛をもたらし、誤嚥の危険性もあり、痙攣を誘発するため施行には注意を要するが、吐根シロップを使用しての催吐は、簡便で推奨される。

▶吐根シロップ

> **処方例　吐根シロップ「ツムラ」®**
>
> 1歳未満：1回8 ml、12歳未満：12 ml、12歳以上：15 mlを投与する。30分以内に嘔吐がない場合は同量を再投与する。投与前後に飲水させてもよい。

●e．**胃洗浄**：1本以上を摂取したものや症状のあるものは、胃チューブより、活性炭を含む生理食塩水にて行う。

> **処方例（小児）**
>
> 活性炭1 g/体重kg＋生理食塩水5 ml/体重kg＋マグコロール® 4 ml/体重kg

●f．**制酸薬の投与**：ニコチンの吸収を促進するため禁忌である。
●g．**血液透析や血液吸着**：無効である。
●h．**解毒薬や拮抗薬**：存在しない。
●i．**重症例**：気道確保、呼吸管理を行い、循環管理として、リンゲル液(ヴィーンF®)を100 ml/hrで投与開始、ドパミンを投与する。痙攣には、ジアゼパムの投与を行う。副交感神経過刺激状態(徐脈、唾液分泌)には、アトロピンの投与を行う。

> **処方例**
>
> ドパミン(イノバン®)3 A＋5%ブドウ糖85 mlを混合したものを3 ml/時間から開始する。

> **処方例（小児）**
>
> セルシン® 1〜2.5 mgを反復静注、または硫酸アトロピン0.1〜0.3 mgを反復静注。

5 予後

1．小児の事故による中毒例としては最多であるが、80％は無症状で死亡例の報告はない。保護者に重症例は少ないことと数時間の観察の重要性についての説明を行い不安の除去に努める。
2．少量の誤飲では軽症で経過することが多い。重症でも適切な治療が施行されれば軽快する。
3．文献的検索では、過去、約100年間の文献調査で、「小児の紙巻きタバコ誤食例」

においては、国内(256例)、国外(918例)での死亡例の報告は見当たらない[11]。

4．成人が意図的に服用した場合と乳幼児のタバコ誤食はまったく違う概念で対処すべきであり、同一視してはならない。成人の自殺企図例では重症化することもあり、死亡例の報告もある[12)-14)]。

（千代孝夫）

【文献】
1) 東海林里奈，田中哲郎：急性ニコチン中毒．小児内科 28：1263-1264，1996．
2) 関　一郎，尾崎由佳，佐藤慎子，ほか：タバコ誤嚥患児の血中ニコチン・コチニン濃度の測定について．臨床研究報告書 1993 年版，pp 331-336，1995．
3) 星野恭子，有本　潔，諸岡啓一，ほか：タバコ誤飲におけるニコチン，コチニンの血中濃度について．日小会誌 100(8)：1387-1391，1996．
4) 八木啓一：タバコ中毒．今日の治療指針，28巻，p 125，医学書院，東京，1999．
5) 石沢淳子，大橋教良：小児によくみられる中毒．Medicina 35(11)：441-443，1998．
6) 千代孝夫：タバコ中毒．今日の治療指針，28巻，pp 23-24，医学書院，東京，2001．
7) 千代孝夫：タバコ誤飲．日医雑誌 115：680，1996．
8) 千代孝夫：誤飲(タバコ，化粧品)．今日の小児治療指針，第 12 版，矢田純一，ほか(編)，p 99，医学書院，東京，1999．
9) 山中龍宏，大久保修，田中哲郎，ほか：日本症小児科学会こどもの生活環境改善委員会報告；タバコの誤飲に対する処置について．日本小児科学会雑誌 102(5)：613，1998．
10) Smolinske SC, Spoerke DG, Wruk KM, et al：Cigarette and nicotine chewing gum toxicity in children. Human Toxicol 7：27-31, 1988.
11) 福本真理子：タバコ中毒の文献的考察；致死的になりうるか．中毒研究 16，147-154，2003．
12) 福井巳芳，滝呑智子：ニコチン中毒死の一例．日法医誌 24(1)：83，1970．
13) 高安達典，大島　徹，林　清子，ほか：ニコチン中毒死の 1 剖検例．日法医誌 46(5)：327-332，1992．
14) 小久保亨郎：タバコ飲食による急性ニコチン中毒の 2 例について．神精会誌 32：5-8，1982．

インククリーナー

●●● はじめに

従来のインククリーナーは、第一液のシュウ酸で色素を脱色し、次に第二液の次亜塩素酸ナトリウムで染料を酸化脱色することによってインクを消すものであるが、近年は手軽に使用できる修正液が繁用され、あまり使用されていない。

▶ GHB 前駆物質

ところが最近、GHB(γ-hydroxybutyric acid)を合成する際の前駆物質であるGBL(γ-butyrolactone)、および BD(1,4-butanediol)を含有するコンピュータパーツ、プリンターなどのクリーナー(図 3)が、インターネットを通じて容易に入手できるようになった。

IV. 中毒各論 ⑥家庭用品

GHBは本来麻酔薬として開発されたが、睡眠薬、やせ薬、娯楽薬として、あるいは成長ホルモン刺激薬としてボディビルダーなどに違法に用いられている。GHBは、日本では2001年11月に麻薬として規制されたが、その前駆物質であるGBLやBDなどは法規制の対象とはならないため、表向きはインククリーナー、マニキュア除去剤、ペイント除去剤などとして販売されている。これらは陶酔感が得られることから脱法ドラッグとしての乱用問題が生じている。

▶脱法ドラッグ

現在、社会問題ともなっているGBL・BD含有のインククリーナー摂取に起因するGHBの中毒について述べる。

1 中毒作用機序

GBLは体内で加水分解されGHBに、BDは体内で酸化されGHBになり、以下のような作用[1]を示す。

●a. 中枢神経抑制、陶酔感誘発

GHBは神経伝達物質であるGABA（γ-aminobutyric acid）、グルタミン酸と構造が類似している（図4）。GABA$_B$レセプターを介し、ドパミン作動神経を抑制し、中枢神経抑制作用、陶酔感誘発を示す。

▶GABA$_B$レセプター

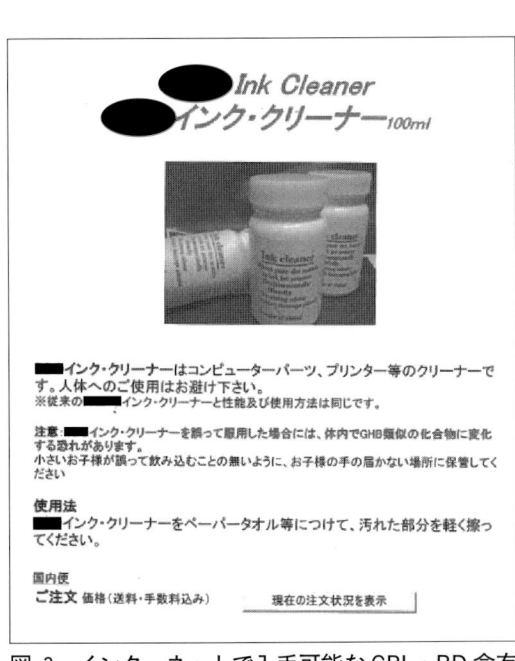

図3. インターネットで入手可能なGBL・BD含有インククリーナー

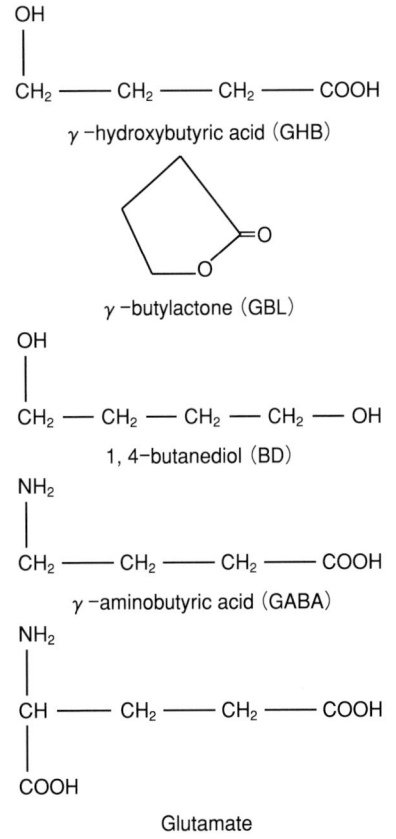

図4. GHBとその関連化合物の構造式

●b．睡眠誘発

GBLがGHBに変換されることにより睡眠が誘発される。海外ではナルコレプシーの治療に用いられており、GHBで深い睡眠(deltastage 3、4)が増え、浅い睡眠(deltastage 1)が減る。また夜間の覚醒が減少する。これらのことは、レム睡眠を誘導するものと考えられる。

●c．全身麻酔：中枢神経抑制作用による全身麻酔作用を示す。

●d．筋弛緩

神経筋の接合部に対する直接作用よりむしろ脊髄に対する作用による筋弛緩を起こす。

●e．成長ホルモン放出刺激

蛋白同化作用による成長ホルモン放出刺激作用を示す。

なお、GHBは経口で消化管から速やかに吸収され、血液脳関門を通過し、肝臓で速やかに代謝される。GBLはGHBより早く吸収されるが、脂溶性に富んでいるため加水分解される前に組織の脂肪関門を通過する。その結果、これらの組織はGBLのリザーバーになり、作用の持続時間が長くなる。BDは肝臓のアルコール脱水素酵素、アルデヒド脱水素酵素によりGHBとなる。BDとアルコールを同時摂取した場合では、代謝の際アルコール脱水素酵素を競合するため、症状の発現が遅延される[1]。

2 症状

▶中枢神経抑制作用

▶血圧低下

GHBは、急性の経口または静注による摂取で、中枢神経抑制作用または麻酔作用[1]を示す。中毒症状の詳細[1]を**表2**に示す。GHBは、初期には摂取量に応じた症状がみられ、10 mg/kgで健忘症、血圧低下、20〜30 mg/kgで傾眠、嗜眠、めまい、多幸感、50〜70 mg/kgで昏睡、徐脈、徐呼吸、チェーンストークス呼吸などが報告されている。

しかし、低用量のGHBの経口摂取に対する反応は患者によって、また同一の患者でも多彩な様相を呈し、予測できない[2]といわれており、5gの経口摂取で嘔吐と意識

表 2．GHBの中毒症状

	症　状
循環器系症状	起立性低血圧症、軽度の血圧上昇、軽度の頻脈、**心房細動**、心電図異常、昏睡状態の患者で軽度の徐脈と心排出量減少
呼吸器系症状	呼吸抑制や無呼吸、チェーンストークス呼吸
神経系症状	中枢神経抑制作用、興奮、めまい、運動失調、疲労、錐体外路系異常、**痙攣**、昏睡
消化器系症状	悪心、嘔吐、唾液過多
肝症状	報告なし
泌尿器系症状	尿失禁、尿意促迫、血尿
その他	軽度の低体温、眼振、軽度から中等度の呼吸性アシドーシス、発汗、骨格筋の弛緩、電解質異常(高ナトリウム血症・低カリウム血症)、軽度の血糖値上昇、過プロラクチン血症

(文献1)による)

消失が発現した例[3]、成人の茶さじ 1/2〜4 杯の経口摂取で、頭痛、錯乱、運動失調、尿失禁または尿意促迫、呼吸困難、徐脈、コントロールできない振戦、痙攣様運動がみられた例[1]、20 g または 30 g 摂取しても重篤な症状は生じなかった症例など[4]、さらに、100 g を水に溶かして一気に摂取し、循環不全から肺水腫を起こして死亡した例[5]が報告されている。また、血漿濃度が 50 mg/l で、鎮静、嗜眠、めまいなどの症状がみられ、260 mg/l 以上で昏睡、咽喉頭反射消失などの症状がみられたとの報告もある[1]。アルコールや他の向精神薬と併用した場合、症状は重症化する。

これらの症状は経口で 15〜30 分、静注で 2〜15 分で発現し、完全に回復するまでには約 8 時間を要する[1]。

なお、慢性使用の場合は、幻覚、幻聴、興奮、禁断症状（振戦を伴った不安、不眠、運動失調、錯乱、幻聴と幻覚、せん妄、頻脈、血圧上昇、眼球運動異常など）などが発現する[1]。

3 診断

通常、薬の使用歴と症状に基づいて診断は下されるが、脱法ドラッグであるため、患者は摂取を認めない可能性があることを心に留めておかねばならない[2]。

●a．摂取量と血中濃度

ヒトに経口で 75 mg/kg、100 mg/kg 投与した場合、最高血漿濃度はそれぞれ 0.87、1.15 mmol/l を示した[1]。

●b．有用な検査

電解質、血糖、BUN、クレアチニン、肝機能検査などの検査を行う[2]。

4 治療

解毒薬・拮抗薬はなく、対症療法と生命維持療法を行う。催吐は中枢神経抑制が急速に生じるため、禁忌である。無症状で状態が安定してからも 6 時間は経過観察を行う。BD とアルコールを同時摂取している患者では、アルコールが検出されなくなるまで経過観察を行う[1]。

●a．基本的処置

- 催吐：中枢神経抑制が急激に生じるので禁忌。
- 胃洗浄
- 活性炭の投与

●b．生命維持療法および対症療法

- 呼吸管理
- 循環管理
- その他対症療法：徐脈、痙攣発作、興奮、昏睡

●c．排泄促進

・強制利尿、血液浄化法：有効とする報告はない。

●d．検査

・症状がある場合は、血清の電解質と血糖値をモニターする。

▶心電図のモニター
・比較的不整脈と伝導障害が多くみられるので、心電図をモニターする。

5 合併症

合併症に関する報告はない。

6 予後

▶アルコールとの併用により重症化

後遺症などの報告はないが、アルコールと併用すると重症化する。また、GHB 100 g経口摂取の死亡例の報告がある。

（飯塚富士子、黒木由美子）

【文献】
1) Rumack BH & Spoerke DG(eds)：GAMMA HYDROXYBUTYRIC ACID AND RELATED AGENTS. POISINDEX(R)Information System. VOL 121, MICROMEDEX Inc., Cololado, 2004.
2) Jo Ellen Dyer：ボディビルディング薬．中毒ハンドブック，坂本哲也(監訳)，pp 83-85，メディカル・サイエンス・インターナショナル社，東京，1999.
3) Dyer JE：γ-Hydroxybutyrate；A Health-Food Product Producing Coma and Seizurelike Activity. American Journal of Emergency Medicine 9：321-324, 1991.
4) Vickers MD：Gamma hydroxybutyric acid. Int Anaesth Clin 7：75-89, 1969.
5) 山本好男：γ-ヒドロキシ酪酸(GHB)多量服用による死亡例．日本法医学雑誌 55(1)：128, 2001.

乾燥剤など

1 中毒作用機序[1)2)]

▶シリカゲル
▶生石灰(酸化カルシウム)
▶塩化カルシウム

乾燥剤はシリカゲル、生石灰(酸化カルシウム)、塩化カルシウムの3種類を成分として、食品の乾燥や押入れなどの除湿剤として広く使用されている。最も多く使用されているのがシリカゲルであるため、乾燥剤がすべてシリカゲルであると思っている市民も少なくない。「シリカゲルは乾燥剤であるが、乾燥剤はシリカゲルではない」ことを知っておく必要がある。また、食品の包装内には乾燥剤のほかにカビの発生や酸化による風味の変化を抑えるために食品品質保持剤といわれるものも入っている。一般市民にとってはこれらが一括されて「乾燥剤」あるいは「シリカゲル」として表現さ

▶食品品質保持剤

れることも多いため、誤飲事故の際には「何を飲んだか」についてこちらから誘導した質問が必要となる。そこで、本稿では乾燥剤とともに食品品質保持剤についても解説する。

乾燥剤と食品品質保持剤は**表3、4**に示す成分でできている。多くのものは大量摂取をしない限り無毒から軽症であることが多いが、生石灰（酸化カルシウム）などの場合にはアルカリによる粘膜腐食作用があり皮膚化学熱傷や食道狭窄などの重篤な合併症をきたす場合があることを念頭におくことが重要である。

▶アルカリ
▶粘膜腐食作用
▶皮膚化学熱傷
▶食道狭窄

2 症状

皮膚・粘膜へ付着した場合、眼に入った場合、経口摂取した場合などがある。経口摂取した場合もなめた程度のものから大量摂取した場合などによって症状が異なる。なめた程度であれば多くは、家庭内で経過を観察することでよく医療機関を受診するまでのことはない。生石灰や塩化カルシウムなどは局所刺激が強いため、皮膚の化学熱傷や眼に入った場合には、疼痛や浮腫などをきたす。**表3、4**に乾燥剤と食品品質保持剤による症状を示した。

3 診断

問診が非常に重要である。患者は「乾燥剤を飲んだ」と言わずに「シリカゲルを飲んだ」と言う場合がある。乾燥剤の成分には3種類あるため、本当にシリカゲルなのかあるいは乾燥剤＝シリカゲルと思って言っているのか確認しなければならない。また、乾燥剤を飲んだと思っていても、実際は食品品質保持剤であったりもする。包装表示の商品名による成分の確認が最も確実である。乾燥剤のうちシリカゲルは透明〜半透明の粒状かその中に青色粒が混入している。白色の粉末状や塊の場合には、シリカゲルではなく生石灰や塩化カルシウムのいずれかと考えられる（**図5**）。

問診では、経口摂取なのか手についたのか、眼に入ったのかを確認する。また経口摂取の場合にはなめた程度か、大量に飲み込んだのかも聞く必要がある。

4 治療

（1）家庭で行う処置

皮膚に付着した場合には流水で洗い流す。生石灰や塩化カルシウムなどが眼に入った場合には流水で十分洗浄する。塩化カルシウムの粉が入った場合には、擦って傷をつけないようにする。

経口摂取した場合、生石灰や塩化カルシウムでは催吐はさせない。水か牛乳を飲ませる。オレンジジュースは避ける。

表 3. 乾燥剤

成分	シリカゲル	生石灰(酸化カルシウム)	塩化カルシウム
使用場所	乾燥剤として最も多く使用されている	せんべいや海苔の乾燥剤として使用されている。また、最近では日本酒や弁当の加温用としても使用されている	乾燥剤のみならず押入れなどの室内用の除湿剤として使用されている
外観	透明～半透明の粒状。吸湿指示剤として青色粒が混じるものもある(シリカ青ゲル)	白色の粉末状または塊	白色の粉末状または塊
成人経口致死量	15 g/kg 以上	10 g	30 g
中毒機序	腸管での吸収はほとんどなく、大量摂取しても無毒。稀に口腔粘膜にびらんや下痢を生じる。シリカ青ゲルはコバルト塩中毒の原因となり得る	アルカリ剤。消化管粘膜や組織内の水分と反応し発熱し、水酸化カルシウムを形成する。この発熱作用が加温用に供される	腐食作用は少ない。局所での直接の刺激作用。腸内で塩素イオンを生成し代謝性アシドーシスをきたす
症状	無症状のことが多い。稀に口腔粘膜にびらんを生じる	経口摂取：局所のびらん、疼痛、浮腫。嚥下困難、重篤な場合には食道狭窄 眼：疼痛。結膜・角膜潰瘍 皮膚：化学熱傷	局所刺激作用。大量摂取にて代謝性アシドーシスの発生
家庭での処置	ジュースや牛乳などを飲ませる。自宅での経過観察でよい	催吐は禁忌。牛乳や卵白を飲ませ、医療機関に受診をさせる。オレンジジュース(弱酸性)の投与は禁忌。眼に入った場合には洗眼	牛乳を飲ませる。眼や皮膚は十分な水で洗浄
医療機関での処置	無処置。時に下剤投与	アルカリ誤飲に準じる。眼に入った場合には眼科を受診	消化管粘膜保護剤の投与。代謝性アシドーシスの治療
合併症	特にない	食道狭窄	あまり知られていない
商品名	トーカイゲル、ドライゲル、ドライヤー、ドライヤーン-P 5I、ドライヤーンリード、ニップシール、パリットシリカゲル、ヒシゲル、フジゲル、アイデイネオスターゲル、シブレットAS、シブレットFC、デシパック、ドライカラット、ニットウゲル九ちゃん、ネオライヤー	乾燥剤MK、キングドライ、シケナイ強力乾燥剤、スーパードライ、ドライ一番、ネオ・ドライヤー、ハイドライ、パリット、パリットファイン、ピッカー、ライム	アイデイ乾燥剤、アイデイシート状乾燥剤、デオドライ、ザ・乾燥、シッケアウト、湿気当番、除湿ん固、除湿ん板、除湿ん棒、吸うばあまんDRY、ドライペット、水取っとる、水とりぞうさん

(2) 医療機関での処置(経口摂取の場合)

● a. 胃洗浄について：乾燥剤の経口摂取では胃洗浄は行わない。

● b. 生石灰の場合

▶粘膜保護剤
▶ステロイド療法

生石灰はアルカリであるため組織腐蝕性が強い。消化管のびらん、潰瘍、狭窄が問題となる。特に食道潰瘍や狭窄に注意が必要となる。粘膜保護剤(アルロイド G® やマーロックス®)を頻回投与する。ステロイド療法(プレドニゾロン® 1～2 mg/kg またはデキサメサゾン® 0.1 mg/kg/日)を3週間を限度に投与することを勧めるものもあるが効果は不明である。

急性期の内視鏡検査を積極的に勧めるものもあるが、穿孔の危険性から行わない方がよいとの意見もある。

5 合併症

▶化学熱傷

生石灰による、化学熱傷、食道狭窄。

表 4. 食品品質保持剤

分類	脱酸素剤（活性酸化鉄）	脱酸素剤	鮮度保持剤	酸素検知剤
成分と使用場所	酸化第一鉄、酸化第二鉄、水酸化鉄の混合物。酸素を吸収して酸化による変質やカビの発生を防ぐ。生麺や水産加工品などの包装に使用される	カテコールを活性炭に吸着させたもの。酸素を吸収し海苔などの変質やカビの発生防止として使用される。アルカリを含むものもある	シリカゲルにエタノールを吸着させたもの。洋菓子やうどんなどに使用され、カビの発生を防ぐ	脱酸素剤の効力を確認するために食品包装内に封入されている錠剤。酸素濃度が高くなると変色する
中毒機序	腸管から吸収されず、通常の誤飲では無毒。時に悪心や嘔吐	腸管から吸収されない。アルカリを含むもの（タモツ）では局所粘膜障害、悪心、嘔吐など	普通の誤飲では無毒。大量服用ではエタノール中毒の可能性がある	ほとんど無毒
症状	時に悪心や嘔吐	アルカリを含まないものではほとんど無症状	ほとんど無症状、大量服用で顔面紅潮や発汗などのエタノール中毒症状	無症状
家庭での処置	経口の場合、水や牛乳を飲ませて様子をみる。眼に入った場合には、擦らないで大量の流水で洗浄する。皮膚についた場合には、石鹸水や水で洗浄する。口に入ったときには、水で口をすすぐ	水や牛乳を飲ませて様子をみる	水や牛乳を飲ませて様子をみる	経過観察
医療機関での処置	大量服用または症状があれば来院を指示	大量服用または症状があれば来院を指示	大量服用または症状があれば来院を指示	特に処置は必要ない
商品名	ORC、エージレス、オキシーター、ケプロン、コーヤング、サンソレス、セキュール、鮮度保持剤F、バイタロン、モデュラン	タモツ	アンチモールド102、アンチモールドマイルド、オイテックL、オイテックR、柿エース	エージレス・アイ、セキュールK

```
         ┌──────────────────┐
         │「乾燥剤を飲んだ」│
         │「シリカゲルを飲んだ」│
         └────────┬─────────┘
                  │ ・本当にシリカゲルなのか？
                  │ ・包装表示の商品名を確認
                  ▼
  ┌────────────────────────────────────────┐
  │「透明な粒状物、青色の粒が混じる」‥シリカゲル│
  │「白色の粉末状または塊」‥生石灰/塩化カルシウム│
  │「エージレス/タモツ」‥脱酸素剤              │
  └────────────────────────────────────────┘
```

| シリカゲル | 生石灰 | 塩化カルシウム | 脱酸素剤 | 鮮度保持剤 | 酸素検知剤 |

　　　　　乾燥剤　　　　　　　　　食品品質保持剤

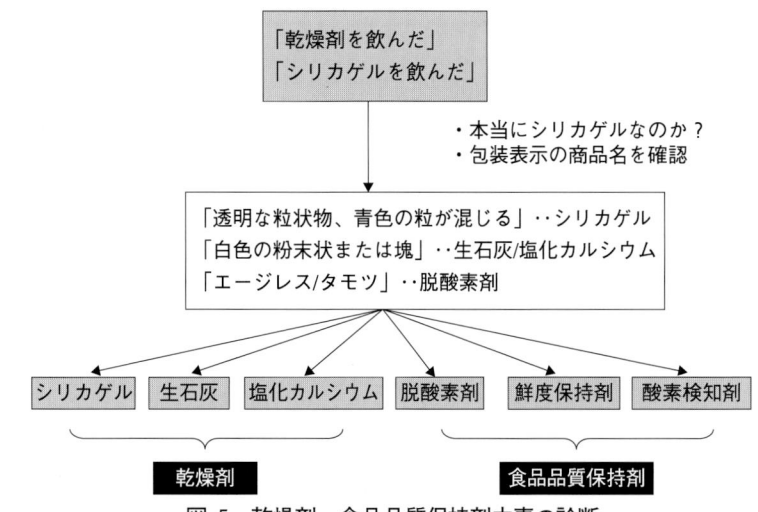

図 5. 乾燥剤・食品品質保持剤中毒の診断

6 予後

死亡例の報告はない。

（岡林清司）

【文献】
1) 鵜飼　卓：急性中毒の処置の手引き．必須220種の化学製品と自然毒情報，改訂版，pp 122-132, 日本中毒情報センター(編)，薬事時報社，東京，1994.
2) 関　州二：急性中毒診療．第1版，pp 32-36，金原出版，東京，2001.

催涙スプレー

●●● はじめに

催涙スプレーは1994年頃よりドイツ、アメリカから輸入され、国内で販売されている。その強力な催涙効果と低毒性であることから、一般に広く出回っており、通信販売や店頭で容易に入手可能である(メモ1)。その使用目的は護身であるが、実際には、これを用いた異臭・刺激臭事件が駅や百貨店など多数の人が集まる場所で頻発しており、犯罪に悪用されている場合もある。このため一般診療医でも催涙スプレーによる被害者を診療する頻度は少なくないと考えられる。

> **メモ1**
> 護身目的での催涙スプレーの所持は法に抵触しない。このことより市場に流通しやすい状況となっている。形状もさまざまで、スプレー缶型、ペン型、口紅型、ピストル型などがある。噴霧形態も、霧状、泡状、液状がある。

1 中毒作用機序[1]

▶クロロアセトフェノン(CN)
▶オレオレシン・カプシカム(カプサイシン；OC)

催涙スプレーの主成分は化学成分由来のクロロアセトフェノン(CN)とトウガラシ抽出成分のオレオレシン・カプシカム(カプサイシン；OC)の2つがある。

CNの作用機序は、①眼粘膜の知覚神経終末でSH含有酵素を阻害することによる疼痛、催涙作用、②皮膚、粘膜との接触時に遊離された塩素原子が塩酸に還元されて生じる局所の刺激や熱傷、である。CNは麻薬中毒患者や泥酔患者には催涙効果が薄いとされている。

OCの作用機序は、①付着した部位の知覚神経からのsubstance Pを放出させることによる局所の炎症作用、②気道の肥満細胞を刺激し、ヒスタミンを放出させての気道の収縮、粘液の分泌亢進、③眼球、眼瞼の血流増加、である。

国内販売されているものはOCにして10%程度のものがほとんどであるが、熊撃退用の高濃度のものも販売されている。

2 症状

上記作用機序により以下の症状を生じる。

①付着した部位の焼けるような痛み、②皮膚の発赤、③激しい咳、④眼球粘膜の充血、⑤流涙、⑥開眼不能。

重症の場合、①角膜、結膜障害、②水疱形成など、化学熱傷様の皮膚症状、③呼吸困難、呼吸不全、を生じ得る。

3 診断

催涙スプレーを化学的に分析するためにはガスクロマトグラフィーなどを用いるが、他の中毒同様、分析に時間を要する。このため、本症の診断は、多数の傷病者が咳や呼吸困難、眼の痛み、流涙など同一の症状を訴えているという状況から推測することしかできない。他の有毒ガスとの鑑別が難しい場合、症状の増悪傾向がないか経過を十分に観察する必要がある。

4 治療

主として対症療法となる。

・意識とABCを確認し、必要があれば気道確保と人工呼吸を行う(メモ2)。

▶呼吸障害

> **メモ2**
> OCによる呼吸障害を検討したRandomized Clinical Trialでは、OCによる有意な呼吸障害の出現を認めなかった[3]。一方、催涙スプレーによって人工呼吸管理を要した乳児の症例報告もある[4)5]。本邦では現在までのところ、こうした重症例の報告はない。しかし小児、高齢者、気管支喘息や慢性呼吸器疾患を有した症例の場合、注意する方がよいと考えられる。

・眼や皮膚に付着したスプレー内容物は医療従事者も汚染に注意して徹底的に水洗する(メモ3)。

> **メモ3**
> OCは温水に溶けやすいため、水洗する場合、温水の方がよい[1]。しかし焼けるような痛みのため、熱傷と同様、冷水を使用して除痛効果が得られる可能性もある[6]。

- 非ステロイド性抗炎症薬(NSAIDs)や抗ヒスタミン薬などの鎮痛、抗炎症薬の処方。但し、有効性に関するデータはない。
- 眼の痛みに対しては点眼麻酔薬が有効であったとの報告がある[2]。

▶中和剤
- 催涙スプレーに対する中和剤も販売されているが、その効果は不明である。

5 合併症

- 基本的に合併症を生じることは少ない。
- 乳児や慢性の呼吸器疾患を有する症例の場合、呼吸不全を合併する可能性は否定できない。

▶角膜、結膜障害
- 催涙スプレーによって角膜、結膜障害が長期間遷延したとの報告がある[2][7]。

6 予後

- 多くは合併症を生じることはなく、基本的に予後良好である。
- 症状の多くは30分以内に消失し、自然緩解する。

▶死亡
- しかし、催涙スプレーと死亡の因果関係が疑われた症例報告は少数ながら存在する[8][9]。このため、やはり注意深い経過観察が必要であろう。

(福島英賢)

【文献】
1) 辻川明子：護身用スプレー．症例で学ぶ中毒事故とその対策，改訂版，日本中毒情報センター(編)，pp 416-421, じほう，東京，1999.
2) 萎澤幸恵，永井祐喜子，西尾佳晃，ほか：催涙スプレーによる角膜上皮障害の1例．眼科臨床医報 97：673, 2003.
3) Chan TC, Vilke GM, Clausen J, et al：The effect of oleoresin capsicum "pepper" spray inhalation on respiratory function. J Forensic Sci 47：299-304, 2002.
4) Billmaire DF, Vinocur C, Ginda M, et al：Pepper-Spray-induced respiratory failure treated with extracorporeal membrane oxygenation. Pediatrics 16：961-962, 1996.
5) Park S, Giammona ST：Toxic effects of tear gas on an infant following prolonged exposure. Amer J Dis Child 123：245-246, 1972.
6) 福島英賢，小延俊文，前田裕仁，ほか：犯罪に使用された催涙スプレーの1例．救急医学 25：1768-1770, 2001.
7) Holopainen JM, Moilanen JA, Hack T, et al：Toxic carriers in pepper sprays may cause corneal erosion. Toxicol Appl Pharmacol 186：155-162, 2003.
8) Steffe CH, Lantz PE, Flannagan LM, et al：Oleoresin Capsicum (Pepper) Spray and "In-Custody Death". Am J Forensic Med Pathol 16：185-192, 1995.
9) Chapman AJ, White C：Death resulting from lacrimatory agents. J Forensic Sci 23：527-530, 1978.

IV. 中毒各論 ⑥家庭用品

ナメクジ駆除ベイト剤

❶ 中毒作用機序

▶メタアルデヒド
▶ベイト剤

　メタアルデヒドはナメクジやカタツムリの駆除剤として広く使用されており、ナメクジなどが摂取すると、麻痺様症状を示した後に死亡する。ベイト剤とは害虫が好む穀類や香味をつけ餌と思い込ませ食べさせることにより駆除することを目的とするものである。ベイト剤の中毒事例はその使用方法、形状から愛玩動物、特にイヌの誤食が多く報告されており[1]、ヒトでの症例報告は日本では数例に留まる[2]-[4]が、自験例では誤嚥性肺炎からARDS(成人呼吸窮迫症候群)を併発し死亡した[5]。
　メタアルデヒドはアルデヒドの4分子環状重合体である(図6)(分子量176.2)。ナメクジ駆除剤としてナメキール®、ナメトール®、ナメトックス®、ナメコロン®、ナメキット®、ナメトリン®など、カタムツリ駆除剤として安全スネック®、マイマイペレット®などがある。メタアルデヒドは引火点が36.1℃と低く、家庭用の固形燃料として欧米では古くから使用されている。最近ではパーティーメイク用品の炎色剤として売り出されており、エンゼルファイア®、エンゼルキャンドル®、パーティーファイア®、ビックエンゼル®、パピノ®、メッセージサンタ®などの製品がある[2][3]。メタアルデヒド自体は無味、無臭の結晶性固体であるが、ベイト剤ではペレット状(図7)[5]で甘味臭がする。市販製剤では3〜6%を含有しているものが多いが、30%含有し、希釈使用する製剤もある。カーバメイト系殺虫剤のNAC(カルバリル、1-naphthy 1 methylcarbamate)を1〜3%含有するものもある。火種用のものはメタアルデヒド約100%で、1個2〜4g程度の錠剤型、細長い板状のものが出ている[3]。
　メタアルデヒドは胃酸で一部アセトアルデヒドあるいはアルデヒドの3分子環状重合体であるパラアルデヒドとなる。アルデヒド類は一般に気道刺激作用、中枢神経抑制作用をもつが、炭素数が多いものほど中枢神経抑制作用が強いとされており、メ

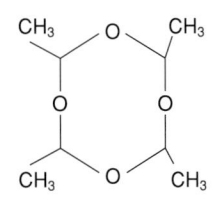

▶固形燃料

(CH₃CHO)₄

図6. メタアルデヒドの化学構造　　　図7. ナメキール®の外観

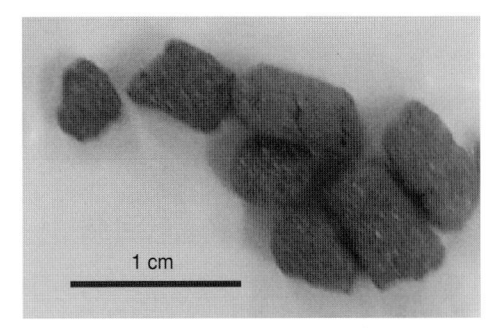

293

表 5. メタアルデヒド服用量と症状

服用量(mg/kg)	症状
～10	悪心、嘔吐、腹部痙攣、発熱、顔面紅潮、流涎
～50	上記のほか、傾眠、頻脈、過敏症、筋痙攣
～100	上記のほか、筋の緊張増大、運動失調
～150	上記のほか、痙攣、反射亢進
～200	上記のほか、筋攣縮
約400～	昏睡、死亡

(文献3)による)

表 6. メタアルデヒド経口投与時のLD$_{50}$

種	LD$_{50}$(mg/kg)
ラット	227～690
マウス	200
ウサギ	290～1250
ネコ	207
イヌ	600
ウシ	200
ウマ	100
ヒト	100

(文献2)による)

タアルデヒドの主な標的臓器も中枢神経である。また、パラアルデヒドも催眠薬や抗痙攣薬として、坐剤や注腸の形で使用され、中枢神経作用をもつ。

メタアルデヒドを経口投与したマウスで、脳内のGABA、ノルアドレナリン、セロトニンおよびその代謝物の5-hydroxyindole acetic acidの有意な減少、モノアミンオキシダーゼ活性の有意な増大が認められ、本中毒でのこれらの関与が指摘されている[3]。

2 症状

経口摂取すると、通常服用1～3時間後から症状が現れる。摂取量と中毒症状の関係[3]が表5の如く報告されており、痙攣、意識障害などが主な重症例の症状であるといえる。

ヒトにおける経口最低致死量は小児で3g、成人で5.8gである[2)-4)]が、自験例の肝機能障害例では推定最大服用量が2.7gで合併症死した。各種動物におけるLD$_{50}$を表6に示す[2]。

急性期を過ぎても健忘症を残し、回復に数週間要することもあるという[2]。

3 診断

一般的な血液検査、尿の簡易検査では検出不能である。服用物が明らかでなければ、痙攣、意識障害などの非特異的な症状からは本剤からの中毒を疑うことは困難である。

●中毒物質の分析

メタアルデヒドは水に不溶性で、酸性下でアセトアルデヒドに分解することを利用し、高速液体クロマトグラフ(HPLC)などにより分析定量可能である[5]。

4 治療

メタアルデヒドは肝臓で一部代謝され、一部が尿に排泄される。特異的な拮抗・解毒薬は存在せず、中毒の基本的処置、対症療法を行うことが中心となる。催吐は痙攣

を誘発する可能性があるため禁忌である。活性炭、下剤は有効であるという[3]。痙攣に対してはジアゼパムを静注する。フェノバルビタール、フェニトインは無効であるばかりでなく、アセトアルデヒドの代謝酵素を阻害する[6]。強制利尿、血液浄化法の有効性は確認されていない。

5 合併症

痙攣や意識障害に伴う呼吸器合併症が主たる合併症である。一般的な気道確保処置や呼吸管理が重要である。

6 予後

一般的には予後良好である本中毒であるが、小児、老人、肝機能障害者あるいは服用量によっては重篤な中毒に陥り、死亡する可能性もある。家庭内で容易に入手可能な物質であるので注意を喚起したい。

(清田和也)

【文献】
1) 古藤優子, 杉本侃他, 日本中毒情報センター：中毒情報センターで受信した愛玩動物における急性中毒事故の検討. 中毒研究 15：75-79, 2002.
2) 渋谷正徳, 鍬方安行：メタアルデヒド中毒. 救急医学 17：13-15, 1993.
3) 辻川明子, 石沢淳子, 日本中毒情報センター, ほか：メタアルデヒド中毒. 月刊薬事 34：1464-1466, 1992.
4) 長田紀勝, 砂川秀之, 平安山英達, ほか：メタアルデヒド(カタツムリ駆除剤)を服用し中毒症状を発現し治療にて救命し得なかった1症例. 沖縄医学会雑誌 31：212-214, 1994.
5) 清田和也：ナメクジ駆除ベイト剤(メタアルデヒド)中毒により誤嚥性肺炎をきたし死亡した1例. 中毒研究 16：453-458, 2003.
6) 日本中毒情報センター(編), 鵜飼 卓(監修)：ナメクジ駆除剤(メタアルデヒド). 急性中毒処置の手引, 第3版, pp 368-369, じほう, 東京, 1999.

洗剤

●●●● はじめに

洗剤は日常生活の中でさまざまな形で使用され、小児の誤食・誤飲事故も多い。用途に応じて食器用、トイレ用、換気扇・レンジ用、ガラス・バス用、衣類用、柔軟仕上げ剤、カビ取り剤、パイプクリーナー、クレンザー、漂白剤などがあり、工業用としては強酸や強アルカリも使用されている。

▶家庭用品品質表示法

酸性からアルカリ性までさまざまであるが、家庭用の洗剤、洗浄剤、漂白剤には家

表 7. 各種洗剤の主な成分

種類	主な成分
石鹸	陰または非イオン系界面活性剤
シャンプー	陰または非イオン系界面活性剤
食器用洗剤	陰または非イオン系界面活性剤
洗濯用洗剤	陰または非イオン系界面活性剤
ガラス・バス用洗剤	陰または非イオン系界面活性剤
衣類用洗剤	陰または非イオン系界面活性剤
リンス	陽イオン系界面活性剤
柔軟仕上げ剤	陽イオン系界面活性剤
換気扇・レンジ用洗剤	水酸化ナトリウム 陰または非イオン界面活性剤
カビ取り剤	次亜塩素酸ナトリウム 水酸化ナトリウム
トイレ用洗剤	塩酸 水酸化ナトリウム 次亜塩素酸ナトリウム
パイプクリーナー	スルファミン酸 水酸化ナトリウム 次亜塩素酸ナトリウム 硫酸ナトリウム 過炭酸ナトリウム
漂白剤	過酸化水素 過炭酸ナトリウム 過ホウ酸ナトリウム 次亜塩素酸ナトリウム 次亜塩素酸カルシウム ハイドロサルファイト

庭用品品質表示法により、成分や液性表示が義務づけられている。これらの主な成分を**表7**に示す。主成分以外には用途に応じてビルダー、増量剤、溶解促進剤(エタノール、尿素など)の添加物も含有されており、10%以上を占めるものはその成分表示も義務づけられている。ビルダーは界面活性剤の効果を高めるために配合される塩類(リン酸塩、ケイ酸塩、炭酸塩など)であるが、含有量は少なくこれ自体で中毒症状を生ずることは稀である。

おおよそ洗剤による中毒は、酸・アルカリなどの腐蝕

▶界面活性剤

性毒物による中毒と界面活性剤による中毒に大別されるが、本稿では界面活性剤による中毒を中心に述べる。

1 中毒作用機序と症状

(1) 界面活性剤

同一分子内に親水基と疎水基を有し、脂質や蛋白質に親和性が高い。このような性質に基づき脂質二重膜からなる細胞膜に作用して膜機能を低下させることにより毒性が発現する。種類により違いはあるものの、経口摂取した場合は消化管から速やかに吸収され、数時間で肝で代謝された後、大部分は24時間以内に尿中に、一部は胆汁中に排泄される。呼気中に二酸化炭素として排泄されたり、未吸収のまま便中に排泄される経路もあるが、体内への蓄積は認められない。

LD_{50}(ラット経口)は陽イオン系で200〜1,600 mg/kg、陰イオン系で420〜5,400 mg/kg、非イオン系で1,600〜64,000 mg/kgで、ヒトにおける致死量は陽イオン系で1〜3g、陰イオン系で約200g、非イオン系ではさらに大量とされ、毒性は陽イオン系>陰イオン系>非イオン系の順に強い。

▶直接的粘膜刺激作用

主な毒性は直接的粘膜刺激作用で、消化器刺激症状として、嘔気、嘔吐、下痢、腹

痛、口腔から上部消化管にかけてのびらん・浮腫などがみられる。陰および非イオン系界面活性剤の毒性は概して低く、少量の誤飲では粘膜刺激症状や胃腸症状のほかに重篤な症状を起こす可能性は低いとされるが、陽イオン系界面活性剤はそれらに比べて毒性が強く高濃度（5〜10％）で腐蝕作用があり、重症例では消化管出血や麻痺性イレウスなども報告されている。

▶大量服用時

いずれも大量服用時には全身浮腫、肺水腫、ショック（hypovolemia、末梢血管抵抗低下、心拍出量低下）、意識レベルの低下、不穏、痙攣、溶血などがみられ、陽イオン系界面活性剤の大量服用では低容量性ショックによる死亡例も報告されている。

(2) 酸・アルカリ

トイレ用洗剤、換気扇・レンジ用洗剤、パイプクリーナー、カビ取り剤、漂白剤などに含まれており、酸性のものは塩酸やスルファミン酸が、アルカリ性のものは次亜塩素酸ナトリウム、水酸化ナトリウム、過炭酸ナトリウム、硫酸ナトリウムなどが配合されている。これらの成分による皮膚・粘膜腐蝕作用は、酸の場合は接触した組織蛋白の乾性凝固作用による壊死を起こすため深部まで浸透することは少ないが、アルカリは溶解作用に基づくためより深部まで浸透して壊死を起こす。詳しくは他稿を参照されたい。

▶皮膚・粘膜腐蝕作用

次亜塩素酸ナトリウムの LD_{50}（ラット経口）は 5,800 mg/kg、ヒトの最小致死量は 1 g/kg で、主な毒性は皮膚・粘膜に対する刺激作用と腐蝕作用である。胃液などの酸性溶液中では塩素と非イオン型の次亜塩素酸として存在するため粘膜より吸収されやすいが、蛋白や他の組織成分により容易に不活性化されるため、吸収されたのものが

> **メモ**
>
> 界面活性剤は物質の表面（界面）に作用してその性質を変化させることにより機能を発揮する化合物の総称である。本来混ざり合うことのない水と油を混和させる性質があり、洗剤、柔軟仕上げ剤、化粧品、防腐剤、農薬、接着剤、帯電防止剤、医薬品、殺菌剤、染料、顔料、食品など数多くのものに含まれている。主成分としてではなくその他の成分として含まれていることも多いため、ラベルに表示されていない場合もある。
>
> これらの界面活性剤は陰イオン系、非イオン系、陽イオン系に分類される。陰イオン系は泡立ちがよく油汚れの洗浄力に優れている。非イオン系は泡立ちが悪いが、酸、アルカリ、硬水中でも使用可能で、陰イオン系の界面活性剤とともに配合されることが多い。陽イオン系は洗浄力が落ちるものの殺菌作用をもち、帯電防止効果もあるため柔軟仕上げ剤などにも使用されている。

循環系に達することはほとんどない。

口腔から胃にかけての粘膜刺激症状により、びらん、灼熱感、疼痛、悪心、嘔吐が生じ、高濃度では吐血や消化管穿孔を起こすことがある。但し、家庭用漂白剤に使用されている濃度は4～6％と低く、食道や胃に強い腐蝕を生じることは稀である。

2 診断

特有の症状や検査値の異常はみられないため、他の中毒と同様に患者や家族から以下の点を詳細に聴取することが診断のキーポイントとなる。

①製品の種類・濃度・pH・量、②服用から来院までの時間、③最後に食事をした時間、④来院までに行った処置

家庭用洗剤、洗浄剤、漂白剤には家庭用品品質表示法により、成分や液性の表示が義務づけられており、原因となった物質が入っていた容器に記載されている表示を確認することが重要である。液性は**表8**に示すpHの区分に基づいて分類されている。

続いて原因毒物に典型的な中毒症状・所見がみられるかを慎重に調べ、みられる場合はその程度・重症度を評価する。経口摂取の場合は、口周囲の皮膚、口腔・咽頭内を観察し、びらんや炎症所見の有無を確認する。一般的に胸骨裏面の痛みは食道粘膜の、心窩部や上腹部の痛みは胃粘膜の炎症を示唆する。

症状が強い場合や酸・アルカリによる腐蝕が疑われる場合は、詳細な理学的所見の診察や各種画像検査により消化管穿孔の有無を診断することが重要となる。早期の内視鏡検査は穿孔の危険があるため以前は禁忌といわれたが、手術の可能性を説明したうえで食道から十二指腸に

表 8．洗剤の液性表示

水素イオン濃度(pH)	表示
11.0 を超えるもの	アルカリ性
11.0 以下、8.0 を超えるもの	弱アルカリ性
8.0 以下、6.0 以上のもの	中性
6.0 未満、3.0 以上のもの	弱酸性
3.0 未満のもの	酸性

但し、液状のものは原液、洗濯用、台所用粉末洗剤は標準使用濃度、住居用、家具用粉末洗浄剤は1 l の水に500ｇの試料を溶かした溶液での測定値
（家庭用品品質表示法による）

▶早期の内視鏡検査

▶塩素ガス

> **メモ**
>
> 次亜塩素酸ナトリウムは酸と混ぜ合わせると塩素ガスを発生する。塩素ガスは、眼・鼻・口腔・気道の粘膜に対して強い刺激性を有し、接触面の化学性炎症を起こす。高濃度を吸入したり、長時間吸入した場合は、気道浮腫や肺水腫を起こして呼吸困難が出現する。次亜塩素酸ナトリウムを主成分とするカビ取り剤と塩素系トイレ洗浄剤を混用し、塩素ガスによる中毒が発生した事件の報告が相次いだため、塩素ガス試験で1.0 ppm以上の塩素ガスを発生する商品には「まぜるな危険」と表示することが義務づけられている。

かけて発赤、びらん、潰瘍、壊死などの腐蝕性病変の有無と程度を観察し、治療方針を決定する際の有力な情報を得ることが望ましい。

3 治療

▶希釈

特異的な解毒薬や拮抗薬はなく、希釈と対症療法が治療の中心となる。

界面活性剤は蛋白と結合するため、水よりも100〜200 mlの牛乳(小児では10〜15 ml/kg)での希釈が勧められる。低濃度の家庭用洗剤や漂白剤、その希釈液を少量摂取した程度であれば、希釈のみで十分と考えられる。眼や皮膚に付着した場合は直ちに流水で十分洗浄する。

高濃度(5%以上)の陽イオン系界面活性剤や、トイレ用洗剤、換気扇・レンジ用洗剤、漂白剤など液性が酸・アルカリのものを大量に服用した場合は、粘膜腐蝕作用があるため酸・アルカリ中毒に準じて治療する。

重症例(原液の服用、大量服用)では低容量性ショックに陥る可能性があり、必要に応じて呼吸・循環に対する生命維持療法を行う。

4 合併症

家庭用の洗剤・漂白剤などを少量服用した程度では重篤な合併症の心配はない。界面活性剤中毒による症状そのもので嘔吐することが多く、誤嚥性肺炎への注意が必要である。

▶誤嚥性肺炎

▶消化管穿孔

腐蝕性作用を有する成分を高濃度で、または大量に服用した場合には、消化管穿孔を生じる可能性があり、縦隔炎、汎発性腹膜炎を合併する危険性がある。急性期に穿孔を免れても3週間目以降に瘢痕性狭窄が発生し、通過障害のために再建術が必要となる場合がある。

5 予後

界面活性剤を主成分とする製品の誤飲程度であれば、症状も軽く予後も良好である。
陽イオン系界面活性剤は陰または非イオン系界面活性剤に比べて比較的毒性が強く注意が必要であるが、塩化ベンザルコニウムなど消毒薬として高濃度に含まれているものを除いて一般に予後は良好といわれている。

(寺田浩明、藤井千穂)

【参考文献】
1) 日本中毒情報センター(編):急性中毒の手引. 第3版, 薬業時報社, 東京, 1999.
2) 藤井千穂:トイレ用洗浄剤. 救急医学 20:1574-1576, 1996.

化粧品

●●● はじめに

▶化粧品

化粧品は、薬事法で「人体に対する作用が緩和なもの」と規定されている。その使用対象は人であり、使用目的別には洗浄用化粧品、基礎化粧品、仕上げ化粧品に分かれ、使用方法は外用（塗擦散布その他これに類似する方法）とされている。化粧品の成分は、安全性試験（動物による急性、亜急性、慢性毒性など）が経皮、吸入、経口などの摂取経路で行われており、一般的に低毒性である。製品に含有される界面活性剤（石鹸、シャンプー、リンスなどに含有）や溶剤のエタノール（香水、化粧水、ヘアトニックなどに含有）、アセトン（マニキュア除光液に含有）などを大量に摂取したり、誤嚥したりしなければ、通常、重篤な中毒には至らない。

一方、社会通念上は化粧品として取り扱われがちな永久染毛剤、脱色剤、脱毛剤、パーマネント・ウェーブ剤、薬用石鹸、薬用歯磨き、ベビーパウダーなどは、薬事法上は「医薬部外品」であり、製造などが別に規制されている。こ

▶医薬部外品

れらを摂取した場合は、毒性を考慮しなくてはならない成分もあり、注意が必要である。

本稿では、アセトンなどを含むマニキュア除光液、一般に入手が容易で毒性が高い染毛剤と、事故例は少ないが腎不全や不可逆性聴力障害などを生じるパーマネント・ウェーブ剤について取りあげる（図8）。

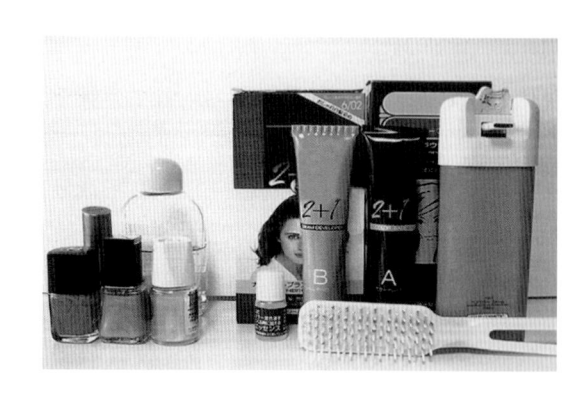

図 8. マニキュア、マニキュア除光液、染毛剤、パーマネント・ウェーブ剤

1 マニキュア除光液（アセトン）

マニキュア除光液（エナメルリムーバー）は、マニキュアの皮膜であるニトロセルロースやアクリル樹脂、アルキド樹脂などの樹脂類を溶解するための製品である。そのため一般には溶剤を含む液体の製品が多く、その成分はアセトン（～90%）や酢酸ブチルなどの酢酸エステル類（～60%）などである。

1 中毒作用機序

・皮膚・粘膜刺激作用
・中枢神経抑制作用

2 症状

▶皮膚粘膜刺激
▶誤嚥による化学性肺炎

摂取直後には、皮膚粘膜刺激により悪心、嘔吐などの消化器症状があり、大量に摂取した場合は、中枢神経抑制、呼吸抑制が生じる。アセトンは誤嚥しやすいので、誤嚥による化学性肺炎が問題である。なお、吸入や経皮でも大量の場合は、同様の症状を生じる。

- a．呼吸器系：(重症の場合)呼吸抑制。(誤嚥した場合)化学性肺炎
- b．循環器系：(重症の場合)頻脈、血圧低下
- c．神 経 系：(重症の場合)意識障害、昏睡、痙攣
- d．消化器系：口腔粘膜刺激、びらん、悪心、嘔吐、消化管出血
- e．泌尿器系：(稀に)腎機能障害
- f．その他：高血糖、ケトーシス、軽度の代謝性アシドーシス

3 診断

・呼気のアセトン臭。血糖、血清アセトン、尿中アセトンの測定。

4 治療

・呼吸・循環管理
・挿管して胃洗浄(催吐は禁忌)
・活性炭の投与
・痙攣対策、その他対症療法

5 合併症

・誤嚥性肺炎

6 予後

・誤嚥した場合は、生命にかかわる危険性がある。
・成人の経口推定致死量は 50 ml といわれている。

2 染毛剤（*p*-フェニレンジアミン）

染毛剤は、永久染毛剤、ヘアブリーチ（脱色剤）、一時染毛剤に分類される。

永久染毛剤は、酸化染料（染料中間体：*p*-フェニレンジアミン、*p*-アミノフェノールなど、カップラー：*m*-フェニレンジアミン、*m*-アミノフェノールなど）を毛髪に浸透させ、酸化剤（過酸化水素など）により毛髪中で酸化重合し、色素を生成させ染着するものである。製品には、2品剤（酸化染料と酸化剤）と1品剤（酸化染料と酸化剤の混合）があり、2品剤の第一剤、または1品剤を摂取した場合は、*p*-フェニレンジアミンによる中毒への対応が必要である。一方、ヘアブリーチ（脱色剤）は、脱色に過酸化水素とアンモニアを使用する2液式の製品が多く、摂取した場合はいずれも刺激が問題となる。また、一時染毛剤（黒チック、カラースプレー、カラーリンスなど）は着色剤を単に髪の上に物理的に付着させるタイプのものであり毒性は低い（薬事法上は化粧品扱い）。

1 中毒作用機序

・局所粘膜刺激作用
・メトヘモグロビン血症、溶血

2 症状

▶顔面、咽頭、喉頭の浮腫
▶急性腎尿細管壊死
▶メトヘモグロビン血症

摂取後2時間以内に繰り返し嘔吐が始まる。通常6時間以内に顔面、咽頭、喉頭の浮腫、その後、呼吸困難となる。重症では、急性腎尿細管壊死、肝細胞壊死、痙攣、血圧低下、メトヘモグロビン血症、溶血が起こる。

- a．呼吸器系：喘息、気管支痙攣、急性呼吸不全（神経血管性浮腫による）
- b．循環器系：血圧低下、頻脈、不整脈
- c．神 経 系：中枢神経抑制、痙攣、振戦
- d．消化器系：嘔吐、上腹部痛、下痢
- e．肝　　臓：肝細胞壊死
- f．泌尿器系：急性腎尿細管壊死
- g．そ の 他：メトヘモグロビン血症、溶血、横紋筋融解、代謝性アシドーシス

3 診断

・頻回の嘔吐、急速な顔面、咽頭、喉頭の浮腫。メトヘモグロビン濃度の測定。

4 治療

▶気管挿管、気管切開を考慮

- 呼吸・循環管理：咽頭・喉頭の浮腫の程度により気管挿管、気管切開を考慮する。気管支拡張薬の投与など。
- 胃洗浄。
- 活性炭の投与。
- 痙攣対策、その他対症療法。
- 血液透析（急性腎不全に対して）。

▶メチレンブルーの投与

- メチレンブルーの投与（メトヘモグロビン血症に対して）：30％以上のメトヘモグロビン血症の場合に、1％メチレンブルー1～2 mg/kg を緩徐（5分以上かけて）点滴静注する。総量 7 mg/kg を超えると溶血の恐れがあるので、注意が必要である。なお、メチレンブルーは日本では医薬品として市販されていないので、試薬のメチレンブルーを用いて院内調製する。

5 合併症

- 特記事項なし。

6 予後

- 症状の進行が早いので、早期の診断と積極的な治療が予後を左右する可能性が高い。
- 成人が 1.8 g を経口摂取し、頸部などの浮腫、メトヘモグロビン血症、腎不全を生じたが回復した例、および成人が 3 g（63 mg/kg）摂取し、死亡した例が報告されている。

3 パーマネント・ウェーブ剤（臭素酸塩）

コールドパーマ2浴式パーマネント・ウェーブ剤の第一剤は、頭髪のシスチン結合を切断し、可塑性を与えるための還元剤（チオグリコール酸またはその塩とアルカリ化剤など）であり、第二剤は、開裂されたケラチン中のジスルフィド結合を再結合するための酸化剤（臭素酸ナトリウムまたはカリウム）である。摂取した場合、第一剤はアルカリ熱傷に準じて、第二剤は、臭素酸塩の中毒に対し治療を行う。

1 中毒作用機序

- 消化管刺激（胃酸と反応して臭化水素酸、臭素酸、臭素などを発生する）
- 急性腎尿細管壊死（酸化作用による）

・不可逆性の聴力障害(内耳蝸牛の有毛細胞変性を起こす結果生じる)

2 症状

摂取後1.5～2時間で悪心、嘔吐、胃灼熱感、腹痛、下痢などの消化器症状があり、4～16時間で耳鳴り、聴力障害(不可逆性)が発症する。2～3日後に乏尿、無尿などの腎不全が起こる。

▶聴力障害(不可逆性)
▶腎不全

- **a. 呼吸器系**：呼吸抑制、頻呼吸、肺水腫。
- **b. 循環器系**：血圧低下、頻脈、心筋炎。
- **c. 神 経 系**：中枢神経抑制、痙攣、遅発性の末梢神経障害。
- **d. 消化器系**：悪心、嘔吐、胃灼熱感、腹痛、下痢、腹部膨満感、血便。
- **e. 肝　　臓**：肝浮腫。
- **f. 泌尿器系**：急性腎尿細管壊死、乏尿、無尿。
- **g. そ の 他**：耳鳴り、不可逆性の聴力障害、遅発性の視力障害、溶血。

3 診断

・嘔吐、腹痛、下痢、血便、耳鳴り、難聴、急性腎不全。

4 治療

・呼吸・循環管理。
・胃洗浄。
・活性炭の投与。
・痙攣対策、その他対症療法。
・血液透析(急性腎不全に対して)。

5 合併症

・特記事項なし。

6 予後

・酸化作用により細胞膜が傷害されるため、遅発性の末梢神経障害や視力障害、不可逆性の聴力障害が残りやすい。
・臭素酸カリウムの推定致死量は200～500 mg/kgといわれており、臭素酸カリウム1.2～2.4 g摂取した小児が重篤な中毒を起こした例が報告されている。

(黒木由美子)

IV. 中毒各論 ⑥家庭用品

乾電池

●●● はじめに

　本稿では、乾電池の中でも、乳幼児による誤飲などの事故が多い小型電池に起因する中毒について概説する。小型電池は、ゲームなどの玩具をはじめカメラ、電卓、補聴器などの小型電化製品に幅広く使用されている。小型電池の構造は、正極缶と負極缶の間を不織布のセパレーターで区切ったもので、電池の種類によってその内容成分は異なる。小型電池には、直径10 mm前後の大きさのボタン型電池と直径20 mm前後のやや大きいコイン型のリチウム電池があり、電池の種類は電池に刻印された記号により知ることができる。表9に小型電池の種類別にその内容を示す。

1 中毒作用機序

(1) 放電反応による組織の腐食作用

▶放電反応

　主たる作用は、組織粘膜表面における放電反応による組織の腐食作用である。電池が組織と接触した状態で電流が流れると、組織粘膜表面の電解質液が電気分解し、電池の陰極付近に水酸化ナトリウムが発生し組織の壊死を起こす。したがって、完全に使用済みの起電力のない電池を除くすべての電池は、体内に停滞し組織と接触した状態にあると組織の壊死を起こす可能性がある。小型電池の中でもリチウム電池は、サイズが大きいことから誤飲すると食道や胃に停滞しやすい。さらに電圧が3 V程度と他のボタン型電池の電圧（約1.5 V）より高いため、電気分解が速く進行する傾向があ

▶腐食による組織障害

り腐食による組織障害を起こす危険性は高い。イヌの食道にアルカリボタン電池を留置固定すると、8〜24時間でその部位に食道全層に及ぶ壊死が起こる。電圧の高いコ

表 9. 小型電池の種類と内容成分

電池の大きさ	電池の種類	電池に刻印されている頭部記号[*1]	電解質	正極	負極	公称電圧(V)	ケースの材質 正極缶	ケースの材質 負極缶
コイン型 直径10 mm前後	リチウム電池	B C	$LiBF_4$ $LiClO_2$	$(CF)_n$ MnO_2	Li Li	3 3	ステンレスまたはハイクロム鋼	
ボタン型 直径20 mm前後	アルカリ電池 アルカリマンガン電池 水銀電池 酸化銀電池 空気亜鉛電池	L M N S P	KOH[*2] KOH[*2] KOH[*2] KOH[*2] KOH[*2]	MnO_2 HgO $HgO・MnO_2$ $MnO_2・Ag_2O$ O_2	Zn Zn Zn Zn Zn	1.5 1.35 1.4 1.55 1.3	鉄・ニッケルメッキ	銅・ステンレス・ニッケル

[*1] 日本製電池の規格
[*2] NaOHが使用されている電池もある

305

イン型リチウム電池では、30分間で食道全層に及ぶ壊死が起こる。使用済みの電池は電化製品の稼動電力に満たないだけで、電気が多少残存している可能性がある。そのため使用済みの電池でも停滞すると化学熱傷を起こす危険性がある。

(2) 電池成分による生体への影響

ほかに、電池ケースやケース内の電極を構成している金属などの成分と電解液による生体への影響も考えられる。電池成分の電池消耗後の変化や各成分の含有量と中毒量を比較した、山下による考察では、ボタン型アルカリ電池と空気亜鉛電池の電池ケースに使用されている鉄による影響に注意すべきとある。鉄は、電気分解により他の成分より早く電池ケースから遊離して吸収されるからである。電池中の鉄の重量は0.4g前後で、中毒量とされている150 mg/kgには達しないが、腐食作用があるため食道や胃に長時間接触すると危険であり、アナフィラキシーを起こすこともある。ボタン型電池に入っている電解液は10規定内外のKOHまたはNaOHであり、電池が消化管内を移動せず粘膜に密着している場合には、アルカリによる穿孔を起こす。しかし、多くの場合、消化液で希釈されるので問題になることは少ない。

▶鉄による影響

2 症状

(1) 飲み込んだ場合

小型電池の誤飲症例のほとんどは重篤な症状が出現することなく、電池は自然排泄されている。196例の調査例のうち、症状が出現したのは47例で、黒色便が41例、嘔気・嘔吐4例、下痢3例、胃出血3例うち1例は浅い潰瘍、食道の瘢痕1例であった。胃や食道に電池が停滞した4例が摘出例で、192例は自然排泄されている。自然排泄例の主たる症状は黒色便であり、これは鉄の溶出によると考えられ、山下らの報告では鉄による他の症状として発疹が報告されている。

しかし、電池が食道に停滞した場合、電池の陰極の向きによっては、食道気管瘻形成、縦隔炎、大動脈破裂を生じることがある。また、胃の趨壁に密着したり憩室に迷入すると潰瘍や穿孔をきたすことがある。ボタン型アルカリ電池では、2例の死亡例が報告されている。いずれもボタン型アルカリ電池が食道狭窄部に陥入して食道穿孔を起こし、1例は26時間後に大動脈破裂により、もう1例は気管支食道瘻孔を形成し、最終的に甲状腺動脈破裂により死亡している。また、コイン型リチウム電池では、その大きさから食道に停滞しやすく、食道穿孔までの時間もボタン型アルカリ電池より早いので、食道穿孔をきたす重症例の報告が散見されている。

▶食道穿孔

▶コイン型リチウム電池

(2) 鼻腔や外耳道に入れた場合

▶鼻中隔穿孔
▶鼓膜穿孔

疼痛、くしゃみ、鼻漏、耳漏、浮腫、発熱、鼻中隔穿孔、鼓膜穿孔を生じることがある。電池を鼻腔に入れ4時間後に取り出したが2週間後に鼻中隔穿孔をきたした症例が報告されている。

3 診断

▶X線撮影

小型電池を飲み込んだり、電池が見当たらない場合、治療方針を立てるためにすべての患者に、できるだけ早くX線撮影により電池の位置を確認する。背腹位および側面撮影が勧められ、食道を含めて撮影する。消化管に確認できない場合、鼻腔や外耳道にないかも確認する。電池の摘出後は、傷害の程度を把握するために内視鏡、耳鏡、鼻鏡で電池接触面を検鏡する。傷害の程度による処置はアルカリ(353頁)に準じる。

4 治療

(1) 電池が食道に停滞している場合

異物鉗子などで直ちに摘出する。穿孔のリスクや除去時に傷害をひどくすることを避けるために直視下の摘出が勧められる。コイン型リチウム電池は凹凸がなく表面が平滑なため、鉗子での摘出に難渋したとの報告がある。耳鼻科専門医に摘出を依頼するのも一法である。摘出後は、電池接触部位を十分に水洗し、内視鏡で傷害の程度を把握し、アルカリと同様の処置を行う。

(2) 電池が胃内に停滞している場合

可能な限り摘出する。穿孔のリスクや除去時に傷害をひどくすることを避けるために直視下の摘出が勧められる。摘出できなかった場合は、症状の発現に注意して経過観察し、便中の電池の有無を確認する。便に排出されなければ、最初は誤飲後8時間目頃にX線撮影を行い、移動していることを確認する。移動していれば、さらに24時間ごとにX線撮影を行い移動を確認する。腸管内にあれば下剤投与により排出を促進する。1ヵ所に停滞し移動しない場合や症状が出現した場合は、精査し、摘出可能なら内視鏡下に摘出する。電池の使用状況、すなわち、電気の残存度、電池の停滞時間、臨床症状から、外科的処置も考慮する。摘出後は、電池接触部位を十分に水洗し、内視鏡で傷害の程度を把握し、アルカリと同様の処置を行う。

(3) 鼻腔や外耳道にある場合

直ちに除去する。癒着している場合は全身麻酔が必要になることもある。除去前に

生理食塩水や滴下薬などの電解質液の使用は、放電が進むので禁忌である。除去後は、電池接触部にアルカリが貯留しているため、水洗を繰り返して十分に洗浄する。アルカリは浸透力が強いため、除去後も傷害範囲、深度が拡大することがある。そのため数日間の経過観察が必須であり、専門医による診察が必要となる。

5 合併症

(1) 飲み込んだ場合

電池の誤飲では、食道筋層壊死や食道穿孔による食道気管瘻孔形成、大動脈破裂、甲状腺動脈破裂、食道狭窄と消化管穿孔による縦隔炎、腹膜炎が報告されている。

(2) 鼻腔や外耳道に入れた場合

鼻中隔穿孔、鞍鼻、鼓膜穿孔、鼓膜硬化が報告されている。

6 予後

電池誤飲症例の8～9割は、重篤な症状が出現することなく電池は自然排出されている。

電池が1ヵ所に停滞した場合は、電池の消耗度、停滞時間により予後は異なる。消化管穿孔をきたした症例については、アルカリと同様の予後と考えられる。

小児(2～5歳)の鼻腔挿入について報告された12例(4～72時間後に電池摘出)においては、鼻中隔穿孔8例、前鼻腔閉鎖2例、萎縮性鼻炎1例が認められている。

(遠藤容子)

【参考文献】
1) 田中淳介, 山下 衛：ボタン型電池の誤飲とその対策. 中毒研究 11：213-219, 1998.
2) Yamashita M, Saito S, Ogata T, et al：Esophageal Electrochemical burn by button-type alkaline batteries in dogs. Vet Hum Toxicol 29：226-229, 1987.
3) Tanaka J, Yamashita M, Yamashita M, et al：Esophageal Electrochemical Burns due to Button Type Lithium Batteries in Dogs. Vet Hum Toxicol 40：193-196, 1998.
4) 遠藤容子, 岩本千鶴, 細見恵子, ほか：ボタン型電池の誤飲について. 中毒研究 8：99-103, 1995.
5) 山下 衛：ボタン電池の誤飲. 救急医学 17：23-25, 1993.

7 工業用品

エタノール

▶エタノール(エチルアルコール)

●●● はじめに

エタノール(エチルアルコール)中毒の薬理作用は、迅速かつ顕著な中枢抑制であり、病態はまさに急性中毒である。英文で intoxication とあれば、それはエタノール摂取(飲酒)状況を意味するほど、最も一般的な中毒といえる。溺死の 67%、焼死の 70%、殺人の 67%、自殺の 35% に飲酒が関与しているとの報告もあり[1]、飲酒運転事故など救急領域への関連は深い。しかし飲酒は同時に、世界の人々の生活にあまねく浸透し、長く広い文化的背景を伴った普遍的習慣である。人は酒を嗜好し、社会生活の潤滑油として欠かせない。宗教的制約を除き、かつてとられた禁酒政策(禁酒法)は成功したことがない。少量の飲酒は健康を助長するという主張もある。とすれば、社会的な負の影響も少なくないことを承知のうえで、現実的には許容、共存していかざるを得ない特異な中毒である。

▶Wernicke 脳症
▶Korsakov 精神病
▶離脱症状

エタノール中毒は、摂取後直ちに発来する急性作用(酩酊)と、長期常用による慢性作用があり、特に後者は中枢神経の機能的・器質的障害を及ぼし、Wernicke 脳症、Korsakov 精神病などの精神症状発現、依存形成に至れば状況は深刻で、対処は困難になる。また肝・膵など臓器障害ばかりでなく、易感染や離脱症状もみられる。時に高度かつ治療抵抗性の代謝性アシドーシス(alcoholic ketoacidosis)を惹起して循環障害に陥り集中治療の対象になるが、ここでは急性エタノール中毒に限定する。

1 中毒薬理作用と体内動態

エタノール(C_2H_5OH)、分子量 46、細胞膜を容易に透過する。化粧品や口洗剤などの溶媒でもあるが、中毒の圧倒的多数は酒の飲用による。

薬理学的主作用は中枢神経抑制であり、ほかのベンゾジアゼピン薬や抗うつ薬、向精神薬などと相加作用がある[2]。血液脳関門を通過し脳内濃度上昇は迅速で、大脳新皮質(特に前頭葉)の脱抑制によって陽気、多弁、気宇壮大になり大言壮語し粗暴になる。濃度上昇期に作用が顕著である。酩酊が進めば悪心、嘔吐、視覚障害、失調、意識混濁から昏睡に至る。その他、潮紅、皮疹、不整脈を生じ血管抵抗も減少させるが、中枢神経作用に比べれば問題でない。糖新生低下により低血糖を生じる。

吸収は早いので、小児でも 2 時間して症状がみられなければ問題はない[3]。体内分布容量は 0.7 l/kg であり、摂取量から最大血中濃度(30〜60 分で到達)は推算可能である[2]。

最高血中濃度(Cp)＝摂取アルコール総量(A)/分布容量(V_D)

すなわち、

Cp(mg/dl)＝アルコール量(ml)×濃度×800(mg/ml)/0.7×体重(kg)×10

胃(20%)および上部小腸(80%)から吸収されたエタノールは、主に肝で(＞90%)アルコール脱水素酵素、アルデヒド脱水素酵素によってアセトアルデヒドを経て酢酸へ代謝される(高濃度になると一部はミクロソームエタノール酸化系へ代謝される)。平均代謝率は100～125 mg/kg/hr。腎から未変化体で2～10%が排泄される。

▶アルコール脱水素酵素

2 症状と診断

飲酒を肯定し、特有の臭気、眼振、失調、意識の変容があればエタノール中毒はほとんど自明。エタノールは他の傷病を隠蔽、修飾するので、むしろ脳血管障害や代謝障害、他の薬物中毒などの除外鑑別こそが非常に重要である。低体温や低血糖も見逃しやすい。頭部外傷も少なくないが、合併頭蓋内病変の有無も臨床所見からでは判断は困難[4]。

▶低血糖

血中エタノール濃度と臨床症状、摂取量との相関は個人差と変動が著しく、症状から血中濃度の推測は不可能である[5](**図1**)。慢性常用者では耐性を生じ、昏睡を呈する

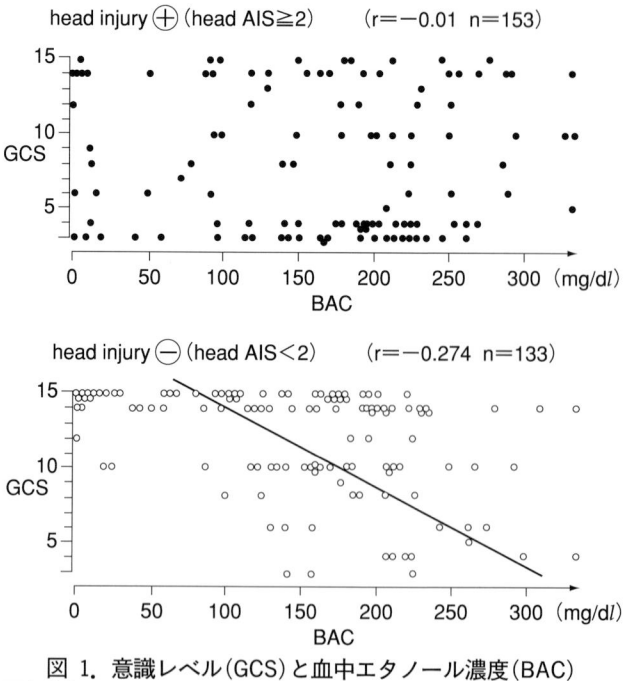

図1. 意識レベル(GCS)と血中エタノール濃度(BAC)
頭部外傷のないものでは意識障害と血中エタノール濃度はごく弱く相関するが、頭部外傷があるものではまったく相関しない。意識レベルから血中濃度や頭部外傷の有無を判断することはできない。
(須崎紳一郎：アルコール(エタノール). 救急医学 25：154-156, 2001 による)

とされる 300 mg/d*l* で運転していた事例を自験している。測定結果が低濃度にもかかわらず意識障害が強ければ、エタノール以外の原因の検索が必要である。血中濃度測定はガスクロマトグラフィー(GC)が用いられる。エタノールは浸透圧を上げるので、Na と BUN、血糖値から得た浸透圧計算値と実測浸透圧の差である浸透圧較差(osmolal gap)から血中エタノール濃度を推定することもできる[2]。

▶ 浸透圧較差(osmolal gap)

推定エタノール血中濃度(mg/d*l*) = osmolal gap(mosm) × 4.6

3 治療、合併症と予後

急性エタノール中毒の大部分は特に治療を必要としない。重症例に対しても支持療法に尽き、特異的治療はない。必要に応じて気道確保・気管挿管、呼吸補助を行い、乳酸加リンゲル液 100～300 m*l*/hr の補液を行う。低血糖にはブドウ糖を投与するが、ビタミン B_1 の添加の治療効果は不明。果糖投与や酢酸加リンゲル液も臨床的有意差を示せない。体温低下には保温ないし復温を図る。誤嚥防止のために胃を空虚にすることは好ましいが、エタノールの吸収は早く、胃洗浄は早期に限る。活性炭は吸着しない[6]。血液透析によって除去できるが、エタノール中毒で適応となることは稀である。

中毒致死量は血中エタノール濃度にして 500 mg/d*l*(0.5%)、総量で 5～8 g/kg(小児で 3 g/kg)とされているが、静注でもしない限り、呼吸抑制の致死濃度まで自分の意志で飲み続けることは困難である。しかし「一気飲み」は血中濃度を急上昇させる危険な飲み方で、その危険性をどれだけ喧伝しても、飲酒を強要する側の思慮も飲酒で鈍麻しているため重篤な事故が後を絶たない。

急性エタノール中毒に起因する死亡例は、薬理的致死性である中枢呼吸抑制以上に、体温低下、舌根沈下、吐物誤嚥、窒息、脱水による循環障害、低血糖、事故(交通事故、労災、転落、感電)や溺水など、飲酒に伴う二次的、外因的要因に死因があり、周囲の者の放置や不注意、医療関係者の軽視、監視不十分に帰する。したがって意識障害、血圧低下、呼吸抑制などがある重症例には、これらによる合併症を回避することこそが治療の主体である[2]。

4 救急医療における飲酒患者対処と法的問題

急性エタノール中毒(酩酊)の診断は容易だが、その病像が「酩酊だけ」であるか否かの鑑別は非常に難しい。アルコール臭が明白でも、意識障害をきたし得る病態は一応すべて鑑別対象に入れなければならない。しかしその一方で酩酊状態の患者は意識障害があり、あるいは反抗的、非協力的で、体動も大きく同伴者も多くは酔っているために、十分な問診や観察は容易ではない。

特に頭部外傷の有無が問題になる。酔って転倒し来院することは救急外来では極め

て多く、結果として頭部外傷を伴っていた場合に救急診療で看過された、として後になって起こされる医事紛争は非常に多い。この点に関して過去に診療上の瑕疵が認定された判例を通覧すると、「頭部に対して受傷機転があった」ことの確認の有無に責任が集約されている。したがって防衛医療（defensive medicine）的には、たとえ軽微であっても頭を打っている（状況が述べられた）場合には、頭部外傷を否定し記載しておく必要がある[7]。

夜の救急外来へ運ばれ押し寄せる酩酊者は、当直医にとって多大な負担となり、断りたくなる。しかし酔っ払いにみえても重篤な傷病が潜在している可能性があり、それを診ずして否定はできない。もとより医師は診療を求められればこれを拒めず、患者の酩酊は正当な拒否理由にあたらない（医師法第19条）。ただ、酩酊だけであることが明白になれば、病院には収容すべき法的義務はない。泥酔あるいは粗暴な患者が病院に搬送されて対応に難渋するなら、保護責任のある警察官に委ねる（酒に酔って公衆に迷惑をかける行為の防止等に関する法律第3条）。

交通事故などで保険会社や相手方などから「飲酒の有無」の問い合わせを受けるこ

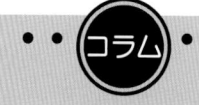

コラム

世界の国と酒：日本人にとって

わが国は世界的にみても飲酒に寛容である。未成年者飲酒も見て見ぬふり、職場や大学で飲酒強要（アルハラ）が横行し、迷惑行為すら「酒のうえのこと」で許そうとする。米国では一般に公共の場では飲酒は禁止され（公園で花見宴はできないし、ハワイのビーチも公園指定されビールは持ち込めない）、泥酔自体が違法である。開栓していなくても車室内に酒は置けない（手の届かないトランクへしまう）。旅行者は注意されたい。

イスラムの禁酒国の多くでは、娯楽施設の不在や治安の問題から終業後の選択肢が少ないのに、駐在外国人には特別に業者が入って酒類の入手が可能で＊、しかも注文配送が大ロット単位になるので、「所在なき時間と自宅の酒類大量在庫」が皮肉にも依存症の土壌になる場合がある。

逆に、昼夜を問わず「食事中の飲酒を当然とする文化」の国では、酒場以外に飲酒アクセスは容易で、問題飲酒者が禁酒を貫くことは困難である。また取引・交渉相手と宴会席上で乾杯作業を何十回も繰り返すことを要求される酒礼習慣のある国では、これを避けては仕事にならないので苦痛を伴うが、自宅飲酒は減ってむしろ依存症になりにくいという。

＊サウジアラビアのみ外国人でも厳禁
（「海外渡航者の健康を考える会」の資料より）

ともしばしばであるが、この対処は慎重にされたい[注]。飲酒運転はそれ自体違法であり（道路交通法第65条）、さらに重大な事故に直結する糾弾されるべき反社会的行為だが、他方、医師には患者に対する厳格な明文上の守秘義務が課せられている（刑法第134条）。本人の承諾なく知り得た患者の秘密を他者へ漏らすことはできない（刑法第135条、但し親告罪）。捜査機関からの正規の照会請求は、漏洩の違法性を阻却される正当な理由となるが[7]、その場合も伝聞や推測を述べてはならない。

　さらに警察官から捜査用採血や保存血液提出を求められても、本人の同意（任意）ないし捜査差押令状の提示がなければ医師は応じる必要はなく（刑事訴訟法第105〜106条）、勝手に提供しても証拠能力はない。病院での測定結果の開示も同様に拒否できる（刑事訴訟法第149条）。医師が知り得たエタノール血中濃度測定結果は、あくまで診療に対してのみ利用すべきである。

（須崎紳一郎）

【文献】
1) West LJ, Maxwell DS, Noble EP, et al：Alcoholism. Ann Intern Med 100：405-416, 1984.
2) Ellenhorn MJ, Barceloux DG：Ethanol. Medical Toxicology, pp 782-789, Elsevier, New York, 1988.
3) Scherger DS, Wruk KW, Kulig KW, et al：Management of ethanol containig cologne aftershave and perfume ingestions.（Abstract）Vet Hum Toxicol 28：308, 1985.
4) Jagger J, Fife D, Vernberg K, et al：Effect of alcohol intoxication on diagnosis and apparent severity of brain injury. Neurosurgery 15：303-306, 1984.
5) Johnson RA, Noll EC, Rodney WM：Survival after a serum ethanol concentration of 1.5%. Lancet 2：1394, 1982.
6) Minocha A, Herold HA, Barth JA, et al：Use of activated charcoal in ethanol overdose.（Abstract）Vet Hum Toxicol 28：318, 1985.
7) 古川俊治：メディカルクオリティ・アシュアランス．pp 69-75, 医学書院, 東京, 2000.

注）平成17年4月施行の「個人情報保護法」においても、民間保険会社などへの情報提示は本人の同意が必須とされ（同第23条「第三者提供の制限」）、さらに本人の同意書が提出されている場合でも、医療機関は当該同意書の内容について本人の意思を確認すること（同ガイドライン事例集Q 5-6）と重い対応が求められている。

メタノール

1 中毒作用機序

(1) 含有物質、摂取・曝露機会

▶メタノール

メタノール(CH_3OH)は別名メチルアルコール、カルビノール、木精、コロンビアスピリットとも呼ばれる無色の有機溶剤であり、やや甘い香りがある。水にもよく混和する。各種溶剤としてペンキ、ワニス、シンナーに使用されるほか、ホルマリン製造、不凍液、医薬品、携帯燃料など用途も広く、容易に入手できる。これらの製造工場や塗装業では経気道、経皮的にも中毒が発生する可能性があり、許容濃度(200 ppm)が設定されている[1]。しかしメタノール中毒の原因のほとんどは自殺目的や密造酒(混入)などによる経口摂取である。また、シンナー吸引によっても中毒が起こり得る。

(2) 体内動態と中毒作用機序

メタノールを服用した場合、血中濃度の半減期は約14～30時間である。3～5%は代謝されずに尿中に排泄され、肺から呼気中へも吸収量の12%以下が未変化で排出される。尿中メタノール濃度の半減期は2.5～3時間という[2]。メタノールを吸入した場合は約58%が肺に蓄積される。メタノールの経皮吸収速度は毎時 $11.5 mg/cm^2$ という報告があり[1]、繰り返しの接触によりアレルギー性皮膚炎をきたした例もある。

メタノールはまず肝臓のアルコール脱水素酵素によりホルムアルデヒドに代謝される。続いて還元型グルタチオン(GSH)と結合してS-ホルミルグルタチオンとなり、さらにチオラーゼにより加水分解されてギ酸とGSHを生じる。このギ酸は強い毒性を示し、中毒症状の主要な原因物質である。ギ酸はさらにテトラヒドロ葉酸(THF)と複合体を形成してから、10-ホルミルTHFに変換され、最終的には二酸化炭素へと変換される[3]。このギ酸から二酸化炭素への代謝速度はヒトを含めた霊長類で遅いため(ラットの20～25%の速度)、ギ酸によるメタノールの毒性が大きくなる。エタノールはアルコール脱水素酵素と親和性が高い(メタノールとの親和性の20倍という)ため、メタノールと同時摂取した場合は競合阻害を生じ、ギ酸に代謝されずに未変化体で排出されるメタノールが増大する。このためエタノールはメタノール中毒の治療に用いられる。

▶ギ酸

メタノール自体の作用として中枢神経抑制(麻酔)や消化管粘膜刺激作用がある。代謝物であるギ酸がメタノール特異的な中毒症状の主要な原因物質である。ギ酸はチトクロムオキシダーゼ活性を阻害し、組織の酸素欠乏状態と嫌気的呼吸の促進は乳酸の

蓄積をもたらし代謝性アシドーシスをきたす。視神経や網膜で酸素欠乏が進むと視力障害をきたす。網膜病変はやはり代謝物であるホルムアルデヒドが網膜の ganglion cell を選択的に損傷するためという説もある[4]。

2 症状

メタノールによる中毒の発現と重症度には個人差が大きい。一般的に 10 ml 以上では失明の危険があり、経口致死量としては 30〜100 ml とされるが、これに当てはまらない例も多い[4]。

(1) 初発症状

初発症状は悪心、嘔吐、腹痛、酩酊であるが、麻酔作用はエタノールのそれよりも軽度である。6〜12 時間程度からメタノールに特有の視力障害とアシドーシス、全身倦怠、腹痛、嘔吐などが生じてくる[2,3]。エタノールを摂取していた場合、代謝性アシドーシスの発症には 18〜48 時間かかる[2]。重症例では眠気から早期に昏睡に至る場合もある。高濃度の曝露を受けた場合は眼・鼻の刺激症状、めまい、頭痛を訴える。

▶視力障害
▶アシドーシス

(2) 主要症状

主要症状は消化器、呼吸器、視力障害、神経症状、意識障害である。

●a．消化器

メタノールによる直接の刺激作用がある。悪心、嘔吐、下痢、腹痛の激しいときは急性膵炎の可能性もあり。

●b．呼吸器

アシドーシスによる浅く速い呼吸。呼吸困難。

●c．視力障害

暗点の出現から失明まであり得る。眼のかすみ（視界が白くなるという訴えが多い）から進行し、急性期には中央黄斑部暗点が典型的である。やがて周辺視野の狭窄が認められるようになる[3]。視神経乳頭の充血も一般的である。うっ血が続くと乳頭浮腫となり、1〜2ヵ月続く。視神経萎縮をきたす場合もある。急性期には対光反射が減弱し、この障害の程度は視力の予後に関連するという。全身症状なしに視力障害のみを示す例もある。メタノール飲用から視力障害の発生までは数時間から 24 時間（さらに遅れる場合もあり）であり、極期にはやっと明暗を判別できる程度になる[5]。早期に適切な治療を行えば多くの症例は急速に回復する。

●d．神経症状

重症例ではパーキンソニズムが出現することがある。また意識障害からの回復期に深部反射の亢進もある。

●e．意識障害

不穏、錯乱、せん妄、痙攣、昏睡。重症例では末期に脳浮腫となり、徐脈、呼吸停止に至る。

3 診断

●a．血液ガス分析

▶代謝性アシドーシス

代謝性アシドーシスとなり、その程度は中毒の重症度と相関する[2]。PCO_2、base excess、血中 HCO_3^- が低下する。重症($HCO_3^- < 20$ mEq/l)の1/4は呼吸不全により致死的であるという。エタノールを同時に服用しているときは48時間程度まで遅れて発症することもある。有機酸(ギ酸)の上昇があるので Cl^- と HCO_3^- の和が減少し、Na^+ との差である陰イオン較差(anion gap)が増加する。メタノールは血漿浸透圧を上昇させるため、血漿中の Na、ブドウ糖、尿素濃度から計算した浸透圧と実測値との差(浸透圧較差：osmolal gap)も大きくなる[2]。

▶anion gap

●b．電解質

K が高値の場合あり[5]。

●c．血清アミラーゼ

高値のときは急性膵炎の可能性あり[2]。

●d．尿

pH 5.0 まで低下することあり[2]。糖尿、蛋白尿、アセトン尿を示すことがある。

●e．メタノールおよびギ酸

▶ギ酸濃度
▶メタノール濃度

中毒が疑われる場合は早期に測定すべきである。中毒では尿中ギ酸量は>70 mg/24時間にも達する[3](健常成人の尿中ギ酸濃度は 2～30 mg/l)。血中ギ酸濃度 200 mg/l 以上で眼障害やアシドーシスの危険性がある[3]。血中メタノール濃度が 500 mg/l 以上あれば重症、1,000 mg/l では致死的となる[6]。尿中メタノール濃度は職業性曝露の指標としても測定されている。非曝露正常値として 1.53±0.6 mg/l、気中濃度 111±68(37～231)ppm のメタノールに曝露した作業者の尿中メタノール濃度が 21.8±20.0 mg/l であったという報告がある[1]。

●f．CT

脳基底核(特に被殻)に壊死(低吸収域)を認めることがある。出血の場合は高吸収域となり、予後不良という。血液透析にヘパリンを使うと出血を増悪する可能性がある[6]。

●g．脳波

重症例で徐派となる。

●h．その他

ヘマトクリット値上昇、平均赤血球体積上昇(アシドーシスの程度と相関するという)。

4 治療

(1) 一般的処置

- 胃洗浄：吸収が速いため摂取後1時間以内でないと意味がない。3〜5%の炭酸水素ナトリウム（メイロン®）を用いる。ない場合は微温湯も可。
- 血液透析：治療のために投与するエタノールも除去されるので注意（後述）。
- 活性炭は無効。

(2) 治療

●a．アシドーシスの補正

▶炭酸水素ナトリウム（メイロン®）

早期に7%炭酸水素ナトリウム（メイロン®）を用いる。500〜1,000 mlを要することもある。乳酸ソーダは用いない[4]。血液ガスが正常化、または尿pHがアルカリ化するまで続ける。

●b．エタノール投与

▶エタノール

メタノールのギ酸への代謝を競合阻害するための拮抗薬として投与する。血中エタノール濃度を100〜130 mg/dlに保つようにする。95%エタノール0.8〜1.0 mg/kgをコップ1杯（約180 ml）のジュースに溶かし、30分以上かけて経口投与する。または、10%エチルアルコール（5%ブドウ糖水溶液に混合）8〜10 ml/kgを30分以上かけて静注する。血中メチルアルコール濃度<10 mg/dl、血中ギ酸濃度<1.2 mg/dl、アシドーシス、中枢神経症状、anion gapの正常化まで行う[2]。

●c．血液透析

▶透析

メタノール服用量が30 ml以上、または血中メタノール濃度が50 mg/dl以上、重篤なアシドーシスがあるとき、メタノールによると思われる意識障害、視力障害、眼底所見があるときに行う[5]。透析によりメタノール、ギ酸は速やかに除去されるが拮抗薬であるエタノールも除去されてしまうので頻回にエタノール濃度をチェックする。

●d．ロイコボリン®（葉酸の活性化型）および葉酸の投与

▶葉酸

ギ酸の代謝（二酸化炭素と水への分解）を促進する。症状（視力障害やアシドーシス）がある場合はロイコボリン®の1 mg/kg（最大50 mg）静注、その後に葉酸（フォリアミン®）1 mg/kgを4時間ごとに6回行う[2]。

●e．その他

アプロチニン（急性膵臓炎）、ビタミンB群（視神経障害）、L-dopa（パーキンソニズム）の投与[5]。

5 合併症

重症では急性膵臓炎の併発の可能性がある[2]。

6 予後

早期治療が開始できれば良好。しかし昏睡、痙攣発作、36時間以上続くアシドーシスの場合も回復する可能性がある[5]。徐脈、対光反射の消失は予後不良である。

メタノール中毒の後遺症としては次のようなものがある。

①視力障害：中心暗点の残存、完全な失明をきたすこともある。完全に回復した後も2ヵ月くらいの間に一過性の網膜浮腫を起こすことがある[3]。

▶パーキンソン様症候群

②錐体外路症状：数ヵ月～2年後にパーキンソン様症候群を発症した報告もある[2]。

（坂井　公、森田陽子）

【文献】
1) 坂井　公：メタノール．相談事例に学ぶ化学物質中毒，安全スタッフ2.5：36-37，労働新聞社，東京，2003．
2) Poisindex：Methanol. MICROMEDEX Inc., Vol. 110, 2001.
3) Poisons Information 335：Methanol. IPCS INTOX databank, 2001.
4) 日本中毒情報センター（編）：メタノール．急性中毒処置の手引，第3版，pp 416-417，じほう，東京，1999．
5) 藤代一也，井上尚英：メタノール中毒．中毒研究3：379-384，1990．
6) 内藤裕史：メタノール，ジエチレングリコール，エチレングリコール．中毒百科，第2版，pp 44-53，南光堂，東京，2001．

シアンとシアン化合物

1 中毒物質

▶シアン

(1) シアン$(CN)_2$

無色でアーモンド臭のある気体である。シアン化カルシウムと硫酸銅との混合溶液を加熱したり、水銀、銀、金などのシアン化合物を赤熱すると発生する。中毒量はヒト（吸入）16 ppm、致死量はヒト（吸入）180 ppmである。

▶シアン化水素

(2) シアン化水素（青酸）

シアン化カリウムまたはフェロシアン化カリウムに硫酸を加えて蒸留して得られる無色の液体である。沸点は25.7℃で、空気中の二酸化炭素に触れてガスになる。この性質を利用して穀類倉庫や輸入青果物の燻蒸に用いられる。また、火災でナイロン、絹、羊毛、アクリル系の繊維や樹脂、ポリウレタンが燃えたときに発生する。防毒マスクだけでは皮膚からの吸収を防ぐことはできない。LD_{50}は0.5 mg/kgである。

▶シアン化カリウム

(3) シアン化カリウム（青酸カリ）

潮解性が強い無色の結晶で、生物体内で分解してシアン化水素を発生するので、極めて有毒である。水によく溶け、アルコールにも少し溶ける。ヒトの致死量は0.15 g、LD_{50}は2 mg/kgである。

▶シアン化ナトリウム

(4) シアン化ナトリウム（青酸ソーダ）

潮解性をもつ無色で立方体の結晶で、水やアルコールによく溶ける。LD_{50}は2 mg/kgである。

▶シアン化金

(5) シアン化金

シアン化第一金は黄色板状の細かい結晶で、シアン化第二金は無色葉状の結晶である。

▶シアン化銀

(6) シアン化銀

無味、無臭の白色の粉末である。

▶アセトニトリル

(7) アセトニトリル

無色の液体でエーテル臭がある。LD_{50}は120 mg/kgである。

▶ニトロプルシドナトリウム

(8) ニトロプルシドナトリウム（ニトプロ® 注）

高血圧性緊急症に用いられるが、過量だと危険である。ニトロプルシドナトリウムの代謝物として生成されたシアンはさらにチオシアンに代謝されて解毒されるが、ニトロプルシドナトリウムを2 μg/kg/minより速い投与速度で投与する場合は、総投与量が500 μg/kg以上になると体内における解毒処理能力を超えてシアンが生成されることが知られている。シアン毒性を回避するため、投与速度が2 μg/kg/minを超える場合には総投与量が500 μg/kg以上とならないように注意すること。

2 病態

体内に吸収されたシアン基（CN^-）は3価の鉄イオン（Fe^{3+}）と強い親和性をもつため、ミトコンドリア内のチトクロム酸化酵素の Fe^{3+} と結合する。この酵素は細胞内の酸素利用の主要経路を司る酵素なので、CN^- と結合すると、ミトコンドリア内の酸素代謝が障害される。すなわち、末梢組織で酸素が取り込まれず、全身の組織は窒息状態となり、短時間で死に至る。

3 体内動態

吸収された CN^- の一部は HCN として肺から排泄されるが、多くはミトコンドリア内のロダネースによりチオ硫酸基と反応し SCN として尿から排泄される。ロダネースは十分に存在するが、チオ硫酸基は僅かなので、体内の解毒機構は機能せず、中毒が急速に進行する。

4 症状

頭痛、頻脈、頻呼吸、めまい、重症では運動失調、意識障害、痙攣、呼吸停止、心停止。

5 診断

呼気はアーモンド臭を呈する。また、組織に酸素が運ばれても、細胞で利用されないため、静脈血は動脈血鮮紅色を呈する。血液ガス分析では乳酸アシドーシスを呈す

メモ　特異的治療

▶亜硝酸アミル
▶亜硝酸ナトリウム

メトヘモグロビン血症をつくるために亜硝酸アミルと亜硝酸ナトリウムを用い、これで遊離したシアンと結合して腎から排泄させるためにチオ硫酸ナトリウムを投与する。つまり、以下を連続して行う。

- 亜硝酸アミル吸入液（0.25 ml/アンプル）：0.25 ml を吸入させる。血圧低下に注意。保険適用外。
- 亜硝酸ナトリウム（市販されていないので、300 mg/10 ml/アンプル製剤を自家製造しておくとよい）：成人では 300 mg をゆっくり静注。小児には 10 mg/kg を 10 分以上かけて静注。

▶チオ硫酸ナトリウム

- チオ硫酸ナトリウム（デトキソール®）：成人では1回に 12 g を静注する。小児では 50 mg/kg を静注。

以上で改善しない場合には、半量を追加投与する。

る。そして、チアノーゼを認めず、皮膚は鮮紅色を呈する。服用した例の胃液を10円玉に垂らすと錆が取れてピカピカになる。

6 治療

①救助者が二次災害を受ける危険があるので、仮に患者が心肺停止であっても、口対口人工呼吸は禁忌である。
②直ちに100%酸素を吸入させる。

(黒川　顕)

【参考文献】　1) 黒川　顕：シアン・シアン化物. 中毒研究 12：109-112, 1999.

重金属類

●●● はじめに

重金属は工業用品として使われているため、職業的疾患を引き起こしやすい。しかし重金属が急性中毒の原因物質となることは比較的少なく、むしろ水俣病やイタイイタイ病などの環境汚染に伴う公害病として社会的にも大きな影響を与えてきた。

急性中毒の原因となるのは可溶性の重金属塩であり、症状には次のような類似点がある。①蛋白と結合して不溶性の沈澱を生じ酸を遊離する。②吸収された重金属塩は金属イオンの形で、細胞代謝に不可欠な酵素のSH基と結合して酵素を不活化し、細胞機能障害、さらに組織・臓器障害を引き起こす。③重金属は体内で代謝されないため、体内に蓄積すると急に重篤な症状を呈することがある。

1　水銀とその化合物

古くから水銀蒸気と無機水銀の毒性は知られていたが、水俣病以来、有機水銀、殊にアルキル水銀の毒性が注目されてきた。

●金属水銀(水銀蒸気)

金属水銀は飲んでも吸収が悪いため毒性を発揮しないが、水銀蒸気を吸入すると肺で40～80%が吸収され、激しい咳と頭痛、体温の上昇、呼吸困難などの中毒症状を起こす。水銀蒸気は肺に高濃度沈着し、主に尿中に排泄される。生物学的半減期は呼気

で18時間、肺で1.7日、腎で64日、全身で58日と長い。

1 毒性と症状

気管支の刺激作用(咳嗽、胸痛、呼吸困難)。中枢神経症状(四肢末端のしびれ、頭重感)、血圧低下、頻脈、腎障害。

2 治療

空気のきれいな場所への移動、呼吸管理、キレート剤[ジエチルカプロール(BAL)、ペニシラミン、チオプロニン：表1]、対症療法。

●無機水銀(用途：写真、染料、皮なめし)

▶塩化第二水銀(昇汞)

水溶性のものほど毒性が高く、急性中毒は水溶性塩、殊に塩化第二水銀(昇汞)の大量摂取で起こる。腸管吸収は5%以下と低いが腎に集まり、生物学的半減期は29～60日と長い。

1 毒性と症状(表2)

▶腐食毒
▶急性腎尿細管壊死

腐食毒(消化管粘膜の腐食)、急性腎尿細管壊死。

2 治療

穿孔に注意し牛乳による胃洗浄、下剤、キレート剤(BAL、ペニシラミン、ジマルカプトコハク酸)、対症療法(BALと水銀の錯体は水溶性なので血液透析で除去可能)。

●有機水銀(用途：殺菌剤、農薬)

塩化メチル水銀は体内へ吸収されやすく、腎、肝、脳に蓄積され、運動障害中心の水俣病を発症する。生物学的半減期は約70日と長く、排泄は胆汁→腸管→糞の経路をとる。

1 毒性と症状

粘膜刺激症状(腹痛、下痢)、中枢神経症状(錯乱、痙攣)。腎障害。

2 治療

無機水銀と同様である。

IV. 中毒各論 ⑦工業用品

表 1. 重金属中毒とキレート剤

キレート剤	適応中毒
デフェロキサミン	鉄、アルミニウム
ジメルカプロール(BAL)	ヒ素、無機水銀、鉛、銅、金、ビスマス、クロム、アンチモン、ニッケル、バナジウム、タリウム
D-ペニシラミン	銅、水銀、鉛
CaNa₂ EDTA	鉛、銅、亜鉛、クロム、ベリリウム、バナジウム
チオ硫酸ナトリウム	ビスマス

＊BAL 禁忌
　①セレン化合物
　②カドミウム化合物(尿中のカドミウム濃度を増加させ、尿細管の破壊的変化を起こすため)

表 2. 塩化第二水銀(昇汞)中毒

	症状
第Ⅰ期	・灼熱感、収攣、口腔、食道粘膜が灰色に脱色 ・胃上部痛、腹痛、血液・粘液の混じった粘液状吐物 ・水様性、血性の激しい下痢 ・金属臭、流涎、口渇 ・虚脱
第Ⅱ期 (2～3日後に発症)	・上記の胃腸症状は36時間程度で消失 ・24～36時間で水銀性口内炎、舌炎、潰瘍性歯齦炎、多量の唾液、重篤な感染症、歯のゆるみ、顎の壊死 ・水・電解質バランスの破綻 ・2～3日以内に腎尿細管の壊死、次に一時的多尿、アルブミン尿、円柱尿、無尿、急性腎不全、尿毒症、最後にアシドーシスで死亡 ・全身倦怠感、衰弱、ショック ・血性下痢、潰瘍性大腸炎

2 カドミウム化合物(用途：防錆メッキ)

　カドミウムには強い毒性があり、経口摂取すると胃液で溶解され胃腸粘膜を強く刺激するが、吸収が悪いため死亡は稀。しかし高濃度の酸化カドミウムフュームを吸入すると、重症例では 4～48 時間に 30～40% が死亡する。長期間にわたる微量摂取中毒例として富山県神通川流域のイタイイタイ病が有名である。肝腎に取り込まれ、半減期は 13～33 年と長い。

▶イタイイタイ病

1 毒性と症状

　粘膜刺激症状(悪心・嘔吐、腹痛、下痢)、吸入時の細気管支刺激作用(くしゃみ、咳嗽、呼吸困難)。肝腎障害。

2 治療

・経口の場合：胃洗浄、下剤、キレート剤[エチレンジアミン四酢酸(EDTA)、尿中のカドミウム濃度を増加させ、尿細管の破壊的変化を起こすため、BAL は禁忌！]、

323

対症療法。
・吸入の場合：場所の移動、呼吸管理。

3 銅化合物(緑青)

硫酸銅を飲むと、消化管粘膜の変性壊死、肝障害、尿細管性壊死を起こす可能性がある。なおシアン化銅の場合は、むしろシアンの毒性に注意する。

1 毒性と症状

粘膜刺激症状(金属味、口腔・食道の灼熱感、悪心・嘔吐、腹痛、下痢)、肝腎障害、溶血性貧血、中枢神経症状。

2 治療

・経口の場合：胃洗浄、下剤、キレート剤(EDTA、ペニシラミン)、対症療法。
・吸入の場合：場所の移動、呼吸管理。

4 亜鉛化合物(用途：防臭剤、塗料)

▶酸化亜鉛フューム

多量摂取したり、容器から溶出した亜鉛で消化管障害を起こすことがある。中毒症状として酸化亜鉛フューム吸入による発熱が多い。シアン化亜鉛ではシアン中毒を生じる。吸収された亜鉛は2グロブリンと結合して数日以内に肝と膵に蓄積、大部分は膵液を通して大便中に排泄される。

1 毒性と症状

悪寒を伴う発熱、粘膜刺激症状(腐食性：腹痛、下痢)、肝腎障害。

2 治療

・経口の場合：胃洗浄、下剤、キレート剤(EDTA、BALの有効性は不明)、対症療法。
・吸入の場合：場所の移動、呼吸管理。

5 アンチモン化合物

▶塩化アンチモン

アンチモン化合物による急性中毒は極めて稀で、塩化アンチモン吸入例があるが、ほとんどが職業上の曝露による亜急性、慢性中毒。

1 毒性と症状

粘膜刺激症状(苦味、灼熱感、嘔吐、腹痛、コレラ様下痢)、肝腎・血液・神経障害。

2 治療

・経口の場合：胃洗浄、下剤、キレート剤(BAL筋注)、対症療法。
・吸入の場合：場所の移動、呼吸管理、キレート剤であるBALは無効！

6 ビスマス化合物(蒼鉛)

▶次硝酸ビスマス

ビスマス化合物は不溶性で中毒を起こすほど吸収されないため、急性中毒例は極めて稀。但し、次硝酸ビスマス大量摂取小児例ではメトヘモグロビン血症による死亡例の報告あり。大部分が腎排泄で、一部が腸管排泄である。

1 毒性と症状

メトヘモグロビン血症、肝腎障害。

2 治療

胃洗浄、下剤、キレート剤(BAL筋注、チオ硫酸ナトリウム静注)、塩化アンモニウムの点滴、対症療法。

7 クロム化合物(用途：皮なめし、顔料)

▶6価化合物

急性中毒は溶解性が高く消化管からの吸収率もよく、また強い腐食性と酸化力をもつ6価化合物に限られる。但し、経口摂取の場合、胃酸で3価化合物に還元されるので、胃酸分泌状態に影響される。また6価化合物は気化しやすく、肺や皮膚からも吸収される。クロムは脾、腎、肝、肺などに蓄積され、排泄は尿中が主な経路で、完全

消失には 14 日以上かかる。

1 毒性と症状

粘膜刺激、腐食作用（クロム穿孔、腹痛、嘔吐）、肝腎障害。

2 治療

胃洗浄（穿孔に注意）、下剤、キレート剤（BAL、EDTA）、対症療法。

8 マンガン化合物（酸化剤、殺菌剤）

職業病として慢性中毒が多い。消化管および肺から吸収され、肝、腎に多く分布し、主として胆汁、腸に排泄される。

1 毒性と症状

粘膜刺激作用、中枢神経障害（頭痛、易疲労、不眠、痙攣、錯乱）。

2 治療

- 経口の場合：胃洗浄（穿孔に注意）、下剤、対症療法。
- 吸入の場合：場所の移動、呼吸管理。ビタミン B_2 はマンガンの体内貯留を助けるため禁忌！

9 ベリリウム化合物

ベリリウム化合物のガスや粉塵フュームの短期大量吸入曝露から 1 週間以内に発症する。可溶性ベリリウム（硫酸ベリリウム、フッ化ベリリウム）は接触性皮膚炎を起こす。

1 毒性と症状

粘膜刺激作用、ベリリウム症（皮膚、肺、肝などに肉芽性病変）。

2 治療

▶ベリリウム肺

- 吸入の場合（ベリリウム肺）：呼吸管理、キレート剤（EDTA）、抗生剤とステロイド、対症療法。

- 眼に入った場合：流水洗浄、眼科的処置。
- 皮膚に接触：汚染部位の洗浄、創処置、時により肉芽腫切除。

10 バリウム化合物

　可溶性バリウム塩は腸管から容易に吸収され、大部分は腸管から、一部は腎から排泄される（24時間以内に20%が腸、7%が腎から排泄）。少量が体内に残り、主として骨に集まる。

1 毒性と症状

粘膜刺激作用、低カリウム血症（筋線維束攣縮、不整脈）。心不全。

2 治療

- 経口の場合：胃洗浄、解毒薬（硫酸マグネシウム）、下剤、カリウム投与、対症療法。
- 吸入の場合：場所の移動、呼吸管理。
- 眼に入った場合：流水洗浄、FAD（フラビタン®）点眼。
- 皮膚に接触：汚染部位の洗浄。

11 ニッケル化合物

　金属ニッケルの粉末や可溶性ニッケル塩は、強い刺激性のため皮膚障害を起こす。経口の場合、金属ニッケルと不溶性ニッケルはほとんど吸収されないので毒性は低いが、可溶性ニッケル塩の多量摂取例では、めまいや嘔吐、急性胃腸炎などを生じる。なお、ニッケルカルボニルはガス化しやすく爆発性があるため、有毒ガスの一種と考え対処すべきである。

▶ニッケルカルボニル

1 毒性と症状

- 無機、有機化合物：粘膜刺激作用。
- 有機化合物：中枢神経症状。

2 治療

- 無機化合物の経口摂取：胃洗浄、下剤、対症療法。
- 吸入の場合：場所の移動、呼吸管理。

- 皮膚に接触：汚染部位の洗浄。
- 有機化合物の吸入の場合：場所の移動、呼吸管理、キレート剤(BAL)。

12 コバルト化合物

　ビールの泡安定化のため添加されたコバルト塩の大量吸入により多数の死亡者が出た。コバルトは吸収、蓄積が少なく、ほとんどが尿中に排泄され、僅かに肝と骨髄に貯留する。

1 毒性と症状

　粘膜刺激作用［経口：腹痛、吸入：咳嗽、胸痛、呼吸困難、眼・皮膚：結膜炎、アレルギー性皮膚炎(肘窩、足首、頸部などに多発するコバルト痒疹)］。

2 治療

- 経口の場合：胃洗浄、下剤、対症療法。
- 吸入の場合：場所の移動、呼吸管理。
- 皮膚に接触：汚染部位の洗浄。

13 セレン化合物(用途：顔料、冶金)

　無機セレンによる皮膚炎、オキシ塩化セレニウムによる急性化学火傷のほか、急性中毒として粉塵やセレン化水素による眼、鼻腔、咽喉頭の刺激、中枢神経抑制による呼吸障害がある。セレンは肝に最も多く蓄積され、50～80%は24時間以内に腎から、3～10%は揮発性の有機セレンの形で呼気中に排泄される。

1 毒性と症状

▶ニンニク臭

- 経口の場合：呼気のニンニク臭、血圧低下、悪心・嘔吐、中枢神経症状、肝腎障害、腹痛。
- 吸入の場合：咳嗽、胸痛、呼吸困難。
- 眼・皮膚の場合：皮膚炎・潰瘍、結膜炎、角膜壊死。コハク酸デヒドロゲナーゼ阻害による組織呼吸障害。

2 治療

BAL は禁忌。

- 経口摂取：胃洗浄、下剤、対症療法。
- 吸入の場合：場所の移動、呼吸管理。
- 皮膚に接触：汚染部位の洗浄。

14 バナジウム化合物

バナジウムは消化管からの吸収は悪いが、肺からの吸収はよい。急性中毒の主な症状は、結膜と気道粘膜の刺激症状である。なお、粉末バナジウムは火災を生じる危険性がある。

1 毒性と症状

粘膜刺激作用（主に結膜と気道粘膜の刺激症状）。

2 治療

- 経口の場合：胃洗浄、下剤、輸液、ビタミンC、キレート剤（EDTA、BAL）、対症療法。
- 吸入の場合：呼吸管理。
- 皮膚に接触：汚染部位の洗浄。

15 有機スズ化合物（用途：メッキ、合金材料）

木材の防腐剤や防藻剤、船底用塗料へ添加剤として使用され、消化管から吸収される。

1 毒性と症状

トリブチルスズは酸化的リン酸化阻害作用と神経末端へのGABA取り込み抑制作用、ジエチルスズはSH酵素阻害作用。

2 治療

胃洗浄、活性炭による吸着、下剤、解毒薬（キレート剤：BAL）、対症療法。

16　鉛化合物（用途：鉛メッキ、鉛蓄電池）

▶無機鉛
▶有機鉛
▶脳炎型症状

鉛は赤血球寿命の短縮、ヘムの生合成の阻害などにより、造血器障害がよくみられる。無機鉛中毒は職業的な慢性中毒が多く、急性中毒は起こりにくい。四エチル鉛による有機鉛中毒では脳炎型症状を起こす。職業性曝露では肺吸収が主な経路である。赤血球と結合して存在する蓄積毒で、90％が骨に沈着し、肝、腎にも多く存在する。骨の生物学的半減期は10年、全身は5年と推定されている。

1 毒性と症状

中枢神経抑制作用（イライラ感、記憶障害）、末梢神経障害（疲れやすい）、赤血球寿命短縮作用、Hb合成阻害作用（貧血）。胃腸障害。

2 治療

牛乳による胃洗浄、下剤、キレート剤（EDTA、ペニシラミン、BAL）、対症療法。

17　鉄化合物（用途：インク、絵具）

第一鉄塩には毒があるが、成人の大量摂取例でも致命的になることは稀。成人で2〜10g、小児で1〜2gの鉄剤を内服すると死に至る。

1 治療

胃洗浄、下剤、キレート剤（デフェロキサミン）、対症療法。

18　アルミニウム化合物

アルミニウム化合物による急性中毒は極めて稀で、ほとんどが慢性中毒で慢性腎不全患者において骨軟化症や脳症を生じる。近年では特に慢性腎不全の乳幼児例におけるアルミニウム中毒の危険性が指摘されている。

1 治療

胃洗浄、下剤、キレート剤（デフェロキサミン）、対症療法。

19 マグネシウム化合物

▶マグネシウム塩類　医薬品として使用されているマグネシウム塩類を過量に経口摂取すると、嘔吐や腹痛、水様性下痢を生じる。

1 毒性と症状

血中 Mg 濃度が高くなると皮膚紅潮や口渇、血管拡張による低血圧、嗜眠状態、腱反射の喪失、脱力感、呼吸抑制、不整脈、さらに昏睡、心停止を生じる。腎不全患者では 30 g で致命的になることもある。

2 治療

10%グルコン酸カルシウム注、または 1%塩化カルシウム注を静注する。

20 タリウム化合物（用途：合金）

消化管、肺、皮膚より吸収され、皮膚・粘膜刺激作用、毛細血管（特に心、肝、腎）に対する毒作用、骨髄鞘の崩壊を起こす。

1 毒性と症状

交感神経刺激症状（血圧上昇、頻脈）、腹部疝痛、中枢神経症状。

2 治療

1%ヨウ化カリウム液で胃洗浄、活性炭、下剤、キレート剤（BAL、ペニシラミン）、対症療法。

(今泉　均)

【文献】
1) 吉村正一郎, 早田道治, 山崎　太, ほか：急性中毒情報マニュアル. pp 372-391, 廣川書店, 東京, 1998.
2) 西　勝英(監修)：薬・毒物中毒救急マニュアル. 改訂第 5 版, pp 334-349, 医薬ジャーナル, 東京, 1995.

フッ化水素

1 中毒作用機序

フッ化水素（HF）は無色の刺激性、腐食性の極めて強い気体であり、空気中では水蒸気と直ちに反応してエアロゾルとなり白煙を生ずる。他のハロゲン化水素と異なり、HFの沸点はその強い水素結合のために19.5℃と上昇しており、低温環境や僅かの加圧で液化し、この状態を無水フッ酸と呼ぶ。無水フッ酸は水に任意の割合で溶解し、通常は50％以下の濃度（時に70％程度）で使用され、この形態をフッ化水素酸として区別される。

▶無水フッ酸
▶フッ化水素酸

HFそれ自体は強い酸であり、事故などで経皮曝露に加えて、高濃度のガスを吸入すれば、曝露が短時間であっても肺胞壁を破壊する。さらに吸収されたフッ素はイオン化（F^-）またはカルシウムと結合した状態で、血行を介して、肝、腎などの主要臓器を障害し、時に重篤な全身症状を呈して致命的になる。また比較的低濃度であっても長時間の曝露の結果として気管支炎などの発症とともに、元素としてのフッ素が硬組織に蓄積することにより骨硬化症や骨膜などの石灰化像を中心とした慢性の中毒症が出現する（industrial fluorosis）。

▶ industrial fluorosis

フッ化水素酸は電離度が低く弱酸であるが、生体に対しては蛋白溶解、脱水、加水分解などの作用を有し、直接に皮膚、眼などに付着すれば、極めて高度の深達性を示す局所的損傷をきたす。

2 症状

フッ化水素酸による中毒は、その濃度と曝露量、接触時間、侵入経路（皮膚、呼吸器、消化器）によって、程度が大きく異なる。

（1）急性作用：皮膚および眼障害

高濃度のフッ化水素酸が皮膚に付着すれば、激しい疼痛と、多くの場合には水疱形成に続く難治性の潰瘍が生じる。これは熱傷に近似する経過を示すことから、フッ化水素酸火傷（hydrofluoric acid burn）と名づけられている（図2）。

▶フッ化水素酸火傷
（hydrofluoric acid burn）

50％濃度以上のフッ化水素酸曝露では、数秒間の付着でも深達性の潰瘍を生ずるのに比べ、40％以下の濃度では接触時間の影響が現れ、さらに10％程度ではその作用が皮膚表層に限られる。他の強酸との比較では、例えば50％濃度における同一の深部組織までの損傷に対して、フッ化水素酸は数秒間、硝酸では8分間の接触に相当する。これに反して硫酸では20数分間の付着でも深部組織の損傷は少ない。また動物（ラッ

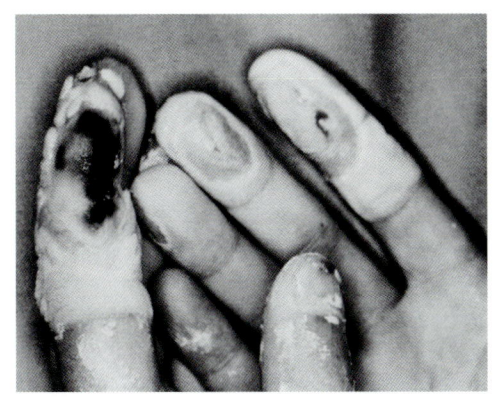

図 2. 45％フッ化水素酸による深部潰瘍

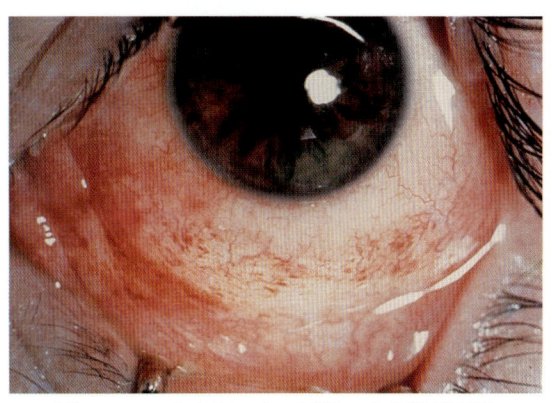

図 3. フッ化水素による浮腫、出血性結膜炎

ト）では体表面積の 1/70、50％濃度以上のフッ化水素酸の接触で 3〜4 時間以内に死亡例が認められ、吸収された HF による全身障害が現れる。実際の曝露例においても、受傷部位が小さいにもかかわらず、数時間後に悪心、嘔吐、意識障害などを伴う強いショック状態に陥り死亡した例がしばしばみられる。これは血液中に移行したイオン化フッ素（F⁻）がイオン化 Ca⁺⁺と結合して低カルシウム血症（いわゆるテタニーショック）をきたすことに起因する[1]。

▶低カルシウム血症
▶テタニーショック

顔面に曝露を受けた場合には同時にガスの吸入により肺損傷さらには全身症状を呈して重篤となることがある。さらに顔面の皮膚損傷に比べて眼症状が強く現れる場合がしばしばみられる。これは涙液にフッ化水素ガスが溶解することも原因となって、図 3 に示す如く一部に充血や出血を伴う眼球部結膜炎を呈し、また角膜混濁による視力の顕著な低下さらには失明する場合がある。

吸入した場合には酸による口腔、気道粘膜の腐食作用を生じる。その濃度により症状が出現するまでには時間に差が認められるが、高濃度では曝露直後より鼻咽頭痛、悪心、嘔吐、唾液分泌の増加とともに、喘鳴、呼吸困難、チアノーゼなどの症状が現れ、肺水腫を呈していわゆる成人呼吸促迫症候群（ARDS）の病態となる。図 4、5 は低濃度（4.5％）の HF 吸入曝露例での 24 時間後の胸部 X 線および CT 検査所見を示す。

▶成人呼吸促迫症候群（ARDS）

誤飲などにより経口摂取した場合は、直後から舌・口腔・咽頭痛、胸痛、上腹部痛、悪心、嘔吐、粘膜浮腫による嚥下障害などの症状が現れる。重篤な場合にはテタニーショックや痙攣発作をきたし死亡する。

(2) 慢性作用

作業環境中の HF 濃度が 30 ppm 以上では、眼、呼吸器系に対する刺激作用が明らかであるが、10 ppm 程度では少し刺激を伴う臭気、不快感があるくらいで、さらに 3

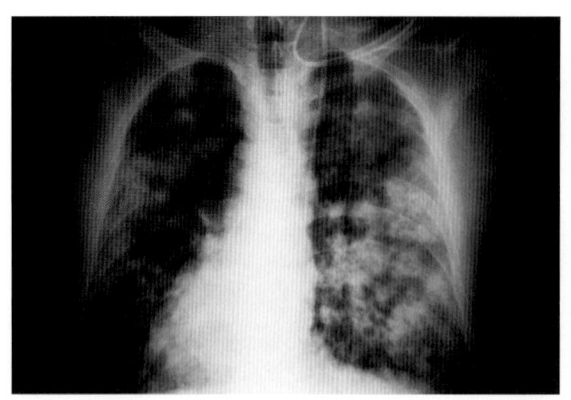

図 4. 4.5%フッ化水素酸吸入曝露後 24 時における胸部 X 線像

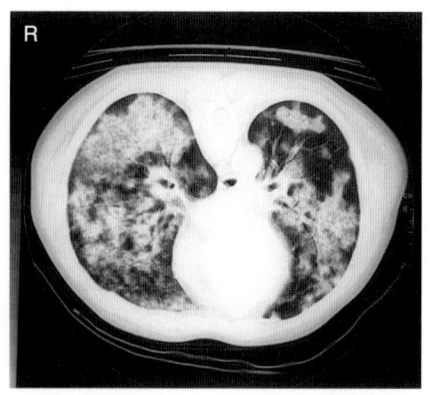

図 5. 4.5%フッ化水素酸吸入曝露後 24 時における CT 所見

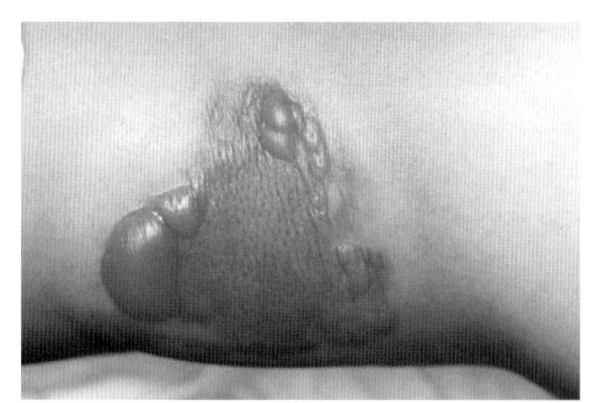

図 6. 45%フッ化水素酸による水疱形成
曝露部位の体毛は消失している。

ppm に低下すれば、一般的に即時的な反応は認められなくなる。このような低濃度での長期にわたる曝露では、対象となる健康障害は、皮膚炎や喘息、気管支炎、肺気腫などの慢性呼吸器疾患、さらに腎障害、関節炎を含む骨硬化症、妊娠への影響などであるが、環境濃度が 3 ppm（日本産業衛生学会の許容濃度）以下で、作業時間が 8 時間に維持される限り、健康な人では対照者に比し有意な異常は認められない。

3 診断

しばしばみられる症例として、HF が保護手袋のピンホールを介して爪甲、爪縁部に作用した小液滴による特異な症状を示す爪下療疽がある。付着した HF は爪甲部に小白斑を形成し、数分〜数十分後には垂直に爪床の深部まで浸透することから、患者は耐え難き疼痛を訴える。

▶化学火傷

皮膚曝露の場合、1〜3 度の化学火傷を起こすが、その程度は HF 濃度に依存する。初期には受傷部位は発赤を呈し、時に激しい痛み、水疱形成を伴う（図 6）。障害は時間

の経過とともに深部に波及し、皮下組織の壊死をきたし、潰瘍形成をみる。重傷の場合は時間の経過とともにさらに進行して筋組織の壊死や骨破壊を起こす。

HFの吸入や誤飲では呼吸器や消化器に著しい刺激症状や腐食作用が出現し、胸部X線やCT両肺野にはびまん性の浸潤陰影を示す肺水腫や粘膜のびらんを呈する。またテタニーや痙攣発作による意識障害を起こす。

血液所見では血中フッ素の急激な上昇、低カルシウム血症、低(高濃度曝露では筋組織破壊により高)マグネシウム血症、高カリウム、低ナトリウム血症などの電解質異常による心電図所見(低カルシウム血症によるQT時間の延長や重篤な場合には心室細動)、二次性の血中副甲状腺ホルモンの上昇が観察される。

▶尿中フッ素濃度　　時に肝機能や腎機能障害がみられる。また慢性曝露の指標として尿中フッ素濃度の測定が健康管理に有用である。

4 治療

HFの生体への速やかな浸透、吸収を考慮すれば、救急処置を開始するまでの時間が生命の予後を左右する。

(1) HF火傷(皮膚曝露)に対して

▶水洗　　①曝露後できるだけ速やかに、大量の流水にて洗浄(セーフティシャワーなど)を行い、直ちに衣服を脱がせる。さらにできるだけ長く(15分以上)水洗する[2)]。
②氷冷飽和硫酸マグネシウム液による半圧迫包帯を行う。
③水疱形成の場合には完全に切除する。
④2.5〜5%グルコン酸カルシウムゼリーなどのHF用特殊軟膏の塗布(その後1日数回、適時塗布、これにより疼痛が緩和される)。
⑤火傷部位の疼痛が強い場合には局所麻酔薬の使用。
▶グルコン酸カルシウム　　⑥重傷度により10%グルコン酸カルシウムの静注によるテタニーショックへの対応。

①と②は作業現場および医務室にて速やかにかつ適切に行う必要がある。もし受傷後20秒以内に開始されると60%以上の高濃度のHF曝露においてもその障害は皮膚表層に限局される。またHFの血行への吸収による全身障害の予防にも有効である。なお患部への洗浄剤として酸中和剤やエタノール溶液、ハイアミン溶液なども挙げられる。

爪や爪周囲部に受傷した場合には、疼痛の軽減、排膿を目的として早期抜爪を行う。

(2) 眼の受傷に対して

▶洗浄　　①即時的に流水にて少なくとも15分以上洗浄する。

▶点眼
②医務室にて生理的食塩水やほう酸水にて洗眼の後、1%グルコン酸カルシウム溶液を連続的に点眼する。

③痛みを緩和する目的で、適時眼科用局所麻酔薬を使用する。

欧米の強酸や強アルカリを扱う事業所や研究所ではフラッシュ型の洗眼装置や洗眼液などが常備されており、緊急時の第一が眼、第二が皮膚に対する処置とされている。眼への重篤な障害を考えれば模範にすべきである。

(3) 吸入曝露による障害に対して

▶酸素吸入

①直ちに新鮮な空気のある場所に移し、酸素吸入を行う。

②医務室または救急病院にて同上の処置を行うとともに 2.5〜5%のグルコン酸カルシウム溶液をネブライザーを用いて吸入させる。

▶ネブライザー
▶呼吸管理

③同時に胸部 X 線、CT 検査、血液ガス検査を行い、肺水腫などに対する呼吸管理を行う。

④ステロイドや抗生剤の投与、輸液を適時行う。

これは主として 60%以上の高濃度の HF 曝露時に多いが(50%の HF 溶液の分圧は 21℃で 14 mmHg であるが 70%を超える溶液の蒸気圧は 26.7℃で 150 mmHg になる)、密閉された場所では時に数%濃度の HF 曝露でも重篤な肺障害をきたした例が認められる[3]。

5 合併症および予後

▶角膜混濁
▶失明

HF 火傷では一般に 1〜3 週間程度で治癒する。眼への受傷では角膜混濁、重傷では失明をきたす。吸入曝露では生命に対する予後は一般に不良である[4]。誤飲による中毒では予後は大変悪く、多くの場合電解質異常を伴うショック死を起こす。

（河野公一）

【文献】
1) 吉田康久, 河野公一, 原田　章：フッ酸火傷時における血清中フッ素, カルシウム量の動態について．産業医学ジャーナル 5：27-34, 1982.
2) 河野公一, 渡部美鈴, 谷岡　穣, ほか：フッ化水素酸火傷における応急処置方法について．産業医学ジャーナル 17：42-44, 1994.
3) 河野公一, 織田行雄, 高橋由香, ほか：フッ化水素系表面処理剤吸入による急性肺障害の処置法と労働衛生管理について．産業医学ジャーナル 18：31-34, 1995.
4) 土手友太郎, 河野公一：フッ化水素冷却液化タンク水洗作業開始直後の急性死亡事故例．日本職業災害医学会誌 52：189-192, 2004.

エチレングリコール

●●● はじめに

エチレングリコールは、分子式 HOCH$_2$CH$_2$OH、分子量62、無色無臭で粘性の強い甘味のある液体で、融点−12.6℃、沸点197.6℃。水、アルコール、アセトン、酢酸、グリセリン、ピリジンに易溶、クロロホルム、エーテル、ベンゼンに不溶である。

▶自動車の不凍液

自動車の不凍液に用いられることが多い。内燃機関の冷却水凍結防止に用いるもので、不凍液の JIS 規格では 90%以上の濃度である。

中毒症状は自殺目的で不凍液を服用することによって起こることが多い。甘味を有するため、誤ってイヌなどの動物が舐めて中毒症状を起こすこともある物質である。

1 中毒作用機序

- エチレングリコールははじめに alchol dehydrogenase により glycoaldehyde に代謝される。
- 次に glycoic acid になる。
- さらに glioxylic acid は代謝物の中で最も毒性が強く、中毒症状の原因となる。
- 代謝の最後にはシュウ酸になり、これが Ca と結合して、腎障害や低 Ca 血症の原因となる。

2 症状

中枢神経抑制、腎障害、低 Ca 血症が中毒症状の主たるものである。
経口的に摂取した場合の症状は3期にわたって発現する。

● a．第一期（摂取後 30 分〜12 時間）

▶エタノールの酩酊状態

中枢神経系および代謝系の障害が数分〜数時間のうちに現れる。エタノールの酩酊状態に似た症状が現れる。不明瞭な話し方、痙攣、昏睡、脳浮腫、代謝性アシドーシス、低 Ca 血症、血尿、蛋白尿などが現れる。重篤な症状の場合は結晶尿がみられる。

● b．第二期（摂取後 12〜36 時間）

頻呼吸、チアノーゼ、肺水腫、心臓肥大が起こる。死亡例はこの時期に起こるものがほとんどである。

● c．第三期（摂取後 2〜3 日後）

36〜48 時間のうちに腎不全の徴候が現れる。慢性的に吸入した場合は意識障害、眼振、リンパ球増加症が現れる。

3 診断

決定的な診断方法はない。

4 治療

吸収が早いため、できる限り速やかに行う。ごく少量の場合には、酩酊様の症状に注意して1日程度様子をみる。

●a．解毒

- 意識レベルが低下しているときは催吐は行わない。

▶解毒薬(エタノール)の使用

- 解毒薬(エタノール)の使用、胃洗浄、血液透析、強制利尿などの処置を程度に応じて行う。

▶活性炭の使用は無意味

- 胃洗浄には強い酸化作用をもつ5,000倍過マンガン酸カリウム液を用いるのが好ましいが、なければ微温湯を用いる。活性炭の使用は意味がない。

- 内服が可能ならば拮抗薬として100～200 mg/mlの血中濃度になるように、ウイスキー30 mlを水割りにして3～4時間ごとに服用させる(0.3 ml/kg/hr 程度)。これはエタノールにより、alchol dehydrogenaseをブロックするためである。

- 意識がない場合、以下の投与法を推奨する文献がある。5%デキストロースに10%になるようにエタノールを溶解し、30分以上かけて静注する(0.08 gエタノール/ml)。エタノール濃度を100 mg/dl(21.7 mmol/l)となるように維持する。その後はエタノール濃度に注意しながら1.4 ml/kg/hrで静注する。小児の中毒であっても、同様にエタノール濃度を100 mg/dl(21.7 mmol/l)となるように維持する。小

▶低血糖

児では特に低血糖を起こしやすいので、血糖値を十分にモニターする。

▶血液透析

- 血液透析を行う。エチレングリコールおよびその代謝物は分子量が小さいため、血液透析で簡単に除去される。血液透析の際に、エタノールも除去されるので、濃度をモニターする。10%エタノールを3.0 ml/kg/hr程度で濃度がエタノール100 mg/dlとなるように投与する。

●b．治療

▶低Ca血症

- 低Ca血症にはグルコン酸カルシウム投与(カルチコール®注：大人1回5～10 ml、子ども1回2～5 mlを静注する)。

▶痙攣

- 痙攣にはジアゼパム注を投与(5～10 mgを静注し、必要であれば10～15分ごとに投与する。小児には0.2～0.5 mg/kgを必要に応じ5分ごとに投与する)。

▶低血糖

- 低血糖にはブドウ糖注を投与。

▶アシドーシス

- 重症なアシドーシスには炭酸水素ナトリウム注を投与。但し、軽症や中等症のアシドーシスにはむしろ使用しない方がよい。

- 代謝物を無毒化するためにピリドキシン100 mg(最も毒性の強い代謝物である

glyoxylic acid を無毒な glycine に代謝する)、チアミン 100 mg (glyoxylic acid を無毒な α-hydroxy-β-ketoadipate に代謝する)を毎日静注する。
・重症な場合や 60 ml 以上服用した場合は血液透析を行う。1回 4〜5時間程度を数回行う。

5 合併症

主要な症状はアルコール中毒と同様の酩酊症状であるので、それ以外を合併症とすると、以下のようなものがある。

(1) サマリー

▶神経系毒性症状

●a．ステージ1(服用後 0.5〜12 時間後)：神経系毒性症状が主

最初の数時間はエタノールによる中毒のような酩酊状態が続く。消化管直接刺激による、悪心や嘔吐が起きる。その後、代謝性アシドーシスや中枢神経抑制症状が起きてくる。中毒性の代謝物による症状は 4〜12 時間後に起こる。重症な場合は、昏睡状態となる。痙攣が起きることも稀ではない。小児においては、アルコール由来の低血糖が起きることがある。

▶心肺系毒性症状

●b．ステージ2(服用後 12〜24 時間)：心肺系毒性症状が主

頻拍や高血圧が起きる。重症な代謝性アシドーシスとそれを是正するための過喚気呼吸が起こることがある。また、非常に重症な場合は多臓器不全、酸素欠乏、うっ血性心不全、ARDS［急性(成人)呼吸窮迫症候群］が起きてくることがある。エチレングリコール中毒の死亡例のほとんどは、このステージ2の時期である。

▶腎臓系症状

●c．ステージ3(服用後 24〜72 時間)：腎臓系症状が主

乏尿や無尿、急性尿細管壊死、腎不全が起きてくることがある。時に骨髄抑制が重症な中毒で起きてくる。シュウ酸カルシウムの結晶が検出される患者もいる。血尿や蛋白尿はよく現れる。生存例では、腎機能が戻る例が多いが、永遠の不全となる場合もある。重篤な肝障害は滅多に起こらない。

(2) 細部

●a．全身

200〜300 g の誤飲例で、体温が 33℃になった例がある。代謝性アシドーシス、低 Ca 血症。

●b．頭部：顔面麻痺、眼振、吸入した場合の喉の刺激

●c．心肺系：チアノーゼ、心筋炎、肺浮腫、心停止、心電図異常、心臓肥大

●d．呼吸器系：呼吸窮迫、頻呼吸

●e．中枢神経系：痙攣、昏睡、脳浮腫、意識障害

- **f．消化器系**：悪心、嘔吐
- **g．泌尿器科系**：腎障害、血尿、蛋白尿

6 予後

　LDL₀は 1,500 mg/ml で、経口致死量は 1.4 ml/kg か 1.56 ml/kg とされ、成人で 100 ml とされる。ヒト中毒発現量は 50 mg/dl（0.5 mg/ml）であり、公表されている最低致死量は 398 mg/kg である。

　最大致死量として 3,000 ml 摂取での生存例もある。血中エチレングリコール濃度は 1,889 mg/dl で、速やかに血液透析とエタノール静注を行ったところ、20 mg/dl となり、肺浮腫と急性腎不全を起こしたものの、救命し得た症例がある。

　小児で 5,500 mg/kg での生存例がある。

　急性症状を脱しても、腎不全で 12 日後に死亡した症例も報告されている。

> **症例**　60歳、男性。1985年9月3日午後1時頃、エチレングリコール濃度90%の不凍液を自殺目的で 200 ml 服用。2時間後、嘔吐中を発見され、近医受診。胃洗浄、強制利尿、下剤投与。エタノール 8 ml ＋生理食塩水 40 ml の静注（時間あたり）を行った後、4日朝転院。軽度の代謝性アシドーシス（pH 7.329）は改善されていたが、低 Ca 血症（7.5 mg/dl）および強制利尿の影響と思われる高 Na 血症（150 mEq/l）、低 K 血症（2.9 mEq/l）を認めた。入院後3日間連続で血液透析を行った。エタノール投与は引き続き時間あたり 95%エタノール 4～8 ml を生理食塩水とともに9月6日まで経口投与し、血液透析中は透析液にエタノールを加えて施行した。ビタミン B₁、B₆投与も各 100 mg/日で行った。
>
> 　患者は神経症状、心肺系症状、代謝障害、腎機能低下をみなかったが、検査所見では、一過性の白血球増多、CRP陽性、低 Ca 血症、諸酵素の上昇がみられた。ガスクロマトグラフィーで求めた血中エチレングリコール濃度は、入院時 91.6 μg/ml と低値ではあったが、1回目の透析により 15.6 μg/ml まで下がった。透析液中の濃度から、約 4.5 g が除去されたと推定された。しかし、3回目の透析後は 44.1 μg/ml とリバウンド現象がみられた。患者は9月24日、後遺症なく退院した。

（笹嶋　勝）

【参考文献】
1) Poisindex：Ethylene glycol. MICROMEDEX Inc., 2005.
2) 後藤　稠，池田正之，原　一郎（編）：産業中毒便覧．増補版，医歯薬出版，東京，1982．
3) 大垣市民病院薬剤部（編）：急性中毒ファイル．第3版，p 338，廣川書店，東京，1996．

シンナー

●●●はじめに

シンナー(thinner)は希釈剤という意味で、塗料などの粘度を下げるために加えられる揮発性の有機溶剤と定義される(広辞苑)。乱用される揮発性物質(volatile solvent abuse；VSA)[1]と呼ばれるものの1つで、数〜十数種類の有機溶剤の混合物である(**表3**)。主成分はトルエン(toluene)で、約70%を占める[2]が、中毒症状すべてがトルエン由来とは限らない。

▶ volatile solvent abuse

▶ トルエン (toluene)

表 3. シンナーの成分（代表的なもの）

1．芳香族炭化水素
①トルエン
②キシレン
③ベンゼン
2．アルコール類
①エタノール
②メタノール
③ブタノール
3．酢酸エステル類
①酢酸エチル
②酢酸メチル
③酢酸ブチル
4．その他

1 中毒作用機序

あらゆる経路から吸収される。経気道（吸入）・経口の吸収はよいが、経皮的には吸入の1/60程度で、経皮吸収では中毒にならない[3]。吸収後速やかに中枢神経系および脂質富裕組織に移行し、脂肪組織に沈着する。トルエンは肝で代謝を受け、馬尿酸として尿から排泄されるが、20%以下は未変化体のまま、呼気中に排泄される。半減期は6時間[2]。

トルエンなどは直接、中枢神経系に対して抑制的に作用する。γアミノ酪酸(GABA)やneuronの膜機能に影響するためとされるが、詳細は明らかではない[4]。吸入麻酔薬と同じく、シナプスでの刺激伝達を抑制する。多数のシナプスを介するほど、つまり複雑な機能ほど影響を受けやすい[5]。したがって、中脳網様体や大脳辺縁系などが最初に抑制される。

心血管系も抑制される。加えて内因性カテコラミンの催不整脈作用に対する心筋の感受性を増大する[1]ことが問題となる。このため、心室細動などの致死性不整脈をきたし、突然死の原因となり得る。また呼吸中枢が抑制され、高二酸化炭素血症や低酸素血症を招くと、心臓の刺激反応性をより高めることになる[5]。

▶ 馬尿酸

トルエンは遠位尿細管を障害し、カリウム(K)・リン酸・重炭酸の喪失を招き、尿細管性低K性アシドーシスをきたす[1]。トルエンの代謝産物である馬尿酸の蓄積によっても、代謝性アシドーシスをきたす[6]。馬尿酸などの有機酸の蓄積による場合には陰イオン較差(anion gap)の増大を伴うが、トルエンの長期乱用による古典的1型遠位尿細管アシドーシスではanion gapが正常である[5]。重炭酸の喪失は陰イオンのバランスを保つため、代償性に高塩素血症をきたす。

横紋筋融解をきたし、さらに重症化すると、ミオグロビン血症・腎不全を招来する。意識混濁による長時間の圧迫があれば起きやすいが、長時間でなくとも、

表 4. ある種のシンナーにおける成分の濃度と気化した場合のそれぞれの濃度(%)

	トルエン	メタノール	酢酸メチル
液性濃度*	60.9	16.0	14.0
気相濃度	2.73	13.8	5.27

*シンナー中の成分の濃度
(文献5)による)

圧迫がなくとも起きる[5]。低 K 血症だけでも横紋筋融解の原因となるが、リン酸の減少、高浸透圧血症が加わると起きやすい。K の低下は筋力低下、四肢の脱力・麻痺をきたす。重症時は呼吸麻痺に至ることもある。

シンナーにはメタノールや酢酸メチルを含むものがある。酢酸メチルは体内に吸収されるとメタノールになるので、視力障害に関する限り、毒性はメタノールと同じと考える。気相の濃度は液体としての濃度とは異なるが、吸入による中毒の重症度は液体の濃度ではなく、それが気化したときの気相の濃度に依存する[7]。表4の場合、メタノールと酢酸メチルを合算した気相濃度はトルエンの約7倍となり、視神経障害(球後視神経炎)をきたす可能性が高い[8]。視力障害があれば、吸入したシンナー中のメタノール・酢酸メチルの濃度を明らかにする必要がある。

▶視神経障害(球後視神経炎)

シンナーの骨髄抑制は含有するベンゼンによるもので、トルエンにその作用はない。

2 症状

慢性中毒では神経系・運動系・循環器系・消化器系・呼吸器系以外にも、副腎皮質・肝・腎・造血器・嗅覚・聴覚・視神経など、ほぼ全身にわたる症候を示すが、急性期は中枢神経系の症状(麻酔作用)が中心になる。トルエンは吸入後直ちに中枢神経系を抑制し、酩酊したようになる。中脳網様体や大脳辺縁系が最初に抑制されるため、自分のやったことを覚えていない、羞恥心がなくなる、僅かな刺激で異常に反応する、などが起こる。ほかに知的活動・時間/空間の認識・記憶なども障害される。反復により、陶酔感・恍惚感などをきたし、さらに乱用が長期化すると、幻覚・妄想が出現しやすくなる。慢性中毒では頭痛、倦怠感、めまい、嘔気、食欲不振などを訴え、小脳失調、錐体路症状、精神症状が特徴的である[1)9)]。

▶麻酔作用

▶催不整脈作用

循環器系では、心血管系そのものの抑制より催不整脈作用が問題となる。代謝性アシドーシスは代償性に呼吸性アルカローシス、つまり過換気を招く。消化器症状は吸入でも起きるが、経口ではより顕著となる。

シンナーに接触すると、皮膚・粘膜の発赤・水疱・びらん・潰瘍形成、角膜潰瘍などをきたす。吸収経路も、咽喉頭・気管・気管支の浮腫・発赤、食道・胃・十二指腸の発赤・潰瘍などを認めることがある。

その他にも多彩な症状を呈する(表5)。

表 5. 臨床症状

神経系	心血管系
頭痛	頻脈・徐脈
耳鳴・めまい	血圧低下
興奮・酩酊状態	心室性不整脈
言語不明瞭	上室性不整脈
嗅覚障害・聴覚障害	心ブロック
運動失調・協調運動障害	突然死
嗜眠・多幸感	
認知障害・判断障害	消化器系
幻視・幻聴	腹痛
痙攣	嘔気・嘔吐
昏睡	吐血
末梢神経炎	
	呼吸器系
運動系	喘鳴
筋力低下	ラ音・水泡音
麻痺	呼吸困難
横紋筋融解	

3 検査

　血液検査所見から診断に直結するものはない。少しでも疑った場合には、動脈血ガス・電解質・尿素窒素 BUN・クレアチニンなどを必ず検査する。また吸入嗜癖のため、トランスアミナーゼ(ALT・AST)値が軽度上昇していることが多い。クレアチニンキナーゼ CK 高値は横紋筋融解を示唆する。低 K 血症・低リン(P)血症・低カルシウム(Ca)血症・高クロール(Cl)血症などの電解質異常がみられる。

▶横紋筋融解

▶電解質異常

　尿検査は必須。代謝性アシドーシス症例で尿 pH＞6 なら遠位尿細管障害を意味し、トルエン中毒の可能性が高い[1]。芳香族炭化水素類(トルエン・キシレン・ベンゼン)の代謝産物は馬尿酸・メチル馬尿酸・フェノールである。これらが尿中に同定されれば、診断につながる。尿中ミオグロビンも測定する。

　意識障害があれば、頭部 CT を撮影する[9]。急性期、低酸素に曝露されていれば脳浮腫を認める。慢性トルエン中毒では脳の萎縮と脳室の拡大、側脳室周囲の低吸収域などを認める。

4 診断

　習慣性吸引者が多いため、診断は容易なことが多い。救急隊や家人・友人などからの情報、呼気臭や着衣の残留物などで気づくことも多い。前述した接触による皮膚・粘膜などの刺激症状・所見も診断の助けとなることがある。

　症状からではなく、情報や現場の状況などから、シンナー中毒を疑うことができる場合が多い。しかし、情報がない、状況がわからないなどの場合には症状が多岐にわたるため、シンナー中毒を思いつかないと診断できない。思いがけない

▶代謝性アシドーシス

電解質異常、代謝性アシドーシスを認めたら、シンナー中毒を疑う[1]。原因不明の心停止・不整脈・(遠位尿細管性)アシドーシス・一酸化炭素中毒・汎血球減少症がみられた場合は、必ずシンナー中毒を鑑別しなければならない。

▶尿中代謝産物

尿中代謝産物が同定されれば、診断価値は高い[10]。

5 鑑別診断

中枢神経系(特に意識障害や痙攣など)の症状をきたす疾患はすべて鑑別診断の対象となる。また、感染〜敗血症、低血糖、低酸素曝露、外傷、その他の中毒も鑑別しなければならない。中毒ではエタノールその他のアルコール類、アンフェタミン、コカイン、カフェイン、フェンシクリジン、リゼルグ酸ジエチルアミド(LSD)などとの鑑別も必要となる[1]が、本邦では稀なものもある。

6 治療

シンナー中毒には特異的な治療法がない。吸入の場合、曝露の回避、酸素吸入、輸液、安静、保温などを行う。経口の場合はこれらに加え、シンナーの気道への移行を防いで(気管挿管)胃洗浄し、活性炭・下剤(マグコロールP®)を投与する。催吐は禁忌である。

吸収経路のうち、皮膚・粘膜・角膜が曝露された場合は大量の水で洗浄する。皮膚なら石鹸を使ってもよい。喉頭・気管・気管支・食道・胃・十二指腸などへの直接作用は化学熱傷と同じように取り扱う。

昇圧が必要な場合でもカテコラミン製剤、特にエピネフリンは心刺激性があるため、極力使用しない。Kの補正はリン酸の補給を兼ねて補正用リン酸二カリウム(コンクライトP®)を用いるとよい[5]。

血液浄化療法(濾過・透析)は原則として不要であるが、腎機能が低下した症例では有効なことがある[6,10](56頁参照)。

7 合併症

第Ⅰ章(3〜27頁)の①心肺危機、②重症不整脈、③肝・腎障害、④意識障害、⑤横紋筋融解、⑥低体温、はすべてきたし得る。

突然死の原因として、致死性不整脈が挙げられるが、死因の多くは低酸素性脳症である。窒息、誤嚥、口腔〜咽頭〜喉頭などの化学熱傷による気道閉塞なども原因となり得る。

8 予後

致死性不整脈〜心停止、呼吸抑制〜低酸素性脳症などを起こさなければ、予後

はよい。但しトルエンの長期乱用により肺気腫様の変化、あるいは間質性線維症などの呼吸器合併症、遠位尿細管障害から不可逆性腎不全をきたせば、予後に影響する。

(田中博之)

【文献】
1) Gussow LM(著), 田中恵子(訳): 有機溶媒. 化学物質毒性ハンドブック；臨床編Ⅱ, 内藤裕史, 横手規子(監訳), pp 769-775, 丸善, 東京, 2003.
2) 吉村正一郎, 早田道治, 山崎 太, ほか: 救急中毒情報ファイル. 第3版, p344, 廣川書店, 東京, 1998.
3) 日本中毒情報センター: シンナー. 急性中毒処置の手引き, 第3版, 鵜飼 卓(編), pp 248-249, じほう, 東京, 1999.
4) Morata TC, Nylen P, Johnson A, et al: Auditory and vestibular functions after single or combined exposure to toluene; A review. Arch Toxicol 69: 431-443, 1995.
5) 内藤裕史: シンナー・トルエン・キシレン. 中毒百科；事例・病態・治療, 第2版, pp 8-12, 南江堂, 東京, 2001.
6) 田中博之, 大倉史典, 多治見公高, ほか: 搬入時急性腎機能障害を伴った急性シンナー中毒の1例. 日集中医誌 6: 393-398, 1999.
7) 中谷壽男: シンナー中毒. 今日の診断指針, 第5版, 亀山正邦, 高久史麿(編), pp 1294-1295, 医学書院, 東京, 2002.
8) 郡山一明, 保 利一, 村井由之, ほか: シンナー中毒による視神経障害. 産業医大誌 11: 449-453, 1989.
9) 小川康恭: シンナー中毒. 新臨床内科学, 第8版, 高久史麿, 尾形悦郎, 黒川 清, ほか(編), pp 1970-1971, 医学書院, 東京, 2002.
10) 伊藤千春: 急性シンナー中毒. 今日の治療指針, 第46版, 山口 徹, 北原光雄(編), pp 124-125, 医学書院, 東京, 2004.

ヒ素

1 中毒作用機序

ヒ素は自然界、金属工業界、殺虫剤、除草剤、防腐剤などで使用されている。ヒ素は体内に入るとSH基と結合し、毒性を示す。特に、ピルビン酸脱水素酵素などのSH基をもつ酵素と結合し、代謝障害や細胞障害を起こす。ヒ素には無機と有機、3価（As^{3+}：arsenite）と5価（As^{5+}：arsenate）がある。無機ヒ素では3価のヒ素は5価のヒ素よりも毒性が2〜10倍強い。3価のヒ素の経口致死量は成人で70〜180 mgであり、5価の致死量は5〜50 mg/kgである[1]。ヒ化水素は脱出限界濃度は50 ppmであり、最小致死量は25 ppmで30分吸入である。

▶無機ヒ素

2 症状

和歌山市で平成10年に発生したヒ素混入カレー事件で発生した急性期ヒ素中毒の臨床症状を**表6**に示す[2]。

最も高頻度に発生した急性期臨床症状として、嘔気、嘔吐、腹痛、下痢などの消化器症状であった。低血圧は34%で発生し、大量服用例でみられ、脱水や心筋抑制によるものである。神経症状として、頭痛や脱力感が30〜40%で認められた。皮膚

表6. 和歌山市で発生したヒ素カレー事件での急性期症状の発生頻度

消化器症状			
嘔気	58/63 (92%)	下痢	34/63 (54%)
嘔吐	59/63 (94%)	腹痛	20/63 (32%)
循環器症状			
低血圧	14/41 (34.1%)	成人のみ	
神経症状			
頭痛	27/63 (43%)	運動麻痺	3/63 (5%)
脱力感	20/63 (32%)	知覚異常	3/63 (5%)
皮膚粘膜症状			
紅疹	12/63 (19%)	色素沈着	3/63 (5%)
結膜炎	11/63 (18%)	落屑	3/63 (5%)
顔面浮腫	4/63 (6%)	脱毛	2/63 (3%)

（文献3）による）

▶ミーズ線

粘膜症状として、急性期には紅疹、結膜炎、顔面浮腫が生じることもある。数日間でヘルペス様の丘疹、1週間以降に皮膚に色素沈着、脱毛などが生じ、また手掌、足底、指趾先端に角化症、落屑が生じることもある[3]。爪にはヒ素中毒に特有のミーズ線が認められることもあるが、ミーズ線は0.1 mm/日で伸びてゆくので被曝時期がわかる。

ヒ化水素の吸入では直接の症状はないが、2〜24時間後に溶血が発現し、全身倦怠感、頭痛、脱力感、呼吸困難、嘔気、嘔吐、腹痛、ヘモグロビン尿や黄疸を伴うことがあり、続いて急性腎不全と合併する危険性がある[1]。

3 診断

急性期のヒ素中毒では症状のみからの診断は極めて困難である。一般検査所見は補助診断とし役立ち、また最終的な診断は尿中あるいは血中ヒ素濃度の検査が必要である。

和歌山市で発生したヒ素混入カレー事件で発生した急性中毒の異常検査所見の発生頻度を**表7**に示す[2]。

重症例では、血管透過性が亢進すれば胸部X線写真で肺水腫および胸水の陰影が認められる。ヒ素はX線不透過のために腹部単純X線写真で消化管内にヒ素陰影が認められる。心電図でのQTの延長、STの低下、T波の平低・陰性化などは診断の手がかりとなる[4]（**図7**）。

▶QTの延長
▶T波の平低・陰性化
▶白血球低下

血球検査では2〜3日で汎血球低下が生じ、特に白血球低下は特徴的である（**表7**）。また、肝の逸脱酵素であるALT、ASTが2〜3日より上昇し、1週間以上持続する。

▶骨髄検査

骨髄検査では服用数日後から巨核細胞数の低下、有核細胞数の低下が認められ、また、有核細胞の核の破壊や好塩基顆粒が細胞質に認められる（**表7**）。

確定診断は尿中あるいは血中からのヒ素濃度の測定で確定される。簡易測定法とし

表 7. 和歌山市で発生したヒ素カレー事件での急性期症状の発生頻度

胸 X 線像		血球検査	
CTR≧50%	12/34(35%)	白血球の低下	27/45(60%)
胸水	8/34(24%)	ヘモグロビンの低下	22/61(36%)
肺うっ血	7/34(21%)	血小板の低下	13/22(59%)
腹部 X 線像		肝の逸脱酵素	
消化管内ヒ素陰影	3/3(100%)	AST(GOT)の上昇	29/59(49%)
心電図		ALT(GPT)の上昇	29/59(49%)
QT の延長	23/45(51%)		
T 波の平低、陰性化	19/45(42%)		
ST の低下	10/45(22%)		

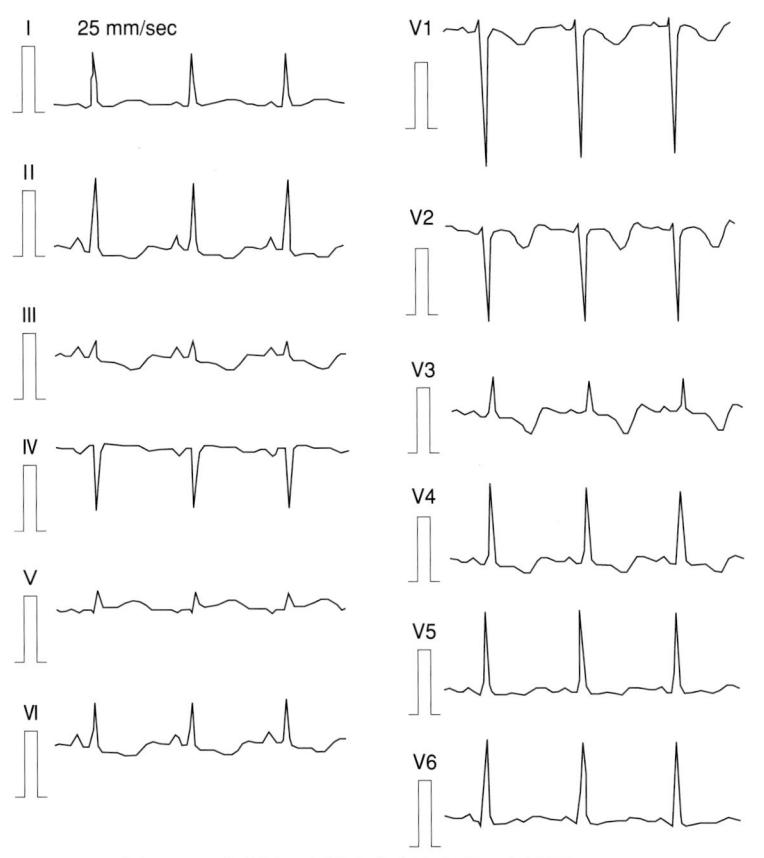

図 7. 16 歳女性の急性ヒ素中毒患者の心電図
QTc　460 msec
（篠﨑正博：砒素/亜ヒ素．救急医学 25：186-187, 2001 による）

▶原子吸光度法
　（ICP）

て、Arsenic Test® (Merc)がある。定量検査は、蛍光 X 線解析や原子吸光度法（ICP）などがあるが、蛍光 X 線検査は感度が悪く、高濃度でしか測定できない。
　尿中あるいは血中からヒ素が検出されたとしても、必ずしもヒ素中毒ではない。な

ぜなら日本人の尿中ヒ素濃度は120～130 μg/lであり、魚貝類に含まれている毒性のないアルセノベタインも含んでいるからである。日本人の平均血中ヒ素濃度は50 μg/l以下であり、有毒な無機ヒ素は約10％である。血中ヒ素濃度が50 μg/l以上は異常値と認識できる。

4 治療

急性中毒では消化器症状が主であるが、大量服用では血管透過性亢進による血管外への水分の移行による循環血液量の減少および心収縮力の低下により循環不全、および肺水腫、胸水による呼吸不全となるために呼吸循環管理が重要となる。

(1) 循環不全に対する処置

●a．乳酸加リンゲル液（ラクテック®）

500～1,000 ml/30 min、必要に応じて500～1,000 ml/hrで輸液する。

●b．ドパミン（イノバン®）

5 μg/kg/min、ノルアドレナリン（ノルアドレナリン®）0.1 μg/kg/min、ドブタミン（ドブトレックス®）5 μg/kg/minなどの持続静注を必要とする。

(2) 呼吸不全に対する処置

●a．酸素吸入

PaO_2を90 mmHg以上、SpO_2を96％以上を維持するように酸素吸入を行う。

●b．人工呼吸

酸素吸入でもPaO_2が60 mmHg以下あるいはSpO_2が90％以下では人工呼吸を行う。

(3) ヒ素の体内からの除去

●a．胃洗浄

嘔吐が頻回の場合には必要ではない。大量服用で嘔吐がない場合には、胃管を挿入し、胃液を吸引し、胃洗浄を行う。

●b．活性炭

胃洗浄後、0.5～1.0 g/kgを生食水50 mlに溶かし、胃管から投与し、ヒ素を吸着させる。

●c．クエン酸マグネシウム（マグコロールP®）

胃洗浄後、250 mlを胃管から活性炭と一緒に投与し、下痢によりヒ素排泄を促進させる。

●d．治療薬

▶ジメルカプロール（バル®）

ヒ素の拮抗薬であるキレート剤のジメルカプロール（バル®）は有効であるが、ペニシラミン（メタルカプターゼ®）は経口剤であり、急性期治療には適しない。また、チオ硫酸ナトリウム（デトキソール®）はヒ素中毒による肝障害に有効であるといわれているが、肝障害に対しても無効であり、またメトヘモグロビンを産生するなどの副作用も強いので使用すべきではない。

ヒ化水素吸入による溶血に対して、腎不全発生の予防に人ハプトグロビン（ハプトグロビン®）を使用する。

①ジメルカプロール（バル®）

早期に投与するほど効果がある。ヒ化水素中毒による溶血には効果がない。

［投与法］
・通常：1回 2.5 mg/kg 筋注
　1日目：6時間ごとに4回
　2～7日目：1日1回
・重症・緊急：1回 2.5 mg/kg 筋注
　最初2日間：4時間ごとに6回
　3日目：1日4回
　以降10日間または回復するまで1日2回

②人ハプトグロビン（ハプトグロビン® 注）

［投与法］：1回 4,000 単位を緩徐に点滴する。

5 合併症

急性ヒ素中毒による慢性期の合併症（後遺症）として、手足のしびれなどの神経症状、色素沈着、脱毛、手掌・足底・指趾先端に角化症、落屑などの皮膚症状がある。また、慢性中毒では膀胱癌の発生が知られているが、一過性の急性中毒では発生しないと考えられる。

治療薬による合併症として、ジメルカプロール（バル®）の大量投与では悪心・嘔吐、頭痛、口唇・口腔・咽頭・眼の灼熱感、流涙、流涎、筋肉痛、胸部の圧迫感、振戦、血圧上昇、昏睡、痙攣などの副作用が生じることもある。この昏睡、痙攣はエピネフリン、エフェドリン、抗ヒスタミン薬で軽減するかも知れない。またバル®による過敏症が出現したら投与を中止する。

6 予後

3価ヒ素の 70～180 mg の大量では服用は予後が悪い。急性ヒ素中毒の死亡原因は心筋抑制および透過性亢進による血管外水移行による循環不全である。急性期を過ぎ

ると皮膚への色素沈着や四肢のしびれなどの後遺症が長期に残ることがある。しかし、1回のヒ素服用では慢性ヒ素中毒で発生するような膀胱癌などは生じないと考えられる。

(篠﨑正博)

【文献】
1) 関　洲二：砒素．急性中毒マニュアル，第1版，pp 98-100，金原出版，東京，2001．
2) 篠﨑正博：砒素/亜ヒ素．救急医学 25：186-187, 2001．
3) 上出康二，塩谷昭子：砒素混入毒物カレー事件の被災者にみられた急性期の皮疹．皮膚 41：511-517, 1999．
4) 篠﨑正博，辻本登志英，谷内俊文，ほか：和歌山カレー事件における病院間連携の問題点．中毒研究 13：11-15, 2000．

酸

1 中毒作用機序

　酸は水に溶けたときに電離して、水素イオンを生ずる物質である。現在では広範な化学反応を酸・塩基の立場で説明するために、酸を陽子供与体としたり、電子対受容体とする定義も用いられている。塩基と反応して塩と水を生じる、いわゆる酸性は水素イオンの性質による。また、イオン化列で水素よりも前にある金属を溶かして塩をつくり、水素ガスを発生する。酸はその電離度により、強酸と弱酸に区別される。

　酸中毒の特徴は、一般の中毒と異なり、接触部位に化学反応が起こり、障害をきたすことにある。その機序は、水素イオンが組織蛋白と結合し、吸水性の acid-albumin を形成することから、組織の乾性凝固壊死を起こすことにある。凝固壊死を起こすため、別項で述べられるアルカリ(353頁)に比べて病変は表層に留まる。

▶凝固壊死

2 症状

▶酸中毒

　酸中毒の症状は、接触部位に起こる腐蝕性変化である。皮膚に接触した場合は、いわゆる化学熱傷を呈し、接触部位の発赤・腫脹・疼痛などを呈する。角膜では、角膜潰瘍から失明に至ることもある。服用した場合は、口腔粘膜の疼痛は激烈で、びらん・発赤・浮腫などを認める。喉頭に達すれば喉頭浮腫のため呼吸困難を呈する。誤飲した場合は、すぐに吐き出してしまうため、症状は軽いことが多い。しかし、認知症患者や自殺企図の場合は、大量飲用となり、工業薬品などの高濃度の酸を服用した場合も影響は大きくなる。胸骨後面から心窩部に放散する激痛に始まり、悪心・嘔吐・流涎・出血・呼吸困難・嚥下痛など多彩な症状を呈する。消化管への影響のほか、喉頭

浮腫による呼吸困難、誤嚥や揮発性ガスによる呼吸器への影響も考えられる。

酸が咽頭から胃に達した場合、酸に対する抵抗性をもっていることと通過時間が短いことから、食道における障害はアルカリに比較して軽度であることが多い。しかし、胃内では服毒した酸が小彎側に沿って流れ、その刺激によって幽門の攣縮が起こり、幽門前庭に貯留する。このような機序により酸、特に塩酸中毒では幽門狭窄が起こりやすい。

回復期においては消化管の瘢痕狭窄が問題となる。瘢痕狭窄が起こるまでの期間については諸説あり、早くて4日後から生じ始め、8ヵ月頃に完成するといわれている。内視鏡的には早い段階から瘢痕狭窄は認められるが、症状発現には時間がかかる。症状発現時には既に瘢痕狭窄はかなり進行している。

3 診断

全身状態を把握し、外表所見・服用の有無を確認しながら、問診・状況の確認を行い、さらに中毒物質の特定を行う。

体表面への曝露については、傷害部位に流水を注ぎながら外表所見を観察する。特に眼周囲の損傷では角膜潰瘍に注意する。

内服した場合、まず口腔内を観察し、びらん・発赤・腫脹などを確認する。その後に喉頭浮腫の有無をみる。表8に各種の酸とその特徴を示す。このうち最も発生頻度の高いものはトイレ洗浄剤による塩酸中毒である。

Acid-albuminによる組織障害は深部まで到達しないと述べたが、濃度の高いものや硫酸などの毒性が強いものについてはこの限りではない。また、服毒後に激しい嘔吐を伴っている場合は、食道損傷を含めた消化管穿孔をきたす可能性が高くなる。なお、重篤なものでは穿孔部より漏出した酸による二次的な障害を引き起こす可能性も考慮する必要がある。

酸中毒における上部消化管の精査については、早期に内視鏡で観察を行う。早期の

表8. 各種酸の特徴

	性状 最小致死量	用途	証明法*	口腔内の性状
塩酸	無色透明の液体 濃厚なものは揮発し、空気中で発煙する 10〜15g	トイレ洗浄剤、漂白剤、染色工場	硝酸銀を加えると塩化銀の白色沈澱を生じる	粘膜が白色ないし灰白色を呈するが、痂皮形成はみられない
硫酸	無色透明の油状の液体 5〜6g	肥料、バッテリー液、薬品工場、紡績、製紙	塩化バリウムを加えると硫酸バリウムの白色沈澱を生じる	脱水・発熱作用により黒色を呈する
硝酸	黄色透明の液体 揮発性があり、刺激臭が強い 2g	セルロイド工場、火薬、冶金	硫酸ジフェニルアミンあるいは硫酸ブルシンを重積するとそれぞれ青色、赤色の輪を生じる	キサントプロテイン反応により黄色の痂皮を形成する

*試料(胃洗浄液でも可)を水で浸出し、濾過した後、濾液で次の検査を行う。

上部消化管内視鏡検査については賛否両論あるが、最近ではスコープ素材の進歩や経験の蓄積から、早期から積極的に行うべきとの意見が大勢を占める。但し、乱雑な操作や不用意な送気は慎むべきで、短時間で丁寧に観察を行う。また、遊離ガスが認められる例や腹膜刺激症状を伴っている例では、すぐに緊急手術を行える状況でなければ施行禁忌である。このような場合は集中治療が必要となるため、速やかに高度医療機関へ転送する。腐蝕性食道炎についてはアルカリの項(355頁)を参照されたい。

4 治療

ショック状態にある患者や穿孔例では高次医療機関へ転送し、ショックの治療に準じて集中治療を行う。治療のポイントとして以下の点が挙げられる。

嘔吐を繰り返す症例では、食道内圧の上昇により穿孔の危険性は高まる。したがって、このような事態を避けるため、鎮痛・鎮静を十分に行う。また、二次感染の予防には広範囲に感受性をもつ抗生剤を投与する。副腎皮質ステロイドは瘢痕を予防する目的では効果がないが、喉頭浮腫による上気道閉塞徴候を認める際は使用する。頻度は少ないが、酢酸やシュウ酸などの有機酸は溶血症状をきたし、腎機能障害などを高率に引き起こすため注意が必要である。

体表面の曝露症例では、大量の流水で15分以上よく洗浄する。いわゆる化学熱傷に準じた処置を行う。また、眼球に接触した場合も生理食塩水にて十分洗浄した後、眼科を受診させる。

服用した場合は、口腔内のびらんに対して水道水で十分に含嗽させ、十分希釈した後にイソジン®やアズノール®含嗽液などでうがいをさせる。問題になるのは上気道閉塞で、上記の含嗽は咽頭・喉頭・声帯などの浮腫がないことを確認したうえで行う。上気道閉塞徴候を認めれば、速やかに気管挿管・緊急気管切開を行う。誤嚥例や揮発ガス吸入例でも、早期に呼吸状態が悪化することが予想されるため気管挿管する。この場合は、人工呼吸器管理が必要となる。

食道から胃に至った酸に対しては、一般的な毒物と同様、毒物の回収、排出および無毒化が重要となる。胃洗浄は禁忌とする意見もあるが、毒物の排除と希釈は中毒治療の基本であり、極めて有効である。穿孔が疑わしい例を除き、内視鏡で胃の内腔を観察した後、胃洗浄を施行する。胃管は洗浄後に抜去する。

胃洗浄液には、牛乳を用いる。アルカリ性薬剤を中和剤として用いると、胃内の酸と激しく化学反応し、発熱やガスの発生をみるため穿孔を助長する。例えば、7%重曹水100 mlを投与すると中和反応として2 lを超える炭酸ガスが発生し、大量に使用すれば胃破裂すら起こしかねない。また、蒸留水や生理食塩水でも上記ほどではないにせよガスの発生や発熱を起こし、しかもpHの正常化作用はほとんど期待できない。牛乳や卵白は、豊富に含まれる蛋白質によって大きな緩衝能を有するため、高い

pHの正常化能をもつ。このうち、入手が用意であり、アレルギーに対する安全性も高い牛乳が推奨される。胃洗浄を行う際は、まず胃内容を十分に吸引し、1回100〜200 m*l*の牛乳を用いて洗浄を行う。

5 合併症・予後

急性期は凝固壊死が前面に出るが、回復期には壊死組織の瘢痕収縮による障害が現れる。皮膚における瘢痕拘縮、消化管における瘢痕狭窄である。瘢痕拘縮に対しては内服・外用剤塗布などの保存療法で改善しない場合、半年から1年以上経過をみた後に手術を行う。消化管も同様で障害部位が完全に瘢痕化するまで、ブジーを用いて保存的に拡張術を行い、改善しない場合には手術を行う。瘢痕組織に扁平上皮癌が出現することはよく知られているが、食道の腐食性瘢痕狭窄をきたした患者における食道癌の発生頻度は健常人の約1,000倍ともいわれ、定期的な内視鏡検査が必要となる。

(芋縄啓史、高橋　均)

アルカリ

1 中毒作用機序

アルカリとは、水に溶ける塩基の総称であり、塩基は陽子受容体あるいは電子供与体と定義される。水に溶けた塩基は水酸化物イオンを生じ、また酸から水素イオンを受け取る。特に、水酸化ナトリウム・水酸化カリウム・水酸化カルシウムなどのアルカリ金属・アルカリ土類金属の水酸化物を指し、電離度により強塩基・弱塩基に区別される。

▶アルカリ中毒

アルカリ中毒は酸中毒と同様、接触部位に化学反応が起こる。このとき、水酸化物イオンが組織蛋白と結合し、alkaline-albuminateを形成するが、alkaline-albuminateは可溶性であり、脂質の鹸化作用もあるため、組織壊死を引き起こしやすい。さらに、腐食された組織は絶えず水酸化物イオンを放出するため、深層まで持続的に組織融解が進み、また、反応熱による組織損傷も伴う。このような機序で酸に比べ、アルカリによる組織障害はより深部に、広範囲にと拡がる傾向がある。

2 症状

アルカリ製品は酸と同様に工場や実験室で身近に使用されることが多い。そのため、アルカリ中毒は表皮への曝露および腐食が多くを占める。前述したように、水酸化物

イオンにより形成された alkaline-albuminate がより深部へと組織壊死を引き起こすため、傷害は酸と比較してより深部へと浸潤する。因みに水酸化ナトリウム液などのアルカリ液が少し手に触れると「ぬるぬる」とした手触りになるが、これは手の表皮が溶けているために起こる。

　誤飲症例も少なくはないが非常に刺激性が強いため、普通はすぐに吐き出してしまい、傷害の程度は軽度であることが多い。診療上、注意が必要となるのが、認知症患者・自殺企図症例である。これらの症例は大量飲用が予想され、その致死性の高さからも注意が必要である。大量飲用した際は口腔内および声門周囲の損傷から、浮腫による気道狭窄を認める。さらに、消化管に対する損傷をきたすことになる。胃には非常に酸度の高い胃液が存在するため、水酸化物イオンが水素イオンと結合し、中和反応が生じる。したがって、胃の口側にある食道では、アルカリそのものによる損傷が主体となり、胃および十二指腸では中和熱による損傷がそれに加わる。

　表9に酸とアルカリの傷害における比較を示す。

3 診断および治療

　酸中毒と同様に全身状態を把握し、外表所見・飲用の有無を確認しながら状況などの問診を行い、中毒物質の特定を行う。

　表皮への腐食は酸と同様化学熱傷をきたすため、体表面の場合は流水での洗浄を行い、熱傷に準じた処置を行う。

　内服時は口腔内を水でよくすすぎ、アズノール® などでうがいする。また、喉頭浮腫から呼吸困難をきたすこともあるため、ステロイド（デカドロン®）投与を行う。誤飲であればすぐに吐き出すため、消化管への影響はほぼないとして構わない。

　アルカリ中毒においては前述したように胃酸での中和が起こるため、酸中毒と比して食道への浸潤が強い。酸中毒が幽門狭窄をきたしやすいのに対して、アルカリ中毒

表 9. 酸とアルカリの特徴

	酸	アルカリ
用途	工業用品・家庭用品	
	トイレ洗浄剤・パイプ洗浄剤・サビ取り剤・バッテリー液	換気扇洗浄剤・漂白剤・カビ取り剤・ボタン電池など
代表的薬剤と致死量	濃硫酸 5〜10 ml 硝酸 3〜8 ml 塩酸 10〜15 ml	水酸化カリウム 5 g 水酸化ナトリウム 10 g 生石灰 10 g
特徴	接触した組織と化学変化をきたし、腐食する	
	痂皮を形成し病変は比較的表層に留まる、気化する	病変は深部まで到達する
症状	表皮の腐食性炎症	
	消化管では幽門狭窄	消化管では食道炎・消化管穿孔
治療	外表の場合：流水による洗浄 経口の場合：手術可能な状況でなければ内視鏡は禁忌 　　　　　　胃洗浄は牛乳で行う	

では、腐蝕性食道炎から穿孔、縦隔炎をきたす傾向が強い。

小児・認知症患者・自殺企図などでは消化管穿孔をきたしていることを前提に考え、高次医療機関への転送を考慮する。消化管穿孔をきたしている症例では、全身状態の安定化をまず第一に考える。汎発性腹膜炎、縦隔炎をきたしている症例ではその程度により、手術が必要になるかを判断する。このあたりも酸と同様である。

4 合併症・予後

酸と同様、体表部では瘢痕拘縮が問題となり、消化管では瘢痕狭窄が合併症となる。詳しくは酸の項目(353頁)を参照されたい。

▶食道穿孔

筆者らは自殺目的にて多量の水酸化カリウムおよび次亜塩素酸ソーダを含む薬剤を服用した症例を経験し、食道穿孔をきたすも救命し得た一症例を経験したので報告する。

> **症例**
>
> 患者：62歳、女性
>
> 主訴：閉塞性動脈硬化症による右下肢壊疽を苦に、ドメスト® を約 100 ml 服毒。約6時間後に近医受診し、当センター紹介入院となった。
>
> 入院時現症：意識レベル JCS-10、脈拍 108/min・整、血圧 114/82 mmHg。両肺野に湿性ラ音を聴取し、上気道狭窄音を頸部で聴取した。腹部は平坦・軟で、肝脾触知せず、腸管蠕動音は正常。入院時胸腹部 CT 検査(図8)にて著明な両側胸水の貯留と大量の腹水貯留を認めた。上部消化管内視鏡検査で、食道粘膜は広範に剥離し易出血性で全周性にびらんを認めた(図9-a)。胃粘膜も剥離し、びらんが散在していた。
>
> 治療および経過：まず挿管、人工呼吸器管理を行うとともに、アルカリによる浸潤の状況を確認した。胸腹部 CT に続き、上部消化管内視鏡を行い、胃内容を吸引した後、消化管内の損傷を確認し、牛乳 200 ml にて胃洗浄を行った。内視鏡所見では明らかな穿孔は認められなかったが、CT 所見から縦隔炎は必発と考え、両側の胸腔にドレーンを留置した。腹水については遊離ガスを認めず、穿孔による可能性は小さいと考え、抗生剤投与により炎症所見の改善に努めた。
>
> 第12病日の胃内視鏡所見では、食道入口部は易出血性で粘膜は剥離しており、ほぼ全周性にびらん・潰瘍形成を認めた(図9-b)。胃は胃体部を中心にびらん・潰瘍を認めた。
>
> 本例においては約1ヵ月後にびらん・潰瘍はほぼ消失し(図9-c、d)、瘢痕狭窄も認められなかった。
>
> 早期より適切な対応を行うことでアルカリによる傷害を最小化できたものと考えられた。

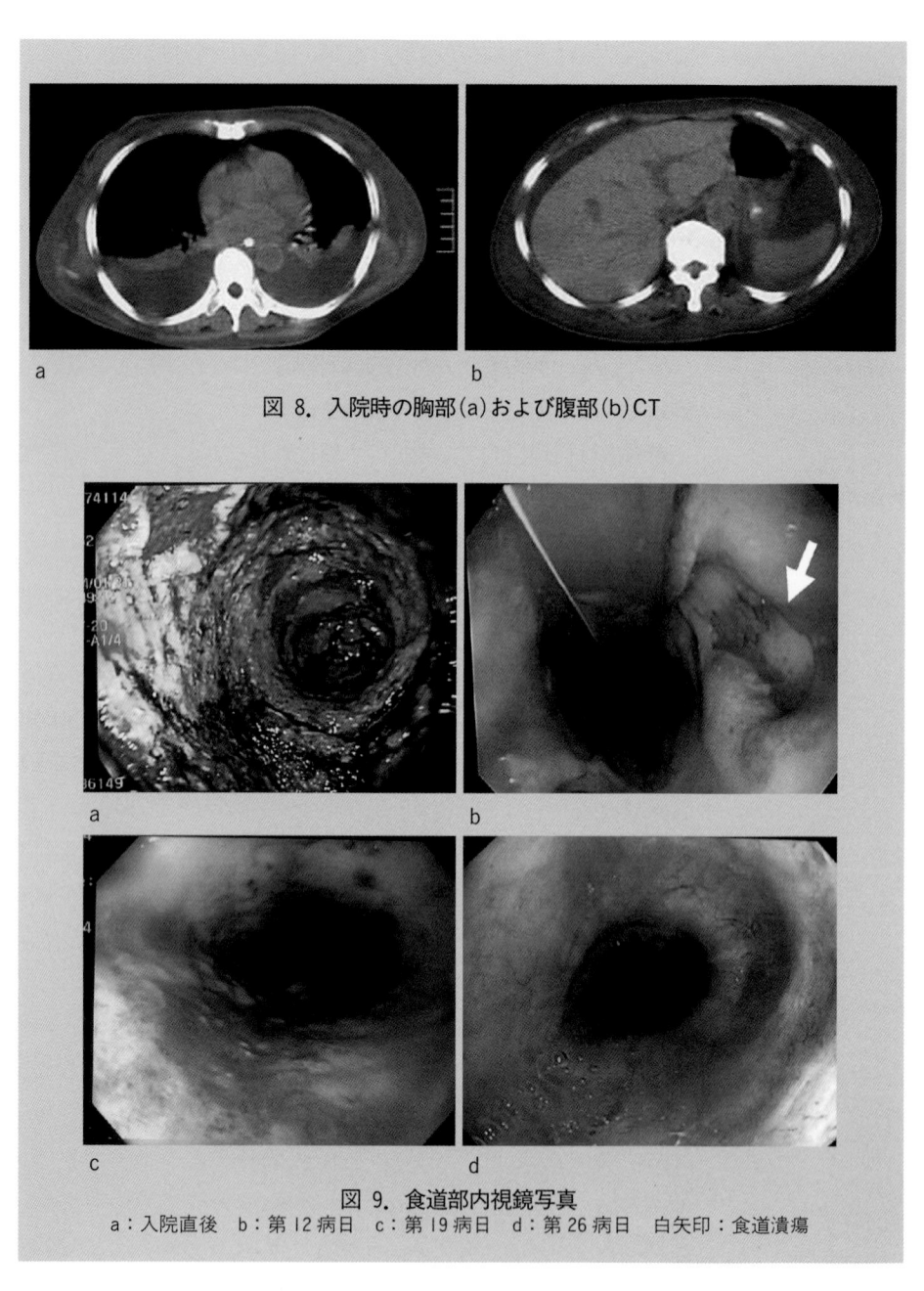

図 8. 入院時の胸部(a)および腹部(b)CT

図 9. 食道部内視鏡写真
a：入院直後　b：第12病日　c：第19病日　d：第26病日　白矢印：食道潰瘍

（芋縄啓史、高橋　均）

重クロム酸カリウム

●●● はじめに

クロム化合物のうち急性中毒を起こすのは3価クロムおよび6価クロムであるが、前者は水に不溶性のため吸収率が低く、毒性も弱い。一方、6価クロムは極めて毒性が強く、約500 mgの服用で重篤な中毒症状を引き起こし、致死量はクロム酸として1〜2 g、重クロム酸カリウムとして6〜8 gである[1]。急性6価クロム中毒の多くは自殺企図または誤飲による重クロム酸塩の服用例である。重クロム酸カリウム（正式名：二クロム酸カリウム、$K_2Cr_2O_7$）は、酸化剤の1種であり、メッキ、写真印刷などの工業用薬品として、また試薬として用いられている。

1 中毒作用機序

▶化学熱傷

重クロム酸カリウムに含まれる6価クロムは水溶性であるため、体内で肺や消化管から容易に吸収される。また皮膚や角膜への曝露により強い化学熱傷を生じ、皮膚の熱傷面から体内にも吸収される。吸収された6価クロムは、細胞の蛋白と結合し、還元されて3価クロムに変化するが、このとき発生する強い酸化作用により細胞蛋白が分解される。血清中に溶解した6価クロムは、肺、肝、脾、腎などに取り込まれ、これら各臓器の細胞内構造を破壊する。

一方、血液に溶けた6価クロムは赤血球に特異的に取り込まれ、ヘモグロビンと結合する。このときメトヘモグロビンを生成して3価クロムに変化する。ヘモグロビンと結合したクロムは除去することが困難である。

▶メトヘモグロビン血症

このように重クロム酸カリウムの中毒作用機序は、①細胞蛋白の破壊による直接的組織障害、②メトヘモグロビン血症による低酸素血症、と理論的に整理することができるが、現実にみられる致死的な病態は前者すなわち直接的組織障害による多臓器不全である。

2 症状

●a．皮膚、粘膜、角膜

▶低容量性ショック

接触面にはびらん、出血、浮腫など高度の化学熱傷を生じる。炎症はしばしば深部にまで達し、低容量性ショックなど全身状態の悪化を招く原因になり得る。

●b．呼吸器系

吸入の場合は気道粘膜刺激による喘鳴を生じ、重症例では肺水腫や肺胞出血から呼吸不全に陥る[2]。経口摂取した場合、これらの呼吸症状は直後には起こりにくく、時間経過とともに出現して次第に悪化する（図10-a）。

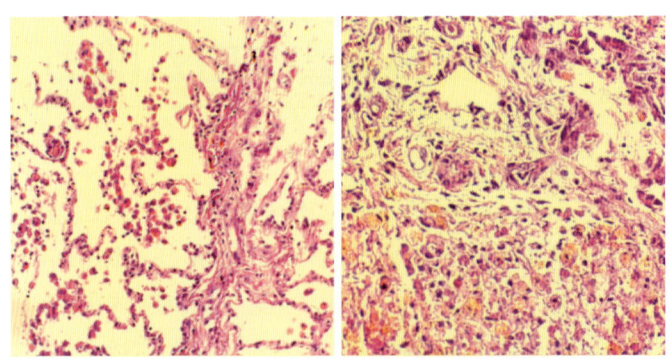

a．肺：肺胞上皮細胞の剥離・脱落　b．肝臓：肝細胞は高度の変性をき
と、肺胞内出血がみられる。　　　　　たし、胆汁色素の漏出がみられ
　　　　　　　　　　　　　　　　　　る。炎症細胞浸潤はみられない。

図 10．重クロム酸カリウム服用例の病理組織像（剖検）
(杉野達也：重クロム酸カリウム．救急医学 25：180-181，2001 による)

c．中枢神経系

6価クロムは脳組織にも取り込まれ、意識障害などの脳症状を引き起こす。全身性のショックがあれば脳循環障害が加わりさらに重症化しやすくなる。

d．消化管

経口摂取の場合、消化管粘膜の激しい炎症から、高度の浮腫、出血による低容量性ショックに陥る。

e．肝

急性肝炎様の肝障害がみられ、重症例では肝細胞の破壊により急性肝不全に陥る（図10-b）。

f．腎

▶近位尿細管壊死

近位尿細管壊死による急性腎不全を生じる。尿細管上皮細胞の直接損傷が主因といわれているが、ショック、低酸素血症が増悪因子となる。

g．その他

前述したメトヘモグロビン産生による低酸素血症のほか、全身性出血傾向、血小板減少、溶血などがみられる。

3 診断

(1) 病歴

中毒全般に共通するが、病歴、現場の状況などは診断のための重要な情報となる。

(2) 症状

前述した症状の中で、粘膜の化学熱傷や出血性炎症、呼吸不全やショックなどの全身症状が診断のポイントになる。

(3) 検査

粘膜病変を除き、初期に異常を示す検査所見は少ない。入院後の経過観察が重要である。

a. 上部消化管内視鏡検査

胃粘膜に高度の出血、浮腫を認める。合併症として出血や穿孔を起こしやすいので細心の注意を払う必要がある。

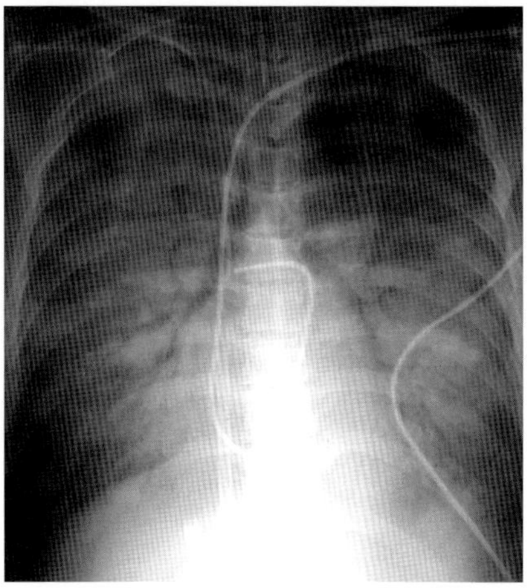

図 11. 重クロム酸カリウム服用例の胸部 X 線写真(第 5 病日)
肺胞性肺水腫が進行し、肺野全体に高度のすりガラス様陰影がみられる。
(杉野達也：重クロム酸カリウム. 救急医学 25：180-181, 2001 による)

b. 胸部 X 線撮影

初期には正常であり、時間経過とともに肺うっ血や肺水腫の所見が現れる。組織障害が進行し肺胞構造の破壊、肺胞出血が加わると、肺野全体に高度のすりガラス様陰影がみられるようになる(図 11)。

c. 血球計算

白血球増多は初診時からみられる。ヘマトクリットは初期には正常あるいは脱水のため上昇することが多い。その後、消化管出血を併発すれば低下する。

d. 血清電解質

特異的な所見はないが、腎不全を併発するとカリウムの上昇がみられる。

e. 血清生化学

初期には正常であり、経過中に臓器障害をきたすと肝機能、腎機能の異常が出現する。

f. 尿検査

蛋白、潜血反応など。溶血が起こればヘモグロビン尿が出現する。

g. 動脈血ガス分析

代謝性アシドーシスがみられることが多い。低酸素血症は病状の進行とともに現れる。

4 治療

(1) 一般的治療

a. 胃からの薬物除去

催吐は咽頭粘膜や気道の損傷を起こす恐れがあるので禁忌である。胃洗浄は有効と

されているが、出血や穿孔という合併症に注意する。活性炭注入による吸着は、有効性は明らかでないが行ってもよいとされている。

●b．胃粘膜保護

ミルクや水、粘膜保護剤、制酸剤などを胃内に投与する。

●c．呼吸管理

初期には直接の肺障害やメトヘモグロビン血症に対して、また経過中に発生する肺水腫や肺出血に対して酸素吸入や人工呼吸管理が必要となることが多い。

●d．循環管理

重症例では低容量性ショックに陥るため、急速輸液が必要である。必要に応じてドパミンなどのカテコラミン製剤を併用する。

(2) 特異的治療

急性重クロム酸カリウム中毒について、有用性が確立した特異的治療は存在しないが、いくつかの臨床治験や動物実験の報告がみられる。

●a．血液浄化法

血液透析や血液吸着による血中薬物の除去が有効という報告[3]があるが、既に組織障害を起こし6価から3価に変化したクロムを除去しても臨床的意義はないという指摘[4]もある。血液浄化法は薬物除去よりもむしろ肝、腎などの臓器障害に有用性が高いと考えるべきであろう。

●b．アスコルビン酸

血漿中の6価クロムを3価に変化させることにより毒性を弱めるといわれている[5]。但し、重クロム酸カリウム服用から3時間以降の投与では却って毒性を強めるという報告[6]もある。したがってその効果が期待できるのは服用後2時間以内に投与した場合と考えられる。

●c．抗酸化薬

ビタミンEやカテキンなどの抗酸化薬を早期に大量、経腸または経静脈的投与することが有効な治療法となる可能性はある。

5 予後

服薬例の多くは重症化し、多臓器不全から致死的な経過をたどる。予後は極めて不良である。

(杉野達也)

【文献】 1) Becker CE：クロム．中毒ハンドブック，Olson KR(編)，坂本哲也(監訳)，pp 111-112, メディカル・サイエンス・インターナショナル，東京，1999.

2) 杉野達也：重クロム酸カリウム．救急医学 25：180-181，2001．
3) 寺島カヤノ，堀川章仁，上遠野栄一，ほか：血液透析により救命しえた急性重クロム酸カリ中毒の1例．内科 64：763-766，1989．
4) Iserson KV, Banner W, Froede RC, et al：Failure of dialysis therapy in potassium dichromate poisoning. J Em Med 1：143-149, 1983.
5) Bradberry SM, Vale JA：Is ascorbic acid of value in chromium poisoning and chromium dermatitis？ Clinical Toxicology 37：195-200, 1999.
6) Appenroth D, Winnefeld K, Schroeter H, et al：The ambiguous effect of ascorbic acid on chromate induced proteinuria in rats. Arch Toxicol 68：138-141, 1994.

アニリン

1 中毒作用機序

アニリン(図12)は無色または褐色の油状の液体で特有の匂いがある。引火点70℃、沸点184.6℃、蒸気は空気の3.2倍重い。経口のみならず経皮および吸入によっても吸収される。肝によって代謝されphenylhydroxylamineとなりメトヘモグロビンを産生する。染料、靴磨き、ニス、香水などさまざまな化学製品の原料として用いられ、さまざまな誘導物質もまたメトヘモグロビンを産生する作用をもつ。純粋なアニリンによる中毒は頻度としてむしろ少なく、それらの誘導物質を含む製品などによることの方が多い。

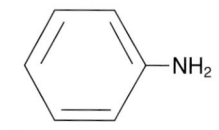

図12. アニリンの構造

●メトヘモグロビン血症

メトヘモグロビンはヘモグロビン中の2価の鉄イオン(Fe^{++})が酸化され3価(Fe^{+++})になったもので酸素運搬に寄与できない。

▶メトヘモグロビン血症

メトヘモグロビン濃度が1％以上になった状態をメトヘモグロビン血症という。メトヘモグロビンは正常な状態でも発生するがさまざまな機構により還元され1％以下に維持されている[1,2]。新生児ではこの機構が脆弱であるためよりメトヘモグロビン血症をきたしやすい。

メトヘモグロビンは酸素と結合できないだけでなく血液の酸素解離曲線を左に変位させるため組織への酸素の供給が障害される。

アニリンのほかにニトロベンゼン、亜硝酸塩、硝酸塩、塩素酸塩などさまざまな化学物質がメトヘモグロビン血症の原因となり得る。

表 10. メトヘモグロビン濃度と臨床症状

メトヘモグロビン濃度	臨床症状
20％以下	無症状
20〜30％	頭痛、全身倦怠感、
30〜50％	悪心、めまい、不安、胸痛、呼吸困難
50〜70％	不穏、意識障害、痙攣
70％以上	致死的

2 症状（表10）

メトヘモグロビンは暗い茶色でチョコレート色と表現される。還元ヘモグロビンは 5 g/dl を超えると肉眼的にチアノーゼを呈するが、メトヘモグロビンは 1.5 g/dl 以上でチアノーゼが肉眼的に明らかとなる。メトヘモグロビンによるチアノーゼは通常酸素投与にて改善しない。

メトヘモグロビンが20％以下では無症状であることが多い。20〜30％で頭痛、全身倦怠感、30〜50％で悪心、めまい、不安、胸痛、呼吸困難などが出現する。50％を超えると不穏、意識障害、痙攣などを生じ、80％付近では致死的となる。これらの症状は貧血や心疾患があればより重篤なものとなる。慢性曝露などによってメトヘモグロビン濃度がゆっくりと上昇した場合には症状が出現しにくいことがある。

3 診断

チアノーゼを認め、それが酸素投与によって改善されず動脈血酸素分圧（PaO_2）が正常域以上であればメトヘモグロビン血症を疑う。

メトヘモグロビン血症によるチアノーゼはメトヘモグロビンが独特の暗い茶色の色調をもつため、還元ヘモグロビンの増加によってみられるチアノーゼの青っぽい色調と異なり"chocolate cyanosis"と表現される茶色っぽい色調を呈する。

▶chocolate cyanosis

定性的にメトヘモグロビン血症の存在を知るにはいくつかの方法がある。採取した静脈血を酸素と混和しても鮮紅色に変化しない。被検血と正常血を濾紙に1滴落とし空気にさらした後の色調を比較する方法もある。正常血は鮮紅色に変化するのに対しメトヘモグロビンが10〜15％以上含まれる血液では茶色い色調のままである。静脈血を脱イオン水で100倍に希釈し青酸カリの結晶を加えるとシアノメトヘモグロビンが形成されピンクに変色する。

酸素投与に反応しないチアノーゼが存在し、これらの定性試験が陽性であればメトヘモグロビン血症の存在はほぼ間違いない。スルフヘモグロビン血症はこの方法では鑑別できないので注意を要するが、スルフヘモグロビン血症の頻度はメトヘモグロビン血症よりはるかに低い。

メトヘモグロビン血症の確定と重症度の判定にはCOオキシメーターによってメ

トヘモグロビンを実測することが望ましい。通常の血液ガス分析機は PaO_2 などをもとに演算によって酸素飽和度を決定するのでメトヘモグロビン血症の存在下では誤った高値を表示する。メトヘモグロビンは吸光度が変化するので、パルスオキシメトリーでは血液ガス分析の結果より低い酸素飽和度を表示するが、実際の酸素飽和度より高い数値であることが多い。

4 治療(表11)

まず、除染を行う。経口曝露の場合は胃洗浄、活性炭投与、経皮的にも吸収されるので汚染された衣服はすべて取り除き皮膚を洗浄する。除染が十分でないとメトヘモグロビン血症が遷延したり遅発性に出現する場合がある。

メトヘモグロビン血症に対しては、メトヘモグロビン濃度が20%以下で無症状の場合は積極的な治療の必要はなく経過観察を行う。メトヘモグロビン濃度が20%以上であるか、なんらかの症状がある場合はメチレンブルーの投与を考慮する。

表 11. 薬物療法のまとめ
- メチレンブルー
    症状あり or メトヘモグロビン濃度
    20%以上で投与を考慮
    1〜2 mg/kg iv.
    1時間後症状残存→同量追加
    総量 7 mg/kg まで
    禁忌：G-6-PD 欠損症、腎機能障害
- アスコルビン酸
    100〜500 mg×2/日
    （症状出現時はこれのみでは不十分）

▶メチレンブルー

メチレンブルーは1%の溶液で1〜2 mg/kgを5〜10分以上かけ経静脈的に投与する。

メチレンブルーの投与により通常1時間以内に症状の改善がみられる。症状の改善が不十分であれば1時間後に同量を追加してよいが、総量として7 mg/kgを超えてはならない。

メチレンブルーの副作用として投与時の血管痛、皮膚や尿の青染、胸痛、呼吸困難、しびれ、悪心・嘔吐、排尿時の刺激などがある。過量投与ではハインツ小体を伴った重篤な溶血性貧血が出現することがある。

わが国ではメチレンブルーの注射剤は認可されておらず、試薬として供給されている。メチレンブルーを静脈内に投与するには院内で個別に注射剤として調整する必要がある。

メチレンブルーは消化管から速やかに吸収されず経口投与については否定的な意見も多いが、注射薬を準備するのが困難な場合や時間がかかる場合には経口投与も考慮されるべきである。その際の投与量については現時点では十分な検討がなされていないが、自験例では57.8%のメトヘモグロビン血症に対して5 mg/kgのメチレンブルーを経口投与し良好な結果を得ている[3]。

メチレンブルーは還元型ニコチンアミドアデニンジヌクレオチドリン酸（NADPH）の存在下にメトヘモグロビンを還元して正常なヘモグロビンに戻し、自ら

▶G-6-PD欠損症　はロイコメチレンブルーとなり主に腎より排泄される。G-6-PD欠損症の患者ではNADPHの十分な作用がなくメチレンブルーによる効果は期待できない。G-6-PD欠損症の患者、重篤な腎機能障害のある患者ではメチレンブルーの投与は禁忌となる。

メチレンブルーの投与ができない場合、重篤なメトヘモグロビン血症に対しては交換輸血を行うしかない。

▶抗酸化薬　アスコルビン酸などの抗酸化薬もメトヘモグロビンを還元する作用をもつ。抗酸化薬投与のみでは効果は不十分であるが害はない。アスコルビン酸100〜500 mgを1日に2回経口または経静脈的に投与する。

（堀内郁雄）

【参考文献】
1) Steven Curry：Methemoglobinemia. Ann Emeg Med 11：214-221, 1982.
2) Sally M Bradberry：Occupational Methemoglobinemia. Toxicol Rev 22：13-27, 2003.
3) 宮軒　将，仲村広毅，熊田恵介，ほか：メチレンブルーの経口投与が著効した急性アニリン中毒によるメトヘモグロビン血症の1例．中毒研究11：381-384, 1998.

ホルマリン

1 中毒作用機序

気体であるホルムアルデヒドの35〜38%水溶液がホルマリンである。

▶ホルムアルデヒド
▶メタノール
　ホルマリンはホルムアルデヒドの重合を防ぐためにメタノールが添加され、組織の固定や消毒、殺菌の目的に広く使われている[1]。

●a．性質
・分子量：30.03
・化学式：H-CHO
・性　状：刺激臭がある無色透明の液体

●b．毒性機序
・蛋白凝固壊死作用
・皮膚、粘膜刺激作用
・中枢神経抑制作用
・基本的にはすべての細胞機能を抑制

●c．代謝
経口摂取すると速やかに吸収され、ギ酸に酸化される。多くは酸化されて二酸化炭素になる。一部はギ酸塩として尿中に排泄される（図13）。また、添加されているメタ

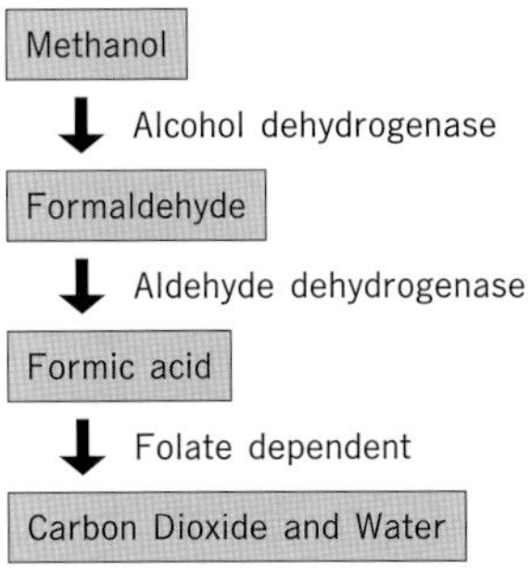

```
Methanol
  ↓ Alcohol dehydrogenase
Formaldehyde
  ↓ Aldehyde dehydrogenase
Formic acid
  ↓ Folate dependent
Carbon Dioxide and Water
```

図13．ホルマリンの代謝
(Pandey CK, Agarwal A, Baronica A, et al：Toxicity of ingested formalin and its management. Human and Experimental Toxicology 19：360-366, 2000 による)

▶ギ酸　ノールもホルムアルデヒドを経てギ酸へ代謝される。

2 症状

ホルマリンの経口摂取では、メタノールとホルムアルデヒド両者の中毒症状[2]を考慮しなければならない。

●a．意識障害・痙攣
・急性期に出現するメタノールによる症状
・ホルムアルデヒド単独でも同様の中枢神経症状を認める。

●b．上気道の灼熱感
・口腔、咽頭、食道の発赤、疼痛
・声門、喉頭の浮腫

●c．消化器症状
①上部消化管症状：食道・胃穿孔、潰瘍、びらん
②一般的な消化器症状：腹痛、下痢、吐血、下血：ホルムアルデヒドの消化管への接触による腐食性のもの[3]。

コラム　食道 vs 胃ではどちらの粘膜が強いか？

食道より胃の方が「酸」による傷害に対して強い。その理由は、食道は扁平上皮で酸に抵抗性がある。また、あくまでも服用した物質が通過する臓器であり接触時間が短い。その一方で胃は酸と胃酸の相乗効果で濃度が高まり、また、添加されているエタノールの作用により幽門括約筋が収縮する。そのために胃での停留時間が長くなるともいわれている。

図 14．腸管浮腫
通常の酸、アルカリの服用ではみられない十二指腸、空腸、上行結腸の浮腫状変化を認め初期管理では大量輸液が必要であった。
浮腫の原因は、空腸、上行結腸に著明で横行結腸、下行結腸と進むに従い程度が収まる。それらよりホルムアルデヒドの直接的な腐食性作用（脂溶性、蛋白凝固作用）によると思われた。
（清水敬樹，杉田 学，横手 龍，ほか：ホルマリン服用による腸管浮腫の1例．中毒研究 16：447-451，2003 による）

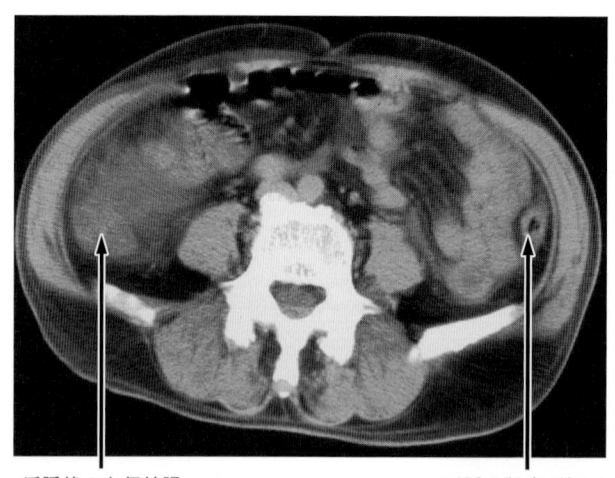

浮腫状の上行結腸　　　浮腫の程度が軽い下行結腸

③腸管浮腫（図14）：局所の腸管粘膜の透過性亢進による。

④腸管粘膜の凝固・壊死：結果的に吸収障害をきたす。酸・アルカリ服用の腐食性障害との決定的な差といえる[4]。この腸管粘膜の凝固・壊死を引き起こしながら腸管の浮腫を認めることが特徴的である。

▶腸管粘膜の凝固・壊死
▶腸管の浮腫

⑤潰瘍穿孔：急性期に生じ得る。腐食性の強度の消化管炎症に伴うものと考えられる。

d．腎症状

▶腎毒性

・血尿，蛋白尿，無尿：文献的にはホルムアルデヒドが腎毒性をもつ可能性が示唆されており、腎尿細管レベルでの障害に関する報告は散見される[5]。また、動物実験では腎尿細管の褪縮、壊死を認めた報告例がある。

e．循環血液量減少性ショック

透過性亢進により血管内容量が腸管に吸収され循環血液量が低下する。輸液量が少ない場合には腎前性の急性腎不全に陥る。

▶腎前性の急性腎不全

f．肝機能異常

黄疸が出現することがある。

3 診断

a．口腔観察

基本的なことであるが、口周囲や口腔内の観察は重要である。特に初療時には何をどのくらいの量だけ服用したかが不明なことが多く、患者自身も聴取に応じないことが多く、口腔粘膜障害の程度が治療方針の一助になり得る。

b．上部消化管内視鏡

- 急性期に施行して重症度の評価をする。
- 数週間経過した回復期には経時的に施行し、経口摂取の開始時期を決定する。
- 服用 36 時間以降に施行した場合には操作自体で消化管穿孔を起こす可能性がある。

c．頭部 CT

意識障害を伴う場合には頭部 CT は必須。

d．腹部 CT

腸管浮腫や消化管穿孔の診断目的から腹部 CT は施行した方がよい。

e．気管支鏡

咽頭の違和感、灼熱感がある場合には声門浮腫や気管粘膜の評価のために気管支鏡を施行することもある。

f．食道造影

慢性期に上部内視鏡だけでは経口摂取開始の判断がつかない場合にさらなる判断の材料とする。急性期に施行した場合には食道痙攣がみられることが多い。

4 治療

特異的な拮抗薬はなく対症療法を行う。

a．救急処置

- 催吐は禁忌。
- 1%炭酸アンモニウム液や 0.2%アンモニア水で胃洗浄を行う。
- 微温湯、牛乳、活性炭を胃内に投与してホルマリンを希釈、不活化、吸着させる。

b．大量の輸液

▶十分な輸液

十分な輸液と全身管理により腎血流を保つことが最も重要である。

c．アルカリ化

d．強制利尿

有効であり容量負荷を必要とする。

e．血液透析

適応に関しては議論が分かれる。ホルムアルデヒド、ギ酸はともに血液透析で除去可能である。直接的な腎毒性を考えると血液透析を併用するべきとの意見もある[6]。高

▶代謝性アシドーシス

度の代謝性アシドーシスが遷延し、全身状態の改善がみられない場合には考慮する。

f．粘膜保護薬

上部消化管の腐食性障害に対して内視鏡所見と症状を踏まえながらプロトンポンプインヒビターなどの粘膜保護薬の投与を行う。

g．絶飲食・高カロリー輸液

粘膜組織障害が回復するまでは消化管を使わず、IVH 管理とする。

5 合併症

●a．潰瘍穿孔
上部消化管(食道、胃、十二指腸)の潰瘍からの穿孔の危険性は十分にあり得るので注意を要する。

●b．誤嚥性肺炎
誤嚥した場合には腐食性肺炎であることから重症化しやすい。

●c．食道の瘢痕狭窄
・2週間以降より食道ブジーを施行。
・高周波電流、レーザーでの切開も施行。
・狭窄が高度であれば食道切除術を施行。
・予防的な副腎皮質ホルモン投与はcontroversial。

6 予後

①37%ホルマリンの致死量は30～120 ml(ホルマリン原液では10～30 ml)で48時間以内に死亡する可能性がある。

②死亡原因は循環血液減少性ショック、声門浮腫からの窒息などである。

③誤嚥性肺炎、食道穿孔からの縦隔炎、食道気管支瘻、大動脈穿孔、上部消化管の悪性腫瘍の発生もある。

▶食道狭窄

④急性期を乗り越えた場合に、腎障害、食道狭窄を引き起こすことが多いが生命予後は良好である。

(清水敬樹)

【文献】
1) 内藤裕史：ホルムアルデヒド・アルデヒド類．中毒百科, pp 116-118, 南江堂, 東京, 2001.
2) 引地 文：ホルムアルデヒド．中毒研究 13：88, 2000.
3) Hilbert G, Gruson D, Bedry R, et al：Circulatory shock in the course of fatal poisoning by ingestion of formalin. Intensive Care Med 23：708, 1997.
4) 清水敬樹, 杉田 学, 横手 龍, ほか：ホルマリン服用による腸管浮腫の1例．中毒研究 16：447-451, 2003.
5) Pandey CK, Agarwal A, Baronica A, et al：Toxicity of ingested formalin and its management. Human and Experimental Toxicology 19：360-366, 2000.
6) George G, Spellman SR, et al：Formaldehyde poisoning successfully treated with hemodialysis. J Iowa Med Soc 73：175-176, 1983.

8 生活改善薬

ED治療薬(バイアグラ®)

1 中毒作用機序

バイアグラ®は世界的に使用されている勃起不全(erectile dysfunction；ED)治療薬で、多くのED患者に福音をもたらした。その一方でバイアグラ®に関係すると思われる死亡例が数多く報告されており、大きな問題となっている。1998年3月の発売開始から約8ヵ月間に米国で約5,000万錠のバイアグラ®が調剤されたが、この間に130例の死亡例が報告された[1]。死亡原因が判明している80症例(殺人・溺死を除く)のうち実に77例(96％)が心血管系の有害事象によるもので、残る3例は脳血管障害によるものであった。日本でもバイアグラ®が承認されてからの7ヵ月間で33例の死亡例が報告されており、うち10例が心筋梗塞である[2]。このことからバイアグラ®による中毒は、主に心血管系疾患として発症すると考えられている。

▶心筋梗塞

(1) 毒性

200 mg(常用量の4倍以上)まで単回投与した場合でも、健常男性ボランティアや安定狭心症患者において血圧はわずかしか低下せず、バイアグラ®自体は毒性の強い薬剤ではない[3]。これ以上の量での毒性についてはわかっていない。硝酸薬などの投与下で強い血圧作用を示し、これが致命的な副作用の原因となっている。

(2) 中毒薬理作用(図1)

重要な血管拡張物質である一酸化窒素(NO)の作用を増強することで、バイアグラ®は重篤な血圧低下をきたすと考えられている。血管拡張は血管平滑筋の弛緩によってもたらされるが、このためには血管平滑筋細胞内のサイクリックGMP (cGMP)が増加する必要がある。cGMPは、cGMP産生酵素であるグアニル酸サイクラーゼと、cGMP分解酵素であるホスホジエステラーゼのバランスによって調整されている。生理的には内皮細胞などから産生されるNOが、グアニル酸サイクラーゼを適度に活性化することによって、血管拡張・血圧を調節している。バイアグラ®は選択的な5型のホスホジエステラーゼ(PDE 5)阻害薬であり、cGMPの分解を阻害することによって細胞内cGMPを増加させる働きをもっている。バイアグラ®が阻害するPDE 5は主に陰茎海綿体に存在する酵素であり、体血管系には少量しか存在していない。そのため生理的条件下では、バイアグラ®によって体血管はほとんど影

▶血圧低下

▶PDE 5阻害薬

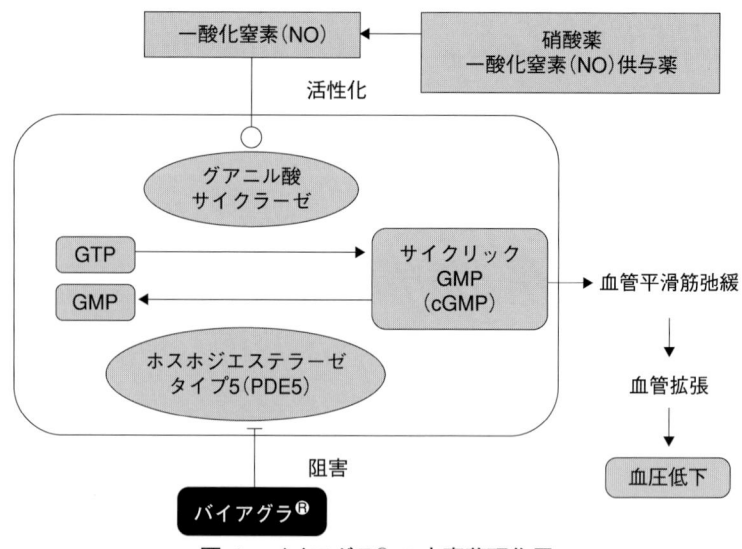

図 1. バイアグラ® の中毒薬理作用

▶硝酸薬

響を受けない。しかし、NO が過剰に存在している条件、つまり硝酸薬などの NO 供与薬を投与されている場合には、バイアグラ® により過剰な血圧低下をきたす。第二の原因として、もともと重篤な冠動脈疾患のある患者がバイアグラ® で性行為が可能となり、心血管事故を起こす場合がある。ED の原因は心血管系疾患の危険因子と重複しており、潜在的に ED 患者は冠動脈疾患の高リスク群であると考えられる。このような患者がバイアグラ® を服用して性行為を行うことにより、致命的な心筋虚血を引き起こす可能性も指摘されている。

(3) 体内動態

経口摂取されたバイアグラ® は速やかに吸収される。海外での検討によると、治療用量における最高血漿濃度は 127〜560 ng/ml、最高血漿濃度到達時間は空腹状態で約 1 時間(0.5〜2 時間)である。血漿蛋白結合率は 96%で、代謝は肝臓で行われ、血漿からの消失半減期は約 4 時間である。

2 症状

▶狭心症
▶脳血管障害

発症形式として、①既往歴のない患者がバイアグラ® を服用して性行為に及び、心筋梗塞・狭心症発作や脳血管障害として発症するもの、②バイアグラ® と硝酸薬を併用し、重度の低血圧をきたすもの、③突然死として発症するもの、の三通りがある。多くが性行為中か直後に発症しているが、3〜7 日後に発症した症例も報告されている。

IV. 中毒各論 ⑤生活改善薬

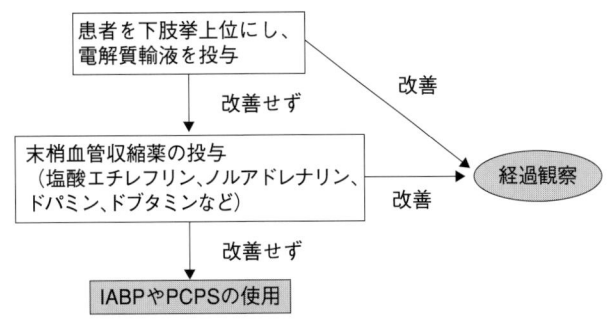

図2. バイアグラ®と硝酸薬またはNO供与薬を併用し、著しい血圧低下をきたした場合

3 診断

診断はバイアグラ®の服用歴を聴取することによって行う。発症形式としては通常の心血管事故として発生することがほとんどであるため、心血管疾患で救急来院した症例のすべてにバイアグラ®の服用歴を聴取する必要がある。バイアグラ®が関与している場合には硝酸薬が禁忌となり、治療方針の変更を余儀なくされるため、服用歴の確認は非常に重要である。バイアグラ®服用の翌日～1週間後に事故が発生する例も多いので、注意して病歴を聴取する必要がある。また医師の処方を受けずにバイアグラ®を服用している例も多く、通り一遍の問診では服用歴を見逃してしまう。

4 治療

▶NO供与薬

一般の心血管疾患の救急対処法と治療はほぼ同じである。但し、硝酸薬、NO供与薬(ニコランジル、ニトロプルシド)は禁忌である。アスピリン、ヘパリン、カルシウム(Ca)拮抗薬、β遮断薬(ニプラジロール以外)、ACE阻害薬は使用可能である。バイアグラ®は血漿蛋白結合率が高いため、透析の効果は低い。

以下に、日本循環器学会による治療方針を示す[4]。

(1) バイアグラ®と硝酸薬またはNO供与薬を併用し、著しい血圧低下をきたした場合(図2)

● 1. 患者を下肢挙上位にする。
● 2. 積極的な電解質輸液により循環血液量を増加させる。
● 3. 1、2でも改善しないときには、末梢血管収縮薬を投与する。

①塩酸エチレフリン(エホチール®)の使用例

1A(10 mg)を生理食塩水で10 mlに希釈し、3～4 ml静注し、効果がなければ残量を静注。

②ノルアドレナリンの使用例

3 A(3 mg)を 5%ブドウ糖液で 100 m*l* に希釈し、持続点滴で 0.1〜0.5 μg/kg/min 投与(体重 60 kg で 12〜60 m*l*/hr)。

③ドパミン(イノバン®)、ドブタミン(ドブトレックス®)の使用例

2 A(200 mg)を 5%ブドウ糖液で 100 m*l* に希釈し、持続点滴で 1〜10 μg/kg/min 投与(体重 60 kg で 1.8〜18 m*l*/hr)。

● 4．IABP を使用する。

(2) バイアグラ® 使用中の患者が狭心症・不安定狭心症・急性心筋梗塞・心不全で救急受診した場合(図 3)

● a．バイアグラ® を 24 時間以内に使用しており、軽度の狭心症の場合

①狭心症発作には β 遮断薬(ニプラジロール以外)。
② Ca 拮抗薬は投与可能。

● b．バイアグラ® を 24 時間以内に使用しており、不安定狭心症の場合

①不安定狭心症を有する患者は原則として入院治療を行う。薬物療法(アスピリン、ヘパリン、Ca 拮抗薬、β 遮断薬)を行い、必要に応じて冠動脈造影を施行し、侵襲的治療の適応を考慮する。

②バイアグラ® 服用後 24 時間以内の硝酸薬、NO 供与薬の使用は避ける(バイアグラ® の半減期が延長する場合には 24 時間以降でも注意)。

● c．バイアグラ® を 24 時間以内に使用しており、心筋梗塞の場合

▶急性心筋梗塞　①急性心筋梗塞症が疑われる患者には迅速な診断と初期治療(酸素、鎮痛薬、アスピ

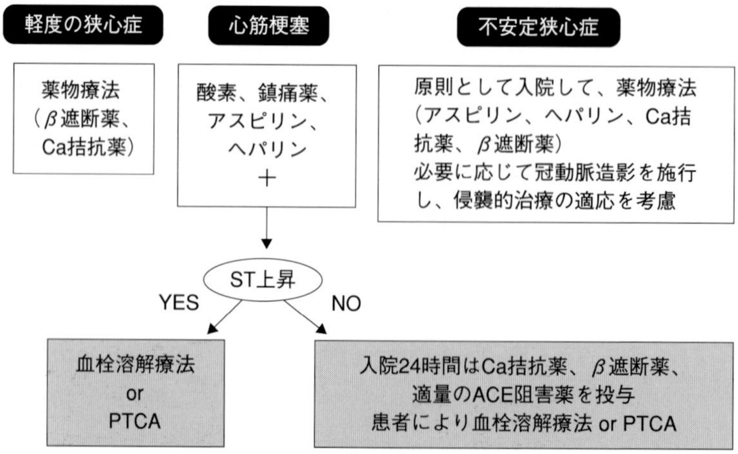

図 3．24 時間以内にバイアグラ® を使用した患者が狭心症・不安定狭心症・急性心筋梗塞で救急受診した場合

リン、ヘパリンの投与)を行い、ST 上昇例は血栓溶解療法あるいは PTCA の適応となる。

②ST 上昇がない患者は入院 24 時間はアスピリン、Ca 拮抗薬、β 遮断薬、適量の ACE 阻害薬を投与し、患者により血栓溶解療法あるいは PTCA を実施する。

③バイアグラ® 服用後 24 時間以内の硝酸薬、NO 供与薬の使用は避ける(バイアグラ® の半減期が延長する場合には 24 時間以降でも注意)。

④β 遮断薬(ニプラジロール以外)、Ca 拮抗薬、アスピリン、鎮痛薬、ACE 阻害薬は使用可能。

●d．バイアグラ® が投与されているものの、服用の有無が不明の場合

①硝酸薬を投与する場合は、血圧をモニターしながら低用量から開始する。Ca 拮抗薬も使用可能。

▶血圧低下

②硝酸薬投与により著明な血圧低下が発生すればバイアグラ® を服用していたと考えられるので、上記(1)(371 頁)の治療を施す。

5 長期使用による副作用

わが国においては、バイアグラ® 錠は 1999 年 1 月に承認され、市販後調査の一環として、使用実態下における本剤の安全性および有効性に関する情報、その他の適正使用情報の把握を目的に全国 228 施設において、使用成績調査が実施された。この調査結果によれば、本剤の副作用発現は 3,152 例中 166 例 191 件、副作用発現症例率 5.27％で、重篤な副作用はなく、その重症度は軽症から中等症であった[5]。

この使用成績調査に組み込まれた症例のうち、本剤での治療が継続された患者を対象に、本剤を長期使用した場合の安全性および有効性に関する情報、およびその他の適正使用情報の把握を目的とした特別調査が実施された。

▶ほてり
▶頭痛

その結果 407 例中副作用累積発現率は 6.74％であった。副作用の内訳は発現症例率の高い順に、ほてり 4.67％、頭痛 1.23％、鼻炎 0.49％、めまい、昏迷、彩視症、嘔気、動悸および倦怠(感)はそれぞれ 0.25％で、いずれの症例も軽微であった。使用成績調査の期間に発現した副作用は 25 例 30 件であった。継続調査の期間に発現した副作用は 6 例 6 件であった。使用成績調査の期間に発現し、継続調査の期間においても、同じ種類の副作用が発現した症例は 4 例 4 件で、ほてり 2 件、鼻炎 1 件、昏迷 1 件であった。また、使用成績調査の期間での発現はなく、継続調査の期間に初めて副作用が発現した症例は 2 例 2 件で、ほてり、鼻炎であった。使用成績調査の期間から継続調査の期間にかけて、程度の悪化が認められた症例はなく、継続調査の期間に新たな種類の副作用の発現も認められなかった[6]。

(松森　昭)

【文献】
1) FDA医薬品審査・調査センターホームページ(1998年11月24日付)[L199981217023](http://xxx.fda.gov/cder/consumerinfo/Viagra/).
2) 厚生省医薬安全局：医薬品等安全性情報．No 156, 1999.
3) Zusman RM：Cardiovascular data on sildenafil citrate ; Introduction. Am J Cardiol 83：1C-2C, 1999.
4) 日本循環器学会：日本循環器学会・会告．No 10, 1999.
5) 嵩下英寿，山下夏野，丸岡幸子，ほか：日本におけるバイアグラ®錠の安全性及び有効性の調査．臨牀と研究 79：1655-1661, 2002.
6) 植　稔子，宮田　哲，嵩下英寿，ほか：日本におけるバイアグラ®錠の長期使用に関する特別調査．臨牀と研究 80：587-592, 2003.

経口避妊薬

● ● ● はじめに

　低用量経口避妊薬(oral contraceptives；OC)は初めて市販されて以来、女性自らの意思で使用できる避妊法として、世界中で多数の女性に利用されてきている。
　OCの作用機序としては、間脳・下垂体に作用して性腺刺激ホルモンの分泌を抑制して卵胞発育・排卵を抑えることにより避妊効果を主として発揮するが、そのほかには子宮内膜を修飾して受精卵の着床を阻害し、頸管粘液の性状を変えて精子の上昇を抑制することなども加わっている。

1 経口避妊薬の組成、種類と服用法

　OCにはエストロゲンとプロゲストーゲンの合剤が使用されている。
　エストロゲンとしては従来メストラノール(mestranol)が使用されていたが、メストラノールは吸収されてエチニルエストラジオール(ethinylestradiol；EE)(図4)に変換されて効果を発揮する。しかし、その変換効率が個人によって異なり、作用が一定でないため、現在市販されているエストロゲンはすべてEEが使用されている。

▶エチニルエストラジオール
▶ノルエチステロン
▶レボノルゲストレル
▶デソゲストレル

　一方プロゲストーゲンとしては、図5に示したように、第一世代のプロゲストーゲンとしてノルエチステロン(norethisterone；NET)、第二世代としてレボノルゲストレル(levonorgestrel；LNG)、第三世代としてデソゲストレル(desogestrel；DSG)、ゲストデン(gestoden)、ノルゲスチメイト(norgetimate)などがある。表1に示したように、2005年7月現在日本で市販されているOCはNETとLNGおよびDSGが含有さ

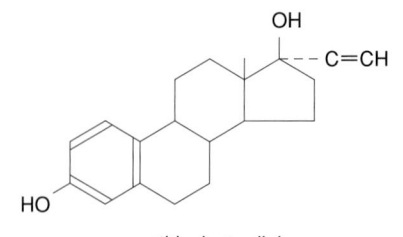

図4．エチニルエストラジオール

(a) norethisterone (NET)　　(b) levonorgestrel (LNG)　　(c) desogestrel (DSG)

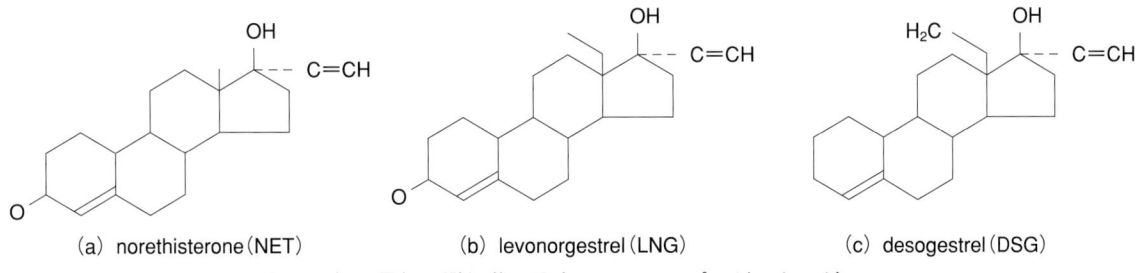

図 5. 低用量経口避妊薬に配合されているプロゲストーゲン

表 1. 低用量経口避妊薬一覧表

服用開始日	相	配合パターン	1周期あたりの投与量（総量 mg）エストロゲン	1周期あたりの投与量（総量 mg）プロゲストーゲン	世代	錠数	製品名	会社名
day 1 スタート	1相性	21日間 NET 1,000 μg / EE 35 μg	EE (0.735)	NET (21.0)	第一世代	21	オーソ M-21	持田製薬
day 1 スタート	1相性	21日間 DSG 150 μg / EE 30 μg	EE (0.630)	DSG (3.15)	第三世代	21	マーベロン 21	日本オルガノン
day 1 スタート	3相性	7日間 500 μg / 7日間 750 μg / 7日間 1,000 μg NET、EE 35 μg	EE (0.735)	NET (15.75)	第一世代	21	オーソ 777-21	持田製薬
day 1 スタート	3相性	6日間 50 μg / 5日間 75 μg / 10日間 125 μg LNG、EE 30 μg / 40 μg / 30 μg	EE (0.680)	LNG (1.925)	第二世代	21 あるいは 28	トリキュラー21、28	日本シェーリング
day 1 スタート	3相性		EE (0.680)	LNG (1.925)	第二世代	21 あるいは 28	トライディオール 21、28	ワイス
day 1 スタート	3相性		EE (0.680)	LNG (1.925)	第二世代	21 あるいは 28	アンジュ21、28	帝国臓器製薬
Sunday スタート	3相性	7日間 500 μg / 9日間 1,000 μg / 5日間 500 μg NET、EE 35 μg	EE (0.735)	NET (15.0)	第一世代	28	ノリニール T 28 シンフェーズ T 28	科研製薬 ツムラ

(文献 7) による)

れているもののみである。

またエストロゲンとプロゲストーゲンがすべての錠剤に同量含有されているものを1相性 OC、周期の後半でプロゲストーゲンが増量されているものを2相性、プロゲストーゲンが三段階に増量(変化)されるものが3相性と呼ばれる。なお、2相性 OC は日本では発売中止となっている。OC には 21 日間服用し 7 日間空けてから再度 21 日間服用するもの (21 錠タイプ) と、プラセボ錠 7 錠計 28 日間服用するもの (28 錠タイプ) がある。休薬期間中あるいはプラセボ錠服用中に消褪出血をみる。なお、OC によっ

ては、初回の服用開始日によって、月経開始日から服用開始するもの（day 1 pill）と、月経開始後最初の日曜日から服用開始するもの（Sunday pill）とがある。後者でははじめの7日間は他の避妊法を併用する必要があるが、消褪出血が週末に当たらない利点がある。

2 経口避妊薬の各成分の吸収と排泄

エストロゲンの成分であるEE 30 μgを単回投与したとき、約1.5時間後に血中濃度が最大に達し、その値は約100 pg/mlであり、半減期は7〜20時間と報告されている。

一方、プロゲストーゲンのNET 500 μgを単回投与したときの血中のピークは約1.5時間後で、その濃度は3〜7 ng/mlであり、半減期は6〜7時間であった。LNG 125 μg単回服用したときの血中濃度が最大に達するのは約1〜2時間後で、そのときの血中濃度は約4〜5 ng/mlであり、半減期は約9〜26時間と報告されている。DSG 150 μg単回投与したときの血中濃度が最大に達するのは約1.8時間後で、そのときの血中濃度は約3.4 pmol/mlであり、半減期は約20時間であった。

3 毒性

実験動物にLNG含有OCを単回投与した実験では、経口投与ではLD_{50}はマウスで約2 g/kg、ラットで約1.5 g/kgであり、LNGのみを単独に投与したときは、マウスでは4 g/kg以上、ラットで5 g/kg以上と、極めて安全であった。ほかのプロゲストーゲンでもほぼ同様であった。また生存例の解剖結果では、肝、副腎、子宮などの肥大、胸腺、精巣や前立腺の萎縮が報告されており、明らかにこれらはOC本来の薬理作用である。

▶血栓症

なお、長期投与すればOCの作用および副作用が現れる。性ステロイドの薬理作用以外の重篤な副作用としては、血栓・塞栓症、心筋梗塞、乳癌、良性肝腫瘍などが報告されているが、頻度は少ない。

4 中毒薬理作用

OCは性ステロイドホルモンであるので、主として細胞核内に存在する受容体にまず結合し、その後は転写因子の活性化、種々の遺伝子のmRNAの発現と蛋白合成、さらにそれらの蛋白の作用発揮と、いくつかのステップが必要であり、したがって多量に一時的に服用しても、その作用を発揮するまでには一定の時間が必要である。

なお、OCに含まれるホルモンとしてエストロゲン、プロゲストーゲン、さらにプロゲストーゲンはテストステロン誘導体であるのでアンドロゲン、これら3つのホルモンによる副作用が現れる（表2）。

表 2. ホルモン剤投与によりみられるホルモン依存性の副作用

エストロゲン依存性	プロゲストーゲン依存性	アンドロゲン依存性
悪心・嘔吐	倦怠感	体重増加
頭痛	抑うつ感	ニキビ
下痢	乳房緊満感	性欲亢進
水分貯留	月経前緊張症様症状	食欲亢進
脂肪貯留	性欲低下	男性化症状
帯下増加	経血量減少	
経血量増加		
肝斑		
血圧上昇		

(文献 7) による)

5 急性症状

▶嘔気・嘔吐

OC の急性症状としては上記のようにまず嘔気・嘔吐などの消化器症状がある。特に大量服用すると必発である。その他、倦怠感、腹部膨満感、神経過敏、乳房痛、不正性器出血などが現れる可能性があるが、いずれも軽度である。女児の場合長期に服用すれば思春期早発、性器出血、骨端線早期閉鎖などをみる。男性が長期服用すると女性化症状が出現する。

▶緊急経口避妊法

最近、緊急経口避妊法がいわれている。大量の OC (通常は 2 錠) を、プロテクトしない性交をもった後 72 時間以内に服用し、12 時間以内にさらに 2 錠服用するものである。この場合でも嘔気・嘔吐が高率に起こり、その結果作用が不十分となる可能性が心配される。

子どもが誤って OC を大量に服用した例が 1965 年カナダで報告されている。1 歳 5 ヵ月～6 歳の男女 9 例で、最大量 60 mg までのエストロゲンとプロゲストーゲンの合剤を服用した。しかし、胃洗浄を行わなくとも全例で嘔吐などの症状も現れず、女児でも不正性器出血がなかったと報告されている。これは小児であったためかも知れない。

6 診断

症状は上記のように非特異的であるため、症状から OC 服用を診断することはほとんど不可能である。現在使用されている性ステロイドホルモンの測定系には EE も NET や LNG、さらに DSG も交差反応しないので、測定は不可能である。状況判断をするほか方法はない。

7 治療

治療は服用 1～2 時間以内であれば胃洗浄を行ってもよい。しかし大量に服用すると嘔気が起き、大抵は内容物を嘔吐してしまう。また、上記のカナダの症例のように害はないのでそのまま経過をみればよい。

8 合併症

OCを誤って長期大量服用してもOCの薬理作用が現れるだけで、通常は服用中止すればもとに戻る。ただ、血栓・塞栓症などの重篤なOCの副作用が現れる可能性は少ないながらある。しかしながら、女児が長期(大量)服用すると、思春期早発や骨端線早期閉鎖などが起こる可能性があるので注意する。

9 予後

長期大量投与して血栓・塞栓症などの重篤な副作用が出現しない限り、生命予後はまったく異常ない。

●●●おわりに

OCは女性が服用するものであり、家庭内で小さな子どもの手の届くところに置いてある可能性が高い。上記のように、生命にはもちろん合併症などもほとんど発現しないが、子どもの手の届くところには置かないようにするべきである。

(田邊清男)

【参考文献】
1) 各社治験成績ならびに各低用量ピルの概要から引用.
2) Francis WG, Dalzeil D：Accidental ingestion of oral contraceptives by children. Canad Med Ass J 92(1)：191, 1965(Letter).
3) 田邊清男：生活改善薬；経口避妊薬. 中毒研究 13：127-134, 2000.
4) 田邊清男：急性中毒；的確な治療のために；経口避妊薬. 救急医学 25(2)：233-235, 2001.
5) 吉村正一郎, 早田道治, 森 博美(編著)：急性中毒情報ファイル. p 324, 廣川書店, 東京, 1993.
6) 鵜飼 卓(監修)：急性中毒処置の手引き. pp 454-455, 薬業時報社, 東京, 1999.
7) 日本産科婦人科学会(編)：低用量経口避妊薬の使用に関するガイドライン. 診断と治療社, 東京, 1999.

ニコチンガム・ニコチンパッチ

●●●はじめに

▶ニコチン依存

▶ニコチン置換療法

タバコに含まれるニコチンは依存性物質であり、喫煙習慣の本質は、ニコチン依存という物質依存である[1)-3)]。ニコチン依存に陥っている常習喫煙者では、禁煙を試みた場合、その多くにニコチン離脱症状が出現する。この禁煙時の離脱症状を軽減するために、現在、日本ではチューインガム型製剤(ニコチンガム)、経皮吸収ニコチン製剤(ニコチンパッチ)などの禁煙補助薬によるニコチン置換療法が行われている。2005年

2月現在、ニコチンガムは一般薬として入手できるが、ニコチンパッチは医師による処方が必要である[3][4][5]。

■1 ニコチンの毒性と中毒薬理作用

ニコチンの毒性は非常に強く、非喫煙者、不安定狭心症、急性期の心筋梗塞、重篤な不整脈のある患者や、脳血管障害回復初期の患者、妊婦または妊娠している可能性のある婦人などには禁忌とされている。

▶経口致死量

また、ヒトの経口致死量は、成人では30〜60 mg、小児では10〜20 mgとされており[4]-[7]、成人喫煙者の治療に用いるニコチン用量であっても、小児では重症の中毒症状や致死的症状を引き起こす可能性がある。その他、依存性物質の特徴である耐性、依存性、習慣性をもつ。

ニコチンは、一般に中枢神経を興奮させ、末梢自律神経系神経節および神経筋接合部で一過性の刺激作用とその後の遮断作用を引き起こす。生体内では、その用量や標的臓器の種類によってさまざまな生理作用を起こし、特に血管壁に対しては交感神経作動作用により血管収縮を引き起こす[4]。

また、喫煙によって冠動脈攣縮が引き起こされることが血管造影で確認されており、ニコチンパッチの貼付あるいは貼付時の喫煙により、心筋梗塞、不整脈、狭心症などの冠動脈疾患が発症したとの報告がある。

相互作用としては、喫煙中にフェナセチン、カフェイン、テオフィリン、イミプラミン、ペンタゾシン、フロセミド、プロプラノロールなどの薬剤を服用している場合、ニコチン置換療法を開始後、これらの薬剤の作用が増強する恐れがあるので、注意が必要であるとされる。

また、ニコチンの副腎髄質刺激作用により、放出されたカテコラミンが自律神経中枢、末梢神経に作用して、末梢血管収縮、血圧上昇、心拍数増加が引き起こされる。そのために、アドレナリン遮断薬の作用は減弱され、アドレナリン作動薬の作用は増強される恐れがあり、両薬剤の投与量の調整が必要となる可能性がある[8]。

ニコチン製剤には解毒薬がなく、過量投与に際しては、ニコチン急性中毒に対する治療を行う[4]-[7][9]。また、正常の使用方法に基づき投与されている場合でも、喫煙の併用により中毒症状が出現することがあり、とりわけニコチンパッチでは、貼付により安定した一定の血中濃度が保たれているので、喫煙により急激に血中濃度が上昇し急性症状が現れやすい[10]。国内における臨床試験での報告はないが、海外ではパッチ貼付中の喫煙により心筋梗塞、不整脈、狭心症などの冠動脈疾患が発症したとの報告があり、パッチ貼付時の喫煙は非常に危険である[4][11]。

また、ガム製剤では誤嚥が問題となるが、ニコチンは酸性条件では吸収されにくいため嚥下による吸収量は少なく、糞中に排泄されるので、ガム製剤は比較的安全性が

高い剤型といえる[12)-14)]。

2 両製剤のニコチン体内動態

ニコチンは80〜90%が体内で急速に代謝され、尿中に排泄される[10)12)13)15)]。主要代謝部位は肝臓であるが、腎、肺でも代謝される。また、ニコチンは水やエタノールまたはジエチルエーテルに溶け、血漿蛋白との結合率は5%以下と低く、容易に血液-脳関門を通過する。

●a．ニコチンガム[12)-14)]

ニコチンをイオン交換樹脂と結合させチューインガム基材に含有させたもの(商品名：ニコレット®)で、日本では含有量2 mgのものが発売されている。

ニコチンガムでは、噛むことによりニコチンが口腔粘膜から吸収され、肝臓での初回通過効果を受けずに体循環に入る(図6)。ガム型の剤型は、服用者のニコチン依存度、喫煙欲求などに応じて、咀嚼時間、程度、回数の自己調節が可能である。これによりニコチンの放出が調整され血中濃度に反映される。

▶自己調節

使用方法はゆっくり噛むのが基本であり、30分間続けると、図6に示すように、約半量のニコチンが口腔粘膜より吸収されるはずであるが、早く噛むことによりニコチンの吸収は速まり、その血中濃度は急激に上昇する恐れもある。この場合、急性ニコチン中毒症状が現れる可能性がある。

健常喫煙者に単回投与した場合の、ニコチンガムの血中ニコチン濃度を図7に示すが、その半減期は4.5時間(連続投与においては、その半減期は6.11時間)で、主要代謝産物のニコチン濃度は、ガム摂取、喫煙の間に著しい差は認められなかった[12)-14)]。

●b．ニコチンパッチ

3種類の異なる量(52.5 mg、35 mg、17.5 mg)のニコチンを含有している貼付剤(商品名：ニコチネルTTS®、図8)で、1日1枚を24時間皮膚に貼付することによりニコチンが毛細血管から吸収される。

健常喫煙者に3種類のニコチンパッチを単回24時間貼付、また、タバコを1時間に1本、合計9本喫煙させた場合の血中ニコチン濃度を示す(図9)[10)]。52.5 mg含有パッチ

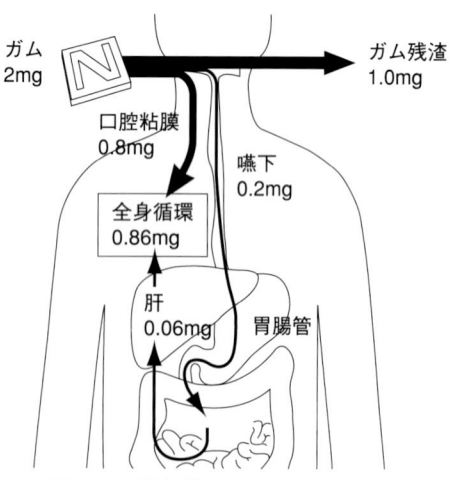

図6．口腔粘膜からのニコチン吸収
(Benowitz NL, et al：Determinants of nicotine intake while chearing nicotine polacrilexgum. Clin Pharmacol Ther 41(4)：467, 1987, 黒崎勇二, ほか：ニコチンガムからのニコチン吸収. 医学のあゆみ 144(8)：679, 1988による)

▶ニコチン濃度　　の使用では、ほぼ1時間に1本の喫煙時と同様の血中濃度の推移が観察された。本剤除去後ほぼ2時間までは血漿中のニコチン濃度は持続するが、その後5～7時間の半減期をもって消失する。主要代謝産物のニコチン濃度は、ガム摂取、喫煙の間に著しい差は認められなかった[10)15)]。主要代謝産物のニコチンは、17～25時間の半減期で消失した。

3 症状と診断

▶ニコチン中毒　　ニコチン製剤使用中であり過量投与が疑われ、ニコチン中毒症状および徴候が出現

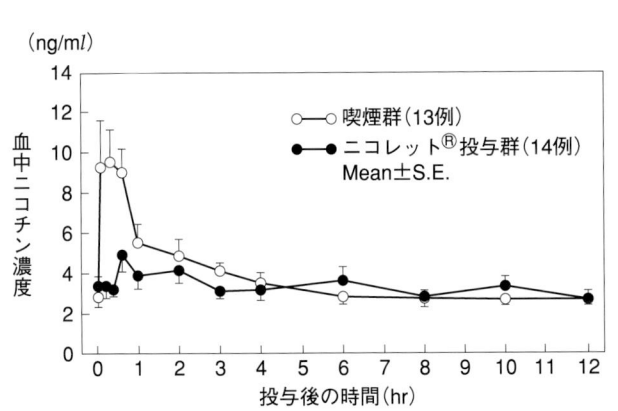

図7. 単回投与時の血中濃度（喫煙との比較）
（島尾忠男，五島雄一郎，青木正和，ほか：禁煙補助剤ニコチン・レジン複合体の臨床第Ⅰ相試験（第1報）；健常人における単回投与試験成績・禁煙との関係．臨床医薬 6：1097-1112, 1990 による）

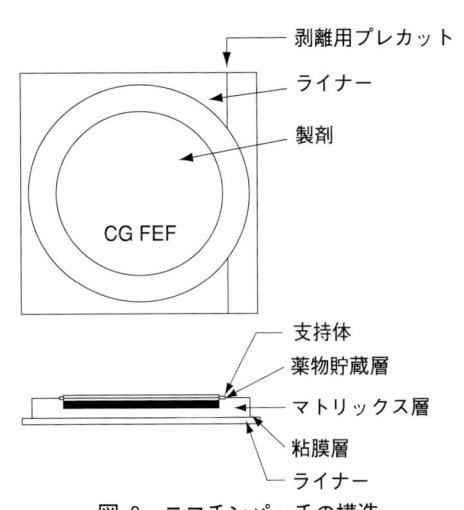

図8. ニコチンパッチの構造
（http：//www.nicotinell.jp/medical/whats.html による）

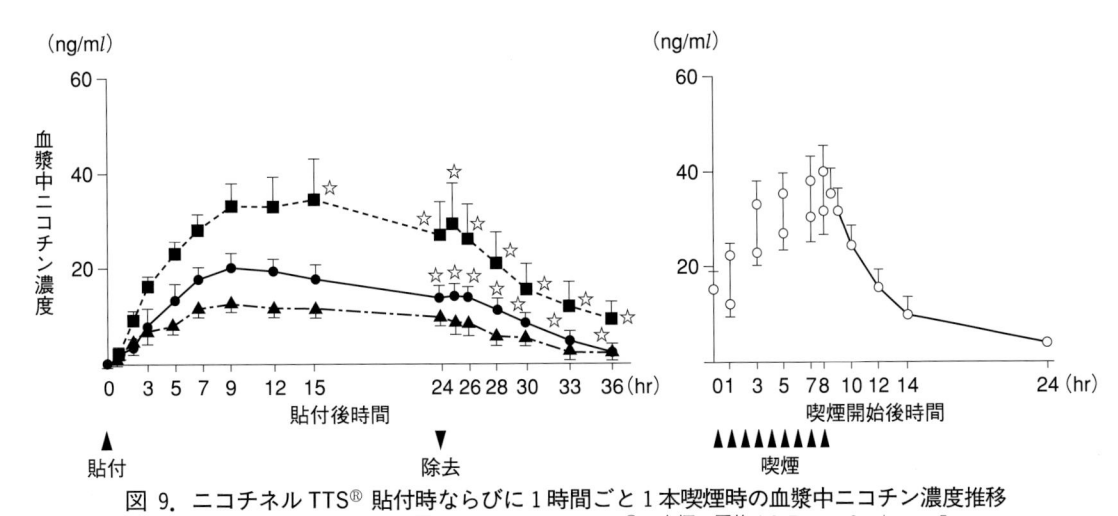

図9. ニコチネル TTS® 貼付時ならびに1時間ごと1本喫煙時の血漿中ニコチン濃度推移
▲：ニコチネル TTS 10　●：ニコチネル TTS 20　■：ニコチネル TTS 30　○：喫煙　平均±S.E.　n=6　☆：n=5
（浦江明憲，ほか：(Nicotine TTS)単回貼付時の忍容性，薬力学および薬物動態の検討．臨床医学 10(Suppl 3)：3-34, 1994 による）

する場合に診断する[1)4)-7)9)]。ニコチンの急性中毒症状としては、筋脱力感、および全身脱力、発汗、呼吸困難、流涎、悪心、嘔吐、腹痛、便意頻数（下痢を伴うこともある）が挙げられ、しばしば頭痛、不安感、振戦、尿意頻数、顔面蒼白、めまい、聴覚障害、視覚障害、散瞳と縮瞳の交替、精神錯乱なども認められる。

▶高用量

高用量の場合、これらの症状に続いて、血圧低下、脈の減弱および不整脈、呼吸困難、循環虚脱を起こし、致死量の場合には、全身痙攣、意識障害、死亡につながる末梢性および中枢性呼吸麻痺、非常に稀に心不全（非喫煙者において）を起こすことがある。

非喫煙者では、経口致死量よりもはるかに低い 4 mg のニコチンでも重篤な症状が現れる場合がある[5)]。また、喫煙によるニコチン摂取の例では、短期間の禁煙実施直後、1〜2本のシガレット喫煙後血漿中ニコチン濃度はわずかに上昇しただけであるのに、血圧心拍数がショックレベルまで低下した、ニコチン急性中毒症状例も認められている[5)]。

4 治療

急性ニコチン中毒症状出現時には、ニコチン投与を即時中止し、対症療法を行う[6)7)9)10)]。徐脈や流涎には硫酸アトロピンを、興奮および痙攣にはジアゼパムを投与する。呼吸困難に対しては、気管挿管のもとに人工呼吸器による呼吸管理を行う。正常体温を維持し、低血圧、心血管系虚脱には対症療法を行う。大量投与の場合には、対症療法に加えて、活性炭の投与、強制利尿などが必要となる。

▶強制利尿

●a．ニコチンガム

誤飲しても胃内では吸収されにくい剤型のため、急性ニコチン中毒の危険性は低い。催吐後に胃洗浄を必要とする症例は少なく、飲み込んだニコチンガムは糞中へ排泄され、糞中へのニコチン回収率も6割を超える[12)-14)]。

小児が誤って 2 mg のニコチンガムを 1/2〜4 個嚥下した結果、嘔気、嘔吐、嗜眠、腹痛、低血圧、頻脈などが認められたという報告があるが、維持療法と観察のみで 24 時間以内に症状は解消している[16)]。

●b．ニコチンパッチ

過量投与による急性症状が出現した場合、貼付剤の使用を直ちに中止する。すなわちニコチンパッチを剥がし、石鹸は使用せずに皮膚表面を水で洗い流し乾燥させる。パッチ除去後も血液中のニコチン濃度はすぐには低下しないので、過量投与による症状が出現するときには、急性ニコチン中毒に対する治療を行う[3)-7)9)10)]。また、心筋梗塞、不整脈、狭心症などの冠動脈疾患が発症したときには、疾患の治療を行う。

5 予後

急性ニコチン中毒症状が出現の場合は、約24時間の経過観察を行う。循環系などの合併症を除き、急性期を脱すれば予後は良好である。

6 臨床現場での問題点

▶物質依存

ニコチンは物質依存を引き起こすが、ニコチンガムが一般薬として手に入るようになり、個人の判断で長期間使用することもできるようになった。その場合、喫煙によるニコチン依存がニコチンガムに引き継がれる危険がある。また、ニコチンパッチも医師の処方が必要な薬剤であるが、医療現場では、患者に請われるままに長期間使用することが行われる場合があると聞くが、これも避けるべきである。ともに、依存症治療薬は治療期間の一時期のみ用いるべき製剤であり、継続使用は不可であることを、医療者は、ニコチンガムやニコチンパッチ利用者に正確に情報提供しなければならないはずである。

▶ニコチンガムとニコチンパッチの併用
▶過剰摂取

また、ニコチンガムは、口腔粘膜からの吸収が早く、血中濃度が上がりやすいため、即時効果が期待できる。噛むことにより即時に満足感が得られ喫煙衝動を抑制できるので、禁煙開始直後に突然出現する執拗な喫煙衝動への対処に利用しやすい剤型ともいえる。そのため、医師の判断によりニコチンガムとニコチンパッチの併用を試みる場合があるが、併用により喫煙時以上の高濃度のニコチン血中濃度に到達する可能性があり、過剰摂取による副作用の危険が増大する。このため、このような投与法を選択する場合は、医師は十分に慎重を期すべきである。

実際の医療現場での併用は、以下の状況下で考慮される場合が多い。禁煙希望者の依存の程度が重い場合は、禁煙開始直後、ニコチンパッチのみでは喫煙衝動に対処し切れず、再喫煙の可能性が高まることがある。その場合は、使用法や過量投与の危険性について十分に説明を行ったうえ、投与個数を制限し「頓用」でのみニコチンガムを併用することがある。但し、このような喫煙衝動時に併用する場合も、急性ニコチン中毒の危険があるので、必ず短期間の使用とし、両製剤の継続的な併用投与は行わないようにする。紙面の都合で割愛したが、最新の禁煙指導法については文献17、18を参考にして頂きたい。

(阿部眞弓)

【文献】
1) Benowitz NL：Pharmacologic Aspects of Cigarette Smoking and Nicotine Addiction. N Engl J Med 319：1318-1330, 1988.
2) 高橋三郎(訳)：DSM-Ⅲ-R 精神障害の診断・統計マニュアル. p 9, pp 137-138, pp 151-154, p 165, 医学書院, 東京, 1988.
3) 阿部眞弓：特集生活改善薬；ニコチンガム TTS. 中毒研究 13：135-141, 2000.

4) 阿部眞弓：急性中毒；的確な治療のために．ニコチン製剤．救急医学 25：236-238, 2001.
5) 厚生省(編)：喫煙と健康；喫煙対策と健康問題に関する報告書．第2版, pp 33-46, 保健同人社, 東京, 1993.
6) 柳田知司：ニコチンおよび薬理．診断と治療 59：1979, 1971.
7) 東海林里奈, 田中哲郎：急性ニコチン中毒．小児内科 28(増刊号)：1263, 1996.
8) Cryer PE, Haymond MW, Santiago JV, et al：Norepinephrine and Epinephrine Release and Adrenergic Mediation of Smoking；Associated Hemodynamic and Metabolic Events. N Engl J Med 295：573-577, 1976.
9) US Department of Health and Human Services, The Health Consequences of Smoking：Nicotine Addiction. A Report of the Surgeon General, Rockville, 1998.
10) 浦江明憲, ほか：(Nicotine TTS)単回貼付時の忍容性, 薬力学および薬物動態の検討．臨床医学 10(Suppl 3)：3-34, 1994.
11) Benowitz NL, Jacob P III, Jones RT, et al：Interindividual Variability in the Metabolism and Cardiovascular Effects in Man. J Pharmacol Exp Ther 221：368-372, 1982.
12) McNabb ME, Ebert RV, McCusker K：Plasma Nicotine Levels Produced by Chewing Nicotine Gum. JAMA 248：865-868, 1982.
13) 島尾忠男, 五島雄一郎, 青木正和, ほか：禁煙補助剤ニコチン・レジン複合体の臨床第 I 相試験(第 1 報)；健常人における単回投与試験成績・喫煙との関係．臨床医薬 6：1097-1112, 1990.
14) Brantmark B, and Fredholm B：Absorptoin of Nicotine from Swallowed Intact Buffered Nicorette Chewing Gum. ファルマシア・アップジョン社内資料, 1974.
15) Benowitz NL, Kuyt F, Jacob P III, et al：Cotinine Disposition and Effects. Clin Pharmacol Ther 34：604-611, 1983.
16) Smolinske SC, et al：Cigarette and Nicotine Chewing Gum Toxicity in Children. Human Tixicol 7：27-31, 1988.
17) Fiore MC, Bailey WC, Cohen SJ, et al：Treating Tobacco Use and Dependence. A Clinical Guideline. US Department of Health and Human Services, Rockville, AHRQ publication No. 00-0032, 2000.
18) 阿部眞弓：禁煙指導法．日本呼吸器学会雑誌 42(7)：607-615, 2004.

9 麻薬 覚醒剤 脱法ドラッグ

メタンフェタミン

●●● はじめに

▶メタンフェタミン

メタンフェタミンに代表される覚醒剤や精神興奮薬は、中枢神経や精神機能を興奮させ、人の活動性を亢進させ、異常行動をきたす薬物である。アンフェタミン、メタンフェタミン(ヒロポン®)が覚醒剤、エフェドリン、メチルフェニデート(リタリン®)が中枢興奮薬、ヘモリン(ベナタミン®)が精神賦活薬として使われる。化学構造の違いにより薬理作用は多少異なるが、これらの乱用によって現れてくる中毒作用はいずれも共通している。いずれも中枢・末梢におけるカテコラミンを増加させ、交感神経興奮状態をきたすが、メタンフェタミン以外は強くない。一方、医用麻薬(主に局所麻酔薬)として使用されているコカインにも中枢神経刺激作用、血管収縮作用があり、多幸感がある。白色の粉末の塩酸塩で、コーンスターチ、砂糖、プロカインなどを混ぜて売られ、通常鼻孔から吸入して乱用されている。

取り締まりの対象とされているのは前2薬であり、わが国で乱用されているのはほとんどがメタンフェタミンである。平成11年までの10年間で272名がその中毒で死亡している。また平成13年までの数年間の検挙数は2万4,000～2万6,000件で一頃に比較し増加している。末端で流通しているものには、エフェドリン、カフェインやグルタミン酸ナトリウム(味の素®)が増量剤として添加されている。アンフェタミンは日本では売られていないが、エフェドリンなどを原料に密造されたものが出回っている。また、覚醒剤乱用者はしばしば他の薬物も使用していることもあるので、治療上注意が必要である。

▶エフェドリン

▶3,4-メチレンジオキシメタンフェタミン(MDMA)

英国や米国の若者の間で、エクスタシー(398頁)と呼ばれる3,4-メチレンジオキシメタンフェタミン(MDMA)を飲んで、空き倉庫やクラブで踊り狂って乱痴気騒ぎをするのが流行り、死者が出て問題となった。このため米国では、1985年以降ヘロインやLSD(リゼルグ酸ジエチルアミド)と同じく、MDMAも麻薬取締法・別表1の規制物質となっている。わが国でもこのMDMAの乱用が問題となってきた。平成15年の覚醒剤の検挙件数は、20歳代以下の若者では1,742名と減少(20歳代では40%、19歳以下では47%の減少)している。この減少は、覚醒剤の末端価格が高騰したことに加え、米国のMDMAの乱用の報道が若者に気軽さやファッション感覚を植えつけ、錠剤型合成麻薬の乱用に移行しているためと推測される。MDMAの乱用は、平成16年度は、半年で212人が検挙され、平成15年(検挙数が256人)の倍以上に増加している。

1 症状

(1) 急性期症状

▶交感神経刺激作用

メタンフェタミンの中枢神経興奮作用は、交感神経刺激作用より少ない量で現れ、持続時間も長い。少量では覚醒、気分の高揚、多幸感、活動性の増大、性欲の亢進など、大量では不安、めまい、振戦、幻想、錯乱などの中毒症状がみられ、同時に多感、頻脈、血圧上昇、心悸亢進といった交感神経刺激症状が強く現れ、瞳孔は散大する。これらに伴う心室性不整脈、心筋虚血、心筋症、脳内出血などが急性死の原因となる。

その他の重篤な症状として、痙攣、過高熱、ミオグロビン尿、横紋筋融解症、腎不全、凝固障害などがみられる。40℃以上の体温上昇は予後不良である。

中毒量、致死量は個人差が大きく、後者は、大人 25 mg/kg、子ども 5 mg/kg、血漿濃度で 40 μg/ml〜4 mg/ml。

他の精神興奮薬による中毒症状も覚醒剤と同じである。コカイン中毒の症状も、頻脈、瞳孔散大、血圧上昇、発汗、悪寒、嘔気・嘔吐、視覚性幻覚などが主な症状である。

(2) 慢性期症状

メタンフェタミン類の反復使用で幻覚妄想状態が認められる。他の精神症状も極めて多彩で、幻覚、妄想、緊張、興奮、著明な気分易変、軽度の意識障害などがみられる。

(3) 退薬症候（離脱反応）

退薬症状は、以前は禁断症状と呼ばれた薬の体内濃度の減少に伴ってみられる自律神経失調を中心とした症状である。疲労感、不眠・倦怠感、悪夢、頭痛、筋痙攣、病的飢餓感、攻撃行動などが挙げられる。

2 治療

▶呼吸抑制
▶アンフェタミン

●a. 呼吸抑制

アンフェタミンは胃内容物の停留時間を 40％増すので、患者に嘔吐反射があれば催吐させ、意識がなければ気管挿管下に胃洗浄し、その後活性炭 (1 g/kg) を胃内に注入する。

●b. 排泄の促進

メタンフェタミンの pKa（イオン化定数）は 10.1 と高いので、尿を酸性化することによって尿からの排泄を促進できる（アンフェタミンの尿中排泄率は 14.5％だが、酸

性尿にすると54.5％、アルカリ尿の2.9％と大きく異なる）。十分な輸液量とともにアスコルビン酸（0.5〜1.5 g）、あるいは塩化アンモニウム（12 g）を4〜6時間ごとに与え、尿のpHを5.5以下にして強制利尿（3〜6 ml/kg/hr）を図る。

▶強制利尿

c．血圧の上昇

血圧の上昇が著しいときは、コントミン®（1 mg/kg、筋注）で対処、鎮静作用も期待できる。

d．過剰反応や興奮

▶ベンゾジアゼパム
▶ハロペリドール

過剰反応や興奮に対しては、ベンゾジアゼパム（セルシン®、ミダゾラム）が効果的で、それに反応しなければハロペリドール（セレネース®）を用いる。精神症状にはドロペリドールがよい。妄想にはコントミン®などのフェノチアジン系の薬を投与する。

e．退薬期の薬物療法

退薬期の薬物療法は、抗うつ薬（トフラニール®、アナフラニール®）が有効である。

（土肥修司）

【参考文献】
1) 土肥修司：覚醒剤・麻薬．臨床中毒，最新内科学大系 76，井村裕夫，ほか（編），pp 130-139，中山書店，東京，1994．
2) 内藤裕史：中毒百科；事例・病態・治療．改訂第2版，南江堂，東京，2001．
3) Zimmerman JL：Poisonings and overdoses in the intensive care unit；general and specific management issues. Crit Care Med 31：2794-2801, 2003.

モルヒネ

はじめに

▶精神依存
▶強い身体依存

モルヒネは、アヘンアルカロイドの代表的薬物であり、モルヒネの構造に少し変更を加えた半合成アルカロイドの代表がジアセチルモルヒネ（ヘロイン）で、常用すると精神依存と強い身体依存を形成する。これまでモルヒネ、ヘロインの急性中毒で最も多かったのは、これら薬物に耐性の生じた非合法常用者が過量摂取した場合である。しかし近年の検挙数の推移や依存症の報告数からみると、このような症例は極めて少ないと推測される。珍しい例では、コンドームにヘロインを詰め、これを大量に嚥下してわが国に持ち込もうとして、コンドームが破裂して急性中毒で死亡した症例がある。一方、医療現場では、緩和療法や手術後の疼痛管理でモルヒネの使用は増加しており、現在では、急性中毒の発生は、医療上での過量投与の方が可能性は高いと考えられる。

1 中毒作用機序

▶オピオイド受容体

モルヒネの比較的速効的な作用発現は、モルヒネとオピオイド受容体(**表1**)との結合によるもので、特にμ受容体と強い親和性を示す。一般的にオピオイド受容体は、抑制反応に関与しており、モルヒネはこれら受容体の強力なアゴニストとして、中枢神経抑制作用を現す。

2 症状

▶三主徴

①意識障害、縮瞳、呼吸抑制の三主徴が、急性中毒の特徴的な症状であるが、ほかに体温低下、尿量減少、筋の弛緩をきたす。

②意識障害は、軽症では昏迷状態、重症では昏睡状態となる。

③瞳孔の収縮は、呼吸抑制に先行して出現する。重症例では、針穴瞳孔といわれるほどの高度の縮瞳をきたす。モルヒネ、ヘロインでは、縮瞳の耐性は形成されないので、常用者でも必ず縮瞳はみられる。

④呼吸抑制は、まず呼吸数が減少し、次いで換気量も減少する。呼吸抑制の早期では、代償機転により、時折大きな呼吸をするが、呼吸抑制の進行とともに、呼吸数は1分間に数回以下となり、浅く不規則で喘ぐような呼吸パターンを呈し、重症例では呼吸停止に至る。

⑤呼吸抑制が進行して、低酸素血症が高度になると、瞳孔が却って散大することがある。

3 診断

●a．症状

前述の三主徴が診断のポイントとなるが、同様症状を呈する急性アルコール中毒、脳幹部出血・梗塞、バルビツール化合物中毒、ベンゾジアゼピン誘導体中毒との鑑別が必要である。呼吸抑制がはっきりしなくても、十分な明るさがあるにもかかわらず、暗くてよく見えないという訴えがあれば、縮瞳が進行している証拠である。

●b．身体的特徴

身体的特徴は**表2**を参照。

表 1．オピオイド受容体とアゴニストの作用

受容体	アゴニストの作用
μ(ミュー)	鎮痛、呼吸抑制、消化管機能抑制、鎮静
δ(デルタ)	鎮痛、消化管機能抑制
κ(カッパ)	鎮痛、鎮静

表 2．常用者の身体的特徴・症状

常用薬物	身体的特徴・症状
モルヒネ、ヘロイン	注射痕(衣服で被覆される部位)
コカイン	鼻粘膜の発赤・びらん・潰瘍・鼻中隔穿孔

＊コカインは吸引常用者

●c．確定診断

血中あるいは尿中の薬物の同定による。

4 治療

- ●a．気道確保と酸素投与
- ●b．人工呼吸
- ●c．循環管理
- ●d．拮抗薬投与

ナロキソン(塩酸ナロキソン注 0.2 mg/1A) 0.2 mg を静注。効果は速効的で、静注後 2〜3 分で、換気量、呼吸数とも改善がみられる。1 回換気量 400 ml 以上、呼吸数 10 回/min 以上、分時換気量 4 l/min 以上あれば人工呼吸を中止する。人工呼吸中止後 1 時間経過を観察し、変化がみられなければ気管チューブを抜管する。効果不十分のときは 5 分間隔で同量を追加投与(合計 3 回まで)する。オピオイド受容体の非選択的アンタゴニストであるナロキソンは、$\mu > \delta > \kappa$ の順に親和性を示すので、モルヒネの呼吸抑制に対し、最も効果的な拮抗薬である。しかしながら、人工呼吸という確実な手段がある以上、3 回投与しても改善がみられないときは、拮抗薬の投与にかかわらず、十分な呼吸状態に回復するまで人工呼吸を継続する。

- ●e．体温管理
- ●f．その他

非合法常用者では、低栄養状態のことが多く、脱水症、低血糖に注意する。

5 合併症

嚥下性肺炎、低酸素症による遷延性意識障害。

6 予後

低酸素状態の持続時間に左右される。長く持続すれば予後は不良である。身体依存が極めて強いため、常用者では、薬物摂取中止後十数時間で強い中枢神経・自律神経の興奮症状(禁断症状)が出現する。

▶禁断症状

（藤井眞行）

【参考文献】
1) 警察庁(編)：平成 15 年版警察白書．pp 182-185, ぎょうせい，東京，2003．
2) 清水順三郎，福井　進：全国の精神科医療施設における薬物関連精神疾患の実態調査．平成 5 年度厚生科学研究費補助金麻薬等対策総合研究事業「薬物依存の社会医学的，精神医学的特徴に関する研究」平成 5 年度研究結果報告書, pp 79-104, 1994．

コカイン

●●● はじめに

▶精神依存

コカインは南米原産の植物コカの葉中に含まれるアルカロイドで、依存性薬物の中で、最も強い精神依存を生じる。精神刺激を求めて耽溺的に使用するほか、退薬症状として強い抑うつ状態、焦燥感、疲労感が現れ、これから逃れるために薬物を渇望して、強迫的使用に走るため、しばしば急性中毒を起こす。欧米、特にアメリカで乱用が大きな社会問題となっているが、わが国では、1989年に初めて依存症例が報告され、乱用の拡大が懸念されたが、その後はほとんど報告がなく、1990年以降毎年わずかずつ増加していた検挙件数、人数も最近5年間は減少している。

1 中毒作用機序

▶交感神経刺激作用

コカインは、モノアミン神経終末で、モノアミントランスポーターを阻害するため、シナプスでのモノアミンの作用を増強させる。すなわち、間接的なモノアミン類のアゴニストであり、中毒量では、強い中枢および交感神経刺激作用を現す。

2 症状

急性中毒の症状は、中毒の程度に応じて、次の三期に分けられる。

● a．初期

多幸感、多弁、覚醒の増強、疲労の抑制、自信感の増加、食欲の抑制、性欲の亢進など、精神症状が主体である。呼吸数・脈拍数の増加、血圧上昇などの身体症状がみられることがあるが、いずれも軽度である。

● b．中期

▶代謝性アシドーシス

精神症状が強くなり、不安、せん妄、錯乱、幻覚などが出現する。頻脈、時に不整脈（主に洞性頻脈と心室性不整脈）および血圧上昇と、高度の交感神経刺激症状が現れ、筋緊張、体温上昇を認め、代謝性アシドーシスが進行する。

● c．抑制期

▶心筋虚血
▶高体温

体温は40℃以上に上昇し、意識障害、筋攣縮、痙攣、進行性の高度の代謝性アシドーシスの結果、呼吸・循環抑制が出現する。死亡例の多くは、心筋虚血、高体温、代謝性アシドーシスによる。

3 診断

● a．症状

興奮状態、高血圧、頻脈・不整脈、体温上昇、筋緊張、痙攣、代謝性アシドーシス。

コカイン、覚醒剤、幻覚剤、大麻は極めて類似した症状を呈するので、これら相互の鑑別診断が必要であるが、実際は難しいことが多い。

● b．**身体的特徴**：身体的特徴は「モルヒネ」表2(388頁)を参照。

● c．**確定診断**：血中あるいは尿中の薬物の同定による。

4 治療

● a．**鎮静薬の投与**

- ミダゾラム(ドルミカム® 10 mg/1 A)：5～10 mg iv
- ジアゼパム(セルシン® 10 mg/1 A)：10～20 mg iv
- ハロペリドール(セレネース® 5 mg/1 A)：5～10 mg iv
- クロルプロマジン(ウインタミン® 25 mg/1 A)：25～50 mg iv

興奮状態が軽度であれば、ミダゾラムあるいはジアゼパムを、高度であればハロペリドール、クロルプロマジンを第一選択とする。処置を円滑に進めるうえで鎮静を図ることが大切で、上記の使用で効果不十分のときは追加投与する。

● b．**抗不整脈薬の投与**

- ベラパミル(ワソラン® 5 mg/1 A)：2.5～5 mg iv
- プロカインアミド(アミサリン® 100 mg/1 A)：200～1,000 mg iv
- プロプラノロール(インデラル® 2 mg/1 A)：2～6 mg iv

重症例ではプロプラノロールが第一選択。キシロカイン® は Ca^{++} を放出するので使用しない。

● c．**降圧薬の投与**

- トリメタファン(アルフォナード® 250 mg/V)：10～25 μg/kg/min
- ニカルジピン(ペルジピン® 2 mg/A、10 mg/A)：10～30 μg/kg iv、2～10 μg/kg/min

● d．**全身の表面冷却**

38.5℃以上に上昇したら開始する。十分に鎮静を図らないと、悪寒を訴え逆効果となる。39℃以上では、冷却効果を高めるために、神経節遮断作用をもつクロルプロマジンを併用する。中枢性解熱薬は無効といわれている。

● e．**筋弛緩薬の投与**

筋緊張や振戦が続く場合は、人工呼吸下に筋弛緩薬を投与する。

- ベクロニウム(マスキュラックス® 4 mg/1 A)：初回量 0.08～0.1 mg/kg iv、改善ない場合は同量あるいは1/2量を1時間ごとに追加
- ダントロレン(ダントリウム® 20 mg/1 V)：初回量 1 mg/kg、改善ない場合は同量追加(総投与量 7 mg/kg まで)

▶痙攣

● f．抗痙攣薬の投与
- 単発の痙攣→ジアゼパム（セルシン® 10 mg/1 A）：10〜20 mg iv
- 痙攣重積状態あるいは痙攣の予防→フェニトイン（アレビアチン® 250 mg/1 A）：125〜250 mg iv

● g．重炭酸ナトリウム（$NaHCO_3$）の投与

$NaHCO_3(ml) = K × base\ excess × 体重 × 1/2$

（K：7%メイロン®…0.25、8%メイロン®…0.20、1/2：安全係数）

5 合併症

急性心不全、急性腎不全。

6 予後

▶抑うつ感情

体温上昇と代謝性アシドーシスの進行を止められなければ、予後は不良である。退薬症状の抑うつ感情は非常に強く、自殺を図ることが少なからずある。

（藤井眞行）

【参考文献】
1) 警察庁（編）：平成15年版警察白書．pp 182-185, ぎょうせい, 東京, 2003.
2) 福井 進, 和田 清, 伊藤雅臣, ほか：薬物依存の実態と動向に関する研究；その2 医療施設実態調査より．厚生省精神・疾患研究委託費；薬物依存の発生機序と臨床および治療に関する研究, 平成3年度報告書, pp 143-152, 1992.
3) 清水順三郎, 福井 進：全国の精神科医療施設における薬物関連精神疾患の実態調査．平成5年度厚生科学研究費補助金麻薬等対策総合研究事業「薬物依存の社会医学的, 精神医学的特徴に関する研究」平成5年度研究結果報告書, pp 79-104, 1994.

マジックマッシュルーム

● ● ● はじめに

▶幻覚性キノコ

マジックマッシュルームとは、アルカロイドの1種であるシロシビン（psylocybin、N-ジメチルヒドロキシトリプタミンのリン酸エステル）およびその加水分解物のシロシン（psylocin）を含むキノコの俗称であり、幻覚作用を有するため、幻覚性キノコともいわれる[1]。

南米などでは、シャーマンがこの種のキノコで啓示を得たり、マヤ・アステカ文明では、これらが神聖な宗教儀礼に使用された。日本では「ワライタケ」「シビレタケ」として知られ、この種のキノコを摂取して精神変化をきたし、多幸感、パラノイア、幻

視や幻覚が何日も何ヵ月も続き、最長5年間続いたという報告もある。

　シビレタケ属のキノコは、一般に販売されているマッシュルームと類似しているが、果肉が傷ついたり切断されたりすると青色や緑色に変化する。

　天然のシロシビンは、粉末状胞子やキノコの乾燥したものを粉末状にしてカプセルに詰めて使用する。また、キノコそのものを室温で乾燥させたり、生のままで摂取したりする。乾燥したキノコは何年も有効で、乾燥キノコを一度メチルアルコールに浸した後、蒸発濃縮させ透明な液体の中からシロシビンを取り出すこともできる。

▶合法ドラッグ

▶幻覚作用

　近年、マジックマッシュルームは「合法ドラッグ」として、インターネットや雑誌などで一般に入手が容易となり、20代を中心に10代後半～50代後半に広がってきた[2]。これまでマジックマッシュルームは、麻薬・覚醒剤などの規制薬物に類似した幻覚作用や催淫作用を有するものの法的規制を受けず、麻薬のような依存性もなく、天然物で安全で、かつ合法であると強調されていた。そのため日本中毒情報センター（Japan Poison Information Center；JPIC）の報告によると、規制乱用薬物および脱法ドラッグの問い合わせ件数中、マジックマッシュルームは2001年までは55件と急増していた。しかし、2002年6月6日よりマジックマッシュルームは「麻薬及び向精神薬取締法」の「麻薬原料植物」として指定され、このキノコの所持、販売、栽培などが違法となったため、問い合わせ件数は減少し、2003年には数件にまで激減した[3]。

▶麻薬原料植物

1 中毒作用機序

　シロシビンとシロシンは麦角アルカロイドやLSD（リゼルグ酸ジエチルアミド）と同様な構造をもっている。LSDはもともとキノコから抽出されたが、現在は通常合成され製造されている。これらの薬は構造的に類似しており、同様な身体的、薬理学的臨床症状をもっている。シロシビンもLSDも経口的に摂取するが、LSDはシロシビンより100倍も効果が強い。両者はインドール誘導体であるが、化学的にはセロトニンの構造に類似している。

▶セロトニン

　これらの作用メカニズムは複雑で、構造が似ているセロトニンと拮抗して中枢神経系のセロトニンレセプターに作用し、幻覚作用を起こすと考えられている。末梢作用はセロトニン-ノルエピネフリン経路を介すると推定される[4]。

2 症状[1]

　シロシビン群キノコを摂取すると0～30分で悪心、腹部不快感、めまい、脱力感、悪寒、筋肉痛、不安感、不穏状態、口唇のしびれが出現し、30～60分後には幻覚、発汗、流涙、顔面紅潮、注意力低下などがみられる。一般には摂取後1時間以内に感覚が次第に低下し、万華鏡のような虹色の模様が視界をよぎるといわれる。これはLSDに似ており、LSDの代用品として使用されることがある。幻視のみではなく、幻聴、

▶LSD

思考の変化(変性意識)など、人によりさまざまな内容が出現し、身体的には寒気・しびれを感じることもある。

通常1～2時間は幻覚症状が増大し、その後症状は徐々に消失して4～12時間以内には正常に戻る場合が多い。色彩豊かな幻覚状態(グッド・トリップ)を意図して摂取した場合でも、精神的緊張や不安が高まり、パニック状態(バッド・トリップ)となることがある。バッド・トリップは、これまでグッド・トリップを経験していた人にも起こることがあり、予防法はない。

▶グッド・トリップ
▶バッド・トリップ

●a．循環器症状

血圧上昇、頻脈、異常興奮のため頻拍になる。稀に重篤になることがある。上室性頻拍性不整脈と心筋梗塞が報告されている。正確なメカニズムは不明だが、血小板機能とセロトニンの変化がこれらの心血管系合併症に関与するといわれている。

- ヒカゲシビレタケ：血圧低下、不整脈、心電図異常(心房細動)
- アイゾメシバフタケ：軽度血圧上昇、頻脈

●b．呼吸器症状

静注により軽度一過性の低酸素症、チアノーゼ。

- アイゾメシバフタケ：呼吸困難

●c．神経学的症状

▶交感神経興奮作用
（瞳孔散大と頻脈）

交感神経興奮作用(瞳孔散大と頻脈)、運動失調、協同運動失調、錯乱、妄想、など。その他幻覚、めまい、口唇のしびれ、運動失調、知覚異常、筋弛緩、意識障害、反射亢進、強直性・間代性痙攣。

- ヒカゲシビレタケ：幻聴、幻視、めまい、全身倦怠感、歩行困難、意識混濁
- アイゾメシバフタケ：めまい、頭重感、色彩感覚異常、意識障害、麻痺
- オオワライタケ：幻覚、幻聴、意識消失

●d．消化器系

悪心、嘔吐(抽出物の静注により悪心の持続)。

●e．その他

頻回の使用でALT、AST、LDH、ALPの一時的な上昇、尿失禁、散瞳。

- ヒカゲシビレタケ：散瞳、眼振、顔面浮腫
- アイゾメシバフタケ：軽度散瞳。抽出物の静注により軽度メトヘモグロビン血症(5.1%)、発熱(小児で39～41℃の異常な高熱と発作がみられる)、発汗、顔面紅潮、静注により筋肉痛、関節痛、フラッシュバック現象(摂取後2週間～4ヵ月)。セロトニンの異常により誘導される血小板凝集は凝固異常を生じる。

3 診断

シロシビンのような毒素に対する検査は可能であるが、臨床診療で有用な場合は稀

である。幻覚誘発性キノコの識別は、あまり必要でない。

●a．分析方法

キノコ中シロシビンの定量：高速液体クロマトグラフィー法で行う。

●b．簡易同定法

キノコの茎を傷つけたり、メトール（写真現像液）を塗布したときに、トリプタミン類の存在下では青変する。

脳組織や血清ではシロシビンがホスファターゼと反応してシロシンとなり、さらにチトクロムオキシダーゼまたは3価鉄イオン、銅オキシダーゼと反応して青色を呈する。

p-ジメチルアミノベンズアルデヒドを用いたインドール類の Ehrlich 反応はより鋭敏である[5]。

●c．キノコの同定：専門家に依頼する。

4 治療

幻覚症状などがひどい場合は医療機関を受診し、症状がなくなるまで経過を観察する。また、呼吸・循環管理を行う。

- 経口摂取した場合：催吐により臨床経過が軽減されたとする知見はない。再吐や活性炭の投与は患者に起こっている現実感覚の歪みを増強させるので、むしろ害の方が大きいとする報告がある。多くは支持療法のみで治療するが、大量摂取した小児では胃洗浄が有効の場合がある。

(1) 基本的処置

- 催吐：痙攣を誘発する可能性があるので勧められない。
- 胃洗浄：摂取後約1時間以内ならば痙攣対策をとったうえで施行する。しかし、有効であるというデータはみられない。
- 大量摂取または重篤な症状にのみ活性炭を投与する[4]。
- 塩類下剤を投与する。

(2) 対症療法

●a．パニック状態

- 薄暗い静かな部屋で安静にし、"talking down"（その患者の言い分を認めてくれるような家族的環境）により安心させる。
- ジアゼパムやロラゼパムなどベンゾジアゼピン系薬物を投与する
- フェノチアジン系薬物や他のトランキライザーは投与すべきでない。
- 但し、幻覚の治療時にクロルプロマジンを投与することがあり、副作用の報告もな

い。

●b．高熱
- 小児でみられることがある。
- アスピリン（ライ症候群に注意）、アセトアミノフェンを投与する。
- 微温湯で身体を拭く。

●c．痙攣
- ジアゼパムを投与する。
- 改善しなければフェノバルビタール、フェニトインを投与する。

●d．血圧上昇
軽度から中等度の高血圧は薬剤の投与は必要ない。

●e．危険な高度の高血圧
フェントラミンのような α ブロッカーか、硝酸塩、ヒドララジン、ニトロプルシドのような血管拡張薬で安全にコントロールできる。β ブロッカーは、突然の重度の血圧上昇や冠動脈の血管収縮を生じる可能性があるので使用しない方がよい。

●f．心筋梗塞
血圧がコントロールされ、出血傾向などの合併症がない場合は、血栓溶解療法が安全である。

●g．上室性頻拍性不整脈
アデノシンやベラパミルを投与する[4]。

5 予後

死亡する可能性はまずないとされている（小児の致死率1％以下）。しかし、海外では、心筋梗塞の発症や、*psilocybe baeocystis* を摂取した6歳児の痙攣重積状態と高熱による死亡も報告されている。日本でも幻覚作用により2階の窓から墜落し骨折した例もある。後遺症は幻覚のフラッシュバックがある。

▶フラッシュバック

6 成分・組成

幻覚を起こす作用のある成分は、シロシビン（プシロシビン）およびその加水分解物のシロシン。

ヒカゲシビレタケ、アイゾメシバフタケ、ワライタケ、センボンサイギョウガサ、ジンガサタケモドキ、ヒカゲタケはシロシビン含量が高く、誤食すると幻覚を伴う中毒を起こす。

7 代謝

動物実験では、シロシビンの65％が尿中に、15～20％が胆汁や便中に排泄されるこ

とが知られている。その排泄は大半が最初の8時間以内に起こり、7日までに少量ずつ排泄される。

8 性状・外観

シロシビン類は熱に安定で、加熱調理により除去されない。シロシンは水に極めて溶けにくく、空気中の酸素により急激に壊れる。

9 毒性

●a．中毒量

アイゾメシバフタケは5、6本摂取で中毒例がある。オオシビレタケは3本摂取で中毒例がある。

シロシビンを4～8 mg（乾燥 *psilocybe mexicana* 2 g相当）を服用すると幻覚が現

> **メモ　主な原因キノコ[5]**
> - モエギタケ科 シビレタケ属：ヒカゲシビレタケ、アイゾメシバフタケ、オオシビレタケ、アイセンボンタケ、トフンタケ、シビレタケ、カワリコシワツバタケ
> - モエギタケ科 モエギタケ属：モエギタケ、コシワツバタケ、ツヅレタケ
> - モエギタケ科 クリタケ属：カバイロタケ
> - ヒトヨタケ科 ヒカゲタケ属：センボンサイギョウガサ、ワライタケ、ジンガサタケモドキ、マグソタケ、ヒメシバフタケ、ヒカゲタケ、サイギョウガサ
> - ヒトヨタケ科 ナヨタケ属：イタチタケ
> - ヒトヨタケ科 ジンガサタケ属：ツヤマグソタケ、ジンガサタケモドキ、ジンガサタケ
> - オキナタケ科 フミヅキタケ属：ツバナシフミズキタケ
> - オキナタケ科 コガサタケ属
> - テングタケ科 テングタケ属：コタマゴテングタケ、ベニテングタケ、アカハエトリタケ、テングタケ、ハエトリタケ、コテングタケ
> - フウセンタケ科 チャツムタケ属：ミドリスギタケ、チャツムタケ、オオワライタケ
> - イグチ科 ニガイグチ属：モエギアミアシイグチ

れる。5〜15 mg では幻覚とともに不快感を伴う。

●b．致死量

小児の致死量は 1%以下と推定される。

- シロシビン：経口ヒト…LDL₀；60 μg/kg、筋肉内ヒト…LDL₀；75 μg/kg、腹腔内ヒト…LDL₀；37 μg/kg

（和田貴子）

【文献】
1) 真殿かおり，坂井祐子，波多野弥生，ほか：幻覚剤として使用されるマジックマッシュルームによる中毒事故の実態調査．中毒研究 12：443-447, 1999.
2) 日本中毒情報センター：最近の中毒と医療 7．Japan Medicine No.142, 時報社, 東京, 2000.
3) 黒木由美子：日本中毒情報センターの問い合わせに見る最近の傾向．中毒研究 17(3)：241-243, 2004.
4) A Ghuran, J Nolan：Recreational drug misuse；issue for the cardiologist. Heart 83：627-633, 2000.
5) Sandra M Schneider：キノコ．化学物質毒性ハンドブック臨床編，第 2 巻，第 1 版，内藤裕史，横手規子（監訳），pp 1064-1073, 丸善, 東京, 2003.

MDMA（エクスタシー）

1 中毒作用機序

MDMA（3,4-methylenedioxymethamphetamine）はその名称、構造式（図 1）からも明らかなように、メタンフェタミン（覚醒剤）と幻覚剤メスカリンに構造が類似した合成麻薬である。1912 年にドイツで合成された[1]。メタンフェタミンは「覚せい剤取締法」の規制対象であるが、メスカリン・本剤は「麻薬及び向精神薬取締法」の規制対象薬物である。欧米では、XTC、X、E、Empathy、Essence、Adam、Clarity、Lover's Speed、hug、beans、love drug などの名称でも呼ばれている。MDEA（3,4-methylenedioxyethylamphetamine）や、MDA（3,4-methylenedioxyamphetamine）も類似物質で、エクスタシーと称して出回っている錠剤にはこれらやメタンフェタミ

▶麻薬及び向精神薬取締法

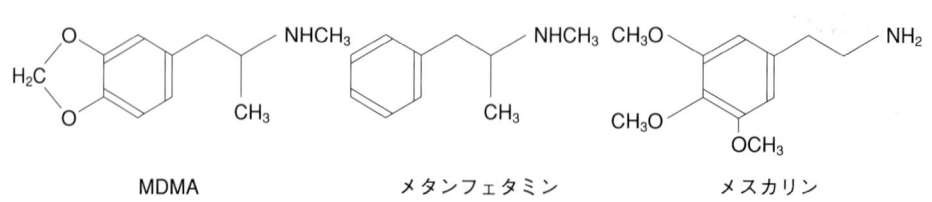

図 1．MDMA 関連物質の化学構造

ン、カフェイン、エフェドリン、コカイン、ケタミンなどの薬物を含有していることもある。同様にPMMA（paramethoxymethamphetamine）およびPMA（paramethoxyamphetamine）のみを含有した"エクスタシー"錠剤を摂取後に死亡した22歳男性例[2]も報告されている。

通常、錠剤（図2）あるいはカプセルとして服用されることが多く、吸入・注射・坐剤で使用されることもある。錠剤型の場合、麻薬としての抵抗感が弱まるためか、近年若年者の間でも広まっている。警察庁の統計によると、MDMAなど錠剤型合成麻薬事犯の検挙人員は年々増加の一途をたどり、2003年は前年の2倍以上、この5年間で約20倍に急増している（図3）。20歳代を中心とした若年層への乱用の拡大が顕著である。

▶セロトニン

MDMAは脳内のセロトニン、ドパミン、ノルエピネフリンの放出を増加させ作用を発現するといわれている。メタンフェタミンに比べてセロトニンの放出量は多く、ドパミンの放出量は少ない[3]。MDMAは興奮および幻覚を起こすが、幻覚作用はLSD（リゼルグ酸ジエチルアミド）やメスカリンのような幻覚剤に比べると弱いとされている。

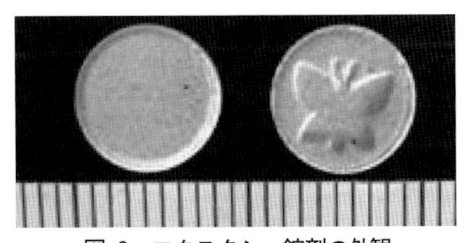

図2．エクスタシー錠剤の外観
（名古屋市ホームページ http://www.city.nagoya.jp/kurashi/shougai/seishin/yakubutsu/ranyou/nagoya00000621.html より転載、愛知県警提供写真）

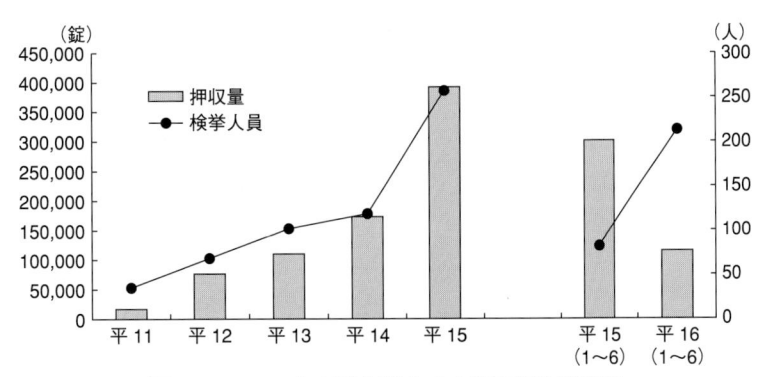

図3．MDMAなど錠剤型合成麻薬事犯検挙状況
（警察庁：平成16年上半期の薬物・銃器情勢．p 12, 2004による）

MDMAは肝臓のcytochrome P 450で代謝され、その後グルクロン酸抱合や硫酸抱合されて尿から排泄される[1]。

2 症状

経口摂取すると、投与後15分以内に効果が現れて、約2〜8時間持続する。1錠あたり60〜120 mgのMDMAを含有し、通常1〜2錠を服用すると、精神の高揚感、幸福感、他人に対する親近感、不安の消失、視覚・聴覚などの鋭敏化などが起こる。一方で、嘔気、悪寒、発汗、不随意の歯の食いしばり、視野のぼやけ、失神、眼振などの副作用も生じる[3]。さらに、服用時だけでなく、服用してから数週間経過しても、精神錯乱、抑うつ、睡眠障害、強い不安、妄想などがみられることがある。

メタンフェタミンと同様に過量摂取時には頻脈、不整脈、高血圧、痙攣、昏睡、高熱、脱水、横紋筋融解症、心不全、肝・腎機能障害などが起こり死に至ることもある。高熱、頻脈、自律神経障害、発汗、ミオクローヌス、振戦、意識障害、痙攣、開口障害、筋硬直などの症状を示す症候群をセロトニン症候群[4]と呼ぶが、本剤による中毒症状はセロトニン症候群そのものである。悪性症候群と症候学的には区別できない。セロトニン症候群は、モノアミン酸化酵素阻害薬と、三環系抗うつ薬、選択的セロトニン再取込み阻害薬(SSRI)、トリプトファンなどとの併用、SSRIとトリプトファンとの併用によっても起こるという。

▶セロトニン症候群

3 診断

症状、徴候、血液検査所見などからはメタンフェタミン中毒との鑑別は困難である。また、尿中の違法薬物検出キットトライエージ® DOAでは、AMPのバンドが陽性になるため、同様に鑑別できない。一般的ではないがMDMA専用の尿検出キットも販売されている。GC-MS、LC-MSを用いて測定するのが主流であるという[1]。

4 治療

特異的な拮抗・解毒薬は存在せず、中毒の基本的処置、対症療法を行うことが中心となる。催吐は痙攣を誘発する可能性があるため禁忌と考えるべきである。活性炭、下剤は消化管からの早期吸収を考えるとあまり有効ではないだろう。意識障害、痙攣、高熱、脱水、心不全、急性腎不全などに対して、メタンフェタミンと同様に呼吸・循環管理を中心とした集中治療を行う。

MDMAには依存性があるため、社会復帰のためには精神科の協力・カウンセリングなどが必要である。

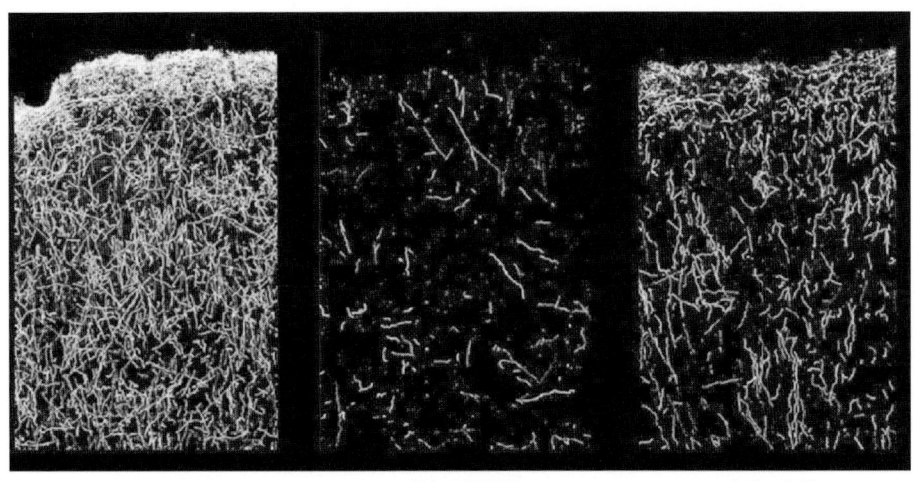

Ⅳ．中毒各論 ⑨麻薬/覚醒剤/脱法ドラッグ

コントロール　　　　　　投与2週間後　　　　　　投与7年後

図 4．MDMA のセロトニンニューロンへ与える影響（サル、大脳皮質）
(NIDA(National Institute of Drug Abuse) teaching slide(http://www.drugabuse.gov/pubs/teaching/Teaching 4/Teaching.html)より Dr. GA Ricaurte, Johns Hopkins University School of Medicine)

5 合併症

心不全、横紋筋融解症、急性腎不全などは前述したが、高血圧に伴う脳出血なども合併する。7例の剖検報告[5]では最も目立った変化は肝臓にみられ、その程度は巣状壊死から肝全体の壊死に至る例までまちまちであった。また、カテコラミン投与による心筋障害と同様の変化が多くに認められた。

6 予後

服用量によっては循環不全などにより死亡する可能性もある。

MDMA を長期にわたって服用していると、混乱、抑うつ、不安、睡眠障害、記憶障害などがみられることがある。

4日間だけ、1日2回の MDMA 投与を受けたサルにおいて、大脳皮質や海馬などのセロトニンニューロンの消失・脱落が認められ、7年後にも不十分な回復しか得られていなかった[6]（図4）。

ヒトにおいても短期間の服用でも脳神経への長期的な障害を与える可能性が考えられる。実際、エクスタシー10錠服用後、痙攣・昏睡などの症状が出た患者で、覚醒後も無気力、幻覚、健忘などの症状が残り、20日後の脳血流シンチグラムでテント上の不均一な脳血流の低下、脳波のびまん性徐波化が認められたが、バルプロ酸の投与で脳血流、神経症状ともに改善したという[7]。

▶心臓弁膜障害　　　フェンフルラミン慢性中毒では心臓弁膜障害が報告されているが、弁膜細胞の *in*

vitro 実験において MDMA でも同様のセロトニン 2 B レセプターを介する弁膜細胞増殖作用が認められ、長期服用者での弁膜症の発症リスク上昇が懸念されている[8]。

以上のように MDMA は安全な薬物ではなく、短期的にも長期的にも身体・精神神経障害をきたし得る危険な毒物と考えるべきである。

(清田和也)

【文献】
1) 田中栄之介, 寺田 賢, 篠塚達雄, ほか:3,4-methylenedioxymethamphetamine (MDMA, Ecstasy) と関連薬物の代謝と毒性. 法中毒 21:20-8, 2003.
2) Becker Juergen, Neis Peter, Roehrich Joerg, et al:A fatal paramethoxymethamphetamine intoxication. Legal Medicine 5:S 138-S 141, 2003.
3) NIDA (National Institute of Drug Abuse) -NIH-U.S.:Department of Health & Human Services ; NIDA Research Report-MDMA Abuse (Ecstasy). 2004 (http://www.nida.nih.gov).
4) 内藤裕史:悪性症候群, セロトニン症候群. 中毒百科, 南江堂, 東京, pp 378-383, 2001.
5) Milory CM, Clark JC, Forrest AR:Pathology of deaths associated with "ecstsy" and "eve" misuse. J Clin Pathol 49:149-153, 1996.
6) Hatzidimitriou G, McCann UD, Ricaurte GA:Altered serotonin innervation patterns in the forebrain of monkeys treated with (±) 3,4-methylenedioxymethamphetamine seven years previously ; Factors influencing abnormal recovery. J Neurosci 19:5096-5107, 1999.
7) Josef F, Claudia S, Christine S, et al:Long lasting impaired cerebral blood flow after ecstasy intoxication. Psychiatry and Clinical Neurosciences 57:221-225, 2003.
8) Setola V, Hufeisen SJ, Grande-Allen KJ, et al:3,4-Methylenedioxymethamphetamine (MDMA, "Ecstasy") induces fenfluramine-like proliferative actions on human cardiac valvular interstitial cells *in vitro*. Mol Pharmacol 63:1223-1229, 2003.

10 その他

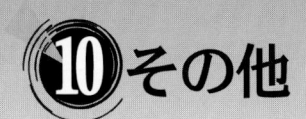

火災

●●● はじめに

　大阪千日ビル火災(1972年5月)では、有毒ガスを含む大量の煙により118人もの命が失われ、熊本大洋デパート火災(1973年11月)では103名もの人が亡くなった。いわゆる大規模建物ではない、雑居ビルと呼ばれる小規模建物でも、一度に多数の人命が失われることはある。2001年9月1日深夜、新宿区歌舞伎町で発生した火災では、地下2階、地上5階、延べ面積516 m²という小規模な建物からの出火でありながら、44名もの尊い命が失われる大惨事となった。これらの事例から、火災で発生する煙の恐ろしさが窺える。

1 火災の進行と煙

▶酸素濃度

　火災について考える場合、3つの進行段階をイメージするとわかりやすい。第一段階は燃焼初期であり、着火物が大量の酸素の中で燃焼し、周囲に拡大していく状況である。次は、燃焼が進行していく段階で、室内は次第に煙が充満し、酸素濃度が低下していく。マンションのような耐火建築物の居室内では、酸素濃度は12%程度まで低下する。燃焼速度は一時的に緩慢になり、室内温度は400℃近くまで比較的ゆっくりと上昇していく。そして、最終段階は、なんらかの原因で開口部が生じることにより、酸素が一気に供給され、急激に火炎に包まれる段階である。

▶煙

　一般的に火災から発生する煙というと、火災建物の窓から噴出する黒色の煙を思い浮かべがちであるが、火災学上では「煤などの固体微粒子、水滴をはじめとする液体微粒子、一酸化炭素をはじめとする有害成分や刺激成分を含む燃焼生成物と、周囲空気の混合物」と定義されている。液体粒子および固体粒子を特に煙粒子と呼び、その表面に各種ガスを吸着しており、自らが反応しやすい物質でもあることから有毒性は高い。木材やプラスチックが、燻焼した場合、液体微粒子の集まりである白い煙が発生し、その大きさは0.5〜1.0 μmで、約20〜50%の揮発性物質が吸着している。一方、炎をあげて燃えていた場合は、黒く不安定の煤が発生する。この煤の大きさは材質によって異なり、木材で0.5〜10 μm、塩化ビニルで1〜12 μm、ポリウレタンで0.7〜0.8 μm程度である。発生するガスは材質と燃焼状態によって大きく異なる。表1に物質ごとの燃焼生成ガスの発生量について実測例を記した[1]。

▶燃焼生成ガス

表 1. 原料による燃焼生成ガスの発生例

試　料	空気流量 (ml/min)	燃焼(熱分解)生成ガス (mg/g)						
		CO_2	CO	NH_3	HCN	CH_4	C_2H_4	ベンゼン	HCl
ポリ塩化ビニル	220	8	7.0	—	—	1.7	0.98	11	230
ポリウレタン	220	88	57	—	2	4.6	3.9	—	—
ポリエステル	220	290	85	—	—	1.7	2.7	2.7	—
ポリアクリロニトリル	220	73	12	2.6	6.6	3.4	0.6	—	—

(文献1)による)

表 2. 実火災での代表的毒性ガスの濃度

火災番号	CO_2 (%)	CO (%)	HCN (ppm)	HCl (ppm)	SO_x (ppm)	NO_x (ppm)
1	4.91	1.87	112.0	35.3	9.8	7.2
2	1.44	0.090	5.7	27.7	9.6	12.1
3	0.46	0.050	6.1	6.6	6.7	0.0
4	1.33	0.13	29.3	126.0	39.6	0.0
5	0.18	0.220	0.0	23.0	17.0	0.0
6	0.37	0.050	0.0	107.0	53.9	0.0
7	0.52	0.050	0.0	57.9	2.5	0.0
8	0.10	0.000	0.0	32.8	4.9	0.0
9	14.7	5.000	358.0	150.0	6.6	10.3
10	0.29	0.049	0.0	40.7	0.0	46.9
11	0.35	0.046	0.0	42.7	0.0	0.0

(文献2)による)

2 火災で発生するガス

　東京消防庁消防科学研究所では1988年9月〜12月の4ヵ月間にわたり管内の消防活動中の火災現場で40件のガス採取を行った。ガス分析結果のうち、いわゆる小火(ボヤ)と呼ばれる小規模な火災での実測値を表2にまとめた[2]。また、札幌市消防局で20 m^{2}以上焼損した火災現場で鎮火後にガスサンプリングを行いその成分分析を行った事例を表3に記した[3]。
　これらの結果からは、収容物と発生ガスの間に特定の関係を見い出すまでには至らなかったものの、火災現場ではさまざまなガスが発生し、小規模な火災でも、致死量を超える有毒ガスが発生する可能性があることが確認されている。
　しかしながら、煙の危険性を特定のガスが発生する可能性で論ずることは危険である。例えば断熱材に用いるポリウレタンが燃えた場合、その分子式からシアン化合物の発生が考えられるが、燃焼試験を行うと、発生する主なガスは数%の一酸化炭素(致死量の10倍程度)、10%程度の二酸化炭素(致死量との境界値程度)で、シアン化合物に比べ、極めて多量であるという事例がある。小規模な空間において火災が進行した場合、燃焼とともに酸素濃度が急激に低下し、一酸化炭素、二酸化炭素濃度は逆に急激に上昇する。一方、シアン化合物などは比較的高温下で発生量が増加するという特性から、予期したほどの量が発生しないこともある。火災で生成するガスは温度、燃

表 3. 火災現場で鎮火後に確認されたガス　　　　　　　　　　（単位：PPb）

		事例A 直後	事例A 30分後	事例A 1時間後	事例B 直後	事例B 30分後	事例B 1時間後
陰イオン	シアン化水素（CN⁻）	8.8	—	—	242	187	187
	塩化水素（Cl⁻）	0.2	0.1	0.03	0.04	0.05	0.08
	亜硝酸（NO⁻）	—	0.1	—	0.03	0.03	0.04
	臭化水素（Br⁻）	—	0.1	—	—	0.02	0.01
	硝酸（NO₂⁻）	0.02	0.2	—	0.01	0.02	0.04
	硫酸（SO₄⁻）	0.06	0.1	—	—	0.02	0.04
有機物	ベンゼン	38	11	17	614.3	376.6	431.7
	トルエン	11.9	5.9	6.1	218.7	196.6	398.9
	フルフラール	21.5	10.8	12.1	98.1	74	108.8
	エチルベンゼン	—	—	—	48.2	—	—
	p-キシレン	—	—	—	34.6	41.6	124.6
	スチレン	5.2	5	2.6	614.3	63.7	—
	ノナン	—	—	—	77.1	194.9	551.3
	1-メチル-2-メチルベンゼン	—	—	—	5.1	10.2	33.3
	1、2、3-トリメチルベンゼン	—	—	—	6.6	30.2	80.7
	ナフタレン	13.7	7.3	8.7	9.1	9.4	119.6
	デカン	—	—	—	46.9	110.4	392.0
	ウンデカン	—	—	—	22.9	35.2	106.2
	ドデカン	—	—	—	88.9	—	120.7
ガス分析計	二酸化炭素	—			0.5%	0.3%	0%
	一酸化炭素	—			72 ppm	16 ppm	—
	酸素	—			20.4%	20.7%	20.9%
	二酸化硫黄	—			1 ppm	—	—
	一酸化窒素	—			—	—	—
検知管	アンモニア	—			—		
	ホルムアルデヒド	—			0.15 ppm		
	塩化水素	—			—		
	硫化水素	—			—		
	アセトアルデヒド	—			—		
	シアン化水素	—			—		

（文献3）による）

焼物、開口部の状況などで著しく変化するため、火災で煙を吸った人の受傷原因を、安易に特定することは危険である。

3 火災での死因

　火災による死因は、熱傷によるものと毒性ガスによるものとに分けることができる。灯油などを被って、自損を図ったような事案でない限り、火災の段階が進むにつれ、死因は有毒ガスから熱傷へと変化することになる。
　東京消防庁管内では東京都監察医務院による判断に基づき、血中ヘモグロビン濃度（CO-Hb値）が60％以上の場合、死亡に至るまでに多量の煙を吸ったと考え、一酸化炭素中毒死と定義しており、火災による死者の約1/4が一酸化炭素中毒と判断されている。
　火災による受傷者を診る場合、熱傷に対して主な注意が向けられがちではあるが、さまざまなガスの影響を受けている可能性があることにも留意することが肝要であろう。煙の人体への毒性については、一酸化炭素と青酸ガスの関係についての調査があ

▶CO-Hb値

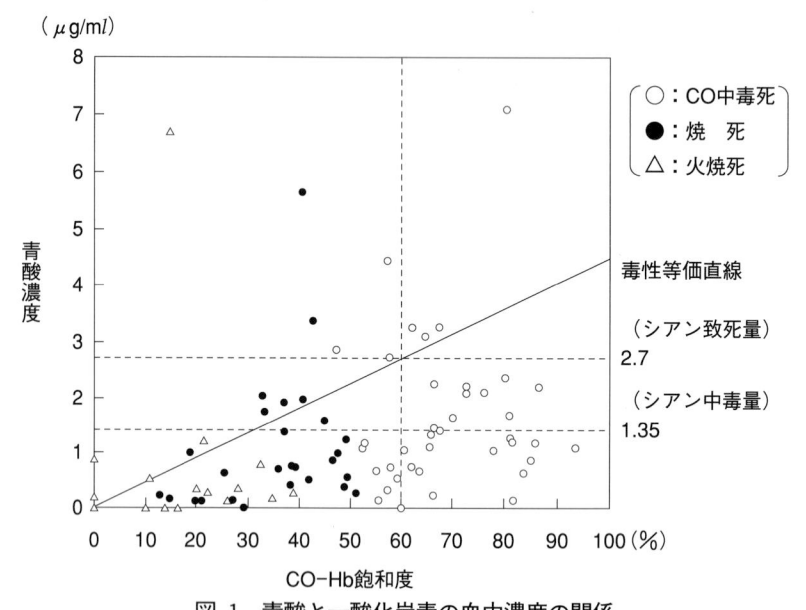

図 1. 青酸と一酸化炭素の血中濃度の関係
(東京消防庁：火災による死因の生理学的検討結果報告書. p 53, 1992 による)

る(図1)。火災で亡くなった人108例について、それぞれ、血中CO-Hb値と、血中HCN濃度について調査した[4]。その結果、COが致死量(60%)を超えた事例は30例。青酸が致死量(2.7 μg)を超えた事例は11例、このうち、特に青酸ガスが原因と考えられる事例は2例であった。但し、このうちの1例は青酸化合物を扱う、メッキ工場2階での死者であった。火災からはさまざまなガスが発生し、死傷原因についてはさまざまな種類のガスの危険性が指摘されている。しかしながら、複合的な危険性を含め詳細な調査は少なく、さらなる研究が俟たれるところである。

▶青酸

4 火災実験から

▶一酸化炭素濃度

新宿区歌舞伎町での雑居ビル火災の後に行った実験では、階段に並べた不燃ゴミ、ビールケースなどが燃焼すると、着火から20分後に3階の居室において、致死量をはるかに超える一酸化炭素(3%)が観測された。また、階段室1階部分で杉材約50 kg(1辺約90 cmの立方体になるよう井桁状に組んだもの)を燃焼させると、着火から約3分後に居室の一酸化炭素濃度は5,000 ppmを超えてしまう[5)6)]。これらの結果から、火災が発生した場所から離れた居室にいる人間であっても、致死量のガスを吸引してしまう可能性があることがわかる。

(森尻　宏)

【文献】　1) 東京消防庁消防科学研究所：火と煙と有毒ガス. 第3版, 東京法令出版, 東京, 1990.

2) 桜井和敏, ほか：火災時に発生する燃焼生成ガスの毒性について. 東京消防庁消防科学研究所報 26：1, 1989.
3) 川瀬 信, 溜真紀子, ほか：鎮火後に残存している燃焼生成ガス. 日本火災学会研究発表会概要集, p 24, 2003.
4) 東京消防庁：火災による死因の生理学的検討結果報告書. p 53, 1992.
5) 森尻 宏：煙と避難. 予防時報 212：14, 2003.
6) 富田 功, 森尻 宏, ほか：竪穴区画の煙流動等に関する調査研究. 東京消防庁消防科学研究所報 40：1, 2003.

バイオテロ

●●●はじめに

本稿では主に「バイオテロ」の概念について解説する。詳細は多くの成書があり、それを参考にして頂きたい。

1 バイオテロとは何か

▶バイオテロ

「生物兵器(biological warfare)」と「バイオ(生物)テロ(bioterrorism)」とは表4に示すように、少し意味が異なる。もちろん、用いられた場合の感染症の症状などは同じだが、用いる動機が根本的に異なるからである。このバイオテロ(あるいは生物兵器)は紀元前から、いわゆる「植物由来などの毒物」として用いられており、感染症としてはアメリカ大陸へヨーロッパ人が移住するときに起こった native Americans との戦いの中で天然痘が用いられている。もちろん、当時それがウイルスによって伝搬するとの認識はないが、「伝染する」ということはわかっていた。

▶米国疾病管理センター(CDC)

表5は米国疾病管理センター(CDC)がリストアップしているバイオテロに用いられる可能性のある微生物(あるいは毒素)のカテゴリー別リストである。カテゴリーAとは、最も使用される可能性が高いと危惧されるもので、①伝染性が高いこと、②発症率・死亡率が高いこと、などがその理由となっている。もちろんカテゴリーBに挙げられているように、あらゆる種類の伝染性疾患をもたらす微生物や毒素(リシンが最も重要)だけでなく、カテゴリーCにあるように、SARSや西ナイルウイルスなど新興感染症の起因となる微生物もバイオテロに用いられる可能性がある。しかし、逆にこれら新興感染症の起因物質を手に入れて、密かに増殖させるのはかなり困難であり、その意味では最も用いられる可能性が低いと考えてよい。生物兵器あるいはバイオテロとしての要件を表6にまとめた。

2 バイオテロへの対応策について

中毒物質だけでも無数に存在する現在、ではこれら同様に他種類存在する感染症の

表 4. 生物兵器とバイオ(生物)テロの定義

生物兵器：biological warfare
　人間、動物、植物を殺すことのできる微生物、あるいは生命体から得られた毒素の故意の使用

バイオ(生物)テロ：bioterrorism
　政治的、宗教的、エコロジー学的あるいは他のイデオロギーなどの動機をもって、個人あるいは団体(グループ)による生物物質(biological agents)の使用あるいはその脅威

表 5. CDCによるバイオテロとしての微生物・毒素などのカテゴリー分類

Category A	Category B	Category C
・炭素 ・ボツリヌス ・ペスト ・天然痘 ・野兎病 ・ウイルス出血熱 　(エボラなど)	・ブルセラ病 ・食中毒類 ・鼻疽 ・類鼻疽 ・オウム病 ・Q熱 ・リシン毒素 ・Staphylococcus enterotoxin B (SEB) ・リケッチア (typhus fever) ・馬脳炎ウイルス (VEE、EEEなど) ・飲料水	・新興感染症類

(http://www.bt.cdc.gov/Agent/agentlist.asp による)

表 6. バイオテロとしての生物物質(biological agents)の特性

・製造が容易
・兵器としての可能性をもっている(歴史的に「生物兵器」として開発されている)
・環境中での安定性
・伝染性(communicable)
　―衰弱性疾病として、その発症が遅れること→レリースされてもすぐにはわからない
　―伝染可能期間が長いこと→発症するまでに曝露した人が多数の人と接触する
・利用できるワクチンに制限があること
・診断・治療が困難かつ高価であり、どこでででもできるものではないこと
・高い発病率と高い死亡率をもつこと
・恐怖やパニックをもたらすことができること

▶ケン・アリベック

知識をどうやって手に入れるか。旧ソ連の生物兵器製造計画に参画していて、米国に亡命したケン・アリベック氏は、「臨床医が生物兵器に対応するには、どれだけ多くの感染症の知識をもっているかにかかっている」と言っている(私信)。つまり、「これは尋常な感染症ではないな」と診察医が気づくかどうかで、その感染症が「自然発生」なのか「人為的発生」なのかを判別でき、行政に報告することが可能となる。そのためには現在インターネットという強力な武器がある。そして米国をはじめいくつかの国はテロリストのターゲットになっているため、テロ対応に関する各種情報もインターネットで無数に公開されている。これらの中で特に一般臨床医は常に「新興感染症に目を見張っている」ことが最も重要であり、筆者も表7にあるPromed Mailing Listという国際的な組織のメーリングリストを利用している。ジャンク情報も多いが、あの

▶Promed Mailing List

表7. インターネットを利用した情報収集：いかにして早期に「異常な」感染症の「異常な」流行に気づくか？

1. 積極的にインターネットなどを利用し国際レベルでの新興・再興感染症発生動向を知ることである。
2. Program for Monitoring Emerging Diseases(ProMed)というメーリングリストによる情報収集(http：//www.promedmail.org)。これは現在は International Society for Infectious Diseases in US が管理している。
3. WHO による Global Outbreak Alert and Response Network(GOARN) も毎週情報を発信している(http：//www.who.int/csr/outbreaknetwork/en/)。
4. 米国ピッツバーグ大学メディカルセンターにある「Center for Biosecurity」(もともとジョンズホプキンス大学にいたスタッフがそのまま移動した)(http：//www.upmc-biosecurity.org/)。
5. 米国疾病管理センター(Centers for Disease Control and Prevention)の Emergency Preparedness and Response のページ(http：//www.bt.cdc.gov/)。
6. 米国セントルイス大学の Center for the Study of Bioterrorism (http：//bioterrorism.slu.edu/)。

表8. バイオテロ対策としての安全と健康管理のための必要項目

- 訓練と、行政によるコントロール
- 個人防護設備(personal protective equipment；PPE)の充実
- 作業能力のコントロール(感染症の知識！)
- エンジニアリング(インフラ)のコントロール

SARS騒ぎのときもこのメーリングリストでかなり早い時期から「中国で妙な肺炎が流行していて、死者も出ている」ということが流れていた。香港発のメールの後、中国政府が公表したくらいなので、かなりのインパクトをもったメーリングリストといえる。中毒関係のメーリングリストや集中治療関係のメーリングリストはわが国独自の優れたものがあり、さらにこのProMedで世界中の感染症情報を集めておけば、対策としては完璧であろう。

▶危機管理対策

それを含めて、表8にバイオテロ対策に必要な条件を挙げた。対応訓練は既に多くの施設が「SARS」を想定したものを行っており、マニュアルなどいわゆる「危機管理対策」はできているだろう。また地域行政との連携も常日頃から確認し合っておく必要がある。そして、当然であるが医療従事者の知識(情報量)の拡充と、インフラの整備(個人防護服や除染設備など以外)も必須である。各施設には感染制御部門がある。このバイオテロ対策は感染制御部門での対応だけでなく、救急部門を含めた全診療部門の医療従事者が認識しておかないと、二次汚染の危険性が高まることとなる。

▶RAND

図2は米国のNPOシンクタンクの1つ、RANDが出したNBCテロ対応の基本コンセプトである。その中でもバイオテロに対する準備の最終目標は「二次汚染に伴うさらなる曝露の可能な限りの縮小」にある。

バイオテロなどの「テロ」は、いつ・どこで・誰が行うかわからないから「テロ」なのである。バイオテロに関しては、もし使用された場合、一次汚染(曝露)は防ぎようが

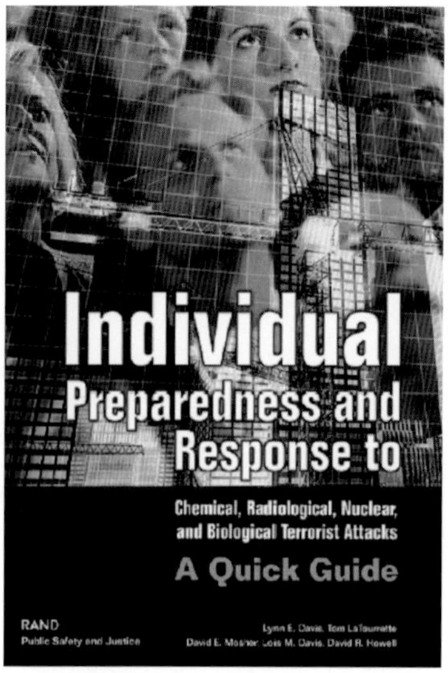

図 2. バイオテロに対する準備の基本
・目標到達ゴール
　医学(医療)を活用してその物質に対するさらなる曝露を最小限にすること
・特別な行動
1. もし症状があれば、地域の公衆衛生担当部署を介して特別な医療を受けなければならない。
2. もし公衆衛生担当部署から曝露の可能性が示された場合、次のガイダンスに従う。
　①伝染性疾患の場合、医学的評価、サーベイランス、検疫を受けること→天然痘などはワクチン接種を行う。
　②非伝染性疾患の場合、医学的評価のみを受ける→炭疽などは適切な抗生剤投与のみ。
3. すべての患者に関して、伝染性疾患としての症状のモニターを行い、ほかとの接触を最小限にする。
4. 公衆衛生担当者の指示があれば(例えば炭疽菌に汚染されたエリアから離れ)、医療機関を早期に受診し、抗生剤を服用する。

RAND(米国のNPO)が配布しているNBCテロ対策クイックガイドラインから。
(http://www.rand.org による)

▶天然痘テロ

ない。臨床医はもち得るあらゆる知識を駆使して治療するしかないのである。問題は、その感染症が人為的なものであると気づき、地域レベルだけでなく国レベルでの迅速な対応をとることができなければ、診療にあたった医療従事者やそのときにいた一般の人々の二次汚染、さらに三次汚染と拡大していくことになる。天然痘テロが最も恐れられているのはそのためである。種痘という対応武器があり、早期に天然痘の発生を認知することができれば、曝露した可能性のある人々を含めたワクチン接種により、ウイルスの拡大を極力抑えることができるのである。

(村田厚夫)

和文索引

あ

アキュメーターテオフィリン®…38
アシドーシス…141, 315
アスコルビン酸…360
アスピリン…110
アセチルコリン…204, 225
　──エステラーゼ…204, 225
アセトアミノフェン…8, 32, 104
アセトアルデヒド…310
アセトニトリル…319
アセトン…300
アトロピン…116, 119
　──中毒…134
アナフィラキシー…255
　──ショック…256, 257
アニリン…361
アフラトキシン…272
アマニタトキシン群…243
アマニチン…243
　──定性反応…243
アミノグリコシド薬…152
アモキサピン…81
アモバルビタール…97
アルカリ…353
　──強制利尿…32, 33
　──中毒…353
アルコール…76
　──依存症…19
　──離脱症候群…14
アルデヒド脱水素酵素…310
アルミニウム化合物…330
アレルギー感作作用…172
アンジオテンシン変換酵素…113
アンチビタミンB₆作用…249
アンチモン化合物…325
アンフェタミン…14, 386
亜鉛化合物…324
亜硝酸アミル…34, 320
亜硝酸塩療法…170
亜硝酸ナトリウム…34, 320
悪性症候群…400

い

イスコチン®…138
イソシアネート…172
　──中毒…173
イソジン®…196

イソニアジド…138
イタイイタイ病…323
イミダゾリン系交感神経興奮薬…200
インククリーナー…282
インスリン…119
インドフェノール反応…38
医薬品…75
医薬部外品…300
胃洗浄…49, 112, 120, 209, 242, 352
　──の合併症…51
　──不可欠治療…279
異常臭気…6
異物鉗子…307
意識混濁…250
意識障害…4, 6, 102, 201, 234, 250
遺棄化学兵器…174
一次的中枢神経障害…12
一酸化炭素…3, 62, 162
一酸化炭素中毒…62
　──死…405
一酸化窒素…369

う

ウマの白質脳軟化症…275
ウミヘビ咬症…254

え

エクスタシー…398
エタノール…13, 25, 32, 309, 317
　──中毒…309
エチニルエストラジオール…374
エチルアルコール…309
エチレングリコール…34, 216, 337
エネルギー分散型蛍光分析計…36, 41, 43
エピネフリン…90, 259
　──自己注射キット…261
エフェドリン…385
エリスロマイシン…154
液体クロマトグラフ/質量分析計…36, 41, 42, 43
延髄麻痺症状…133
塩化アンチモン…325
塩化カリウム…220
塩化カルシウム…119
塩化第二水銀(昇汞)…322
塩化第二鉄…39, 191
　──反応…39

　──溶液…191
塩化ナトリウム…32
塩化ベンゼトニウム…201
塩酸…166
　──ジブカイン…201
　──中毒…351
　──ナファゾリン…199
　──リドカイン…144
　──(ガス)…165
塩類下剤…78

お

オオバギボウシ…238
オキシム剤…187
オクラトキシンA…273
オピオイド…37
　──受容体…388
オレオレシン・カプシカム…290
黄リン…221
嘔気…377
嘔吐…250, 377
横紋筋融解…252, 341, 343
　──症…17, 104

か

カーバメイト系殺虫剤…232
カーバメイト系農薬…33
カーバメイト剤…225
カテコラミン…116, 119
カドミウム…34
　──化合物…323
カバキコマチグモ…262
カビ毒…272
カプサイシン…290
カリウム…145
カリウム中毒…145
　──(外因性中毒)…147
　──(内因性中毒)…147
　──(分布性中毒)…147
カルシウムチャネル拮抗薬…113, 117
カルバマゼピン…125
カルバリル…232
ガスクロマトグラフ…36, 40, 41, 42, 43
　──/質量分析計…36, 42, 43
ガス分析用スピッツ…35
化学火傷…334
化学性肺炎…234

i

火災…403
加温輸液…26
家庭用品…278
　　──品質表示法…295
界面活性剤…212, 215, 296
　　──中毒…212
角膜混濁…336
覚醒剤…3, 37, 385, 398
活性酸素…210
活性炭…52, 78, 109
　　──投与…112, 120, 242
褐色尿…255
肝移植…9
肝障害…8
肝静脈閉塞病変…8
肝生検…183
肝毒性…106
　　──発現ライン…107
乾燥剤…286, 288
　　──(塩化カルシウム)…286
　　──(シリカゲル)…286
　　──(生石灰)…286
乾電池…305
寒冷利尿…24
換気量の増加…111
間欠型CO中毒…69
緩下薬…53
環系抗うつ薬…25, 80
含リンアミノ酸系除草剤…215
眼振…6

き

キシレン…233, 234
キノコ…241
　　──中毒…242
キノロン薬…153
キレート剤…349
キレート療法…34
ギ酸量…316
危機管理対策…409
気化平衡GC法…41
気道刺激作用…181
揮発性物質…341
偽性高カリウム血症…147
北川式検知管…38, 39
拮抗薬…61
急性CO中毒…63, 163
　　──(初期評価)…63
急性アルコール中毒…13
急性肝障害…8
急性間質性腎炎…10
急性心筋梗塞症…372

急性腎尿細管壊死…322
急性腎不全…10, 18, 108, 252
急性ニコチン中毒…382
急性尿管壊死…21
急性尿細管壊死…10
狭心症…370
強制利尿…59, 192, 210, 382
局所麻酔薬…336
近位尿細管壊死…358
筋壊死…17, 256
筋線維束性攣縮…186
筋肉痛…254
銀杏…249
銀杏中毒(後遺症)…251
　　──(致命率)…250

く

クサノンA®…232
クマリン…220
クモ…262
　　──(抗毒素血清)…267
クレゾール…189
　　──石鹸液…189
クロザピン…91
クロム化合物…325
クロム穿孔…326
クロロアセトフェノン…290
グリホサート…211, 215
　　──製剤中毒…212
グルカゴン…116, 119
　　──酸カルシウム…335
　　──酸クロルヘキシジン製剤
　　…194
グルタチオン…106
グルタミン酸…249
　　──脱炭酸酵素…249
グルホシネート…33, 215
偶発性低体温症…23

け

化粧品…300
下剤投与…242
解熱鎮痛薬…101
経口避妊薬…374
経静脈療法…148
経腸管療法…148
経皮的心肺補助法…145
蛍光発光…222
蛍光誘導体化…43
軽度低体温…23
痙攣…4, 140, 249, 250
頸腺…253

劇症型肝不全…8
血圧低下…5, 369, 373
血液…56
　　──灌流…32, 33, 57
　　──浄化法…56, 210, 360
　　──透析…32, 56, 57, 338, 367
　　──脳関門…158
血液吸着…56, 120, 125
　　──療法…99
血液濾過…56
　　──透析…56
血管内凝固…252
血小板凝集活性…252
血漿交換…57, 195
血清コリンエステラーゼ…186
血清サリチル酸濃度…111
血清分離用スピッツ…35
血清ミオグロビン…254
血清リチウム濃度…129, 130
血栓症…376
血中HbCO濃度…163
血中濃度…126
結核菌…138
煙…403, 404
健忘…216
幻覚…397
　　──性キノコ…392
幻想…386
限外濾過カートリッジ…38
原子吸光…41

こ

コイン型リチウム電池…306
コカイン…386, 390
　　──代謝物…37
コバルト化合物…328
コリンエステラーゼ活性値の低
　下…205
コリン作用…175
コレラ様下痢…325
コンパートメント症候群…22,
　255, 256
小型電池…305
　　──(ボタン型電池)…305
　　──(リチウム電池)…305
呼吸
　　──管理…336
　　──困難…250
　　──促進…250
　　──停止…216
　　──不全…210, 267
　　──麻痺…256

――抑制…6, 90
誤嚥性肺炎…214, 229
工業用品…309
交換輸血…57
交感神経刺激症状…386, 390
向精神薬…3
抗うつ薬…79, 387
　　――中毒…81
抗菌薬…150
抗コリン作用…132, 135
抗酸化薬…360, 364
抗てんかん薬…122
降圧薬…113
高カリウム血症…21, 142, 146, 335
高気圧酸素治療…66, 67
　　――の安全基準…66
　　――プロトコール…68
高気圧酸素療法…164, 171
高次機能検査…68
高速液体クロマトグラフ…36, 40, 41, 43, 103
高窒素血症…10
高度低体温…23
高プロラクチン血症…158
喉頭浮腫…354
合法ドラッグ…393
骨髄検査…346
骨髄抑制…176
骨軟化症…330
昏睡…12, 216
　　――カクテル…15

さ

サリチル酸…33, 110
　　――中毒…59, 112
サリン…185
再生不良性貧血…184
最高血中濃度…250
催吐…49, 359
　　――薬…49
催不整脈作用…342
催眠鎮静薬…101
催涙スプレー…290
酢酸…310
　　――メチル…342
錯乱…386
殺鼠剤…219
雑居ビル火災…406
三環系抗うつ薬…32, 37, 100
散瞳…6
酸…350

　　――中毒…350, 354
　　――中和剤…335
酸化亜鉛フューム…324
酸化カドミウムフューム…323
酸素
　　――運搬の障害…162
　　――吸入…336
　　――濃度…403
　　――療法…64, 66

し

シアン…318
　　――化カリウム…319
　　――化金…319
　　――化銀…319
　　――化水素…319
　　――化ナトリウム…319
　　――テスト・ワコー…39
シェーンバイン・パーゲンシュテッヘル試験…39
シサプリド…158
シャグマアミガサタケ…247
ショック…216
　　――死…336
シンナー…177, 341
　　――中毒…344
ジアセチルモルヒネ…387
ジアゼパム…92, 250
ジイソシアネート…172
ジエチルジチオカルバミン酸銀法…39
ジエチレングリコール…216
ジギタリス…142
ジギトキシン…143
ジゴキシン…143
ジヒドロピリジン…117
ジメルカプロール…34, 349
止瀉剤…159
四環系抗うつ薬…32
自然毒…20, 238
視力障害…6, 315
次亜塩素酸…166
次硝酸ビスマス®…159, 160, 325
自殺…208
自律神経機能障害…174
自律神経系作動薬…278
持続的血液濾過…56
　　――透析…56
七面鳥のヒナの大量死亡事故…272
失調…6

失明…336
臭素酸塩…303
集団中毒…238
重金属類…321
重クロム酸カリウム…357
重クロム酸反応…38
重質酸化マグネシウム…160
重症度指数(SIPP)…210
重症不整脈…6
重炭酸ナトリウム…144
縮瞳…4, 6, 204, 228, 234
出血傾向…220, 252
循環血液量減少性ショック…212
女性化乳房…158
徐脈…6, 201
除湿剤…286
除染…176, 363
除草剤…208
消化管除染…49, 209
消化管粘膜刺激作用…314
消化器官作用薬…156
消毒薬…189
消耗性凝固障害…253
硝酸タリウム…219
硝酸薬…370
上気道閉塞徴候…352
上行性網様体賦活系…12
上部消化管内視鏡検査…359
食中毒…20
　　――性無白血球症…277
食道狭窄…287
食道穿孔…355
食品衛生法…242
食品品質保持剤…286, 289
心筋梗塞…369
心筋細胞膜チャネル抑制薬…7
心原性ショック…6, 117
心室性不整脈…7
心臓ペーシング…120
心毒性…7
　　――薬物…4
心肺危機…3
心肺機能停止…4
心肺系毒性症状…339
心不全…372
神経系毒性症状…339
神経弛緩性悪性症候群…86
神経毒…252, 263, 269
振戦…6, 386
深部白質病変…70
腎クリアランス…218
腎障害…9

iii

腎臓系症状…339
腎不全…183

す

スギヒラタケ…246
スタチン…20
スタンダードプレコーション…4
ステロイド療法…288
スルピリド…157
頭痛…373
水銀とその化合物…321
　　──（金属水銀）…321
　　──（無機水銀）…322
　　──（有機水銀）…322
水洗…335
錐体外路症状…90,158
煤…403

せ

せん妄…12
セアカゴケグモ…264
セフェム薬…151
セレン化合物…328
セロトニン…84
　　──受容体作用薬…158
　　──症候群…85,400
　　──中毒…84
　　──ニューロン…401
生活改善薬…369
生命維持療法…192
成人呼吸促迫症候群…333
青酸ガス…405
青酸化合物…34
精神興奮薬…386
洗剤…295
染毛剤…302
全身痙攣…216
喘息様発作…173

そ

ゾニサミド…127
組織低酸素症…62
即時型アレルギー反応…259

た

タバコ…278
タランチュラ…268
タリウム…34,219
　　──化合物…331
ダチュラ…133
多幸感…386
多臓器不全…210

大麻代謝物…37
代謝性アシドーシス…165,253,316,344,390
体温の異常（高体温、低体温）…6
第1種装置…69
第2種装置…69
脱脂作用…180
脱法ドラッグ…283,385
脱毛…219
炭酸水素ナトリウム…317
炭酸リチウム中毒…128
蛋白尿…253

ち

チオ硫酸…34
　　──ナトリウム…320
チトクロームオキシダーゼ…168
チョウセンアサガオ…132,133
地下鉄サリン事件…185
治療ライン…108
致死性不整脈…341,344
遅発性神経障害…207
中間症候群…185,207
中枢神経症状…179
中枢神経抑制…90,93,127,285,314
　　──作用…200,284
中等度低体温…23
中毒
　　──起因物質…61
　　──性肝臓障害…182
　　──プロトコール…63
中毒情報
　　──検索…235
　　──ネットワーク…44,251
腸肝循環…244,250
腸管透析…52
腸管浮腫…365
腸洗浄…54,120,209
直接血液灌流…56
　　──（血液吸着）…56
直接的粘膜刺激作用…296

て

テオフィリン…33
テタニーショック…333
デソゲストレル…374
低カリウム血症…335
低カルシウム血症…333,335
低血糖…310,338
低酸素性脳症…344
低体温…190

低用量経口避妊薬…374,375
低容量性ショック…299,357
定性分析…31
定量分析…31
鉄化合物…330
点眼…336
　　──麻酔薬…292
伝導障害…7
電解質異常…343
電池…305

と

トウモロコシの赤カビ病菌…275
トライエージDOA®…37,98
トラゾドン…83
トリコテセン類…276
トリンダー反応…39
トルエン…341
ドパミン受容体拮抗作用…157
ドンペリドン…158
吐根シロップ…280
透析…317
銅化合物…324
瞳孔散大…4
毒蛇咬症の判別…254
毒性ガス…404

な

内視鏡検査…298
内視鏡的経鼻胆管ドレナージ…244
鉛…34
　　──化合物…330
難治性てんかん…246

に

ニコチン…278,378
　　──ガム…378
　　──急性中毒…379
　　──症状…186
　　──体内動態…380
　　──中毒…381
　　──の毒性…379
　　──パッチ…378
　　──様作用…204,228
　　──離脱症状…378
ニッケル化合物…327
ニッケルカルボニル…327
ニトロプルシドナトリウム…319
ニトロベンジルピリジン法…38
ニンニク臭…328
ニンヒドリン反応…39

●索 引

二次的中枢神経障害…12
二次被害…35
日本中毒情報センター…44,251
乳牛の斃死事件…275
乳酸アシドーシス…141
乳酸加リンゲル…311
尿細管閉塞…18
尿中好酸球…10
尿中代謝物…178
尿中フッ素濃度…335
尿中薬物定性試験…13
尿トライエージ検査…25

ね
ネオスチグミン…136
ネフローゼ症候群…10
ネブライザー…336
粘膜腐食作用…287
粘膜保護剤…288
燃焼生成ガス…403

の
ノモグラム…32,33,216
ノルエチステロン…374
脳炎型症状…330
脳幹麻痺症状…133
脳血管障害…370
脳症…246,330
脳内出血…14
脳波検査…130
農業用品…204
農薬…3

は
ハーブ…8
ハイイロゴケグモ…264
ハイドロサルファイト試験…39
ハチ…257
ハブ咬症…253
ハプトグロビン…349
ハロペリドール…131
バイアグラ®…369
バイオテロ…407
バイケイソウ…238
バスタ®…33
バリウム化合物…327
バルカン腎炎…273
バルビタール系化合物…37
バルビタール酸系…95
　　──製剤…96
バルビタール類…32
バルビツレート中毒…59

バルプロ酸…126
パーキンソニズム…157
パーキンソン様症候群…318
パーマネント・ウェーブ剤…303
パツリン…274
パックテスト…39
パナジウム化合物…329
パラコート…3,33
　　──・ジクワット…208
播種性血管内凝固症候群…253
馬尿酸…341
白血球低下…346
白血病…184
発煙…222
発痛物質…263

ひ
びらん剤…175
ヒ化水素…345
ヒ素…345
　　──化合物…34
　　──混入カレー事件…346
　　──中毒…346
ヒダントール…122
ヒトの咽頭癌発症…276
ヒビテン®…193
ビスマス化合物…325
ビタミンB_6…138,249
ビタミンK…221
ピリジン・ピラゾロン法…39
ピリドキサールリン酸…249
皮膚・粘膜腐蝕作用…297
皮膚化学熱傷…287
皮膚乾燥…6
皮膚粘膜刺激…301
非環系抗うつ薬…83
病院前救急医療…63
貧血…330
頻呼吸…6
頻脈…6

ふ
ぶどう膜炎…270
フィゾスチグミン…135
フィブリノーゲンの減少…254
フェニトイン…124,144
フェノール…189
フェノチアジン系薬物…25
フェノチアジン系誘導体…89
フェノバルビタール…97,98,122
フェンシクリジン…37

フッ化水素…332
フッ化水素酸…332
　　──火傷…332
フモニシン…275
フルボキサミン…84
フルマゼニル…32,75,78,94,98
フロン代替溶剤…178
ブタの腎炎…273
ブタの肺水腫…275
ブチロフェノン系誘導体…89
ブロムワレリル尿素…32,101,102
プラリドキシム…33,187,206
プルシアンブルー…220
プロトロンビンの活性化…252
プロトンポンプ…160
　　──阻害薬…160
プロパニル…232,233
プロピレングリコール…124
不安定狭心症…372
不穏…6
不凍液…337
腐食作用…193
腐食毒…322
副交感神経過刺激状態…281
副腎皮質ステロイド…352
腹膜透析…56
複視…253
分光光度…43
分析機器とその特徴…40

へ
ヘビ…252
　　──（抗毒素）…255,256
ヘム蛋白…62
ヘモグロビン酸素平衡曲線…162
ヘモグロビン尿…253
ヘロイン…385,387
ベイト剤…293
ベゲタミン…122
ベラトルムアルカロイド…238
ベリリウム…326
　　──症…326
　　──肺…326
ベンズアミド誘導体…157
ベンゾジアゼピン…75
　　──系化合物…32
　　──系薬剤…93
　　──誘導体…92
　　──類…37
ペースメーカー挿入…6
ペイント除去剤…283

v

ペニシリン薬…150
ペントバルビタール…97
米国疾病管理センター(CDC)
　　…407

【ほ】

ほてり…373
ホスフィンガス…223
ホスホジエステラーゼの阻害薬
　　…116, 119, 369
ホルマリン…364
ホルムアルデヒド…364
ボタン型アルカリ電池…306
ポビドンヨード製剤…198
ポルフィリン症…18
抱水クロラール中毒…93
蜂刺症(蜂螫症)…257
防衛医療…312
房室伝導障害…142
北海道医療大学薬学部のホーム
　ページ…251

【ま】

マイナートランキライザー…92
マキロン®…199
　　──中毒時の対応…202
マクロライド薬…154
マグネシウム化合物…331
マジックマッシュルーム…392
マスタード…174
マニキュア除光液…283, 300
マムシ咬症…252, 256
　　──の Grade 分類…254
マレイン酸クロルフェニラミン
　　…201
マロリーワイス症候群…239
マンガン化合物…326
麻薬…385
膜安定化(キニジン様)作用
　　…114
末梢神経障害…141
慢性腎不全…10, 330

【み】

ミーズ線…346
ミエリン塩基性蛋白…63
ミオグロビン血症…253
ミオグロビン尿…253
ミトコンドリアの障害…8
ミルナシプラン…85
水俣病…322
耳鳴り…6

脈絡上皮細胞間…159

【む】

ムスカリン症状…185
ムスカリン様作用…204, 227
無機鉛…330
無水フッ酸…332
麦類の赤カビ病…277

【め】

メイロン®…317
メシル酸ナファモスタット…58
メジャートランキライザー…89
メタアルデヒド…293
メタノール…32, 314
　　──中毒…179
　　──濃度…316
メタンフェタミン…34, 385, 398
メタンフェタミン中毒…386
　　──(急性期症状)…386
　　──(退薬症候)…386
　　──(慢性期症状)…386
メチレンブルー…231, 236, 363
メトクロプラミド…158
メトヘモグロビン…192, 233, 361
　　──血症…191, 230, 247, 325, 361
メルコクワント…39

【も】

モノアミン酸化酵素…87
　　──阻害薬…87
モノフルオロ酢酸アミド…224
モノフルオロ酢酸ナトリウム
　　…224
モノメチルヒドラジン…247
モルヒネ…387
　　──(禁断症状)…389
門脈圧亢進…8

【や】

ヤマカガシ咬症…253
薬毒物15品目…31
　　──の簡易試験…37
　　──の機器分析法…41
薬物血中濃度モニタリング
　(TDM)…153
薬物性パーキンソニズム…158

【ゆ】

輸液管理…255
有機鉛…330
有機スズ化合物…329
有機フッ素剤…224
有機溶剤…177
有機溶剤中毒…178
　　──(急性中毒)…178
　　──(慢性毒性)…178
有機リン…3, 204
　　──化合物…185
　　──系農薬…33
有窓血管…159
有毒ガス…162
遊離ヨウ素…196

【よ】

ヨード中毒…197
ヨードデンプン反応…198
ヨードホルムガーゼ…197
ヨウ化プラリドキシム…206
ヨック®粒剤…230
葉酸…317
溶血性貧血…184

【ら】

ラインシュ法…39
ラウンドアップ®…211
ラビット症候群…157

【り】

リチウム…128
　　──電池…306
リドカイン…136
リン化亜鉛…223
リンゴの青カビ病菌…274
流涎…6
流動パラフィン…222
流涙…6
硫化水素…167
　　──中毒…169
硫酸アトロピン…132, 144, 187, 205, 228
硫酸マグネシウム…144

【る】

ルーマック・マシューのノモグ
　ラム…107

【れ】

レボノルゲストレル…374

●索引

ろ
ロペラミド…159,160
老化(aging)…206,227

わ
ワーファリン®…220

欧文索引

3,4-メチレンジオキシメタンフェタミン…385
3価クロム…357
4-O-メチルピリドキシン…249
5-HT₃受容体拮抗型制吐薬…160
6価化合物…325
6価クロム…357
72時間プロトコール…108

α-latrotoxin…267
β受容体…114
　　――遮断作用…114
　　――遮断薬…114
γアミノ酪酸…75,93,249

A
acid-albumin…351
active internal rewarming…26,27
acute dystonic reaction…160
anion gap…316
ARDS…193,333
ATP依存性Na/Kポンプ…142
Aspergillus clavatus…274
　　――flavus…272
　　――ochraceus…273
　　――awamorii…274
　　――niger…274

B
BAL…34
BD…282

C
CAPD…149
Ca拮抗薬…113,117
chemoreceptor trigger zone (CTZ)…157
chocolate cyanosis…362
CO…3,62,162
CO親和性…62
　　――中毒…62
CO-Hb…62
　　――値…405
　　――濃度の評価…66
CO-ヘム蛋白…62

D
desogestrel(DSG)…374
diazepam…140
DIC…253
Done ノモグラム…111
dry bite…262

E
EBM…67
EDX…36,41,43
ED治療薬…369
ELISA…41
Endoscopic Naso-biliary Drainage(ENBD)…244
ethinylestradiol(EE)…374
extracorporeal membrane oxygenation(ECMO)…195

F
Fab抗体…143
FIA…41,42
Fusarium…276

G
GABA…138,247,249
GBL…282
GC…36,40,41,42,43
GC/MS…36,42,43
　　――分析法…250
GHB…282
　　――前駆物質…282
　　――の中毒症状…284
GI療法…144,148
glioxylic acid…337
GSHの枯渇…108
G-6-PD欠損症…363

H
Haldaneの第一法則…164
H₂受容体…156
　　――拮抗薬…156
H₂ブロッカー…76
HF…332
HPLC…36,40,41,43,103
　　――蛍光検出法…250
　　――ダイオードアレイ分析法…250
hydrofluoric acid burn…332
Hyperbaric Oxygenation (HBO)…66
hypoxic stress…62

I
ICP/MS…41
industrial fluorosis…332
INH…138
intermediate syndrome…185

K
Korsakov精神病…309

L
LC/MS…36,41,42,43
levonorgestrel(LNG)…374
limbic system…159

M
MAO I…88
MDMA…385,398
Mendelson症候群…104
myoclonic encephalopathy…159

N
NBCテロ対策…185
Nernstの式…146
NO…369
　　――供与薬…371
norethisterone(NET)…374
Normobaric Oxygenation (NBO)…64,66
N-アセチル L-システイン…32
N-アセチルシステイン…108

vii

O

opthalmia nodosa…270
organophosphate induced delayed neuropathy (OPIDN)…185
Osborn's J 波…24
oxydative stress…63

P

PAM…33,187,206
Promed Mailing List…408
PTSD…188
pyridoxine…138,140
pyrrozolidine alkaloids…8
Penicillium expansum…274
　――*verrucosum*…273

p-フェニレンジアミン…302

Q

QT 延長…7,125,346
QTc 時間の延長…99

R

randomized controlled trial (RCT)…67

S

SNRI…42
spreading phenomenon…172
SSRI…42,80

T

tight junction…159

torsades de pointes…7
toxic psychosis…132
Triage®…37,98
T 波の平低・陰性化…346

U

UV 吸収誘導体化…43
UV 検出 HPLC…42

V

veratrum album…238
veratrum alkaloids…238

W

Washout 療法…149
Wernicke 脳症…309

中毒症のすべて —いざという時に役立つ，的確な治療のために—
ISBN4-8159-1741-8 C3047

平成 18 年 1 月 5 日　第 1 版発行

編　集	黒　川　　　顕
発行者	松　浦　三　男
印刷所	三　報　社　印　刷　株式会社
発行所	株式会社　永　井　書　店

〒553-0003　大阪市福島区福島 8 丁目 21 番 15 号
電話(06)6452-1881(代表)/Fax(06)6452-1882
東京店
〒101-0062　東京都千代田区神田駿河台 2-10-6(7F)
電話(03)3291-9717(代表)/Fax(03)3291-9710

Printed in Japan　　　　　　　　© KUROKAWA Akira, 2006

・本書の複製権・翻訳権・上映権・譲渡権・公衆送信権（送信可能化権を含む）は株式会社永井書店が保有します．
・JCLS ＜㈱日本著作出版権管理システム委託出版物＞
本書の無断複写は著作権法上での例外を除き禁じられています．複写される場合には，その都度事前に㈱日本著作出版権管理システム（電話03-3817-5670, FAX 03-3815-8199）の許諾を得て下さい．